致力于中国人的教育改革与文化重建

立 品 图 书 · 自觉 · 觉他
www.tobebooks.net
出 品

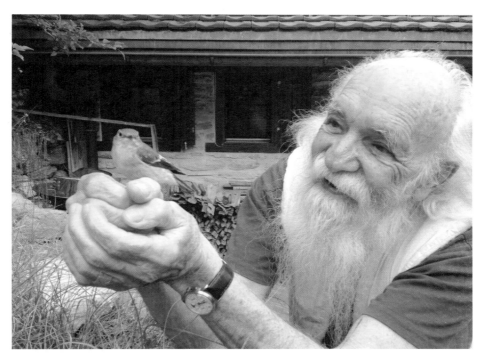

仁表（Jacques Pialoux）

谨以此书纪念

哲学暨神秘学大师贺内·德律兹（René Deluz）

是他鼓励并一路引导我

走在这条研究的路上

谨献上我对多明尼克·森（Dominique Senn）医师的

感激之情

谨献给伊瑞尔（Yriel）

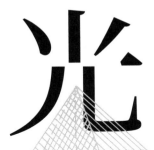

光衍

LE
DIAMANT
CHAUVE

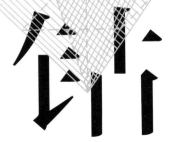

以《易经》为基础的能量学总论

（法）仁表 著 刘美伶 译

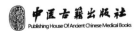

中医古籍出版社
Publishing House Of Ancient Chinese Medical Books

图书在版编目（CIP）数据

光钻：以《易经》为基础的能量学总论 /（法）仁表（Jacques Pialoux）著；刘美伶译 . -- 北京：中医古籍出版社，2018.12

ISBN 978-7-5152-1852-6

Ⅰ . ①光…　Ⅱ . ①仁…②刘…　Ⅲ . ①针灸疗法　Ⅳ . ① R245

中国版本图书馆 CIP 数据核字（2018）第 271990 号

光钻：以《易经》为基础的能量学总论
（法）仁表（Jacques Pialoux）　著　　刘美伶　译

责任编辑	孙志波	
出版发行	中医古籍出版社	
社　　址	北京东直门内南小街 16 号（100700）	
经　　销	全国各地新华书店	
印　　刷	北京华创印务有限公司	
开　　本	787mm×960mm　1/16	
印　　张	44.5	
字　　数	657 千	
版　　次	2019 年 1 月第 1 版　2019 年 1 月第 1 次印刷	
书　　号	ISBN 978-7-5152-1852-6	
定　　价	380.00 元	

缘　起

一

　　常常有人问我：雅克爷爷的书，你读得懂吗？他教的针法，你学会了吗？老实说，只能读懂一部分，过段时间再读，又会明白一点。治疗的时候，他的思想和方法，会在某个当下跳出来，于是就用在这个病人身上。

　　翻译雅克爷爷著作的目的，是开阔思路，学习未知。

　　每个人的所知有限，每一代人都是从某种程度的无知无识，通过学习，到达有知有识。

　　未来总会有人需要，会有人从中受益。

　　每一代人都是未来通往智慧之光，通往理性之光的铺路石。

二

　　雅克爷爷是欧洲针灸界的老前辈，出版了很多关于传统医学、古代文明与现代科学的著作，静坐数十年，他的作品和思想，超越了学科、时代、地域、种族、宗教的界限。

　　2016 年 5 月底，我和雅克爷爷的两位学生——赫吉斯·布兰（Régis Blin）教授和斯理维老师在尚湖边散步聊天，赫吉斯教授年已过 60，定期来中国，他说:"我最幸运的是在十八岁遇到了雅克,听了一场关于中医的讲座。"我说:"我们都很幸运,遇见雅克这样的人,让我们相信,这个世界上有些人和有些事是真的存在。"

三

第一次知道雅克爷爷是 2003 年,我和好友克劳汀娜医生一起写书,讨论到针灸部分,克劳汀娜拿出雅克爷爷著作中的三焦能量体系图给我看,当时我有一种浑身充电的感觉,像听到一位伟大音乐家的现场演奏。那张图现在插录在雅克爷爷的《古典针灸入门》中译本里面。

2004 年我认识了斯理维老师,她是雅克爷爷最重要的学生,斯理维老师因为从小身体不好常看中医,大学读的是德法英同声翻译,那时候遇到了雅克爷爷,就想休学,专攻针灸,雅克爷爷建议:"你应该先把学业完成,然后再学针灸。"毕业之后她开始学中医,历时四年,获得了欧洲针灸师资格。

2005 年我和一位美国中医师詹姆斯去四川甘孜参加禅修,开始了当地的义诊,建卫生站、药品支援项目。2006 年我们又去了一次。2007 年计划再去的时候,斯理维问我:"雅克爷爷准备来中国,他想去藏地一个月,找地方闭关,另外也想了解一下能否在那里进行针灸免费培训,你们可以带路吗?"

当时,雅克爷爷 76 岁,是瑞士针灸无国界协会主席,也是国际针灸无国界创始人之一,他们在全世界的贫困地区,比如南美洲的海地,非洲的布基纳法索、萨纳加尔、马里等完全没有医药的地区,免费培训当地的民间医生、尼姑、修女、接生婆、护士掌握针灸,每个地点平均需要花费三年的时间,每年两到四周。

四

2007 年 8 月,在成都我见到了雅克爷爷。车队走川藏线,同行还有克劳汀娜、斯理维、斯理维的弟弟佛朗索瓦、马凯翰医师、苏瑜富医生、孙岩魏青夫妇、傅如均女士等义工十余人。甘孜的佐钦寺位于雪山脚下,那里森林环绕,天空蔚蓝，空气清冷，是藏传佛教宁玛派大圆满教法的大庙。

记得在离开佐钦寺的前一晚，我们参观了另一所寺院里的卫生站，晚上十一点多往回开，在漆黑的夜里，大家挤在小面包车的最后一排，车沿着悬崖峭壁行驶，起伏颠簸。

雅克爷爷问："有没有可能在藏区进行针灸培训？"因为师资、高原环境、语言、宗教等各方面的条件限制，大家决定，先在内地培训针灸志愿者老师，再安排到当地会比较合理。

于是，2008 年、2009 年，雅克爷爷连续两年来到上海，每次两周，培训了两批志愿者老师，学员为国内的针灸师和经过选拔的针灸爱好者，还有十几位从欧洲、美国、印度慕名而来的西方针灸医生。

当时，雅克爷爷已经 78 岁高龄，除了在世界各地做针灸无国界的免费培训，已经很少上课了。

雅克爷爷连续两周，站在台前不知疲倦地讲课，他温暖的人格散发着鼓舞人心的光彩，他在的地方总让人感受到平静、安详、温暖。

五

2009 年雅克爷爷带来了一套《光钻》，厚厚两本，斯理维老师告诉我们，这是他最重要的著作。《光钻》是雅克爷爷的系列著作里被翻译出版的第三部。第一本是徐雅蓉医师翻译的《古典针灸入门》，2010 年出版；第二本是刘美伶女士翻译的《心灵治疗与宇宙传统》，2013 年出版。刘美伶女士是 2008-2009年期间，雅克爷爷在上海两次课程的同声翻译，她作为志愿者，义务工作了四周。

未来还会出版《玉龙》，是雅克爷爷的老师的著作，书稿正在翻译中。

这一系列书籍的翻译、出版的背后，有很多朋友给予了无私的支持。首先要感谢我们最初的捐款人，开启了这个经典中医译书项目：秦安丽女士、李美丽女士、蔡炯施敏夫妇、郑晖女士、姚岚女士、汪慧峰女士、杨永晓先生、衣家丽女士等，在 2010 年 10-12 月期间的捐赠，用于《心灵治疗与宇宙传统》全部翻译费用，以及《光钻》翻译项目的启动费用。

感谢 2010 年 12 月至 2013 年间的捐款者：汪德骏先生、周熠骏先生、张征先生、林旭苓女士、胡西龙先生、汪慧峰女士、杨永晓先生、卢华先生、许爱萍女士、陆琛女士、邝亚凌先生、沈陆怡女士等，各位的捐赠，补足了《光钻》的全部翻译费用，并开始了《玉龙》的翻译项目。

还要感谢 2015 年 8 月之后的捐款者——马琴医生、李瑛女士、丁正浩先生、周庆女士和女儿芊芊、路敏女士、叶闻音小姐、唐亚彬女士、王缆萍女士、顾颖颖女士、刘圆女士、李绯女士、红梅女士等人，你们的捐赠用在本书所有图片的翻译再制作上。

感谢经典中医译书项目的第一任兼职财务蒋燕鞠女士、第二任兼职财务徐雅蓉医生和第三任财务李美丽女士，三位志愿者的记录清晰无误。

感谢一刀先生完成了本书的制图工作。

特别感谢李美丽女士多年来在记录账目的同时，还尽心尽力帮助募集善款。

如果您有支持这个译书项目的想法，请联系：

2225649223@qq.com 美丽

六

2013 年夏天，我们和斯理维老师一起去雅克爷爷位于瑞士锡永（Sion）山区的静修地，每个月有两周，雅克爷爷住在这里，静坐、写作、思考。小木屋位于地势高爽的半山腰，旁边有一处巨大岩石形成的高台，据说是古代修行人修法静坐的地方，对面是阿尔卑斯山脉白雪皑皑的山峰。

木屋的二楼立柱边，挂着雅克爷爷家族的标徽，他指着最下方的海水和珍珠贝图案，告诉我们："珍贵的知识就像海底的珍珠，我们的工作就是把知识之光带到世间。"

中医与传统文化、古代文明与现代科学，都是人类心灵发展的成果，是古往今来承上启下的传递，每个人都是传承线索中的一个节点。雅克爷爷常常讲，中医或有关生命与心灵的知识，就像光一样，所以本书名为《光钻》。这个光不仅仅是知识，也是智慧、慈悲的心灵，是一切的源头。

他曾说："为医者，要静坐，要深入研究，要服务他人。"

雅克爷爷在 2014 年冬天离开了我们，他的工作正在全世界继续开展，他的心愿正在继续传递。

李辛

2016 年 7 月 3 日

序言一
我遇见了他

我在 26 岁时遇见了仁表（Jacques Pialoux），那天是 1987 年的 3 月 18 号，在洛桑。

仁表有着很强的光晕，他全身散发出来的是一种治愈的能量。这种能量是如此强烈，以至于一进到他的诊所，立刻就能感到自己的身体正在痊愈中。毋庸置疑地，他是我遇见过的最好的治疗师。他对病理的了解及连带影响是完全建立在他渊博的知识上：古典医学的知识、能量医学的知识（针灸、顺势疗法、正骨疗法以及素食疗法），不但如此，他还拥有心灵、意识及人类灵性进展等各方面的知识，他准确的直觉和经验往往能证明他对病情的诊断完全正确。

我欣赏仁表身为治疗师的优秀资质，但我更欣赏他的诚信、正直与谦逊。他的自我要求极为严格，毕生投入在研究工作，静坐与道德操守上。因此，他谨守自我立下的理想原则：严正的道德、诚实、勇气、纪律，当然还有耐心、同情心和朴实。本着这种精神，仁表为病人治病，给学生传授知识，以及将人道主义付诸行动（仁表是无国界针灸协会的共同创立者），终其一生都在为别人服务。

《光钻》（*Le Diamant Chauve*）是仁表的主要著作。他的计划很远大：借由分析一个存在的整体包括各层之间的关系，来诠释人类（生理学与病理学）从精神到肉体的运作，包括灵性、理性、情感、能量及物质等各层面，这一分析合理地将人与天、地诸环境等复杂的关系结合在一起。仁表以一个公设作为起点：一个普世"传统"的存在性。该传统象征性地显示了人类和宇宙的运作方式，此一根本的认知有如典型的智慧，透过中国、印度以及从东亚传到西方的各个不同的传统，在岁月中显现出来，每一个民族以其特有的语言和象征来诠释他们的传统。

然而，普世传统在不同的文化特性下所展现成为的各个传统样貌，其存在的某一层面较其他传统，可能会发展得更快。因此，印度传统探索的是一切的心理现象、意识的发展和对能量层面所造成的影响。中国传统则着重于研究能量的机制、气在精神和肉体之间的关联性。至于西方，从中古世纪的炼金术和星相学到现代科学，其偏向于研究可量化及客观性的实体，如星相学、天文学、医学、生物化学和遗传学，所强调的是存在的物质层面。

透过这三大传统，我们得以尽览人类在宇宙中的进展：西方科学所解释的物理现象、中国传统对于肉体与精神的界面即气在能量领域的描述，以及印度传统所形容的心灵世界。

此一分析的线索来自《易经》。易经里的二爻、三爻和六爻卦说明了气的变化：易经的分析揭示了每一层中各种结构之间的联结，以及各层本身之间的联结。从中可了解到能量从一层到另一层的"竖向"流动：从一个意识层到一个脉轮，到一条奇经八脉，到一条内分泌腺，然后到内分泌神经系统。我们也可了解到在同一层之中，能量的"横向"流动：从一条奇经八脉到气的功能（藏府、五行、天六气）、到经脉，以及到针灸的腧穴。对于一名治疗师而言，其意味着治疗师可从心灵最精微的层面到肉体层，了解到一种疾病的起因与变化：灵魂生命的表达不足或是错误的表达，的确可引起一种失衡的现象或各个脉轮的能量阻滞，继而对奇经八脉和内分泌腺体的能量造成影响，并表现在器官的运作功能上，最后破坏了组织的结构与机体细胞的完整性。

《光钻》呈现的是仁表毕生的研究心血。此外，正如所有的真正的研究学者，仁表数次修改了他的一些预设，并谦逊地反复思索其研究成果中一部分内容的正确性。这项研究工作在能量学上对身体的理解，以及在治疗学上开启了一个新的视野。仁表的某些学生以此运用了独特的治疗方法，并得到了极大的疗效，特别是我在法国能量学研究学院（SFERE）的几位针灸老师，他们在能量学和正骨学上有卓越的研究成果，例如赫吉斯·布兰（Régis Blin）的著作《人体三维卦》（*L'hexagramme tridimensionnel* ），又如琼·皮耶·奎利亚尼（Jean-Pierre Guiliani）的著作《人体的识字本》（*L'alphabet du corps humain* ）。

这些正是我们向仁表献上最大敬意的表现！

斯理维（Sylvie Martin）

2015 年 5 月 14 日

于上海

序言二
根据中国传统而建立的能量学总论 [①]

中医过去长久以来被无数西方医师视为过时的经验主义，而在欧洲曾经是深入了解亚洲思想的一种机会。所幸仍有一些对东方哲学怀有开放思想的人对中医深感兴趣，因而在欧洲，尤其是在法国，能够以另类的逻辑切入中医，但依旧以数千年的耐心观察结果为依据。然而，中文术语的精妙加上入门困难，令不少有心人为之气馁，直到半个多世纪前才终于出现了有关古代文献的一些正确译文。

东方科学的出现并非只局限于几个如诗一般的句法结构、几个礼节上的消费艺术。一些有关大自然、天文、宇宙的构成部分的领悟，已从文章中逐渐理出，它对西方科学原本有极大的帮助。很不幸地，语言的障碍不但再次成为阻力，而且还加上白种人的骄傲，使其无法承认中国人能早在史前就发现了我们世界的一些原理。接踵而至的是各方令人遗憾的漠视，而中国过去受到战争、动乱和外侮入侵的摧残，以致这个遥远的大国在当时被视为一个混乱且不安全之地。

当一些人士如格拉内（Granet）、德·索热尔（de Saussure）、德·布洛（de Blot）、夏凡纳（Chavannes）、福尔克（Forke）、格鲁赛（Grousset）、伯利欧（Peliot）以及其他诸多人士的文章相继出现后，形成的资料有如百科全书，让亚洲思想得以被深入研究。《黄帝内经》《易经》《史记》，以及其他大量的文献，说明了中国的理论在宇宙的主轴上有其重要性，涉及宇宙的架构、维系和变迁。

---

① 该书初版书名为《从龙到蛇》（*Du Dragon au Serpent*），巴黎，1976 年。

仁表先生最大的贡献在于，多年来在他的思想中不断汇集中国的逻辑，并将之吸收、消化，进而以智性的层面介绍给西方人。他所叙述的内容让我们易于理解，有如又经过了一次诠释，对我们极为重视的笛卡尔哲理有更大的帮助。从一开始循着全书的进展，我们会渐渐发现，这部著作为中国思想的理性诠释和宇宙的详细结构开启了大门。透过建立晶体结构加上剖析逻辑面，以及面与方向的各种可能组合，使得分子结构、大自然的构成部分，物理和化学的原理也变得极容易理解。

　　热爱中医的医师在本书中可找到众所周知的一些原理的示范讲解，如五行、穴位和经脉，它们被视为生物和天文律动的整体组织背景。确实，目前科学上的一些理论受到排挤，有时受到责难，然而这些研究假设带来了一个整体上的推理。罗巴切夫斯基（Lobatchevsky）的非欧几何也是一个整体，对现今存在的一些概念造成冲击，在人们未拥有一切要素的情况下，谁又能指出事实的真相？

　　仁表先生提出的假设，是根据中国上千年的观察而建立在一个可靠的基础上的；他的演绎经过许多专家的检视，在推理上无懈可击。因而，为这部书名谦虚的著作写序文，让我们对了解宇宙的秘密有一种参与感，愿上天让这部作品受到了解和应有的重视。

琼·弗朗索瓦·波萨海洛（Jean F. BORSARELLO）医师

巴黎航空医学研究中心科学史料部门

前主任医师

序言三

当历史向前推进时，保留传统需要的是意志力、坚持力和带头做起。令人遗憾的是"传统"这个词在法国被视为隐含贬义，传统是把过去教给我们的一切传递给未来的世代子孙。传统教我们在面对以为是新颖但最后却发现是荒唐的一些概念、想法、凭空想象的思辨时，能够不受到影响。

维系传统并不像一些人以为的是懦弱或落后的一种表现，相反，那些面对"新奇美好的一切"时，懂得保持冷静头脑的智者和哲人，才真正拥有伟大的道德力量，而我认为仁表（Jacques Pialoux）正是其中一名。

事实上，二战后出现了号称在医学上将掀起革命风暴的某些新发现，然而很快地被证实不但毫无用处、没有效益，甚至具有危险性，当时只有少数人面对新发现而保持头脑清晰。

懂得保持冷静头脑、有见识地说出不该否认过去，反而应该要关心过去，才能更懂得如何面对未来的这种人，在那个时期为数并不多。不论是政治或医学（也不知为何这两种科学往往极为近似）都得冷静看待，才能避免对以为是革命性的新发现，而产生过度的热情，到头来却像个泄气的皮球。

对于那些说要"打倒过去"的人，我们要警惕；他们具有危险性，且无时不在。无论是在医学或政治上，在俄国大革命期间或是美国研究学者的态度上，往往数年后有必要重返过去。如果不久后的中国已是或将是走在各个国家的前面，那是因为这样的国家试着不中断过去，或是像中国虽然曾经断绝过去，但很快地又再度回到原路。

作者引起我们对《易经》和传统道家医学的兴趣，并非要引导我们回到一个老式思想的过去，相反的，是要让我们走上一条充满希望与未来的路。

《易经》就字面上正确的译法是：《变色龙之书》。事实上，"经"就它的汉字结构而言含有线的观念，是蚕茧的丝线，是导线，是将我们与过去连在一起的链条，是让我们在生命的迷宫中，能找回出路的那条雅莉安之线。说到线、联结的这个观念，由于过去的古书是用一条细线将一片片的竹片串成，因此线乃至人文的链条不应该被中断，道家谈到《易经》这个词的象征，就在这个观念中。

至于变色龙，它是一种会改变颜色的动物，会随着所处的环境而变化，代表的是一种改变的观念。变色龙在古代有一个重要的角色，中文俗名是变色龙，又称石龙子，意即小龙。我们要知道龙对于中国人而言也是代表过去、高深莫测和生命玄机的一种动物。变色龙一天变换十二次颜色，正如一天当中的十二时辰。因此变色龙是顺应生命和外在环境的变化，亦即顺应生命永恒律动的一种象征。变色龙是希腊人的地狮，是伊特鲁利亚人的果园之神佛坦努斯（vertumnus），或是弗栗多（Vritra）杀死因陀罗（Intra）的龙，因此又是改变、转变、演变、隐喻的象征。

《易经》这本有关改变、转变、变形的书，是非常根本的一本书，因为书中揭示了生命是一个无止境的变化。所有变化的可能组合为64，即$8 \times 8 = 64$。这个神奇的数字同时也出现在跳鹅游戏棋中，是《易经》的欧洲通俗版，它是快乐、痛苦、生命中各种不同变迁的一种想象形式，它也是跳棋中的64个棋格。仁表在书中会告诉我们，数字64再一次出现在生命氨基酸的64种安排：61+3。

《易经》利用卦象的连线和断线，以具体的方式来解释64种变化的可能组合。这些卦象是奇异的符号，既抽象又具体，它们是莱布尼茨发明二进制数系的根源。莱布尼茨在1697年写给中国传教的叔叔布夫雷（Bouvret）的一封信中，承认他是受到卦象的启发而成就了二进制，也因此电脑的运算才得以问世。这封信目前被保存于柏林博物馆内。

连线即阳线，将这条连线竖起来便成了男根（Linguam），代表电脑运算中的一，为单数。断线则代表阴性，是连线中断，是阴道、女阴（Yoni），即电脑运算中的零，但它同时也是数字2，为偶数。

于是，我们可将一爻卦、二爻卦、三爻卦乃至六爻卦转成二进制，它们无疑成了电脑的运算……易经的八卦因此代表了一个数学的运算工具，同样地也可对照于布尔（Boole）发明的立方和代数。我们也可将之看作电脑，无论是用于了解物质的结构或是生命的发展，仁表在书中将为我们揭示其原理。

长久以来，我对自己承诺，要将亦师亦友的 Cheng Tcheng 交给我的珍贵资料整理出书。他在母系的血缘上是老子的后代，要写的这本书将代表我对他的敬意。只是仁表抢在我之前出书。《易经》中的智慧教我不能埋怨他，况且关于《易经》，有如此多的事物可提，日后会轮到他为我写序文的。

因此，我们要尊重《易经》和道所象征的永远平衡的律动。

J.C. 德·提摩夫斯基
（ J. C. de TYMOWSKY ）博士
国际针灸协会荣誉会长
SOFT-LASERS 国际医疗协会会长
国际医疗联盟主席

自　序

　　中国传统（包括中国藏地传统），印度传统，西方各国的传统……说"宇宙传统"是否更为恰当？宇宙传统经由它的化身流传给我们，时而被断章取义，也经常被曲解。然而几千年以来，它的某些象征从未改变过，也不会被动摇。

　　《太乙金华宗旨》里的道家内丹修炼术，或《博伽梵歌》（*Bhagavad Gita*），或大家更耳熟能详的炼金术士尼古拉·弗拉梅乐（Nicolas Flamel）和福乐卡内利（Fulcanelli）所透露的传统，不正是同一个传统？

　　柏拉图在《对话录》（*Timée*）里已提到五个"天然的多面体"[1]，与空气、水、土、火、天等"宇宙五行"有连带关系；中国人也有他们的宇宙起源论，即地球的五行——金、木、水、火、土，正如克尔特人也有他们的五种元素——钢、流水、橡木、火和土。梵文的经文中也同样强调生命能量[2]普拉那（Prana）五种心灵流的分配。

　　既然如此，我们不妨承认，这些来自共同根源的重要传统依各个民族、各人种而朝向理解物质与精神的知识来展开，特别是这五个元素的各自运用和他们的相互关系。

　　因此，论及中国思想，若道的思想无所不在，正是在联系物质和精神能量的作用上，在这些能量的引导艺术上，在针灸上，中国最能表现它的科学精神。

---

[1]　指八面体、二十面体、立方体、四面体、十二面体。

[2]　乌达那（固体）、阿帕那（火）、萨玛那（水）、普拉那（生命）、瓦雅那（气）。

印度和中国（包括西藏）的上师们在他们的著作、名言和行为中，为我们重建了一个人类和宇宙演变的精神意象。在各种不同的瑜伽形态中，能量的奥秘也变得熟悉而亲切。

至于西方，其传承自法老时代的埃及祭司、希伯来的智者与先知、德洛伊教祭司、教堂的神父、基督教和伊斯兰教的崇高笃信者，因而偏重有形的、可掌握的以及可测量的原材料，包括从原子物理到生物，到生理医学的各种分析。

这些对宇宙真实性的不同观点，在他们的应用中常常是对立的，然而精神上却又如此相似，毋庸置疑地，现在或许可以试着予以综合。

这么做会让我们发现一些明显现象背后的某些数字，或许正因为他们太过于一目了然，因而从未引起我们的注意。这么做也能让我们明确知道，介于西方唯物科学与印度－中国神秘传统之间，中国传统与其相关的能量学可扮演两者之间的"关系"与联结点。

事实上，我是把易经当成数学工具、基本的电脑而去研究的它，最后却得出了后面的结论。有些结论对那些忠于传统文献字面意义的人，可能会显得太过。我希望经由后面的讲解能让这些读者看到这些结论的依据，如果他们愿意看完整本书。

所以，我们要一起探索的是宇宙传统的全貌和它的运用。为此，我们需要试着去"共同思考"，先忘了我们的老师和个人经验所教给我们的东西，尽可能排除我们思想上的所有条件限制、所有教条和所有的理论值。我们要以完全的自由来想象宇宙，虽然有时显得系统化，但它的好处是能将科学与哲学、物质与精神串联起来，能让我们发现生命的真相。

这个系统很可能不是唯一的，而是多种可能之一，它能让我们确认一些数学结构和一个框架。只是，我们不能忘记这个框架若没有一个生命去激活它，它就什么都不是。然而，生命的创造是永恒不断的，而它的创造不是封闭在一个系统中，更不是封闭一个结构中，而是去使用它。

创造者的特点首先当然是要有"意愿"创造，为结构和屋梁确定意义；其次是在祂的创造体中的爱，那是祂本身的馈赠，同时还包括想象。祂用爱和想象来装修屋梁，并赋予它生命。

"天神造物主"的这份馈赠和想象，时时刻刻都显现在晶体的多面中、在它们奇幻的颜色中，以及在它们不断变化的形体中，正如它们显现在一个布满星辰的天空中、在动植物物种的奇妙多样性中，乃至于人类每个生命各自拥有的特色中，也因此每个生命才显得独一无二。

　　除非我们懂得如何去看待它，才能在与大自然的交会中发现单纯与和谐，同时又带有外表的复杂，让我们在祂的无限神秘中去接近或者去体会上天造物主的想象。剩下的只是系统，不是生命，它只不过是生命的载体，我们无须去钻研它，除非是为了我们求知若渴的心灵。可是，我们必须牢记，这个系统是短暂的，而且带有幻想性。

　　但愿我们将这仅有的知识完全用于解除人类的痛苦，并为人类带来利益。

写于瓦兹黑（Vatseret）

1979 年 7 月 9 日

译者序

　　Jacques Pialoux 有一个自己取的中文名：仁表，但中医界的朋友总称呼他为"雅克爷爷"。也许是因为他的冉冉白须，也许是他慈祥的面容，总之，他就像是邻家一位既亲切又充满智慧的老爷爷。

　　我和雅克爷爷的认识是因为斯理维（Sylvie Martin）老师。早在 2008 年，我先生外派到中国，我辞去了法国的教职，举家来到北京。Pekin Accueil 为了迎接新到来的法国家庭，每年九月都会摆许多摊位提供一些课程和活动。身为中国人的我，对那些棋琴书画并不陌生，倒是有一个摊位立即吸引了我的注意力：一些小册子上印有许多脸颊红彤彤的孩子们在冰天雪地里打着赤脚上学，于是我开口了："我不知道你们的性质，但如果需要人力，我很乐意当义工。"斯理维反问了我一句："你的专长是什么？"我一时为之语塞，不觉脱口而出："我是中法文的翻译师。"斯理维突然上前拥抱我，并说道："Dieu merci,c'est tout ce qui nous manquait!"（感谢老天爷，我们缺的正是一位翻译！）

　　还没搞清楚怎么一回事，就糊里糊涂地交换了联络方式。一回到家，发现斯理维已火速用邮件"诏告天下"，说翻译找到了。细问之下，这才意识到我闯了大祸：雅克爷爷那年 11 月要到上海培训一批中医治疗师，以便日后到四川、西藏当义工。参与培训的人员，不是中医师就是中医药大学的学生，即便两者都不是，至少也都是研究中医多年的爱好者。换句话说，我是唯一的一个"门外汉"！心慌之余，我要来了雅克爷爷的《古典针灸入门》中、法文版本，开始"闭关"一个多月，就这样一头栽进了雅克爷爷笔下"无形的科学"的世界。

那些法国太太们搞不懂我在想什么，两个星期的培训课，不收分文口译费也罢，还要倒贴这么多的时间去摸索一个自己毫无把握的领域！当时正值十月，风光明媚的北京，故宫、胡同、长城……全被初来乍到的我关在门外。

然而，我何其有幸，一开始正式研究中医，接触的就是雅克爷爷多年的心血结晶。内外三焦、十二经脉、奇经八脉、五脏六腑、天六气、地五行、八纲辩证……雅克爷爷将中医这门"无形的科学"以西方人的逻辑一一加以梳理、诠释。原以为深奥难懂的中医，经过这一个月的研究，对我而言一切变得如此理所当然。十一月到上海见到了雅克爷爷，隔天披挂上阵。第一天两个小时的口译下来，到了中场休息时间，好几位学员跑来问我是不是中医师，在哪里执业，等等。甚至有些中医大学的学生告诉我，听了雅克爷爷的课，许多不明白、老师也语焉不详的地方，终于融会贯通了。我知道我成功了，不，应该说，雅克爷爷成功了！

隔年十一月，我又为雅克爷爷做了为期两周的口译。这次出现了一个小状况，在培训期间，我深受左侧偏头疼之苦，而口译需要高度集中注意力。为了不影响工作，我猛吞阿司匹林，结果还是让雅克爷爷察觉到了。他不动声色地讲完那堂课，中场休息时，要我到诊疗室的床上躺下。李辛医师来看过我后，雅克爷爷跟着走进来。他要我全身放松，思绪放空，然后就坐在诊疗床我头部的后方。大约十五分钟过后，雅克爷爷用手指在我头顶百会穴的位置叩了一下，接着要我起身，并问我是否还头疼。说也奇怪，我拼命摇头晃脑，严重的偏头疼居然消失得无影无踪！我一再追问雅克爷爷用什么方法，他只是抿嘴一笑，未多置一词（之后整整两年，我偏头疼的毛病再未犯过）。

从那时起，一下了课我就缠着雅克爷爷，要他以我的程度建议我，学医、行医要从何处先着手。他微笑地答道："静坐！"我继续追问要坐多久时间，他才愿意教我下一步。雅克爷爷还是报以微笑："两年吧！"我一听为之气馁，他这时加了一句："治疗，要运用你的意念。"培训结束后，我又缠着问他："我很认真地去运用意念，可是我发现我的意念不够强烈。"雅克爷爷带着他一贯祥和的笑容回答我："意念不需要强烈，需要的是准确。"那一年是我最后一次见到雅克爷爷。

当李辛医师要我把雅克爷爷这本巨著《光钻》（*Le Diamant Chauve*）翻译

成中文时，我一是喜，一是忧。喜的是我又可以再度浸润在浩瀚的中医领域里，而且是一场与雅克爷爷的心灵对话，忧的是我在北京法国学校的课时会让我蜡烛两头烧。为了配合翻译的进度，我在学校的课一减再减。与此同时，为了督促自己，我把雅克爷爷在圣诞节时寄给我的一张照片作为我电脑的桌面背景。照片里的雅克爷爷在他瑞士小木屋前的院子里，一只自己飞来的小鸟栖息在他手上，偏着头凝望着他。去年底，我终于完成了这本书的翻译，也告知了雅克爷爷这个好消息。不久后的某一天，我的电脑无预警地突然黑屏，再也无法开机。隔天送修，当晚就接到李辛的电话，说雅克爷爷前一晚走了。我当时的冲击、心情的沮丧无以复加，因为我和雅克爷爷相约去年八月见面，我却因故临时取消了行程，而我积累了满脑子的问题还需要他的睿智来为我解惑……

翻译完全书时，坦白地说，我的心情有点沮丧，因为书中有很多地方我还无法完全理解。但后来想想，毕竟雅克爷爷花了几十年的时间写下这本书，而我何德何能，希望在短短的时间里完全吸收？在雅克爷爷的面前，我真正感受到了自己的才疏学浅。李辛老师很会安慰人，他说："《黄帝内经》《难经》《伤寒论》……又有几个人看一遍就全懂的？这本书的中文版问世后，我们之中只要有一个人看懂了，分享给大家，就是大家的福气。"

雅克爷爷在书中提到的一种治疗法，是将病人、治疗师与某位先师（如药师佛、医圣等）建立起一个三角关系，用心（意念）联结后，再进行治疗。有时家人不舒服，我都会用这种方式来"治疗"家人。而现在我所冥想的先师，不是别人，正是雅克爷爷！

要感谢的人太多了，斯理维、李辛、徐雅蓉、孙皓、一刀……自然都包括在内。我要特别感谢金霞义不容辞，为这本书进行了校稿的工作。我还要特别感谢我先生和两个孩子。因为大家的支持与鼓励，我终于完成了这个"不可能完成的任务"！

刘美伶

于北京

2015 年 5 月 26 日

目　　录 ——

第三部分　生命的排列组合

第四部分　生命的架构组织

第五部分　生命的想象

第六部分 从钻石到群星——生命的赠礼

第七部分 生命的疗愈

假如你要毫无遗漏地填补钻石体，
请仔细地为意识和生命之根加热；
照亮永远近在咫尺的快乐国度，
隐藏在那儿，让你真实的我居住在那里。

柳华扬

第一章

诞生
三元法则

　　生命对我而言如同"全部"，无论是宇宙本身以及矿物、植物、动物与人类等大自然四界，或是从它们最简单的分子结构到最复杂的细胞结构等成分，就像是带有多种形态却始终忠于自己的一个根本单位。

　　每一个形态、每一个成分就像在它的"生物"单位里和它的整体中运作，正如一个完整的系统或一间工厂在收到原材料后进行转换，并负责将部件配送到各个不同的车间；车间将它们组装后，再根据订单将成品转送到对外的相关部门，同时将制造过程中产生的废料排放出去。

　　同样地，我的身体接收了"大自然的原材料"所提供的空气、固态或液态食物，以及祖先留传给我、让我得以成长与生育的基因。我的身体对这些原材料进行消化、转换、分门别类，并负责我"内部车间"的工作，也就是各个器官运作与调节所需要的能量配送。

　　每一分每一秒，身体的"连接外部的部门"不断地给予我所在环境的资讯，如气温、湿度与气压等变化；然后我的器官对此做出反应，让我能够适应环境，并通过排除废物、流汗等防御系统来抵抗过于强烈的侵袭。

　　若机体有所反应，是因为机体对加诸它身上的事物有某种形式上的意识，而随着空间和时间的变化、随着大自然的循环及演变的宇宙意识，我们如何去想象、去理解人类、动植物或矿物的意识？

　　这种意识无时无刻，无所不在，与制造我而我也参与制造的物质紧密相连。

我的本能、我的情感、我的心智、我在精神上的渴望，都经由它的介质来表现，那就是我的身体，它是意识的工具。

正如一颗钻石，它接收并放射出太阳绚丽的七彩光芒，而我的身体就跟钻石一样，由同样的碳分子、同样的碳原子所组成，接收并放射出心灵里"意识振动"的耀眼光芒。

40多年以前，我透过雅克·拉维尔（Jacques Lavier）的著作《天地之书》（*Livre de la Terre et du Ciel*）开始接触《易经》①，之后又因波萨海洛（Borsarello）医师的教学而开始研究针灸。从那时起，我便知道等待我的是什么样的未来，也深知它会给我带来各种疑惑。

果不其然，当我对中国的能量结构与法则越来越了解，尤其是因为研究了雅克·马丁哈慈（Jacques Martin-Hartz）的各种杰出著作后，我的脑海里开始浮现了无数的问题。

有些人称之为"三焦"的"外三焦""五行"及十一或十二个"器官""十二经脉""奇经八脉"与"辅助经络"，② 它们之间到底存在何种关系？针灸的各种能量结构不可能彼此毫无关连，排列在一起。至少该有位至上的"圣神"在初始便设下某些法则，合理地引出一条共通的源流，就像一条大江，每条小溪、每条洪流、每条小河都汇流到这条大江里，加大它的水道并增强它的流量，而源头则是来自永恒的白雪。

如果人类享有这种绝妙的机制，那么宇宙力学不也正是一种星体与其轨道或最简单的粒子的调和模式？这些粒子本身不也混合于原子、分子、细胞、机体、银河中，构成了每个物体、每个生命以及整个宇宙？

这个阶段尚且是一种静态的、空间（包括我们所处的三维空间）的形式。地在我的脚下，天在我的头顶上。而介于天与地之间，我能够表达我的感受、能够前进或后退、向左或向右行走。东西南北四个方向是我的活动范围、我的框架，同时也是我的界线。

---

① 《易经》：根据物质与心灵在空间与时间中的变化而写出的哲学著作，见此书第八章《易经》的变易。

② 见第四章针灸的能量结构（生理能量）。

北方是寒冷、黑暗与死亡，南方是热、光明与生命，这两个极点经由周期性的一些中间状态而彼此联结，时间和它们不可分割，否则它们便失去了一切意义。

东方出现太阳，是黎明，是介于黑暗与光明的中间状态；西方是黄昏，是另一个中间状态，火红光盘般的太阳消失其中，以便在下一个黎明中再度诞生。

就外表而言，黎明与生命能够开始展现，是因为源自北方的寒冷、死亡和黑暗，唯有死亡才能赋予生命。死而后生，不正是这样吗？冬天的消逝带来了春天里温柔黎明的诞生，给予上行的、嫩芽怒放所需的各种活力汁液。

然而，黎明只是一瞬间、一个中间状态，它终究要让位给光、热与生命。同样地，春天的消逝是为了夏天在喜悦与光明的成长之歌中生存。

收割之后，随之而来的是黄昏，秋天转弱的光芒在怀旧的气氛中释放出最后的火花，为黑暗、冬天、寒冷与它的可怕展开了序幕……可是黎明将诞生于其中，为了迎接下一个春天带来希望……

就这样，介于天与地之间，介于中心与无穷尽之间，这两种对立却又互补的现象源自一个共通的实体。矿物、植物、动物与人类，都是由同样的粒子、原子构成、凝聚、诞生与死亡，就像传递四种力量的"四个方位"，它们源自同一个生命，其中两个完全对立，但如果没有另外两个中间状态，对立的则无法存在。

这四种力量、四种能量不正代表了所有生命的基本表现、代表了我们所处的三维空间，而这个空间的中心与无穷尽就是极限？若是如此，我必须观察我的四周，借由生命每个阶段的涌现而在其中找到轨迹。

我们可以想象，从中心到无穷，我们的宇宙中第一个出现的简单元素是氢：一个正粒子出现在宇宙的"中心"，也就是质子，而一个负粒子出现于宇宙的"无穷尽"，也就是电子。接着轮到氦的出现，它带有两个质子和两个电子，可看成是这四种力量的体现，或是宇宙日夜转化的四种根本能量。

然而，这一切尚不足以令物质产生。两个质子聚集在它的"中心"，形成一个核心，就像一颗樱桃的核，只是这颗樱桃暂时只含有两个接触点，两个极性，也就是它的两个电子，正如一个是位于下方的天底，就像处于中心的地，而另一个在上方，类似天，无穷的天顶。

到了这个阶段，还缺少"赤道"；因此在天底与天顶之间，这两个相反却又

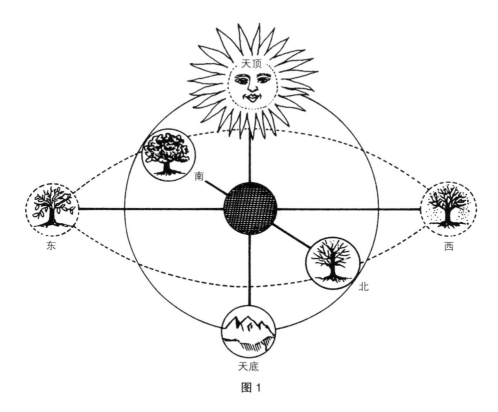

图 1

互补的极性之间，这两种根本能量之间，必须有四个电子构成这个奇妙水果的四个"方位"，从而成为它的四种根本能量。如此一来，一个三维空间才能存在于如此一个无限小的原子之中，才能象征它所包含的宇宙。

接着是碳与六个电子围绕着它的"核"：我们可以试着想象，来自氦的其中两个电子环绕着极为靠近核的一个竖面圆周，轮流指向天顶与天底；其他四个则围绕着较远的一个圆周，并勾勒出四个方位。

这两个轨道加上天底／天顶、南／北和东／西三个轴，界定出了一个三维"空间"。

这样一个浑天仪，一个宇宙生成的和谐果实，外围有四个电子的碳原子，化合价为 4，四种能量就像四只紧绷的手，随时准备给予和取用。它将是我们生物界所有物质的基础，而自动形成的生物界环绕着中心，与其和谐一致。

于是，各种单质的原子结合在一起，从碳开始形成分子，同时生命的通用名称即遗传密码子已准备就绪。脱氧核糖核酸（DNA）分子是遗传密码子的基础，也以同样的模式进行宇宙及原子的建构。

两种对立、互补的性质如天底和天顶、如中心与无穷，是必要的元素；两条互补的纤维形成"双螺线"，就像一个梯子的两根支柱，形成一个螺旋状的阶梯。

四种能量在三维空间里彼此发挥功能，而三维空间的每一维对应一个轴，因而界定了三种超验性的特别功能；四个核碱基[①]以"三元"的形式彼此组合，即三个为一组：胸腺嘧啶、胞嘧啶、腺嘌呤和鸟嘌呤。

DNA 双螺旋的每根纤维、每根支柱由此构成了这四种能量的多层三联体，每个三联体都是一个三维空间、一个有着三种功能的世界。

随后出现了细胞，它们根据生命起源，经由 DNA 所传达的指令，依序形成了生物。

建构的蓝图已就绪，而宇宙建筑师所采用的始终是同样的法则。

此时需要一个外壳来维系并固定内在器官的位置，也就是具有"表面张力"、具有收缩性的一种能量，以便抵消中心的扩张性能量：树皮及植物表皮，或是动物皮肤和人类皮肤所扮演的正是这种角色，每个细胞的细胞膜也是同样的道理。

整个生物的表层（天顶）和中心（天底），都已准备就绪，现在只需将四种能量配合 DNA 所传递的三种特别功能置于两者的区间之中。

生命是奇迹中的奇迹，它继续不断地成长，而生命所需的三种机能都在其中。

进食才能让如此脆弱的生命成长并维持下去，食物亦即营养的功能便是第一种功能，是中心的功能。然而，如何将食物转换并抽取其中的能量以供使用？其实就像所有的矿石需要在熔炉内磨碎、搅拌、熔化，才能萃取最精纯的金属。同样地，食物必须在"中焦"经过准备、咀嚼与溶解等过程，而中焦正像一间进行准备、汲取食物精华的工厂，是最适当的场所。

只是火需要空气，即需要氧气才能燃烧；食物的燃料也需要助燃剂，因此生命所需的第二种功能便是呼吸的功能，这个熔炉如同炼丹炉，它的"上焦"

---

① 见第二十九章 DNA 的双螺旋与遗传密码。

是火焰上升、纯化之处，并将火花抛向星光。

只不过这一切都得经过组织、安排，并永久延续下去，每个物种才得以生存，尤其是生命本身。而遗传功能，亦即繁殖，便是生命所需的第三种功能，是另外两个功能不可或缺的基础。"下焦"为其带来精气，是一代代遗传下来的能量，它能够增强中焦与上焦的功能，并引导它们、提供它们这一需要，即表现为外在的模式或形态。

谷气、氧气与精气这三种能量与三焦有关，实际上依然不足；第四种能量是一种中心的能量，自开天辟地以来便已无所不在，它能让其他能量和谐一致并协调彼此之间的关系，是生命不可或缺的一种能量，这一能量就是生命本身的能量，既是超越一切又是在其本身之中的元气。

四种能量在三焦发挥作用，以"三联体"的方式形成三个一组，如老子所言"一生二,二生三,三生万物"，于是生命不断地延续下去。

一切已彰明较著：
- 一代表虚无、不可知的事物、上帝或道的产生；
- 二代表中心和无限，也可视为天底与天顶，两种根本的能量产生；
- 三代表三维空间或三焦；
- 四代表四个方向，或万物出现的四种基本能量，而"万物"则处于上面的"三"之中。

一切的形成就像"宇宙造物主"建造的一座巨大金字塔，塔顶（天顶）映照在一面平静的水镜中，也就是它的天底。而两端之间，一端是由石块造成，另一端是由梦想造成。方底金字塔的四角在初始、过程与结束之中逐渐形成它的空间……

这一介于天与地之间、与时间相连的空间，加上四种能量，即北方与黑暗、东方与黎明、南方与光明、西方与黄昏，在我看来整体上具有循环性。尽管如此，从这种对于空间或物质的观念中，可得出两种形式：第一是极端性，即黑暗与光明，也就是北方与南方；第二是中间状态，即黎明与黄昏，也就是东方与西方。

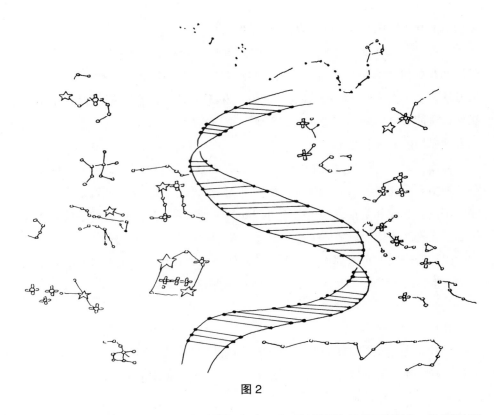

图 2

与空间相连的时间，介于过去与未来，似乎呈线性且不可逆转。然而时间是否像空间一样，存在着两种形式或两个轴？也就是一个为极端性，另一个为中间状态？此外，若物质与空间合并定义，那么心灵与时间是否也可合并定义？

时间带来了万物的创造，让万物从最单纯的粒子到最复杂的机体得以持续发展、转变与进化。时间将万物的创造带入了灵性的领悟境界，而且越来越清楚，仿佛在宇宙的和谐中，每个粒子与每个生物同时学习相互之间如何达到更好的安排与配合。

自此，心灵随着时间的逝去和他的经历，从无知到理解，在不断地增长知识。他不会失去这些知识，只会给予或传递出去。这就是第一个轴，亦即从无知的黑暗到知识的光明即具有极端性的轴，引用法国哲学家德日进（Teilhard de Chardin）的用词便是"始与终"（l'alpha à l'oméga）。

另一种形式，即另一个属于中间状态的轴因而明显可见。透过记忆与遗忘，过去可能经由中间状态突然重新出现或消失，如黎明或黄昏的轮替。

无论是空间或时间，物质或心灵，遵循的都是同样的法则。

循环性质的空间（物质）从时间（心灵）而来，它的线性形式从一个极端演变到另一个极端。线性的时间（心灵）得自空间（物质），它的循环性质造就了黎明与黄昏、记忆与遗忘。

空间与时间或物质与心灵，它们既是对立、又是互补的形式，它们和天与地、天顶与天底一样密不可分。

当我环视周遭的一切，发现无论是天顶与天底之间、天与地之间、中心与表层之间、果核与果皮之间……这种对立与互补的关系无所不在。而两者之间存在着中间，如上下金字塔的中间底座，如果肉，如事物的显现，这个无所不在的中间经由四种能量而界定成三焦或三个轴。

因此，介于空间与时间，我指的是在空间与时间里，存在着时空的表现，而四种能量界定了另外两个轴：第一个轴是线性的，是从过去到未来的时间轴，只是它必须透过循环性的第二个轴，即天、地之间的空间轴，才能被察觉。

"物质－心灵"的显现也是同样的道理，心灵从头到尾需要有物质为基础，而物质则持续不断地历经黎明到黄昏、出生到死亡，黄昏到黎明、死亡到出生！

这四种能量、四种形式存在于时空中、宇宙里，也存在于物质－心灵里和个体中。

然而，包住这些能量的是哪三焦？

以物质组成的每个机体中，繁殖和构造形体的功能是下焦的特性，呼吸、加工、净化等功能则有赖于上焦，维持生命所需的营养则由中焦负责。

由物质和心灵组成的每一个体中，若物质（身体）对应第一个，即形体的世界，那么心灵则与第二个相同，也就是形体的净化器。心灵的本质不正是我们身体的导航者、祭司及净化者？

在这一个体中，让生命存活、喂养个体的第三个的名称是什么？不就是所有文明的传统中提到的灵魂？不正是它在大爱的冲力下完全投入到身体与心灵，成为其神性中最珍贵的赠予？

无论是人类、动物、植物或矿物，在其各自的个体中，都有身、心、灵。但灵魂不是身体，身体不是心灵，心灵不是灵魂。尽管如此，他们却是三位一体。

在空间与时间所形成的宇宙中，空间关系到形体的世界，而时间让天地万物的每个形态越来越精致与净化。然而第三个名称"宇宙的中焦"到底是什么？宇宙的灵魂位于何处？爱的无限储存量，也就是让空间与时间得以并存及交互运作的生命泉源是什么？

　　透过空间、物质、身体而赋予我们其子、其圣灵者，不正是天父？

　　由此，我终于得以领会不可知的、无以估量的道、上帝，正如赛尔特人或玛雅人、中国人或埃及人等祖先的认知，并非在其本体内，而是在祂的三种形式之中：圣父是宇宙的灵魂，是爱与光的无尽泉源……圣子是宇宙的身体，是布满了星星的神奇空间，千万光芒闪耀其中……圣灵是宇宙的心灵，是流动中低鸣的时间，是净化的火焰……

　　虽然圣父并非圣子，圣子并非圣灵，圣灵也并非圣父，但却是三位一体，是一，是上帝，是道。这三种神性的形式在其本体之中包含了宇宙的法则，是唯一也是三重的法则。

　　圣子与圣灵的法则，是对立却又互补的法则，是月亮与太阳，是中国的阴与阳，是"两极性"的法则。每一个东西，每一个生物，乃至宇宙本身，都依循该法则。"一"的定义是建立在"二"之上：天底与天顶、地与天、中间与无限、空间与时间、物质与精神……

　　然而，经由这两者、介于这两者，实际上还有第三个"极性"，也就是第三个名称、第三种形式的显现，即居中的圣父，其同时也是极性与港湾的泉源。

　　正如"创世纪之书"里提到的观念，物理学家们[1]认为在"时间"的初始点，也就是宇宙的起源点，三种形式或三个"阶段"已经存在。

　　源自非物质性光子气体的"黑色光芒"照亮了宇宙，带来了热力，其内部的活动则是以中子为基础的"粒子性物质"的活动。

　　"宇宙性的物质"勾勒出其弧形曲度，维持着有如一个奇妙的球形空间。该物质不但是表面，也是中心，是"几何点"，是起始也是终点，因为其他两个极性取决于它，而它却也来自这两者。

　　如果一生二，那么二就会生三，如同"衍生"一般，一切来自它，却有所

---

　　① 琼·夏宏（Jean Charon）著作：《"心灵"这个陌生人》（*L'Esprit cet Inconnu*）。

区别，它们是三焦，是三位一体的性质。

第二个法则源自第一个，是"极性"法则的结果。第二个法则是"自然发生"，是促成的法则，即二生三，活动的演变过程都取决于它。

一个水果必须有一个中心，也就是果核，以及外表的果皮和存于两者之间的果肉；果核与果皮两者有如互补却又对立的关系，两者所隔出的空间，因吸收了阳光与露水而填满了中间的部位。人类的胚胎不也包含了中胚层、内胚层及外胚层？生命的炼金术也是一样的，适用于万物！

假使我在水果上咬一口，果肉与其滋味随即入口。果皮靠着对立的中心果核的支撑而接近果核，以便挤出果肉。

由此可见，中心与外围、果核与果皮的互补性，在两者分开的情形下产生了生命、果肉，是"生成"的表现，这其中存在着诞生与扩展。外围与中心、果皮与果核的对立性，在两者靠近的同时产生了生命，是"给予"，即它是我的生命，活在我之中，但也结合了死亡，水果因收缩而消灭。

扩张是诞生，收缩是死亡，但两者造就了生命，个体的生命，或是他人的生命！总的来说，生与死只是介于生命与生命之间的中介，介于生与死的生命，介于死与再生的生命！

果核、果皮与果肉，即中心、外围与生命是三，同时也是四。由于生命有两种极端的形式，即"接受"的生命与"给予"的生命，是物质与灵魂轮回的生命，以及灵魂脱离躯壳的生命。

生命是一切，而不是死亡的相反，因为生命是"永恒"，死亡只是一个瞬间，一个介质，诞生也是如此。

生命的这两种极端形式介于中心与无限，而诞生与死亡是唯一生命的介质，那么在天地之间，以黎明与黄昏为介质的"黑暗"与"光明"，这两种极端形式是否代表唯一的光明，即灵魂之光？是否轮流成为物质与灵魂、空间与时间的黑暗与光明？

但这唯一的光明、唯一的生命只有在和谐的情况下，在身、心、灵三者融合为一的情形下才能够全然地表现出来，并经过宇宙无数的日夜周期循环才能完全实现。

在这之前，介于天地之间、中心与无限之间、始与终之间，光明即"给予的生命",与黑暗呈对立状态,光明抑制了黑暗。当黑暗灭亡时,便产生了黎明,而黎明是"诞生"。黑暗即"接受的生命",与光明对立,抑制了光明。当光明灭亡时,便产生了黄昏,而黄昏是"死亡"。尽管如此,黎明是光明的信使,正如黄昏宣布黑暗的到来。

第三个法则源自前两个法则,此时开始介入;它是结合的法则,是黎明与光明、诞生与积极、黄昏与黑暗、死亡与消极的"耦合"法则。

然而,在积极中已存在了死亡、消极的种子,正如在死亡中已有诞生与积极的种子。此乃生命的法则,循环的法则,它包含了另外三个法则,却也源自它们。

第二章

生命的成长
七天与神的化身

数千年以来，人们建造了许多神庙，如阿兹特克或玛雅的、印度或中国的、希腊或拉丁的神庙，等等。从巴比伦带星象台的塔庙到教堂，这些圣殿一片和谐，是人类精神的一种表征，是对宇宙法则的一种认知。在这些圣地中，埃及的金字塔也许就其宇宙空间的建筑精准度而言，为我们带来了源自古老年代的神秘知识。

假使有一天沙漠中出现海市蜃楼，大金字塔的顶端倒映在塔底的一片沙坡中，形成一颗璀璨的钻石，闪烁着耀眼的光芒，是不是会令人感到很惊奇？

显示出四个"方位"的每一边位于天顶与天底两个顶点之间，勾勒出三度空间，就像宇宙本身的一个耀眼影像。

然而，如果在这个表象中有真实性，影像本身也是一切，那么这颗深奥的钻石是不是也包含了生命的秘密？

两座金字塔形成一个神奇的八面钻石，纯碳的底座是天然物质的中心。生命的本身在架构与延续的同时，它的原子结构影像因而凝结成型。

钻石的八个面将集中于三焦的耀眼光芒，分配、散发出去，正如八个散发的力量来自两个顶点之间的四个角。

四个方位的四种根本能量因而产生了八个辅助的力量，并延续着极性的法则。天底与天顶、地与天两个顶点是极性的来源，一如魏伯阳在最古老的炼丹术著作《周易参同契》中提到的"易之门户"。而中央则是焦点，是中心之火。

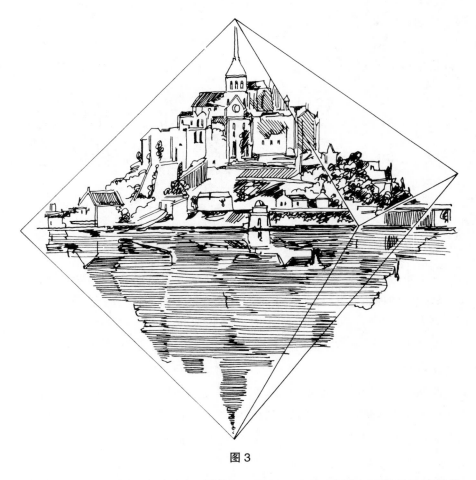

图 3

　　我只需观望并用心去感受这座建筑，慢慢地去发现物质与心灵的生成变化。不但如此，我必须知道在表象之下的内在，也就是中心，是首要的真理。

　　若钻石的六个角是三个轴，即三焦的外在表现，架构出两个互补的三角结构体，一个是接收，另一个是转化、结合，则三个轴本身因为在内部，所以无法被看见。我得去想象它们，用心灵去感受它们的交点，也就是中心。这个中心是协调点，就像一个负责生成的碳原子，四周围绕着它的六个兄弟，并根据诞生的法则将它们彼此联结在一起。

　　作为第七个点的"心灵"将这个天然神庙的蓝图传送给钻石，而这座神庙、这颗钻石不也在我们自身内无时无刻地构筑中？

中心与环绕于外的六个顶点此时有了一个新的意义。七个点都有各自的角色、各自心灵、各自的"意识"，又彼此互补。

它们和三焦的关系、和宇宙的三个形式的关系，即灵魂、空间与时间，或身、心、灵，不正代表了七层意识？这七层意识两两配对互补，最后一层是三焦，也就是反射的透镜？

八道光芒、八种辅助的力量正是发自中央的三焦，照射到钻石的八个面。它们由钻石本体、由内部的八个小三角形"四面体"金字塔、由七色彩虹衍射的角柱体所生成、分配，彼此会合于中心。但这八个金字塔仅只是物质、外表，是七个"意识层级"的表象，因为它们需要接收生命能量的极性。

九个支点、九种能量中心，负责传送、分配这些力量；无法用肉眼看到却实际存在，只能想象其存在于同一个钻石的三焦、中心内，在每一个八面体的中心内。

三个"三焦"、七个"意识的层级或载体"、八个"衍射的角柱体"、九个"支点"，就这样呈现在我眼前。一旦超越物质的表象，我便能够潜入内在的真理，并探索生命的本源。

圣殿骑士团十字章上的八个点，以及八角柱的建筑，所象征的不正是这个意义？八角柱不正是三、七与九的表现形式？所有的传统都向我们显示了三位一体之后接着是七的公式，从七个音符到创世七天，最后一天，也就是第七天，是休息之日，也是合成之日、思考之日、充实之日……

七这个数字一向代表了一个整体的完美性，它结合了数字四，即四个方位的四种根本能量；结合了数字三，即三焦。数字七形成了意识与其七个状态的时空完美性。

最稠密的物质，即我的肉体，有着因协调一致的组织、结构和"生存意志"而产生的机械的、可分析的意识；而心灵则有合成的能力，能将一切融入一个整体的、宇宙的理念，类似在我之中神性的"存在意志"、存在意识。这个七、这个意识，让我们得以和大师们交谈而达到灵性的经验、心灵的顿悟（satori①），在其中我们不再是相对于他人的自我，而是其透明、宁静的整体中的一切。

---

① 在日语中代表坐禅时空性的经验。

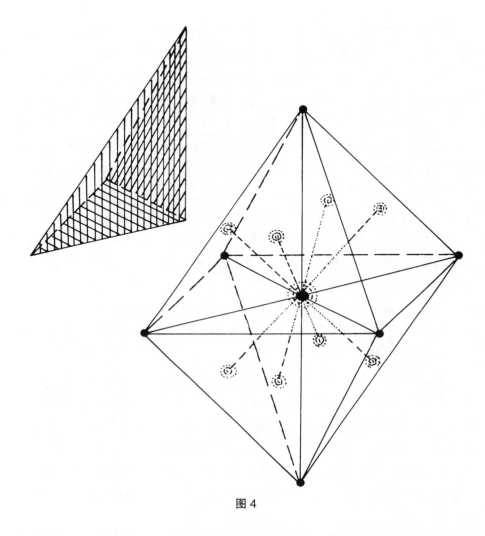

图 4

透过激素及神经丛来主导我身体的能量，它具有一种调节和反应的本能意识。我身体的所有自动功能乃至我的生长与繁殖能力，以及我的五觉本身，不都依赖这些能量？然而我的灵性本能、我的理解力，让我能够参与创造的、活动的以及宇宙进化的神性层级。

我的情绪和自我的一些欲望则属于一种更微妙的物质世界，这种物质是因我对周遭的喜恶而形成的爱或恨、关心或漠然。然而，神性之爱与天赋的直觉意识，让我得以感受他人的苦乐，给予他人无私的爱。

总之，无论是焦点、是反射的透镜、是"我身为钻石"的中心点，或是我的分析性与合成性意识、本能与智性意识、自我与利他等对立意识的协调点，不正是我的心智吗？而我的心智不正随时为任何一个胜出的意识效劳？

这七个"意识层"不正符合了宇宙本身的七个意识层，同时这个宇宙也在我的体内？内聚的解析性意识与矿物界随着外力而产生"机械性"反应的意识相同。植物界有原始生命、有机生命的本能意识，动物界则有因利害关系的欲望而产生情绪性的、自大的意识。植物界里存在着矿物性意识（矿物不正是植物的食物），正如动物界里也存在着矿物性和植物性意识，每一界都涵盖了在它之前的那一界！

人类因为有了心智而有个体的意识，而这个意识是由人类之前的三界所组成。人类可用言语或其创作来表达，但人类也可以表达其三个超越人类的意识载体，即三个无可计量、无法触知的"非凡界"。这三界是由智慧、爱与存在的意志所组成。

人是地与天的联结者，这不正是人的角色？人是中心，将天的三个"天使阶级"联结到第四个阶级，即"魔鬼阶级"。后者使用的混淆语言是巴比伦城、巴别通天塔的语言，也是矿物界、植物界与动物界所组成的语言，而这三界看来是如此的不同。

在我体内、在每个人体内的魔鬼与天使，也同样存在于整个宇宙中。然而只有人类能够成为进化的工具与魔鬼世界的赎罪工具，因为只有人类拥有心智，而心智是能够与天界结合的联结点。

路西法、利维坦、撒旦和彼勒，这些堕落的天使、这些第四阶的王子、这些四大方位的王子就在我体内，正如人类之前的三界中、物质三度空间的四大根本能量也在我体内。

耶稣受到三次魔王诱惑的画面正好可以代表这三界；天使们要移走挡在他路上的石块，好比矿物界，以及他的物质内聚的分析性、机械性意识；天使们要给他面包这一诱惑，好比植物界，以及他的维持肉体生命的本能意识；撒旦要给他权力的诱惑，好比动物界，以及他的自大意识、控制宇宙的意识。

次一级的八个黑暗王子分别是奥利安、裴蒙、艾利同、艾梅蒙、阿斯塔落、玛歌、艾斯魔德、贝勒泽布特，同时还有无数的灵体侍从伴随着他们。

与灵性的三度空间、三个"天使阶"相似的有最接近上帝御座的炽天使、智天使和座天使，第二阶的主天使、能天使和力天使，以及第三阶的权天使、大天使和天使群。

每时每刻，我都是一个寻找圣杯、寻找我灵魂的绿宝石的朝圣者。我有着闪闪发光的 77 面、神的 77 种形式。而我试着调和我体内的三个"地界"，试着引导它们、教育它们，并淬炼它们，最后让它们与三个"天界"结合在一起。

它们的关系、它们的结合，只能透过我的心智、每一个人的心智，以及整个人类的心智来进行。这个代表人类符号的心智，显现的是引起错觉的中立地位，会受到物质或心灵胜出一方的影响，如同身体或心灵、魔鬼或天使们的侍从。当身心达到和谐的状态并愿意成为神的意志、爱与智慧的工具时，心智同时也是灵魂的侍从。然而，要做到这一点，我的灵魂必须成长，也就是从身心两方的压力和摩擦、联结我内在的魔鬼与天使中去体验真相，日复一日从这些体验中汲取精华。

一切就从这么一天开始。当天与地就像樱桃的果皮与果核分开时，介于两者之间，出现了果肉，生命就这样出现了；灵魂，负有圣父、圣子、圣灵及意志、爱与智慧的神性胚芽，会开始透过七个意识层、七个意识载体完成在身心中的任务。这些意识层会试图取代彼此，就如七种光的振动，轮流主导。

如此一来，这七个"振动"的九个"支撑点"，象征着孕育、毁灭与赎罪的九个"支撑点"，形成了它们进化与完成任务的九个阶段。

在时间的初始阶段，地的能量即地的、形体的、我身体的意识。它的"生存意志"被天、被心灵、被天性的生命所吸引，而能量的整体压制着、埋藏着这个"生存意志"。地中央的七个火球就像俄罗斯套娃①般紧密叠盖，发出橙色的光芒，其火焰包住了温柔而粉红的黎明，一切已存在于其中。

然而，被包住的天性生命，就像热气球内的气体，因痛苦而日益强大。从粉红变成了火红，它以一种新的形式显现出来，而且有更高一层的本质。这个自发体的五种感官相继出现，以便能够避免周遭不断构成的威胁。但相对的，

①　俄罗斯传统工艺品，一般由多个一样图案的空心木娃娃一个套一个组成，最多可达十多个，通常为圆柱形，底部平坦可以直立。

因为有了感觉而发现了身体的结合与肉体的欢愉，因而能够延续生命。

由三焦、组织过的物质、天性生命的力量、灵敏的感受所代表的一切而组成的身体就这样诞生了。

随着时间慢慢地推移，时间用它的周期波呵护着这个生命。然而，因为受到感官的影响，身体的意识开始变化而日渐精纯。

不久后，这个生命因它所有的深刻体验而开始增加了其他感受：欲望、恨、焦虑与害怕。春天的绿带着它的欲望，让依旧温柔明亮的橙色火焰诞生。原罪不正是在其必要性的同时带有正负两面，在自我意识觉醒的同时有动物性的、纯欢愉的探索？生命不断地进化，渐渐地失去了它的天性，但同时发现了它身为一个独立的个性，能自由地做决定，能跨越宇宙的律动与神的法则，而在此之前，一直是神的法则引领着它前进。它必须经过一段很长的时间，才能再度找回这些律动与法则，而且是有意识的。

尽管如此，痛苦依然存在，因为快乐与痛苦有着同样的性质：在两者的强度下，无论是微风的轻抚或暴风的猛烈吹袭，都能引起快乐或痛苦的感受！

对痛苦的焦虑与害怕的加剧是正常的现象，失控也是正常的反应，这些感觉会将他们的力量转变成另一个层次：繁殖。繁殖变成了一种神圣的行为，创造力也因而被集中、导向心智，并借由人的双手将内在的影像表现出来。人的眼光望向天空，先前淡红而神秘的天性是他的极限，而现在则是蔚蓝的天空。人从他的各种感觉中吸取能量，控制他的自我欲望，渐渐地开始由他的心智来主导。他企图获得力量，内心开始想要掌控周遭的一切。

时光就这样过去，在他无数次的尝试之后，心智逐渐耗去了他对权力的渴望。他不自觉地认为一切已经过证明，最后只相信科学、只相信他的理性、只相信他自己，认为自己是宇宙的主人。受到压抑的欲望觉得这一切只有短暂的胜利，因而辟了一条新的道路：利他主义诞生了，爱温和却无法制止地用金色的光芒照亮了心智，如同内部的阳光在蔚蓝的天空中散发出光芒。

然而这个蔚蓝的天空变得更深蓝，就像峰顶触及的天空，峰顶上永恒而晶亮的白雪与蓝天形成了强烈的对比。我们比以前更接近峰顶，同时意识到我们的渺小，沉浸在天与地律动的和谐中，我们的天性告诉我们的心智，让我们知道每个人都参与了上帝的伟大创作，就像每一朵花、每一根茎、每一颗水晶的参与。

由这个"智慧"、这个理解而产生的爱完全占据了我们，日益精纯的爱只能寻找数千年来两性对立中的唯一整体，《太乙金华宗旨》在紫色光晕的正中心绽放着光芒。正如《西藏度亡经》所言，寻找、完成炼金术的秘密不就在其中？

在久远的过去，只有被最高宗教界中接受的少数人能够寻找这个秘密、这道光。而近两千年以来，每个人都可以去寻找它，不是吗？当圣殿拒凡人于外的那层纱被撕破后，某个星期五的上午九点，耶稣大喊道："父啊！我将我的灵魂交在你手里！"说完这话，气就断了。① 救赎之路就此敞开，不是吗？

我们神性的灵魂收到来自祂的存在意识、祂无尽的爱与祂的智慧，而这道光芒让他们苏醒，我们怎么能拒绝成为他们的工具？我们的灵魂是上帝与有形世界的联结点，让我们能够进入心灵的抽象体，而且有物质的具象体作为依据。

三元的身、三元的心、三元的灵，每一个都是三焦的象征，整个一起还是同样的象征，三也等同于九。八面体钻石将所有一切包在它的"九个支点"之中，而这些支点是它的八面体与钻石整体的中心。钻石正是人类自身合一的体现，不是吗？

组合这颗钻石的八个金字塔继续自动地转化、生成并配送四个方位的八个辅助力量，但这八个力量只是一种表象，它们只是七个意识载体和其九个支点的唯一真相所产生的作用，而载体与支点是人类身、心、灵的三元性、人类的三焦所形成的。

长久以来，三与七透过九在进化的过程中，让这些光的力量和谐一致，变得更精纯，同时让转化力量的八个棱柱的主体变得光亮而平滑，以便放射出这道原本存在却看不见的光芒。

原子、分子、细胞、有机物质……大自然以它这些成分向我们显示了各个层次与阶段，让我们知道如何去观看大自然，知道它如何去运用七、八、九的关系：七为"框架"，八是八个辅助力量的机械性与周期性生成器，九是进化的工具兼参与者。

---

① 选自《路加福音》。

组成物质[1]的元素也是以同样的方式来进行。从氢到第 118 个所知的元素，所有元素都是以七个周期形成一组，也就是说根据外层电子的绕行而决定每一层，一共有七层，正如七个"意识层"！

但如果我们认为中心的核循序支配四周的七个电子层，那么就有八个特殊的结构，意即最后一个周期里有放射性元素，换句话说就是那些"生成者"元素、那些能量分配者。

同样地，除了第一个，每一个周期为求完整，都必须拥有八个电子在表面绕行：氖、氩、氪、氙、氡，这些稀有气体是每个周期的最后一个元素，因而每一个在外围都有八个电子。下一个周期便能因此生成，而下一层以一个电子来填满，接着以二、以三，直到以八个电子来填满为止，界定了八个新元素的性质。当我们谈到氦时，其两个电子各代表原子世界的天底与天顶，因此第一个周期例外。

然而，每一个元素的核心都包含了中子与质子。于是中子类似因调节变化，而出现在它的"中性地位"，就像原子结构的第九个形式。这个中子就像基本粒子、每个原子、每个星球的初始，不是吗？尽管无数的耀星、新星、侏儒星、脉冲星[2]从出现到最后永远消失于黑洞中，而中子却依然存在"黑洞"之中，不是吗？

元素的整体形成了分子，四个核碱基以"三"的形式共同在 DNA 双螺旋各股上起作用。这四个碱基界定了八个方向明确且极性相反的区域，双股各有四个。[3]

七与九同时也存在于六十四个三联体中，后者是这四个碱基的所有组合变化可能。四种根本的能量，以三个为一组的方式，达到了三度空间、三焦的三种功能。[4]

到底是什么将七、九与六十四串连在一起？

色彩疗法使用有色的光束来治疗人类感染疾病的一些器官，该治疗法制定

---

① 见第二十八章的元素周期表。

② 《"心灵"这个陌生人（*L'Esprit cet inconnu*）》，作者：琼·夏宏（Jean Charon）。

③ 见第二十九章 DNA 双螺旋。

④ $4^3=64$。见第八章《易经》的变化。

了七个赫兹波，从 2.5 到 160 兆赫，后六个频率各为前一个的双倍，[①] 最后一个即第七个频率便是第一个的 64 倍。[②]

六十四个三联体也有同样的关联。七种振动、七个为载体的意识层，以类似的方法排列而得出：1–2–4–8–16–32–64。

若从七个结构或相连的层次来看数目 1 到 7 的特殊意义，会发现他们与七个振动有类似的关系：第二个是第一个的双倍，第三个是第二个的双倍……因此最后一个是第六个的双倍，同时也等于第一个的六十四倍。

不过还有另一种关系：前六个振动的总和（1+2+4+8+16+32）是 63：所以它们被含在第七个之中，而第七个是他们的合成。再者，它们是身、心、灵的三个"三联体"，即九，因而得以进化，而且与七的关系也密不可分：9×7 正是63！[③] 因此九可以说是七个振动的支点。

由分子所组成的细胞在人体内集结。再一次，生命的、食物的、呼吸的与祖先的四种能量配合三焦，达到同样的安排、同样的分配方式与进化的准则。

七组内分泌腺[④] 分泌的"激素"，其实只是一些特别的、运行中的能量，类似一架带着彩虹七色的光梭，而七种色彩就像七个"意识层"，不正是同样的道理？

它们的和谐性、自动调节性和周期循环性，全都有一位总指挥来协调，即脑下垂体的神经－植物系上层中心，作用流同时也是激素性的[⑤]。

因此，一共有八个内分泌小组分别传递、配送讯息而产生了各种生理功能，并由它们来负责调节。

最后，头脑是第九个要件。它将整体联结在一起，是进化的根本要素。头脑可以让身心对立及合成、让无意识与有意识结合，而灵魂可以维系它们的关系。它们的三种形式在宇宙七个音阶的完美旋律中，和谐地发出振动。

---

① 橙色：2.5；大红色：5；黄色：10；橘红：20；石油蓝：40；深蓝：80；品红：160。

② $2.5 \times 64 = 160$。

③ 见第十六章周期性与进化。

④ 性腺－肾上腺－胰腺－胸腺－甲状腺和副甲状腺－脑下垂体－松果体。

⑤ 神经细胞会分泌激素，比如在脑下垂体有抗利尿激素（ADH）。一般而言，神经细胞也会分泌肾上腺素和乙酰胆碱，它们是所有神经活动所需的基本激素，后续会谈到肾上腺素能神经纤维和胆碱能纤维。

第三章

生命的绽放
十二法则的体现

在我们的三维世界里，碳原子是生物的基础。最纯的碳所形成的钻石，在它的晶莹剔透里，我们看到了宇宙建筑最耀眼的景象。

在数千年的时光里，钻石自我组成、架构、进化并成长，最后达到了完美的境界，让我们赞叹不已。它执着于宇宙的法则，在脉石中向磁场空间迈进的同时，静静地等待人类将它从孕育它的昏暗中萃取出来。人类自然地将它抛磨成八面体，一如它本身的自然进化。

摆脱了它的金属渣后，现在在它的"三焦"中、在它的三维空间里转化光芒。有了组成它主体的八个四面体，光照射着它，在七色彩虹的仙境中呈现在我们的眼前。

太阳不疲不倦地从天底到天顶、从日出到日落，而钻石随着它的周期循环在空间中，依不同的方向接收着光芒，也接收着热力。一边受热，另一边则被阴冷所控，产生了不同的温度，也可说是不同的"热潜能"，从冷到热，从负到正，从阴暗到明亮，因而有了能量的循环。就像乡间顺着高压电线的电流，只能顺着导管、导线流通，此能量也顺着它十二条棱的力线流通。

然而，这种能量本身来自何方？不正是来自四个方向、三焦的四种根本能量所产生的八种辅助力量？

八个四面体传递的八个力量，透过八个外在的钻石表面和介质来到十二条棱。尽管如此，我们可以继续想象内部有另外三个平面，它们界定了八个四面体金字塔的范围：一个是连接了四个方位的横面，另外两个是连接底点与顶点的竖面，第一个是东西向，第二个是南北向。

尽管看不见、摸不到，这三个内部的、处于中心的平面补足了外在的八个面，因而有了十一个"面"。十一个面轮流将八种辅助力量的能量、八道光芒散发出去。十一个面运用这种能量，并将它传送出去。

因此，这种能量在到达十二条棱之前，先成了十一种不同的形式，其中三种因处于中心而有重要的地位。由八个四面体、八个"生成器"所生成的十一种形式，这十一种能量使用者，不正如同我的器官？这些器官确实是十一个，而且受到八组内分泌腺的支配与调节管理，后者以激素、能量的形态来接收命令和讯息。若无这些讯息，那么器官就什么也不是，也不能运作，所以激素给器官带来了生命！

生命来自阴冷、来自死亡、来自天底与天顶，然后与黎明出现在东方，黎明是"诞生"。我的心脏不就是血液与生命的输送者？不就是诞生的"黎明"、生命中不可或缺的中介者？尽管心脏位于从西向东的中心，在初期只是一个潜在的状态。心脏关系着小肠，因为血液经由肠绒毛来载运能量。肠绒毛浸润在食物团块的腐殖质中，而细菌将之转化，以便能够吸收，就它他们在大树脚下所进行的工作。若将植物与动物做类比，小肠正显露了血红蛋白和铁的周期循环，一如叶绿素和镁的周期循环。

在另一端，接收这个生命的是肝。肝储存并传送糖，而糖是动物和人类的"燃料"。糖在每个细胞中燃烧后产生了能量，供我的肌肉使用。[①] 因此肝负责调节运动，是天与地之间、也是中心的一种表现，且从北到南，将这个功能与胆联系在一起。

胃是基座，是水平层，负责供应必须的原料，并将原料从一端送到另一端，同时将天然状态加以转变、消化、萃取养分。胃与脾有连带关系，除了其他的工作，还为矿物盐的使用做准备与支配，特别是钠与钾，它们透过细胞膜来进

---

① 糖以糖原的形式储存于肝内，再以葡萄糖和碳水化合物的形式供细胞使用。参阅第三十三章八个棱柱与人类——钻石。

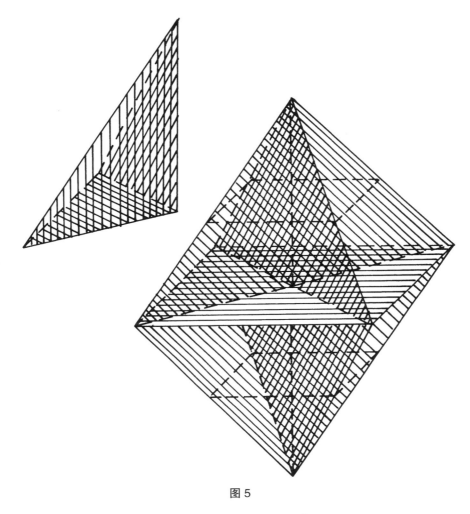

图 5

行离子交换，[①] 进而制造人体神经系统所需的电。[②]

　　氧化作用是经由肺部、在我体内进行氧气与二氧化碳的循环，透过每一个细胞膜来进行交换。大肠、结肠也是因为氧合功能而与肺配对，但主要是负责无法使用的固态物质的排出工作。

————————————

①　该系统即所谓的"钠泵"。
②　脾主要是控制血液循环与血液的组成，因而是物质配送的主控者。参阅三十三章八个棱柱与人类——钻石。

至于肾与膀胱，有了它们才能将有毒液体与多余的矿物盐排出体外。但它们主要是调节钙和磷的循环，使我的骨骼成形、骨架的钙化作用得以进行。

在这十个"脏"与"腑"里，因为有了血液的循环，心、脾、肺、肾与肝负责将各种物质传送到我的整个身体中；腑如小肠、胃、大肠、膀胱和胆，以储物袋的形式储存并转化固态的或液态的物质，接着传送到其中一个器官或排出我的体外，换句话说，是有一定的方向的。

十个器官使用来自八种辅助力量的能量，即来自八组内分泌腺的能量。这十个器官两两配对，形成五种调节肉体生命的功能：心与小肠关系着供血与金属、能量的运输功能，脾与胃负责营养与神经控制功能，肺与大肠负责呼吸与氧化功能，肾与膀胱关系到骨骼与凝结功能，肝与胆负责肌肉、运动的功能。

我的"五觉"本身不就是这五大功能的"窗户"？味觉告诉我的"内部"、我的血液哪些适用，让我排除有害物质，同时准备接收它能接受的物质。无数的神经末梢遍及我的皮肤表面，主要关系着我的触觉，特别是我的敏感度和反应。至于嗅觉，尽管量少，却能让我对呼吸的空气有所选择。我的骨骼、整个骨架对于声音的振动产生反应，而我的听觉能让我做出判断。我的视觉让我知道要付出的体力，告诉我的肌肉所要耗费的能量，同时指示我要超越的障碍。

基于我的生活所处的环境，我要面对无数的要求、许多的压力，特别是物质上或精神上过度的粮食，以及过度的疲劳，包括它们的量和质。太强烈的噪音或光线，如不协调的声音或刺眼的光线，都会造成被侵袭的感受。

因此，我可以自问我的生理功能在所处的这些状况下，是否影响着我的精神，下意识造成我的情绪转向，使得我的快乐或焦虑、忧伤、恐惧或愤怒的强度变得更明显……

我没有了宁静的、心中拥有智慧的快乐，焦虑是我的固执、记忆冲动、头脑特别集中于某一点的必然结果；至于忧伤，它关系到我最原始的本能，我的呼吸、有节奏的气息，从第一口到最后一口气是它的载体；对于未知而无法理解的恐惧，这个属于脏腑性的、让我冷到骨子里的恐惧，是摧毁我的意志的来源：我究竟在怕什么？我到底哪里不明白？愤怒来自过度的想象，因过度激动而扼杀了快乐，纠缠着我的恐惧所引发的反应，让我想要去压抑、摧毁外缘而将怒气发泄出来，不是吗？

所以，五个精神功能确实关系着器官的五大生理功能，也取决于它们。

透过我的七个意识载体，我的精神与心灵获得进化。在进化中，我建立了某一种生理性质，为自己制造了某种带有力量同时也有缺点的身体，因为透过八组内分泌腺，分配到我身体的能量有一部分来自它。相对的，因生理上自动性的、周期性的调节，我建立了某种精神性质，换句话说就是我的生活方式与饮食方式，以及我所承受的压力或让我身体所承受的压力，形成了一种精神特质。

在我的器官中，心、小肠、肝、胆、脾与胃这六者与中心有密切关系，其中的三者是中焦的物质工具。中焦是食物能量的制造之处，是与元气融合之处，也是灵魂所在。

肺与大肠是上焦的工具。上焦是火焰上升、氧化、燃烧之处，是心灵净化器的所在。佛陀的随从侍者阿难陀（Ananda）有一天问他：“师父，什么是智者？”佛陀不就是这么回答他：“智者，就是肠子功能良好的人！”

肾与膀胱是下焦的工具，是生成、形体复制、凝聚之处，也是祖先之气、遗传、身体本质所在。

总的来说，我们的器官是两大系统的解剖载体，一个是能量的制造与特殊化系统，即“三焦”；另一个是能量的使用系统，即“内部的五个功能”、细胞性的系统，后者的能量经由八组内分泌腺来制造与分配。

若这十个器官是“三焦”的各个不同载体，则第十一个可说是它们的合成，即胰。胰近似一个器官，因为它的结构密实，具有相当的体积，但却属于外分泌腺体：① 它几乎近似一个腑，因为尽管它不是一个储存袋，但是它负责将胰液排向十二指肠与小肠，因此胰本身有三种特性，即它是腺体、是脏也是腑。它也有三种功能，因为它在消化、呼吸与繁殖上的作用很明显，因此它控制着三焦与它们的三个生命基本功能。

此一组合既对立又互补，是否可命名为“三焦”？此一腺体的特性多于一般的分泌腺，它既不完全是一个脏，也非一个腑。这个无法下定义的身体器官

---

① 外分泌腺指经由一条管腺排出其所制造的物质的腺体，与内分泌腺相反，后者分泌出物质，透过毛细管在血液通过时负责传送。

却有实际的合成功能，不但控制着中心的、根本的功能，控制着能量的制造，也控制着能量使用的内在五大功能。简而言之，就是新陈代谢的合成控制。[①]

当中国针灸大师们提到这个并非腑的胰、提到这个"工厂"时，是不是就将之命名为"三焦"？

就像在钻石的十一面空间里，我的各个器官在体内的空间里有特定的方向。它们使用并转化十一种能量，而这些能量与八种辅助力量有所不同。不仅如此，钻石向我显示了它严谨的自然结构，十二条"力量线"，即它的十二条棱脊，是最表层、最外层的管道，引导十二种能量的循环运行。它们根据昼夜周期[②]的温度变化来运转，每两个小时换行另一条，二十四小时后回到最初的起点。

这十二条外围的天线，即钻石的十二条棱脊，以最精密的方式，让钻石与周遭万物产生联系。我的身体不也是一样的道理？科学上所发现的各种生物节律，其实我们的老祖宗早已有很深的认知，也充分地予以证明。

这些天线中的十一条，即棱脊中的十一条是钻石十一面的界线，正如我身体的十一条外围天线与器官之间的关系。

然而第十二条棱脊是什么？它关系到什么？若第十一个器官是胰，具有"三焦"的合成功能与五大"内部功能"，那么身体内是否存在一个相反的、解析的功能，散布在每一个构成部分、每一个细胞中，就像一个器官，但却无一定的结构？

心包本身不正是"生命的根本"和生成？它时时刻刻都存在于我体内的每一个地方，正如生命的整理器，正如存在于每个细胞中 DNA 的无数分子，而隐隐显露出这第十二条天线？

同样地，我们的太阳系中有十一个"星球"，其中包括了两个发光体，即太阳与月球，这十一个星球不正如由黄道十二宫所形成的十二条宇宙天线？

第十二个星球无法形成一定的结构！[③] 它散布在火星与木星轨道之间，就像

---

① 新陈代谢为一个有机体内所进行的化学性、生物性的整体变化。

② 指太阳的 24 小时昼夜周期。

③ 十一个星球与发光体指太阳、水星、金星、地球、月球、火星、木星、土星、天王星、海王星、冥王星。十二星座：牡羊、金牛、双子、巨蟹、狮子、处女、天秤、天蝎、射手、摩羯、水瓶、双鱼。

我们太阳系的生命根本与生成，亦如太阳系的 DNA，是太阳系的小行星带。[①]

至于十二个星座，它们勾勒出太阳年周期的路径，透过它们次要的形式，在银河系的边缘里轮流引导来自四季的根本能量。它们类似以宇宙光芒的方式来支配大气的变化，也就是中国传统中所提到的"风、寒、暑（高低气压）、湿、燥、火"。

然而在这颗钻石中，就像在我们的身体里，这十二条棱脊、十二个表层能量流、针灸十二条经脉的存在，不就像这十二个星座，让我们得以适应天六气的变化？它们将信息传达到十一个器官、也就是我身体的十一个"星球"与它们负责的功能，让它们对于外来的侵袭能够有所反应，进而保护我的身体。

无论是星座或是经脉，是星球或是器官，人类本身体内就像一个自主协调的银河系，以宇宙的日夜节奏而活在它内部的四季中。

DNA 在人体中与人有着共同的生命。DNA 的分子和它的四种碱基、即四种根本能量，在它的两股纤维上定了八个区域。DNA 的分子界定并生成二十种氨基酸[②]，但是其中三个拥有双重的磁向，因此实际上有二十三个，十一个为亲水性，十二个为疏水性。[③]

前十一个即为前述的十一个星球或器官，有着扩散性的内在功能，因为它们有大量吸水、膨胀、扩张的倾向。后十二个则类似天上的十二个星座，它们拥有收缩性的外在功能，因为它们偏向于排水、缩小与收缩等性质。

亲水与疏水这两种性质既对立、又互补，缺一不可。就像地没有了天就无法存在，就像没有了天底就没有天顶！它们是果核与果皮，两者之间是果肉，蛋白质的生命因而得以表现出来。

在元素中，原子是同一生命的载体，是生命之源。由四大区与其各八个主元素[④]所生成的二十个过渡元素，会不会是二十三个？因为其中三个就像氨基酸

---

① 见第三十四章宇宙的架构 - 太阳系与银河系。
② 氨基酸是形成蛋白质的多肽链。
③ 见第二十九章 DNA 双螺旋。
④ 过渡元素指在中心加上一个质子，并在其中一个内层（而非外层）加上一个电子所构成的元素。元素与主元素相反，后者构成的方式是中心加上一个质子，并在最表层加上一个电子，该层最多有八个电子。

的情形一样，拥有两个不同的磁向。

这二十三个过渡元素中的十一个可以说是果核，其他十二个则是果皮！十一个是器官，十二个是经脉！十一个是星球，而十二个是原子小宇宙的星座！①

生命已存在于正在组成的物质中，存在于作为基础的碳之中，就像其他各原子一样。活性物质与所谓的惰性物质皆无根本的差别，两者都只是一种振动！唯有它们的意识层是不同的。

钻石是宇宙本身和其银河系最闪耀的原型、是人体和它的细胞、分子、粒子的典型。不但如此，钻石也是七个意识层的典型。

物质与心灵在钻石之中结合，正如空间与时间，像天与地一样密不可分。钻石就像天地一样，在两个极点之间、介于天顶与天底之间，拥有的是生命之钥……

这把生命之钥是用"显而易见的事实"打造而成的……

---

① 见第二十八章元素周期表。

第二部分
显而易见的传统

重为轻根，静为躁君。

老子

第四章

针灸的能量结构
（生理能量）

在开始讨论有关生命能量的针灸及中国思想之前，最好先参考我们所知的人类生理知识，或至少要谈到几个重点。当我们回顾几个重要事实的同时，才能直接进入那些"敞开的大门"。

首先，我们将一个机体定义成一个生物的、能量的单位，接着我们才有可能研究、观察这个生物单位。

同样地，中国的道、太一或所谓的"虚无"，是所有现象的来源，但太一是"不可知的事物"。1977 年巴黎大皇宫博物馆展出"藏传佛教艺术"，法国文化部与此同时出版了《喜马拉雅的上帝与魔鬼》（*Dieux et Démons de l'Himalaya*）一书。有关虚无，大卫·塞佛特·瑞格（David Seyfort Ruegg）在书中提道：

结构的原则："空"，人们视为不具实体性、缺乏常态属性的一种观念，与虚无主义完全无关，也不涉及摧毁任何事物。实际上，就《般若经》（智慧的完美）的哲学术语而言，大乘（佛教的两大教派之一）不认同一个单独主体或常态性客体的真正存在与绝对的存在，无论是正面的或负面的。《般若经》认为"空"不但不同于观念上的二分法，甚至超脱了有／无的对立性，"空无"如同事实与开放，且不具任何物质上的定义。大乘佛教界著名的思想家龙树菩萨说过："对于那些认为'空'成立的人，一切都成立，然而对于那些认为'空'并不成立的人，一切都不成立。"

既然如此，我们可以说，如果我们不认同"空无"的观念或假设，那么接下来要讨论的现象就不能成立了。

因此，"道"只有在彰显于外和分割中才能给予定义、予以分析……但它却不再是"道"、不再是"空"，而只是"道"的产物而已……

极性或最初始的分割是所有定义、所有分析的原则。

中国人提到的阴与阳，是根本的能量，是地与天，两者既相对又互补，就像负与正、物质与能量的关系。

试举一个简单的例子：一台发电机、一个电池，它们本身是一个单位，但却无法发电，也就是说发送电流，除非电路中设有正（阳）负（阴）两极。

因此，在物质中，阳属于架构性或一种生理性，阴则属于能量。但就物质层面而言，阳的属性如架构性及生理性，是正、腹、右、下、深、中心、地、脏、收缩、活动、主动、副交感神经……反之，阴是负、背、左、上、表、无限、天、腑、扩张、未激活的、被动、交感神经……

就能量层面而言，与架构相反的、在针灸里提到的能量，凡是负、背、左、上、表、无限、扩张、天、腑、未激活的、被动、交感神经的能量，是激活的、收缩的能量，这都属于阳。相反，凡是正、面、右、下、深、中心、收缩、地、脏、活动、主动、副交感神经的能量，未激活的、扩张的能量都属于阴。

因此，自行车的打气筒内所压缩的空气有阳的、稠密性的架构，但却拥有扩张性的、离心的阴能量。反之，若堵住打气筒的气嘴并将活塞杆往上拉，被扩张的气则具有阴的架构，但却拥有一个收缩的、向心的阳能量。

阴与阳的规则有另一个特别显著的例子：植物生命的自主神经脉冲源自一个双重神经系统，是由交感神经与副交感神经所组成。在研究其如何发挥作用之前，我们先归纳出下列几个定义：

我们可以说人体内存在着三种器质性系统：

- 五脏的液体快速传输系统：心－肝－脾－肺－肾。它们的共同点是快速传输血液，将血液负责装载或卸载的物质传送至身体其他部位。

- 六腑的液体慢速传输系统：小肠－胃－大肠－膀胱－胆囊和外分泌的胰（三焦）。其共同点是储存并缓慢传递物质或体液，将这些物质或液体按既定的方向排出。

- 适应、使用及制造物质或体液的系统，即五个身体器官和感觉器官：
  - 血（与血管）、肉、皮、骨、筋。
  - 舌、唇、鼻、耳、眼。

这些器官的共同点是适应、使用及制造物质或体液，在制造的同时按既定的方向输送物质或体液。

这三个系统各具有一个双重的形态：

- 由一个主要功能所构成的内部形态：

脏的分配功能；

腑的储存功能。

身体和感觉器官对物质成分的适应、使用和加工功能

- 由一个括约肌所构成的外部形态，这个括约肌实际上和理论上都存在，在正常情况下处于开启或关闭的状态：

打开时，便于脏分配能量；

关闭时，便于腑储存能量。

打开时，便于身体和感官去适应、使用物质或对物质进行加工。

交感神经和副交感神经分别作用于上述三个系统。交感神经主管紧张，副交感神经则负责抑制紧张：

- 就五脏而言：

交感神经加快收缩节奏（阳气的加速作用），并关闭括约肌（阳气的收缩作用）；副交感神经减慢收缩节奏（阴气的减速作用），并打开括约肌（阴气的扩张作用）。例如心脏，交感神经引发动脉血管收缩（括约肌关闭），并加快收缩节奏；副交感神经引发动脉的血管扩张（括约肌打开），以及减慢收缩节奏。

- 就六腑而言：

交感神经减慢收缩节奏（阴气的减速作用），并关闭括约肌（阳气的收缩作用）；副交感神经加快收缩节奏（阳气的加速作用），并打开括约肌（阴气的扩张作用）。例如肠道，交感神经减缓蠕动，并关闭肛门的括约肌；副交感神

经加速蠕动并打开括约肌。

- 就身体和感觉器官而言：

交感神经加快制造（阳气的加速作用），并打开括约肌（阴气的扩张作用）；
副交感神经减慢制造（阴气的减速作用），并关闭括约肌（阳气的收缩作用）。
例如，交感神经促使肌肤和感觉器官毛孔张开、出汗，并引起支气管、瞳孔
扩张，以及心肌血管扩张；副交感神经则会抑制毛孔张开、出汗，引发支气
管、瞳孔以及心肌血管的收缩。

当我们进一步研究人体时，会发现人体存在着消化、呼吸和遗传三个生命
功能，而中国人将它们包含在"三焦"中，即上焦、中焦、下焦。它们具有将
能量预热、接收和进行准备工作的一种系统，以便人体能够运用这些能量。我
们将三焦的这种外围形态称之为"外三焦"。①

这三个生命功能即三焦整体会接收并转化四种能量，亦即介于地与天的四
个方位的根本能量：

- 元气——北方的能量
- 谷气——南方的能量
- 清气或助燃之气——东方的能量
- 精气——西方的能量

这四种能量一旦在三焦内转换成离心的阴气和向心的阳气后，必须被传送
到整个身体之中，身体才能有正常的运作及调节。就生理而言，我们的七组内
分泌腺在下丘脑的控制下，共有八个架构扮演发电器、激素分配的角色，换句
话说就是配送专属的与运行中的能量。

中国人在针灸里提到的"奇经八脉"能量系统，是指将三焦中制造出来的
能量配送出去的一个系统。奇经八脉对应各内分泌腺如下：

① 见第八章易经的变化和第十五章周期与调节。

内分泌腺	奇经八脉
● 胸腺	● 冲脉
● 性腺	● 阴维脉
● 肾上腺	● 阴跷脉
● 下丘脑	● 任脉
● 松果体	● 督脉
● 脑下垂体	● 阳跷脉
● 甲状腺 / 副甲状腺	● 阳维脉
● 内分泌胰腺	● 带脉

能量一旦被配送出去后，首先供一个内部的五大功能系统使用，后者具有十一个脏腑（加上一个不具架构的功能）等解剖载体，其关系到中国五行的能量系统（同脚注 1）：

火

血液功能，有心、小肠与"三焦"。我们先前做过假设，三焦可被视为外分泌腺胰；[1] 该功能与叶绿素 – 动植物界的血红蛋白有关，也就是镁 – 铁循环系统。

土

神经功能，有脾与胃，关系到钠 – 钾循环系统。

金

呼吸功能，有肺与大肠，关系到氧 – 二氧化碳循环系统。

水

骨骼功能，有肾与膀胱，关系到磷 – 钙循环系统。

---

[1] 我们在后续会提到三焦和不具架构的心包与相火的关联。

木

活动功能，有肝与胆，关系到糖原 – 葡萄糖循环系统。

这些能量同时间也供一个外部的六大功能系统使用，即所谓的"天六气"；整体上来说，该六大功能负责供应营养、排除废物、让人体适应天气的变化。

这些具双重性的六大功能有十二经脉作为他们的载体，形成如十一个脏腑的天线，命名与功能相关。第十二条经脉则关系到整个人体的生命与遗传功能，其名为"心包"：

- 心经与肾经 – 放射性的火：少阴经；
- 小肠经与膀胱经 – 寒：太阳经；
- 肺经与脾经 – 湿：太阴经；
- 大肠经与胃经 – 燥：阳明经；
- 肝经与心包经：高气压、风：厥阴经 [①]；
- 胆经与三焦经 – 低气压、暑（燃烧性的热）：少阳经 [②]。

该十二正经各分布于两侧，换句话说，身体左右两侧对称，各有十二条。十二正经与我们身处的环境两者之间的关系，是由位于极为表层的十二条辅助经脉来进行协调，名为"经筋"，它们同样分布于身体两侧，形成身体最表层的防御系统。

总之，十二正经与脏腑 – 功能之间的联结关系，就像正经是外围天线，透过双侧各十二条经别，将接收自经筋的讯息传送至脏腑。

因此，我们可发现，人体是由三种能量层所组成（图 4-2）：

- 第一层为三焦的外围与中心功能，负责接收并转换四种根本能量：
  - "外三焦"
  - "内三焦"
- 第二层为阴、阳两种根本能量的生成与配送工作：

---

① 厥阴经：大气压力，即"风"。

② 少阳为低气压，"暑"与少阴经之"火"有所区别。

- 双侧的"奇经八脉"。
- 第三层为使用能量的内外功能：
  - "五行"，其载体为"十一个脏腑"，以及其直接天线"双侧十二条经别"。脏腑透过经别连接正经。
  - "天六气"，"双侧十二正经"即经脉为其载体。经脉则有"双侧十二经筋"作为表层天线。

这些不同的能量层因应循环调节的需要，特别是第三层的能量使用功能，一方面顺应四季的周期变化，另一方面也顺应昼夜的循环周期。

十一个脏腑的内部功能与四季息息相关（图4-2），而且要加上一个过渡的、季与季之间的转换期，换句话说就是第五季，一年中有四次。

秋天： 在大自然里，叶落腐烂、氧化；人体内则涉及氧化的呼吸功能，对应肺与大肠，五行属金。

冬天： 在大自然里，万物进入冬天的休整、凝结；人体内则关系到钙化的骨骼功能，对应肾与膀胱，五行属水。

春天： 在大自然里，万物活动，萌芽；人体内则关系到肌肉、活动力，对应肝与胆，五行属木。

夏天： 在大自然里，万物生长、循环；人体内则关系到血液、分配等功能，对应心、小肠，五行属火；外分泌腺还要加上分布于全身的心包络，五行属相火。

长夏（第五个季节）： 在大自然里，万物充分生长、成熟、合成；四个过渡季节中，最主要的是"长夏"，介于夏天与秋天之间，而秋天涉及谷物成熟后的采收季；人体内则关系到神经功能、整体的命令功能、合成功能，对应脾与胃，五行属土。

这种年度的循环周期会引起内部五大功能的双重调节：
- 相生循环，春天产生了夏天，夏天产生了长夏，长夏产生了秋天，秋天产生了冬天，冬天产生了春天。或是木生火，火生土……换句话说，运动功能因其春天的、木的能量而产生了血液功能，血液功能因其夏天的、火的能量而产生了神经功能……

生成器

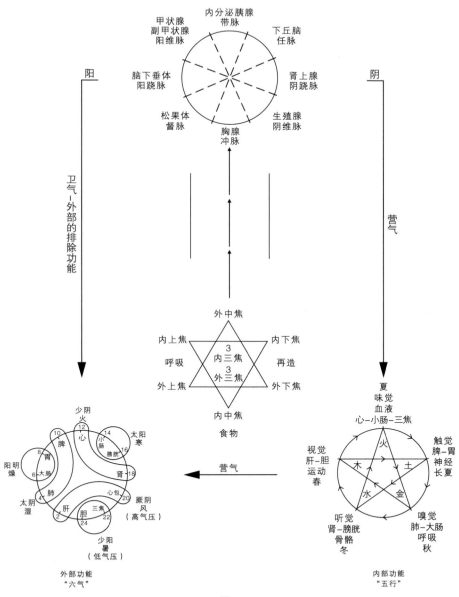

图6

- 五角星形的内部循环，或称相克循环、抑制循环。木吸收土壤的养分，木克土；土能吸收水分，土克水；水能灭火，水克火；火能熔金，火克金；金能砍木，金克木……换句话说，运动功能带着春天的、木的能量，能克神经功能的能量；神经功能的能量克骨骼功能的能量，骨骼功能的能量克血液功能的能量……

十二经脉的外部六大功能则关系到由二十四小时组成的十二大时辰。能量在每一个经脉中放到最大，每两个小时更替，自凌晨三点开始：

- 肺→大肠→胃→脾→心→小肠→膀胱→肾→心包→三焦→胆→肝→接着重新开始自肺（三点到五点）……

该循环让我们知道肺的能量促进或生成大肠的能量，接着换大肠生成胃的能量……

整体上，"能量生理"制造了特定的心理特质，夏乐·拉维乐·梅里（Charles·Laville·Méry）大师用"脏腑实体"[1]来说明五个精神功能及相对的情绪变化与五个内部功能之间的关系：

- 智力、神与喜，与血液功能相关。
- 思考、意与思，与神经功能相关。
- 本能、魄与悲，与呼吸功能相关。
- 意志力、志与恐，与骨骼功能相关。
- 想象力、魂与怒，与活动功能相关。

位于左、右手腕桡动脉上各六个、共十二个脉搏，用切脉的方式可以得知十二经脉中能量的量与质。传统上还有双侧各九条沿经脉循行之脉，三条位于头部，三条位于上肢，三条位于下肢，与脏腑及其对应能量有更直接的关系[2]。

---

① 《生物能量与中医》（*Bioénergétique et Médecine Chinoise*），作者：杜宏（Duron），拉维乐·梅里（Laville Méry），波萨海洛（Borsarello）。
② 见《黄帝内经·素问·三部九候论第二十》。

两侧各约三百二十五个、接近七百个穴位分布于不同的经脉与奇经八脉上，这些穴位掌控了人体内的能量循环，因此，当调节功能不正常时，可利用这些穴位依日常变化或季节变化来调节能量的质与量，针、灸、按摩都是可利用的方法。"艾灸"是将干燥的艾炷置于相关的穴位上，利用它在逐渐燃烧的过程中散发的热量。

第五章

"能量的" 病理

希腊哲学家爱比克泰德（Epictète）曾说："人是快乐的，若一个人不快乐，那是因为他自己的错。"将"健康饮食疗法"引入西方，并说过"如果一个人不快乐，这代表他有意识或无意识地违反了大自然的法则、宇宙的秩序"。

一切的疾病可能因此而起，正如因缺乏知识，或学到的是错误的知识而引起的不幸福感。既然在一个现象世界里有极性的法则或反转法则，我们是否可将疾病视为"健康"的反向，并将我们导向它？但我们不应生硬地去除那些症状来摧毁疾病，因为这么一来便会消灭导致疾病的原因显示出来的蛛丝马迹！

就能量的角度来看，疾病是一种阴阳失衡的现象，可分成两大类：

- 阳病是因阳气过剩或阴气不足；
- 阴病是因阴气过剩或阳气不足。

若无这种基本的辨别，则任何的治疗都无法达到它的准确性。

传统中医认为，人体因为接收了周遭环境的能量，且对宇宙的影响有所反应，才能正常运作。人体就像一台蜕变机器，接收"血液"的营养，即阴与其他体液的能量后，将之转换成阳的、具有表面张力与活动力的"能量"。

阴与阳的能量遍及体内，且有多种形式，如营气、清气、精气、卫气……该能量的其中一种形式是由针灸经脉里的营养与防御系统所组成。此一系统除了具有其他功能，也是针对大气中的"风、寒、暑、湿、燥、火"来进行调节与共振的一种方法。

图1

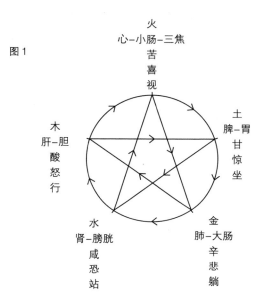

火
心-小肠-三焦
苦
喜
视

土
脾-胃
甘
惊
坐

木
肝-胆
酸
怒
行

水
肾-膀胱
咸
恐
站

金
肺-大肠
辛
悲
躺

图2

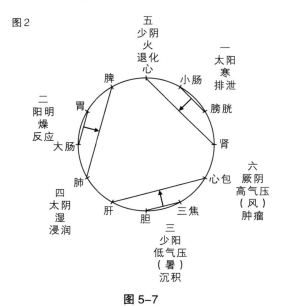

五
少阴
火
退化
心

一
太阳
寒
排泄

二
阳明
燥
反应

脾

胃

大肠

肺

肝

胆

三焦

小肠

膀胱

肾

心包

六
厥阴
高气压
（风）
肿瘤

四
太阴
湿
浸润

三
少阳
低气压
（暑）
沉积

图5-7

只要调节系统处于良好的运作状态，阴、阳的能量就会和谐地流动，其质与量都很正常。所有能量的阴阳和谐性可显现于新陈代谢的协调性，也就是说人体内生化转换的自动调节功能。

当物质性或精神性营养产生失衡，或过度的疲劳影响到生命的根本能量时，内分泌系统与交感神经的调节会出现失调情形。此时便产生了功能性的病症，如果不给予适当的治疗，则可能形成器质性、损坏性疾病。

就传统中医而言，除去意外事故、创伤或中毒等病症，疾病可分成两大类："内伤"和"外邪"。

显象的能量的主要来源为食物。身体将这些食物进行转换，首先供五大器官/功能使用：肝，心，脾，肺，肾。这些器官与大自然的关系对应为"五行"：木 – 火 – 土 – 金 – 水（图 5–7，小图 1）。

关系到这五个器官/功能/五行的内伤有两种可能：一是食物，二是疲劳与房劳过度。

首先，食物与疲劳"伤"脾与胃；脾和胃是完成核心、消化和实现神经等功能的工具、载体，对应土，也就是说，对应的是中心、是合成。

食物的量无论是过度或不足都是有害的，不但如此，食物的质若含太多的湿或寒、燥、热，都会伤脾，过度劳累也是同样的道理。

其他的器官经由脾与胃都会受到影响；物质或精神上的粮食，激烈的反应接着会轮到它们对器官产生伤害，依其质而定：

- 过酸或过度愤怒，伤肝与胆，属木。
- 过苦或过度欢乐，伤心与小肠，属火。
- 过甘、过甜或过度担忧，会更明显地伤脾与胃，属土。
- 过辛、过辣或过度悲伤，伤肺与大肠，属金。
- 过咸或过度惊恐，伤肾与膀胱，属水。

同样各种疲劳过度也会伤害器官：

- 行走过多伤筋，劳肝。
- 目视过久伤血，劳心。
- 坐久伤"肉"、关节，劳脾。

- 弯腰过久或躺久伤"神"，劳肺。
- 站立过久伤骨，劳肾。房劳过度亦同。

因此，内伤干扰了五大器官/功能与相关的腑之间原有的和谐性。西泽道允在其《中医学治疗概论》中指出："由于该平衡遭到破坏，身体一些部位失去能量，以致抵抗力随之降低。因此，这些部位容易受到外邪的影响。换句话说，没有内伤，外邪就不会侵入人体，也就不会生病。因此，预防措施包括了避免内伤的产生。"

内伤之余，又加上外邪的四大原因为：

- 风
- 暑
- 寒
- 湿

邪气是诱因，但"外邪"入侵的途径是什么？

经过对人体内能量的功能进行研究，结果显示五大"内部功能"的载体为十一个脏腑，同时有十二条正经组成的六对"外部功能"的天线。

从最表层到最深层的区域，从"功能性"到"前期性病变"，外来的"干扰性能量"会一个接一个地逐渐侵入上述防御系统（图 5-7，图 2）：

第一阶段	——排泄	——太阳	——膀胱	——小肠
第二阶段	——反应	——阳明	——大肠	——胃
第三阶段	——沉积	——少阳	——三焦	——胆
第四阶段	——浸润	——太阴	——肺	——脾
第五阶段	——退化	——少阴	——心	——肾
第六阶段	——肿瘤	——厥阴	——心包	——肝

雅克·马丁-哈慈（Jacques Martin-Hartz）对张仲景写于公元 2 世纪的《伤寒论》进行了研究，认为"太阳、阳明、少阳、太阴、少阴、厥阴"[①]可为这六

---

① 雅克·马丁-哈慈（J.Martin-Hartz）：《玉龙针灸图文集》（*Le Dragon de Jade-Atlas d'Acupuncture*）。

大阶段下定义，并以这部著作作为基础，说明了他们的结构性。

雅克·马丁－哈慈（Jacques Martin-Hartz）将这六大阶段与德国巴登·巴登的雷克韦格（Reckeweg）博士所建立的"同类毒学"（Homotoxinlehre）建立了对应关系。

第一个阶段——排泄

关系到小肠经和膀胱经（太阳）。疾病因寒与火之间失衡而自阳中滋生。

这个阶段在小肠方面关系到吸收、身体的食物、血液中带来的能量；在膀胱方面，关系到液体的排出如尿液及汗水，因此皮肤就如同调节器官。

该阶段特别会出现排汗及腹泻症状。

第二个阶段——反应

关系到大肠经及胃经（阳明），疾病转变成半表层慢性病状态。燥与湿之间有一个相对的平衡关系，第一阶段的排泄功能自动被必要的发炎阶段所取代，以引发排泄；若失去这个反应，就不会有排除功能。此一阶段会出现典型的肠胃炎，也会有疝病的现象。

第三个阶段——沉积

关系到三焦经和胆经（少阳）。热暑（三焦）与气压、即风（胆）开始造成影响。经过了上一个反应阶段，若能量尚不足以排除毒素，毒素便会沉积，并开始伤及器官。

处于沉积阶段时，头部有接近三十个针灸穴位作为调节之用，交感神经也因此受到影响。

此阶段会出现偏头痛、各种结石与良性肿瘤。

前三个阶段都属于阳性的阶段，具有表层的特性，因此较容易扭转形势。

第四个阶段——浸润

关系到肺经与脾经（太阴）。此时情况已经变得较为严重，因为已从腑的天线（阳经），转入脏的天线（阴经），涉及湿（脾）与燥（肺）的平衡关系。毒素一旦累积而伤及肺部时，就会出现肺结核的阶段，或是腺体系统受到影响，炎症、偏头痛、气喘、风湿等都属于该阶段的病症。

第五个阶段——退化

关系到心经与肾经（少阴）。火（心）与寒（肾）互相对抗。

此一退化阶段显示有两个器官受到损伤，即"心－肾"退化，这时特别容易出现糖尿病的相关问题。

第六个阶段——肿瘤

关系到心包经与肝经（厥阴）。热－暑对心包产生致命的一击。

此时病症已来到最深层，因为心脏经由肝和心包而受到损害。

这个阶段会出现肿瘤、恶性肿块等。

有一点值得注意：病症可能经由"表里"关系，直接从第一阶段进入第五阶段，从第二阶段进入第四阶段，或从第三阶段进入第六阶段（图5-7，小图2）。

因此，这些是疾病从功能性到病变前期、从表层到深层逐渐恶化的各个阶段。

为了将"内伤"与"外邪"的疾病整个过程予以模式化，我们必须以下列方式串联起来。

饮食与疲劳能引发五种内伤，这些内伤会让外邪以六个阶段的变化乘虚而入，接着又轮到疾病经过六个阶段从功能性发展到病变性，因而造成内伤。

这说明了饮食与疲劳能够改变体质，换句话说，会影响生物电子参数与内部功能之间的关系，例如 PH 值（酸碱值）、RH2（氧化还原），以及 Rho（分子浓度或电阻率），从而形成了内伤。人体对于气温、湿度、气压等大气变化因而变得较为敏感，对可造成疾病的某些病原菌、病毒或细菌也特别敏感，这些都属于外邪。

内伤与能量的量息息相关，器官有一定的能量来维持运作并防止外来的干扰，即"虚实"的关系。然而，内伤与内部功能各自附属的木、火、土、金、水等能量性质有关，其涉及季节性讯息，特别是经由饮食与呼吸传递而来的讯息。

外邪的功能性阶段涉及阴和阳能量的性质，而性质可细分成火、寒、湿、燥、风、暑等成分。能量的这种成分同样也涉及外来的"干扰之气"，一旦渗入经脉的防御系统后，便成了"邪气"，从而产生了外邪。这时，为经脉所属范围提供营养、在经脉中流动的气便会介入而有所反应，其对应的防御系统也是这样。

综观上述内容，我们需要知道十二大正经的双重角色：

- 当它们是三焦的载体时，所负责的是维持人体的整个机能。唯有在它们的功能异常时，前述六大"疾病阶段"才会逐渐产生。
- 当正经扮演能量使用者的角色时，他们能让人体适应温度、湿度与气压的变化。

还有另一种特别有关身体活动部位的病症值得注意，同样也是因为阴阳的极性法则所引起。

骨骼整体上是一种能量系统，一种静态功能，因为有了活动功能和作为支点的肌肉才能变成动态。

这些肌肉本身关系到我们所知的另外三大功能：

- 血液功能，作用在于维持生命，并带来各种物质——燃料（糖）、助燃剂（氧）……
- 神经功能，作用在于下达动作指令。
- 呼吸功能，作用在于让细胞之间进行氧／二氧化碳的交换。

因此，我们不能将人体的病症分开或切割成片段来看，况且身体上的整体组织都向我们显示了阴与阳的对立性与互补性，以及与前－内（阴）、后－外（阳）的关系。

我们要再一次强调阴能量具有被动性、扩张性，而阳能量具有主动性、收缩性。

躯干及四肢的前与内部属于阴区域，其肌肉与韧带倾向于放松、扩张。躯干及四肢的后与外部为阳区域，从颅骨到手脚趾尖，其肌肉与韧带倾向于收缩、缩回。

我要在此向弗朗索瓦丝·梅齐耶（Françoise Mézières）致敬，她不顾一切地指出与学院派理论相反的事实：前部松弛症并不成立，只有存在后部肌肉收缩的问题；后者产生的反应有如从头到脚仅有一整块肌肉，是许多活动部位出问题的来源，如脊柱前凸、脊柱后突、脊柱侧突……后方的阳区域的能量具主动性和收缩性，是不可否认的主导诱因。

尽管如此，活动部位的病症除了它的阴－阳形式，还要考虑到另一种形式，即风湿性病症。因风、寒或湿等外邪使得能量循环受阻，便可能产生风湿性病症。

- 若寒为主导诱因，则风湿病患者会对寒敏感，并有强烈的疼痛感，通常比较多地发生在白天。
- 若风为主导诱因，则风湿病患者会畏风。这时产生的是"游走性"风湿，可因大气变化和风的强弱而突然出现或消失。
- 若湿为主导诱因，则疼痛具有固定性，伴有水肿及表层组织浸润，此类属于停滞性风湿。

风湿病一开始会先影响身体表层部位，接着损害关节与骨骼。最严重的阶段是当经脉的防御系统已遭到破坏，脏腑本身也开始受损。

治疗风湿病患者的方式一方面可根据初期受寒（第一与第五阶段）、受风（第三与第六阶段）、受湿（第二与第四阶段）的程度来进行，另一方面根据异常的能量、外邪或内伤来治疗。

有关中国涉及到能量的病症，我必须要提到"挡水坝"才能做结论，也就是针灸上所讲的十八个"关"穴。顾名思义，这些穴位是一道无法跨越的屏障，就像羊群来到了大河前，除非找到"浅滩"才能穿越大河。换句话说，如果善用这些针灸穴位，便可解除屏障。

人在生病之后（无论是不是传染病）、接种疫苗后、出血后，身体有时会产生某些"屏障"，阻止了能量的正常流动。

面对一个慢性疾病，而且没有任何药物能在深层发挥作用，常被归类成"心身症"（psycosomatic），对所有治疗都毫无反应，就好像该病基本上并非"心身症"。洛桑的多明尼克·森（Dominique Senn）医师特别强调了这类疾病的顺势疗法。[①]

---

① 作者：多明尼克·森（Dominique Senn），书名：《回归平衡——医学上的生物证据》（La Balance Tropique - Evidences biologiques de la Médicine）。

针对这种疾病的所有治疗，效果仅能暂时性地维持数小时到数天。唯有采用精确的规则才能消除这些屏障，让症状与肇因消失，并进行效果持久的疗法。

我们基本上可将这些"屏障"归成四大类[①]：

- 经由母亲传给的屏障
- 经由呼吸道而来的屏障
- 经由消化道而来的屏障
- 经由接触或疫苗而来的屏障

一些特殊的"关穴"可以让这些屏障消除，经过试验结果，似乎可证明这点！针对这些屏障而采用的特殊顺势疗法在这个领域中已成了唯一的可靠疗法。

[①] 见第三十七章能量针灸。

第六章

瑜伽的能量结构
（精神能量）

　　七个"意识层"是有关人类七个阶段的评断。当我们往下层下降时，物质便逐渐地越来越稠密。因此每个人拥有七个不同密度的"意识载体"。我们不要忘了物质只是不同的能量所形成的东西，所以各个意识层的能量根据其稠密度的多寡，可说是一种物质或精微的实体。

　　七个意识载体乃根据九个层次而显现出来，每个人透过这些层次而不断地进化。每个层次都拥有一个支点，即"脉轮"，是能量的中心或交叉口。

　　七个意识层、七个载体的来源是单一体层，纯灵层，即阿奴帕（Anupadaka）。该层是"灵性的三位一体"，是意志、爱－智慧与积极的智能三种神性形式的体现，是灵魂与人格的三元形式①。

　　稠密的载体是一种有组织的机制，由所有的有机体所形成，如原子、分子、细胞、各种器官等。它也拥有一个可解析的意识，一个整体的凝聚力，并试图与下一个激活它的载体结合。

　　以太载体有时也被称为生命体，是由能量流的组织、力线与光线以及气脉（nadis）所组成。这种载体有一个意识，以两种形式展现出来。若是下层以太，则以本能的或生命的形式表现；若是上层以太，则以感觉的形式显现。

　　————————————

　　① 见表一。

纯灵的统一体层		灵性的三位一体	阿特密：意志 – 圣父	
			菩提：爱 – 智慧 – 圣子	
			末那：活动 – 圣灵	
意识层	七个意识载体	三位一体	性质	九个脉轮
阿特密层	阿特密灵魂	三重灵魂	灵性的灵魂： 有为的意志	顶轮
菩提层	菩提灵魂		直觉性灵魂： 爱，智慧	心轮
上层末那层	末那灵魂 （抽象的心智）		智能性灵魂： 主动性智能	额轮
下层末那层	具象的心智		智力	枕骨轮
			智性思考 心智创造力	喉轮
星光层	星光载体		感情 情绪 欲望	脐轮
物质层	以太载体		上层以太： 感官性　欲望	生殖轮
			下层以太： 本能性	脾轮
	稠密载体		内聚性 生存的意志	底轮

以太载体有三个主要功能：

- 吸收宇宙能量，即普拉那／生命力，并将之传送到稠密载体的所有区域中。
- 它是稠密载体与其上层各载体的媒介，即星光体、心智体，等等。它将身体感官接触的意识传给星光层及其他层，同时将各上层的意识传给稠密载体。
- 它在人体内产生一些能量中心，即脉轮。表一中列出了九大脉轮。这些是以太层在七个意识载体上的接触点。

星光载体是一种情绪体，也称为"欲望体"，是某些情感的载体，充满了自我的意识。它是由愉悦或痛苦相互作用的情绪物质所组成。"情绪性"载体共有三大区域：

- 一个上部的区域，具吸引力、生成力，是决定"我喜欢"与灵性吸收的区域。
- 一个中间的区域，由关心或冷漠所形成。
- 一个下部的区域，具斥力、摧毁力，是决定"我讨厌"的区域，也是眷恋、欲望与兴趣等性质的区域。

心智载体的组成物质，是每个人汇集并组织其心智掌控的可能性，以及他的个体意识，如此才能有智慧地专注于他的思想、思考，并表达出他的想法。其中可再细分成两大类心智：

- 具象心智，所依据的是物质的、可称量的、可测的、客观性的事物。它属于一个人的人格。智力是它的最高级形式，一些文章中提到的"心智之子"就是由它所组成，是介于人类下级与上级形式之间的思考之镜。
- 抽象心智，有了它，人类才能掌握哲学性与灵性、主观性、象征性的抽象事物。它是一种积极性智力，属于人类的"灵魂"，而灵魂是组成更稠密载体的要素。

灵魂的三个上层载体是由一种极为精细的物质所组成，并根据灵性三位一体、纯灵体、上帝统一体融入于阿特密、菩提、末那三种形式中的所得经验，发展出他们的意志力、爱－智慧与积极性智能三个特质。

自盘古开天以来，个体化的宇宙灵魂存在于数十亿的生命火花之中，形成了人类，且拥有了这些不同层次的联结与融合的意识。

从灵魂的三株芽到三位一体的灵魂（图6-8）

人体内有九大能量中心。这些能量中心是七个意识载体的据点。经由七个意识载体，人的身、心、灵三个基本面可达到和谐的状态。心灵是生命的本身，而身体是生命意象的表达、是生命的外壳、是生命的形式。灵魂则介于心灵与身体之间，是联结的桥梁，是一种本质。灵魂不但是将生命从心灵传达到身体的工具，同时也是透过身体而经历各种精华的接收器。在生命的历程中，灵魂

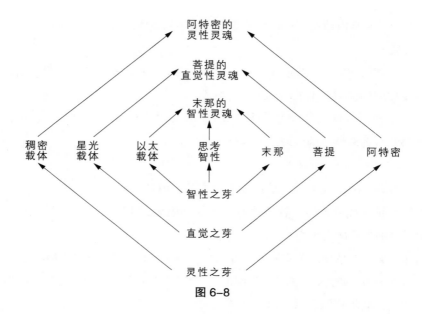

图 6-8

会根据三种性质而发展，这三种性质的表现会越来越完善，或至少会试图表现出来。灵魂在萌芽阶段时有三面：

- 阿特密灵魂的灵性之芽关系到神性意志面，善良、善良的意志、真诚的意志。
- 菩提灵魂的直觉之芽关系到神性的爱－智慧，美、正确的生命质量、正义的质量。
- 末那灵魂的智性之芽关系到神性的积极智能、真相与事实。

这三株芽会根据三联极性而展现：灵性三面与肉体三面。三联极性的对称轴是下部心智层的智性思考能力，相当于意识的七种形式，即七种能量：三位一体的灵魂借着经历的一切与吸收的经验而获得养分，会逐渐萌芽与成长。而这些意识层面之间的关系与张力乃两两对应：

- 阿特密层的存在意志，以及肉体的生存意志，两者发展出"灵性灵魂"与其"阿特密载体"。
- 利他主义的情感，以及菩提的集体意识加上星光体的自我主义情绪，两者发展出"直觉的灵魂""直觉的结果"与其"菩提载体"。
- 末那的创造性灵性智能，即抽象的心智，以及以太体的生殖本能加上智性思考及具象心智的创造力，两者发展出"智性的灵魂"与其"末那载体"。

三株火与九个脉轮

现在，让我们进一步来讨论这三种能量及七种力量的进展过程（图6-9）。

"灵性之芽"透过生命线而固定在每个人的心中，以两个形式来显现：

- 稠密载体经由物质的内聚性及晶体化来显现生存的意志，使人类参与矿物界的意识。它的依据点是由肾上腺所构成；在以太体内，它形同底轮（Muladhara）。

- 阿特密载体在每个参与宇宙意识、唯一真相的人内部显现的是神性的意志。它的依据点是顶轮（Sahasrara）。

在进化的过程中，密度较高的下部载体任由上部的能量渐渐渗入而升华。下部载体依据与"电火"有关的转移现象，为上部载体提供自身的力量与意识。"电火"是物质的净化器，是阿特密的力量，是上帝统一体的第一个形式。

"直觉"之芽透过意识线而固定在每个人的脑中，以两个形式来显现：

- 星光体表达的是自我中心的情感、情绪和欲望，并使人类参与动物界的意识。

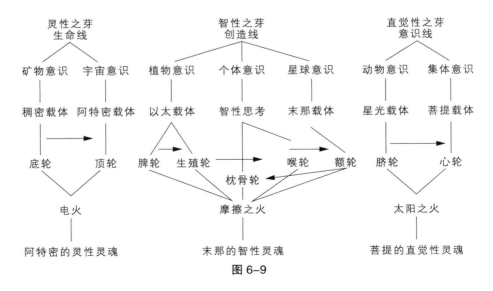

图6-9

它的依据点是脐轮（Manipura）。

- 菩提载体表达的是灵性的爱与智慧的情感，并使人类参与集体意识，也就是整体人类的意识，以及耶稣的奥妙圣体。它的依据点是心轮（Anahata）。

力量从下部转至上部，与太阳之火有关。太阳之火提供了生命与爱，是菩提的力量，是上帝统一体的第二个形式。

"智性"之芽透过创造线而固定在每个人体内，以三个形式来显现。为什么是三个形式？这是因为智性之芽和人一样处于中心，联结天与地。它联结了人格的三种形式及灵魂的三种形式：

- 以太体表达的是本能的欲望及感官，具有复制与生殖的能力，并使人类参与了植物界的意识。它在上层的以太内有双重依据点：脾轮（Svadhisthana）与生殖轮（Svadhisthana 续）。在下层的以太里，冲脉（形同脾轮）与阴维脉（形同生殖轮）配对。
- 具象的心智体，是智性的思考中心载体，也是中央载体（思考的透镜）。它具有心智的创造本能，而这种本能可让人类意识到自己的个体性。它也具有双重的依据点：喉轮（Visuddha）与枕骨轮（Alta Major）。
- 抽象的心智体表达的是上层末那的创造性智能，具有灵性的创造本能，并使人类参与了地球的意识。它的依据点为额轮（Ajna）。

这一次，在进化的过程中，当脾轮吸收并传达普拉那－生命力至整个人体内时，会产生力量从下往上的双重移转（从生殖轮到喉轮，再到额轮）。此力量的移转关系到摩擦之火（物质与形态的创造者，是末那的力量，是上帝统一体的第三种形式）。经过移转后，来自上帝统一体的灵性能量从上部大量涌向下部，从额轮到枕骨轮。后者的能量，即来自统一体的能量，会自顶轮传送到额轮。

因此，《与天使对话》[①]一书于 1944 年 3 月 31 日的对话中写道：

---

① 《与天使对话》（*Dialogues avec l'Ange*），作者：吉塔·马拉兹 Gitta Mallasz。出版社：Aubier Montaigne，1976 年于巴黎。

"这七个灵魂是你们的归宿。

你们的双脚栖息于第一个之上。

六个将你们完全包覆至头部，

而之上还有第七个……"

总之，以太体内的九个依据点或脉轮，得以让七个意识载体及他们的九个形式表现出来：三位一体的灵魂透过皆为三位一体的心智（包括"情感"）及肉体，展现出它的定性力量。而心智与肉体便成了灵魂所要传达的意志力、智性以及神性之爱的自由的和自愿的工具。

三位一体的灵魂：

灵性的灵魂有阿特密载体（即联系上帝统一体的"意志力"形式的宇宙意识载体）作为中介，且有顶轮中心作为依据点，形同海王星[①]的架构。

直觉性灵魂有菩提载体（即联系上帝统一体的"爱－智慧"形式的集体意识载体）作为中介，且有心轮中心作为依据点，形同太阳的架构。

智性灵魂有上层末那载体（即上帝统一体的"积极性智能"形式的星球意识）作为中介，且有额轮中心作为依据点，形同天王星的架构。

三位一体的心智：

智力为"心智之子"，是"意志力"的反映，有枕骨轮中心作为依据点，形同水星的架构。

"下层心智"为具象心智的载体（即个体的意识载体），是"积极性智能"形式的反映，有喉轮中心作为依据点，形同土星的架构。

"星光"为情感的载体（即情绪、自我、动物性等意识载体），是"爱－智慧"的反映，有脐轮中心作为依据点，形同木星的架构。

---

① 与星座的对应，见第三十四章宇宙－太阳系与银河系的架构。

三位一体的肉体：

上层以太体为感官的意识载体，是"积极性智能"形式的反映，有生殖轮中心作为依据点，形同金星的架构。

下层以太体为直觉性、植物性意识，是"爱－智慧"形式的下层反映，有脾轮中心作为依据点，形同月球的架构。

稠密体为矿物的、物质凝聚的意识载体，是"意志力"形式的下层反映，有底轮中心作为依据点，形同火星的架构。

四大根本能量

我们自身带有意志力、爱－智慧与积极性智能三种神性形式，透过九大能量中心（脉轮）并根据七个意识层而展现出来。我们必须知道下列四大根本能量：

- 原生力量
- 普拉那（Prana）
- 昆达里尼（Kundalini）
- 佛哈特（Fohat）

原生力量是最初始的力量，自盘古开天以来，即无时无刻无所不在。

普拉那是生命的能量或生命之气，它将稠密体与以太体联结在一起。这种能量穿梭在以太体生命网的"网眼"中。以太体是由"菩提性"物质的单一直线所组成。稠密体的原子交叠在以太体的生命网网眼上，并进行和谐共振。

普拉那散发自太阳即天的能量，由在大气里悬浮的粒子（正电子）中喷出；自盘古开天起，这些粒子的"空间"经由原生力量而维持着球状的形体，正如我们的世界自"宇宙学物质"①起开始存在。

七种不同类型的普拉那与七个意识载体和能量中心相对应，这些能量中心

---

① 见第一章诞生－三元法则"，以及亚瑟·艾德华·鲍威尔（A.E.Powell）的著作：《双以太》（*Le Double Ethérique*）。

是作为以太体内的依据点。我们可根据各类普拉那的波长，换句话说，根据他们的颜色（紫、蓝、绿、黄、橙、红、粉红）来为其下定义。同样的，正电子也因而有各种不同的类型与颜色。

昆达里尼是"蛇火"，即火形成的力量，是世界之母；它是与天地起始和结束同时存在的熊熊之火，是电火、太阳之火、摩擦之火三种火的合成。

昆达里尼是地的能量，也有七种形式或力量的等级，并与大气正电子中的普拉那接合。昆达里尼在以太载体中，以七种空心球体的形式出现，就像俄罗斯套娃般同心套叠在一起。这些颤动的火球体依附在脊柱底部上，在人类精神与灵性的进化过程中，循序渐进地回应每个脉轮的召唤。当其中一个球体苏醒时，其所含的火会沿着三个"以太渠道"而攀升，以活化对应的脉轮。他们各自对应神性的三种形式：中脉（Sushumna）渠道对应意志，左脉（Ida）渠道对应爱 – 智慧，右脉（Pingala）渠道对应积极性智能。

最后是佛哈特，是光的能量，在悬浮于大气中正电子外围发挥作用，如同收缩的力量，限定正电子的振荡与颤动，且与普拉那及昆达里尼类似扩张的能量对立。

七个正电子各有七种颜色之一或特质，各有普拉那及昆达里尼的七种形式之一。他们集中并形成一个"分子"、一个"生命微粒"[①]。无数的生命微粒悬浮于大气之中，能够根据各个脉轮的分配而渗入人体、赋予生命力。他们首先透过呼吸而进入人体，但最主要的还是透过九个脉轮之一而渗入——脾轮中心，位于人体左侧第十一根肋骨。该中心不但将普拉那 – 生命力传送到各渠道与神经中，同时也传送到血流中。（图 6-10）

底轮的根部位于尾骨底部，其中心负责传送昆达里尼的力量。

昆达里尼与普拉那在九个脉轮中进行结合，也就是地与天的能量结合，因而有两大功能：

- 他们吸收"天的生命力"与"地的火"，并将之传送到以太体及稠密体内，以维持生命。
- 在意识方面，当他们苏醒时，会给对应的意识层带来固有的特质。

---

① 亚瑟·艾德华·鲍威尔（A.E.Powell），见前引。

他们与稠密体最直接的联结，是透过内分泌腺的九个组别来进行[①]：

普拉那	脉轮	内分泌腺
橙	底轮	肾上腺
红	生殖轮	生殖腺
粉红	脾轮	下丘脑
绿	脐轮	胰腺
黄	心轮	胸腺
天蓝	喉轮	甲状腺
		副甲状腺
钴蓝	枕骨轮	颈动脉体
靛蓝	额轮	脑下垂体
紫	顶轮	松果体[②]

"脉轮"（Chakra）是指轮子或转动的圆盘，脉轮在有先见之明的人眼中就像莲花的花朵，其花瓣被光芒所分开，就像一个轮子的轮辐对应每一个脉轮[③]。

脾轮是由六片花瓣所构成，花瓣的颜色分别为：紫、蓝、绿、黄、橙、红，以及中心的粉红色。

脾轮是直觉意识的固定点，它激活了物质体、稠密体与以太体；稠密肉体的能量中心是由脾与下丘脑所构成。

脾轮的功能是吸收大气中的生命微粒，将他们分解，并将他们充满特定普拉那的正电子配送到物质体的各个不同部位。它主要是回应下层的以太载体。（图6-10）

生命微粒首先渗入脾轮并分裂成七个正电子，每个正电子载有七种普拉那之一。这些正电子随即被脉轮转动的内部力量所接收，颜色分别为：紫－蓝－绿－黄－橙－红－粉红。

[①] 参阅爱丽斯·贝利（Alice Balley）著作：《七道光论》（*Traité sur les Sept Rayons*）

[②] 见第二章生长－七天与神的化身、第三十三章八个棱柱与人类－钻石

[③] 见查尔斯·韦伯斯特·莱比特（C.W. Leadbeater）著作：《人类内在的力量中心》（Les Centres de force dans l'homme）。出版社：（Adyar）。

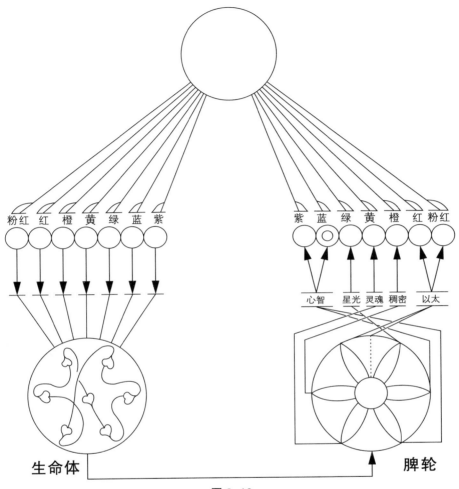

图 6-10

六道光将花瓣分开，各自占有不同正电子中的一种，并传送到脉轮及物质体的对应部位；粉红色的第七道光芒则涌入脾轮本身的中心，再从当中被传送到所有的神经系统里。最后一道粉红色的光，对应是基本的正电子，其他六个次要的电子来到它的周围集结，并形成生命的粒子。

意识载体及普拉那各有七种，但脾轮中心只透过五道光流来传送，保留给神经的粉红光流会与红光流聚合，蓝光流则与紫光流聚合。（图6-11）

一旦抵达目的地，正电子便卸下他们的普拉那。普拉那是用于激活以太体，

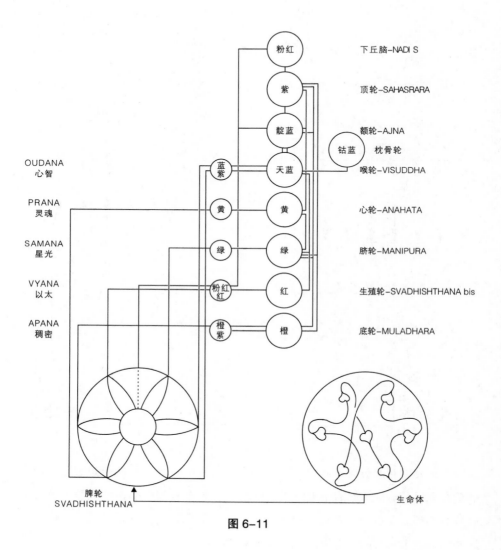

图 6-11

而以太体激活的是稠密体。肉体的健康有一部分是依普拉那的多寡而定。

承载粉红色普拉那的正电子沿着神经发展时，逐渐卸载其所含的普拉那。这些正电子被排出体外，而形成所谓的健康的光晕。未被机体利用而含有普拉那的多余正电子，会以同样的方式被排出体外。这就是某些健康的人在其周遭散发活力的泉源。

相反地，若一个人无法供应自己足量的普拉那，则会向接近他的人吸取普拉那。

某些树如松木，特别是尤加利树，会释放出含有粉红普拉那的多余正电子，因此非常有助于神经疾病患者。此一来自印度的观念与该类树木释放负电子的现象好像很相近，可是胡桃树却会释放正电子，使得在树荫下乘凉者感到更疲倦。

在健康的状态下，粒子会以直线方式被释放出来，与身体表面成直角，以致光晕呈现条纹形状。

只要线条维持直线形，"外邪"便无法入侵[1]。然而，若因疲劳或饮食上的量或质过度而引发"内伤"，这时便需要大量的普拉那来修复损害，释放的量一旦减少，健康的光晕便会减弱，外邪就能乘虚而入。

有了这些概念，就可建立起脾轮的功能图，即脾轮与生命微粒的接收关系，以及它与正电子传送至其他脉轮的关系[2]。

来自太阳的七道普拉那光芒与七道昆达里尼光芒结合，两者都是来自"原生力量"。他们自内部、中心渗入正电子的同时，也渗入其他脉轮。

正电子相互结合形成生命的微粒，经由脾轮渗入，并依五种辅助的生命力被分配至所有的脉轮时，每个脉轮会取与自身对应的普拉那特质。[3]。

底轮或尾骨轮是由橙色的四片花瓣所构成。它是分析性意识的固定点，是昆达里尼、即火之蛇所在，是生存意志的能量。其肉体中心乃由肾上腺所构成。它的功能是吸收来自脾轮的橙色普拉那，与昆达里尼共同为各个脉轮的肉体带

---

① 见第五章：能量的病理。

② 见图 6-10。

③ 引自《格雷达本集》（*Gheranda Samhita*）："普拉那（Prana）始终在心中运转，阿帕那（Apana）在肛门区域，萨玛那（Samana）在脐腹区域，乌达那（Oudana）在喉部区域，伟亚那（Vyana）则遍及全身各处"。

来能量。它经由血液来维持身体的热能，特别是与稠密载体相呼应。

除了橙色的光流，还有一道紫色的生命光流涌至其中心。自正电子分离而出的普拉那来到肾上腺与血液中。

当进化到尽头时，此一橙紫色的光流会与生殖轮的红色光流会合，并透过三个以太渠道，即左脉（Ida）、右脉（Pingala）、和中脉（Sushumna），朝脑部方向进行，强化了人类不求回报的情感、创造能力以及灵性意志[1]。

因此，底轮在进化法则的作用下，是心灵与物质相遇之处，是生命与形体相连之处[2]。目前是生存意志的化身在掌控着生命，因为它在半睡眠的状态下，为其他脉轮作为依据。唯有在每个人的心灵意志促使下才会完全苏醒。

生殖轮是由六片红色花瓣所构成。它是感官意识的固定点，负责将源自脾轮的红色普拉那传送至稠密的肉体能量中心，后者是由性腺所组成，而性腺是繁殖的器官。它关系到性生活与繁殖的本能，与上层的以太载体特别相呼应，但它会逐渐被智性所控制，而不再受拦制于它无止境的欲望。直到有一天，非人格性的力量透过生殖轮而表现出来，这时候，人将专注于灵性目的，而非肉体的欲望，且将专注于他所该做的，而非想要做的。

脐轮由十片绿色的花瓣所构成，是自我意识、欲望、情感、情绪的固定点。它的肉体表征为内分泌胰腺。脐轮的功能是吸收来自脾轮的绿光，透过内分泌胰腺来激活腹部的各个器官。

脐轮集中于腹腔神经丛，并回应星光层载体的情感与情绪。就某种形式而言，它是朝向外界的发泄途径，能量经由它而得以流出。现今人绝对有必要去拥有控制它的能力，因为自我的欲望势必要蜕变成灵性的利他愿望。

脐轮是所有位于横膈膜下方、即底轮与生殖轮与脾轮能量的混合室。在进化过程中，底轮与生殖轮的能量经由吸取与精炼应被移转至上方的脉轮。脐轮部分会进行这些能量的吸取、集中、蜕变及精炼等过程，直到能够移转这些能量为止。

脐轮的能量，即自我主义天性的能量，将被引导至利他主义的天性，即神性之爱的心轮中；脾轮与生殖轮的能量，即直觉与感官天性的能量，以及生殖

---

[1]　见图 6–11。

[2]　见爱丽斯·贝利（Alice Bailey）著作：《七道光论》（Traité sur les Sept Rayons）。

的能量，首先被引导至喉轮，而喉轮是心智创造力的智性中心，接着能量被导向额轮，而额轮是灵性的智力、创造力的能量中心；底轮的能量、即生存意志的能量被引导至顶轮，而顶轮是神性存在意志的能量中心。

心轮由十二片金黄色的花瓣所构成，是利他、直觉意识的固定点，这种意识会让我们能感受到他人的苦与乐、他人在身体上与精神上的痛苦。肉体上的能量中心是由胸腺所组成。

心轮的功能是吸收来自脾轮的金黄色光芒，为心脏带来能量与稳定。它尤其与菩提载体相呼应。

金黄色的光芒在心轮中旋转，透过胸腺浸润血液并激活整个机体，特别是"十二片花瓣的金色莲花"，后者是心轮的上层形态，位于顶轮的中心，即梵穴（Brahmarandra）。

心轮相当于太阳的心脏，是光与爱的灵性来源。当自我主义的欲望转变成利他的、神性的爱时，心轮就变得极为活跃。介于脐轮与心轮之间的移转现象关联着太阳之火。后者就如天中央的火，是生命与爱的分配者。

喉轮由十六片银蓝色的花瓣所构成，是具象的、客观的心理意识的固定点，负责将天蓝色的普拉那传送至稠密的肉体能量中心。后者是由甲状腺及副甲状腺所组成。

喉轮的功能是吸收来自脾轮的蓝紫色光芒。它与下层的智力特别相呼应。

蓝紫色的光芒渗入后分成浅蓝与靛蓝色的光。浅蓝的光激活了关系着甲状腺与副甲状腺的喉部区域。靛蓝的光伴随着来自心轮的金黄色光芒及脾轮的粉红色光芒，来到下层区域与大脑的中心区域，然后来到额轮。

紫光上升至大脑的上层区域，在顶轮的九百六十瓣莲花中旋转。后者围绕着"头心能量中心"的十二瓣金色莲花。

喉轮是创造性能量的分配者，是"创造性言词"的器官，是心轮复制能量的上层形态。之后，喉轮会记录由额轮传给灵魂的意图或旨意。额轮是灵性创造力的能量中心。喉轮和心轮、额轮之间的双重关系关联到摩擦之火。额轮是最后一种能量传送中心，是整体的焦点，因而是主要的中介。

枕骨轮附属于喉轮，是上层形态。它是"心智之子"，特别与智性相呼应。枕骨轮使具象心智和抽象心智得以联结，因此是上层意识分层里的最高哲学性与灵性思辩，额轮与顶轮是其固定点。枕骨轮在肉体上的能量中心是由颈动脉体所组成。

额轮由二十四片花瓣所组成，一半是粉红色带有金黄色，一半是靛蓝色。额轮是抽象心智意识的固定点，肉体上的能量中心是由脑下垂体或垂体所组成。

额轮的功能是经由喉轮吸收来自脾轮的靛蓝光芒。其特别与末那载体相呼应。

靛蓝与紫色的光经由喉轮传送后，一部分来自心轮的金黄色光芒和一部分来自脾轮的粉红色光芒渗入额轮。紫色光芒再度被传送到大脑的上层区域和顶轮，其他的光芒则供脑下垂体使用。

额轮是创世的生命中心，相当于"肉体太阳"。当它与喉轮建立起一种积极的关系时，便产生一个真实的生命，由此展现了神的旨意。我们先前提过，他们的力量结合关系到摩擦之火，就如大地正中心的火，是物质与形体的创造者。

额轮记录并集中了创造的意图，因而与喉轮的创造性器官有不同的意义；额轮结合了创造活动的积极想法，即来自心轮的爱、来自顶轮的意志或创造力量以及本身的创造性智能，后者联结了神性的旨意。

顶轮由中央十二片金色花瓣及外围的九百六十片紫色花瓣所构成。

顶轮是灵性的合成意识的固定点，为其他分层带来一种延续性，并负责予以合成。肉体上的能量中心是由松果体或松果体所组成。其功能是经由喉轮和额轮，吸收来自脾轮的紫色光芒以及来自心轮的金黄色光芒，之后再吸收底轮的橙色光芒。顶轮尤其与灵性的载体相呼应。它在外围部分接收紫色光芒，在中心则接收金黄色的光芒。这两种光芒乃供松果体使用。

在进化过程中，顶轮逐渐形成一个穹顶，正如一个光环；它是千瓣莲花，是莲花中的珍宝，释放出"虚无的淡光"。

顶轮相当于"灵性的太阳"，是合成器官，在其中集合了身、心、灵三种形式的所有能量。在以太体中，九个脉轮是他们的依据点。

意志或力量、爱-智慧或直觉、积极性智能或创造能力，这些能量合于顶轮。

从底轮到顶轮的能量移转与电火有关。电火相当于灵性之火，是物质的净化器，可说是最高等的表现形式。

总之，人类心理与心灵的进化可用下列方式呈现出来^①：

- 神在祂永恒的三种形式中：
  - 意志　　　　　　　　－圣父
  - 爱－智慧　　　　　　－圣子
  - 积极性智能　　　　　－圣灵或圣母
- 联结这三种神性形式表现的四种力量：
  - 原生力量，附属于意志的第一种形式。
  - 普拉那，生命力或气，是爱－智慧的第二种形式的体现。
  - 昆达里尼，蛇火，是活动力的第三种形式的体现。
  - 佛哈特，第二个火、声、光、热、运转。
- 每一个"原始生命"的火花脱离神后，本身带有三种神性形式，以三株"芽"的形体出现：
  - 灵性之芽
  - 直觉之芽
  - 智性之芽

这三株芽在意识载体之中，渐渐**披上**越来越稠密的物质。智力思考的意识关系到智性之芽，其被视为意识各分层的交接点：

意识	载体
灵性 - 阿特密	阿特密灵魂
智性 - 上层末那	末那灵魂
直觉 - 菩提	菩提灵魂
智性思考 - 下层末那	具象心智
自我主义、情感性 - 星光体	星光体
本能 - 上层肉体	以太体
内聚力 - 下层肉体	稠密体

具象心智成为六个意识层的对称轴，是下层与上层的联结。而在载体之间所产

---

① 见图 6–12

生的张力，可界定出三种火与三个以太渠道的关系：

- 电火：中脉的渠道；阿特密载体－稠密载体。
- 太阳火：左脉的渠道；菩提载体－星光载体。
- 摩擦之火：右脉的渠道；末那载体－心智－以太载体。

物质的蜕变透过心灵在九个脉轮或九个对应的能量中心进行，而枕骨轮是"心智之子"的依据点，也被视为最终的联结点，是天与地的联结[①]：

脉轮	载体	意识
底轮	稠密体	生存的意志
脾轮	下层以太体	直觉性
生殖轮	上层以太	感官
脐轮	星光体	自我
枕骨轮	智力	思考
喉轮	具体心智	创造
心轮	菩提灵魂	直觉性
额轮	末那灵魂	积极性智能
顶轮	阿特密灵魂	灵性

由于身心之间的关系，人类所有经验的精华会在他的三种形式中逐渐萌芽、成长，最后绽放结果：

- 灵性的阿特密灵魂，是"意志"的形式，是电火、"灵性太阳"的展现。
- 直觉的菩提灵魂，是"爱－智慧"的形式，是太阳火、"太阳的心脏"的展现。
- 智性的末那灵魂，是"积极性智能"的形式，是摩擦之火、"肉体太阳"的展现。

当人类自觉地了解这一切之后便回归上帝。

---

① 见图 6-9 及第十六章周期性与进化。

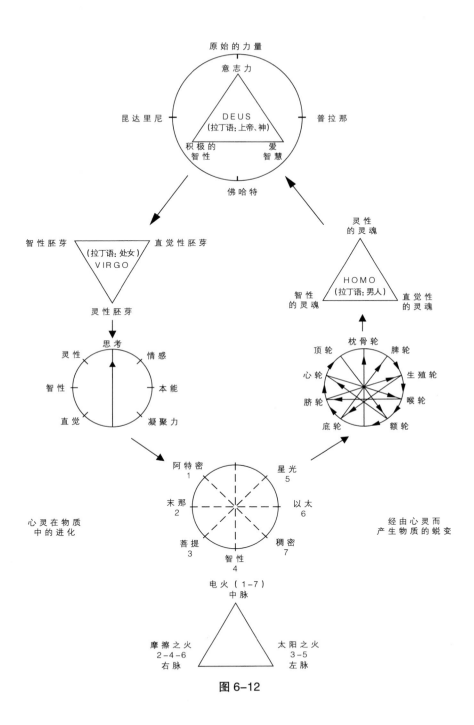

图 6-12

第七章

"神秘学"的病理

　　人是由原子、分子、细胞以及各种器官所构成的一个机体，也就是说人类身体的定义是以物质为基础、"横向的"、稠密的肉体。

　　"竖向的"、一环套一环的七个"意识体"，同样地也为身体下了定义。这些意识体的成分一个比一个精细，换句话说，它们以越来越"精致"的能量构成这些载体①。七个脉轮或七个主要的能量中心，加上两个，形成了各个依据点。

　　由此，可以很明显地看出肉体的健康或疾病，是因人类内在与外在的关系失去了和谐性或平衡状态。这些关系有一个三重的能量形式。

　　首先，我们要考虑到内在的、本能的、情感的、心智与精神等各能量的整体性。它们是七个意识体的各个特质，并界定了稠密体的生命与各种经历。

　　再者，我们要知道，所有来自整个人类的能量是一个"整体"。每个人是整体人类的巨大身体中的一个细胞、一个大机体中的小机体。因此，已存在于整体中的物质条件及"精神环境"会引起它的反响，就像整体中的其他各个构件一样。现今人们深受一些疾病障碍之苦，乃因人类整体既有的问题对他们产生了影响。

　　来自我们星球生命的能量，即矿物界、植物界和动物界三个自然界的能量，可被视为"宇宙实体"正在进化中的一些能量，而人类则是第四界。

------

　　①　见爱丽斯·贝利（Alice Bailey）的前述相关著作。

由于每个脉轮代表一个特定的能量，透过针灸的奇经八脉、内分泌腺、神经系统和血流传送到稠密体，因此人的"内在"可造成他本身的某些失衡现象，而以疾病或有发病倾向的形式出现①。对于整体人类和其所处星球所形成的外在的影响，也会变得更敏感。

因此，就像传统中医的做法一样，我们要区别成因。但不同于以往的是，这次并非"横"面的机械性和周期性调节，而是就"竖"面的心理与心灵进化来判别，一是"内伤"，二是"外邪"。

所有的"内伤"只有在各意识载体不协调、失去和谐的情况下才会出现，特别是在人的身、心、灵三方面，也就是他所具有的"形体""特质"与"生命"。

具有神性"特质"的灵魂是达到一致性的要素，也是"形体"与"生命"接合的结果。当这三方面缺乏配合时，能量在无法自由运行的情况下，便会产生疾病。因此疾病会抑制灵魂的自由生命，使其无法正常展现。

大自然的四界可出现缺乏和谐的现象，同样的，人的内在以生命本能、感觉、情绪及心智的形式含有这四界。由此产生了痛苦、障碍、退化、结晶和死亡。

尽管如此，我们知道积累的毒素可经由发烧来净化身体。因此，不和谐的现象也让人类的逐步净化得以实现。

疾病和死亡的出现，就像是"被束缚的心灵与被禁锢的形体"之间的对抗，而产生的一种解放过程。这是东方所称的因果法则在支配着两者的抗拒。但此一法则只是因为主要的起因被神性思想蒙住而产生的作用，因而我们无法理解。我们只能理解次要的起因。

透过七个意识体及九个脉轮，人的进化过程在七个"意识层"中进行。这是极性和生成的普世法则，换句话说，"克服－激活"是其动力，也因此永远只有五个脉轮有直接关系，它们涉及了另一个层次，即中国能量学上的"五脏"。

首先，底轮、脐轮、心轮、生殖轮（包括脾轮）和喉轮对生存意识、情绪－欲望－想象、爱－智慧－直觉、复制本能和心智创造等各形式会产生回应。

接着，脐轮（已加上底轮）、心轮、生殖轮（包括脾轮）和喉轮配合额轮的出现，除了前述各形式，再加上它的灵性智能。

---

① 见第三十章钻石人：精神、能量与肉体。

再接着，底轮、脐轮与心轮已让意志、欲望和爱等力量和谐一致，同时间生殖轮、脾轮和喉轮也让创造力变得一致。这时升华后的能量便能透过额轮与顶轮合成的灵性能量并立；枕骨轮是最后一个升华的脉轮，是身、心、灵的最终联结。

然而，如果没有相关的脉轮和透过它们来展现的能量，而出现某些张力，那么这七个意识层的能量与力量的演变或转化，便无法进行。

我们先前提过，以太体是由一些"力线"所组成，它们的交叉点形成了能量中心，其中最重要的就是九个脉轮。各意识体的能量透过以太脉轮传送出去，但以太脉轮仍处于睡眠或麻木状态。若它们过于慢速运作，振动频率过低，这时它们本身或邻近的以太区域便可能产生能量淤积的现象。经由奇经八脉、内分泌腺、神经系统和血液而与之相连的稠密体对应区域，会出于反应而受到影响。

这些淤积现象是因为数千年以来，人类在进化的过程中不断地消除和抑制这些生命能量流，尤其是以太体本身所联结的直觉流，更明确的说法是生殖轮，因而抑止了能量的流通。

此外，身体或以太载体（能量的内在形式）和稠密体（显现于外）之间，可能存在一些较弱的点，此时便会出现整体失去活力的情形。某些区域，特别是与脉轮相关的稠密体会有缺损现象，或是内在的意识状态无法表现于外。

最后，若以太体和稠密体之间的联结过于"紧密"，也可能引发稠密体的过度刺激，尤其是其整体中的神经系统。

因联结的不足而造成的能量淤积、协调上的缺陷，或者由于过度刺激而产生相反的情形，似乎是疾病的根本原因。只是，我们不能忘记，以太体和九个脉轮主要是把来自各意识载体的能量传送出去。只有在进化程度达到脉轮具有足够的功能时，传送的工作才能顺利进行。

因此，在星光体的生命中、情感生命中或心智生命中，以及它们与灵魂生命的关系里，往往有最主要、最微妙的成因在其中。

我们控制不当的情绪、受制的或毫无束缚的欲望、我们的烦恼等等，都会影响到能量中心，特别是与星光体及自我本性联结的脐轮。它所产生的力量会强烈地干扰与脐轮对应的内分泌腺、胰腺，以及和它们联结的器官。不但如此，其他内分泌腺也会间接地受到影响，因为后者会试图修复失衡的现象，并重新建立起和谐的关系。

我们在智性上因无法理解这些宇宙的步调与周期，而在生活的安排中犯错。动物有这些生物节奏的本能；人类已经失去这种观念，但同时也发现了个体行动的自由。人类现在应该有意识地重新找回过去的直觉本能，并聪明地加以运用。

我们常常在智性上强迫自己从事过于紧张的活动，是为了在情感上、情绪上避免受挫。有时候我们对于生命的意义有某种智性的理解，有某种理想，但却因体能或智能有限，无法完全实现，而在感情上有挫折感。这些干扰的原因对稠密体产生影响，进而在星光体与智性之间、在我们的情绪与理性之间产生连带关系。脐轮和胰腺会受影响，喉轮和甲状腺及副甲状腺也是这样。因此，就目前人类的进化状态而言，大部分的疾病根源主要是在情感的星光体、欲望体内。我们若因对情绪的天性掌控不足，使得心智使用不当，便会成为第二个病因。同样的，我们的本能也会因前两者而连带受到影响。

人类就像一个完美的孩子，年幼时期便已有节奏感与和谐感，但必须经过一段时间的技巧学习。这个孩子失去了音乐的本能，为的是不要只受到技巧的控制，变成一个冷漠而没有灵魂的音乐高手。之后孩子本身掌控了技巧，并找回了更高境界的直觉，成就了一个无与伦比的天才。上帝总是知道如何为祂的创造物赋予生命。

同样的，人类在直觉上、情感上具有宇宙的、神圣的、神性的意识，可以预感到自身之外有更高级事物的存在，也相信有可能发现它。但他的智力、他的技术会让他在一段期间里失去神圣事物，神秘、非理性的观念。唯有经过长时间后，当他知道、当他了解到他的理解力只不过是一个工具，而这个工具必须听从他内在的"我"、听从他的灵魂。他"内在的他"找回了直觉，只是他先前洞察不到。他将之前直觉性与情绪性的超感官知觉化成智性的玄奥意象，而成了真正的"创作者"，不再是"复制者"。

因此，当"情感上的玄奥"任由智力淹没它时，确实可以说是灵魂的自由生命受到了束缚。智力竖起了障碍，阻挡了与灵魂的任何接触，并制止了原本应来自其中的能量流。

接着，当人类开始有意识且明智地掌控他的思想时，当他的人格开始与直觉、情感与智性三方面达到和谐的境界时，当他成为一个"门徒"时，灵魂的能量便会逐渐显现。

但这种影响会引起张力和摩擦，直到他自由地、自愿地接受自己去做"他该做的"，而非"他想做的"。他终于接收到真相，并以修士的身份与之融合。这些张力、这些高度刺激在脉轮、奇经八脉、对应的内分泌腺、神经系统、血流等等之中引起反应，亦即整个生理都会有所反应。

透过这些循序渐进的阶段，人类在他的进化中，就像一个人发现了一个前所未见的水果，充满了惊奇；接着如"门徒"般，他剖开了这个水果，看到了水果的皮、肉与核，并开始了解到生命的和谐；最后如"修士"般，品尝了它个中的滋味，因而"知道"了这个水果。

然而在这期间，他必须去探索"自我"的、他灵魂的灵性真相，同时在直觉性、情感性和智性的人格特质上，也要去探索它的相对性、过渡性和幻想性。他近似"否认"自己，就像分裂的个体，为的是找回以神性火花构成的内在主人。神性火花是将他与整体人类联结在一起，将他和宇宙、万物、上帝结合的火花。"否认"同时也是"联结"；经由否认自我，且否认外在、彰显、幻想的"主人"而与他人联结！一个有智慧，但只是学舌的鹦鹉，不是一个真正的存在者！

这不就是圣彼得三度否认的意义吗？ [①]

- "你这个女人哪，我不认识她！"确实是主的身形与天性，但也是他自己的。对于女仆肯定地说："他也是和这个人一伙的！"他却加以否认。
- "哦，你这个人哪，我不是！"确实是主的天生情感、情绪，但也是他自己的。当另一个人对他说："你和这些人也是一伙的！"对于耶稣和他的门徒在感情上相似而形成的一个团体，他现在却又以否认来回答。
- "哦，你这个人哪，我不知道你在说什么！"确实是主透过话语而表达出来的心智天性，但也是他自己的。对于最后一个人附和说道："这个人肯定也是和他一伙的，因为他也是加利利人！"他还是以否认来回答。圣马太在他的福音里以更为清晰的方式写道："你的言语和他们的言语相像。"

---

① 选自《路加福音》。

圣彼得必须三次否认，才能够不再顺从于耶稣品格的外在三种形式，而这种品格同时也是他自己的人格。他必须以否认的方式，才能从外表的黑暗中解放自己、从获得的知识中解脱出来，同时也是为了让他在和耶稣的联结、内在的知觉、与光的联结中找回自己！第一次否认之后，出现了鸡啼，宣告黑夜、物质昏暗的结束。第三次否认之后又出现了鸡啼，宣告晨曦、灵性光明的到来。[①]

圣彼得悲伤地哭泣，是为了自己而哭，因为他过去毫不理解，而现在刚刚意识到唯一的、永恒的真理……但他也许是在失而复得的光辉中喜极而泣！

经过一次又一次的失衡，从死亡到诞生、从否认到发现，人类逐渐走向和谐的道路。这些内伤是引发疾病的主要原因，会降低人的防卫系统，使其暴露在外邪可能入侵的环境下。

人对于地球的、外在的不协调会变得很敏感，而地球也在进化中。尽管有过洪水或太阳之火和核反应的净化，地球自数千年以来含有矿物、植物、动物及人类的腐质解体，从中爆发了最严重的流行病。人对于人类的失衡依然很敏感，尤其表现在系统的三大疾病上：梅毒、肺结核与癌症。这些失衡的情形同时也隐约显现于"集体环境"中。冷漠、因快乐或焦虑而过度激动、因悲观或固执的欲望、因痛恨或自私的爱，这些都会造成失衡。

唯有在遥远的未来，当人类成了"修行者"，成了"主"，从自我、人格中解脱时，当整体人类不再只为人也为包含着人的宇宙和神服务时，当人类成了天与地的联结时，疾病、衰败与死亡才会消失，生命与光明主导一切。

---

① 选自《马太福音》。

第三部分
生命的排列组合

人法地，地法天，天法道，道法自然。

老子

第八章

《易经》的变易

　　有一天，在鲁昂（Rouen）一家书店的橱窗里我瞥见了一本《天地之书》[①]——《易经》，觉得它肯定藏有某个我能理解、能知道的秘密。伴随该书的"评论"就像是一个邀请，邀请我更深入地去了解它。我不仅想透过一些研究过《易经》的哲人的思想和思路中展现的奥秘去研究它，也想直接地去分析、去重组、去重新思考，并与内在属于我的真相进行对比。

　　就这样，《易经》渐渐地成了我的朋友。它是我日日夜夜的伴侣，是我的痛苦来源，却也是最深层的快乐来源，它是我的一切研究中心……如此一个奇怪的"棍子"系统让我忆起了孩童时代的写字情形。我一直想理解这些令人头痛的汉字，想要掌握它们！如果传统告诉我们，"天与地"之间，一切的可能性都在其中，那么它应该拥有一把钥匙，一把理解宇宙、每个生物、每个事物及其间相互关系的钥匙。无论如何，我要取得这把钥匙。

　　《易经》这本"变易之书"曾经是而现在依旧是我个人转变的工具。在数月、数年的时间里，我绞尽脑汁，仔细分析，将之分解、重组，颠过来、倒过去，已到了无所不用其极的地步。对这种说法，我相信一点儿也不为过，因为我既不是数学家，也不是生物学家或科学家，要忘记我从未学过的东西当然很容易，因此我能够以一种全新的精神、几近一无所知的身份去接近它……

　　[①] 《天地之书》（*Le Livre de la Terre et du Ciel*），雅克·拉维尔（J. Lavier）著。

就在这种时而极度兴奋时而幻想破灭的心情里，我慢慢地发现了它的轮廓，发现了那些冷静的数学结构，也就是它的骨架。然而，这些隐约可见的事实，仿佛不具生命，只是一个表象，只是无数系统中的其中一种……于是我着手写了第一本书，接着写了第二本 ①，试图将《易经》和我认为的生命的观点加以联结、证明、组织、架构起来，然而却是没有生命的文字。

直到多年后，当我已失去探索的动力时，这时它的光晕、它的精神、它的灵魂却向我笼罩过来。就在一个美好的日子里，我的脑海里突然灵光一闪；这小小的一道光就像远方一道光的小小反射，一颗钻石光芒的反射。而这颗钻石宛如用《易经》的六十四颗珍珠环饰而成的一颗皇钻，在无限的空间中闪耀着璀璨的光芒。它的生命出现在我眼前；一切尽在宇宙中，从钻石到星群、每一株芽、每一朵花、每一颗水晶，包括人类自己，都有框架，有"数学"骨架，也就是《易经》的六十四卦。但这个唯一的骨架有千万种形体、千万种颜色、千万种振动，而秘密就在创世者的想象中。每一种形体、每一种颜色、每一种振动就这样从他们的灰烬中无止境地诞生、成长、变化、死亡、再生，渐渐地从一个无尽进化到另一个无尽。

这就是我之前试图想证明的观点，试着就那些年所发现的空间和时间、物质与心灵的组合变化来诠释，并加入了中国传统的针灸规则，以及印度和中国西藏的传统。

当然，我原可就此打住，因为一切都写在这几个章节里，但我想到那些和我一样需要证明、求知若渴的人，那些认为需要以数学演算来证明的人，尽管这些数学算式不完全符合常规，尽管这个认知只是知识的一小部分。

现在要做的，就是去探索《易经》和它的几个运用规则；《易经》不但是数学家，也是哲学家和诗人，因为科学与哲学在意义上只是真正的生命哲学的正反两面。从老子到毕达哥拉斯，从柏拉图到达·芬奇……生命科学在每个时代中与哲学密不可分。

确实，在《易经》看似艰深的数学外表下，一爻、二爻、三爻和六爻的组

---

① 《从龙到蛇——能量总论》（Du Dragon au Serpent - Essai de Théorie Générale de l'Energétique）巴黎 1976。

合隐藏了一切的象征。五千多年以来，从孔子到荣格到其他最伟大的智者，他们的"变易"让这些智者感到好奇与欣喜。他们沉思于这些看似枯燥无味的"棍子"中，进入了哲学上与心灵上的最高思辨。他们因《易经》引发的灵感而写下的评论具有如此普遍性的影响，毫无疑问地，这些评论可说是人类最重要的作品集之一，而且是独一无二的教材，只要以崇敬之心来看待这些作品，每个人都能理解其中的含义。

有人认为研究《易经》是一种游戏，但实际上却是一种仪式、一种神圣的艺术，无论是在物质的表面或内在的精神面。因为《易经》让我们接触了真相，即宇宙的真相、无限与永远的空间－时间真相。唯有在冥想和内心的沉静中，才能接触到这个代表普遍思想的宏伟著作。

为了纪念雅克·马丁－哈慈（Jacques Martin-Hartz）[1]，接下来的数页是为他而写。如果对于宇宙和人体中的能量组合变化能有新的诠释，我需要感谢他，因为虽然一开始是雅克·拉维尔的书让我略微接触了东方思想，可是真正为我敞开这些大门的人，却是雅克·马丁－哈慈。

我的研究内容是去了解有形世界的组织、功能，以及机械性、周期性的调节法则，以便进一步了解其意识的进化过程。

既然我们谈到功能与调节，势必涉及时间与空间。

我们如何去看待空间与时间的关系？它们的相关法则有哪些？

我们都知道空间有三个维度：

- 第一个维度：天顶－天底，或套用中国人的说法：天－地。在天与地之间出现万物，而万物对应的是下两个维度，也就是说我们出生、生活和死亡于其中的水平面。
- 第二个维度：北－南。此一维度对应的是极端的轴线，也就是从北方的黑暗到南方的光。
- 第三个维度：东－西。此一维度对应的是中间状态轴，即东方的黎明与西方的黄昏。

---

① 雅克·马丁－哈慈（Jacques Martin-Hartz）著有《玉龙针灸图文集》（*Le Dragon de Jade - Atlas d'Acupunc-ture*）

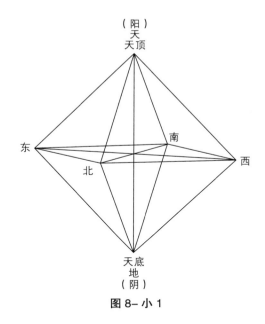

图 8– 小 1

这三个维度或三根轴可简单地以三个垂直面来呈现，彼此的关系如下：

- 一个水平面
- 一个北 – 南垂直面
- 一个东 – 西垂直面

时间同样也可根据三维或三个形式来定义：

- 第一个形式：过去 – 未来。时间显现在过去和未来之中，它以下面两种形式表现出来。
- 第二个形式：线性 – 进化性 – 灵性。从最小到最大，从无知（未知）到所有经验的精华。这里涉及的是极端的轴线：从无知的黑，到知识（非专业技术性）的光明。
- 第三个形式：正弦曲线 – 周期 – 形式系统（具体物质）。从建设到破坏，从出生到死亡。现在涉及的是中间过渡期的轴线，以周期形式呈现：建设性的、出生的、记忆存储的黎明，以及破坏性的、死亡的、遗忘的黄昏……

上述三个形式也可用三个垂直面来呈现：

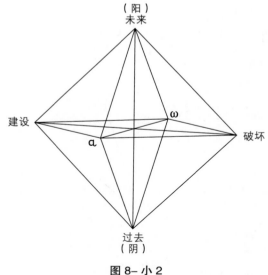

图 8- 小 2

由于空间与时间密不可分，时空看似不可捉摸，其实也有三维性：

● 第一维：空间 – 时间（它本身的定义），换句话说就是：

    ● 扩张性的阴能量等于空间

    ● 收缩性的阳能量等于时间

空间与时间的功能包含在时空里，时空的表现具有两个互补的形式，一个是时间性，一个是空间性：

● 第二维：过去 – 未来。是两个极端的轴线，即过去的黑暗与未来的光明。

● 第三维：地 – 天。是中间过渡期的轴线，地的黎明与天的黄昏。（过去 – 未来的轴线透过地与天而显现）。

三个垂直面再一次为时空显现的三种形式下了定义。

我们剩下要研究的就是《易经》和它的六十四卦（图 8–13 和图 8–14）。五千多年以来中国传统里的《易经》，能够帮助我们去分析整体现象。

最原始的普世法则是由对立 – 互补法则所构成，也就是"极性法则"。"一"的定义是根据"二"而来：天底与天顶，地与天，中心与无限，空间与时间，

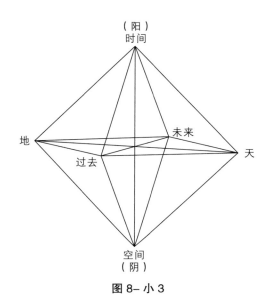

图 8– 小 3

物质与心灵……阴与阳……

"道"（以 T 代表）既是虚无，因此必须开始显现，开始出现两个极性，即两种根本的"能量"：

- 超验性的能量 　　　　　　　　━ ━ T1– 阴，地 – 中心
- 爱（以 A 代表）的能量 　　　　━━ A1– 阳，天 – 无限

两条断开的横线代表阴，一条长的横线代表阳，这种方法可将阴阳以"一爻"的图表方式呈现出来。

我们知道唯有透过既对立又互补的阴与阳，才能为单一体下定义。当 T1 阴为一个整体，其中便含有阴与阳。A1 的阳亦同。

经由这两个极性可获得第三个"极性"的四种根本能量。第三个极性呈四联体，在地与天之间，换句话说就是四个"方位"的能量。（图 8–15，小图 1）

他们可用四个"二爻"（两个一爻，由下往上相叠而成）来表示：

- T2– 生命的、超验性的能量（元气），是北方的能量：━ ━ ━ ━
- C– 呼吸的、助燃性的能量（清气），是东方的能量：━━ ━━

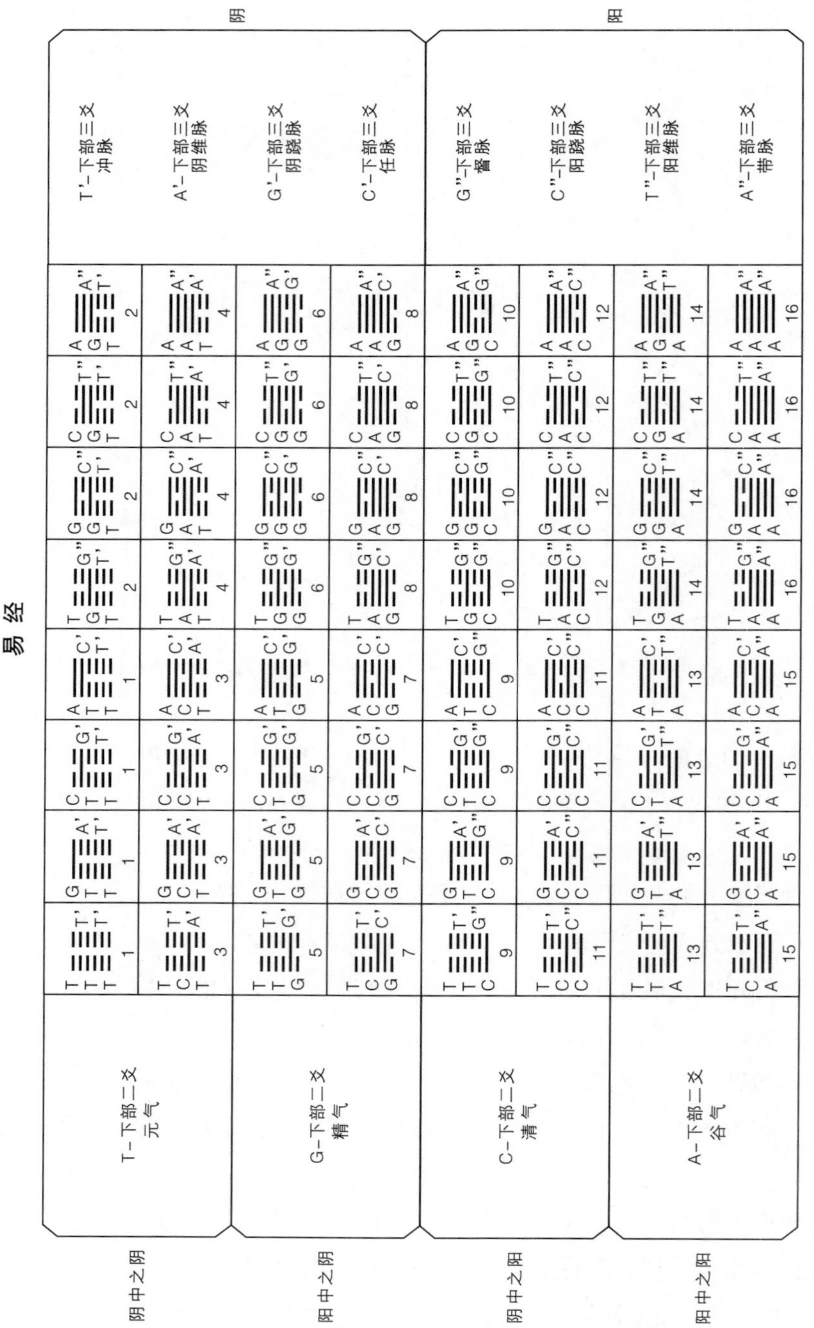

阴 阳

| T'-下部三爻 冲脉 | A'-下部三爻 阴维脉 | G'-下部跷脉 阴跷脉 | C'-下部三爻 任脉 | G"-下部三爻 督脉 | C"-下部跷脉 阳跷脉 | T"-下部三爻 阳维脉 | A"-下部三爻 带脉 |

图 8-13

T-下部三爻 元气　　G-下部三爻 精气　　C-下部三爻 清气　　A-下部三爻 合气

阴中之阴　　阴中之阴　　阴中之阳　　阳中之阳

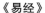

《易经》

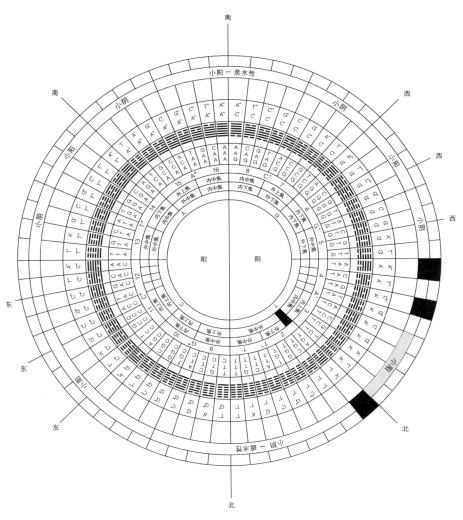

图 8-14

- A2- 营养的、食物的能量（谷气），是南方的能量：☰
- G- 祖先的、遗传的能量（精气），是西方的能量：☵

我们将这四气对应四个方位，以顺时针的方向置于一个圆周上（图 8–15，小图 2），便可了解昼夜周期和季节循环。二爻的读法是从中心向外围解读。

生命自中心、自天底、自寒冷、自死亡中而来，经由过渡的北方、再向黎明的或诞生、光芒升起的东方，而北方以在下的方式呈现。

因此，元气 T2 ☷，上下皆为阴爻，对应的是黑暗、北方、午夜、冬天、子宫、生命的来源；清气 C ☳，下为阳爻，显示曙光初现，上为阴爻，显示阴暗蒸发，是夜与日之间的黎明，在东方；是春天的萌芽和成长，是生命的第一口气。

谷气 A2 ☰，上下皆为阳爻，是无限的光明，是南方、正午、夏天、成熟；精气 G ☵，下为阴爻，代表阴暗上升入主，而上为阳爻，显示光明蒸发，是黄昏，是日夜之间的过渡期，是西方，是回到本源，是秋天的衰落、分解，是晶化、骨化，是死亡！

假设阴 ▬▬ 的值为 0，阳 ▬▬ 的值为 1，则四个二爻的顺序是：（图 8–16，小图 1）

- T2　值为 00 ☷，其来自 T1
- G　　值为 01 ☵，其来自 A1
- C　　值为 10 ☳，其来自 T1
- A2　值为 11 ☰，其来自 A1

此一线性显示了从阴到阳的演变，从 00 到 11（图 8–15，小图 2，内部的箭头线）。

此外，我们需要留意根本两大能量的极性，即阴和阳，在四种能量中有两个不同的逻辑：

第一个逻辑是宇宙学的顺序，即我们下的定义：（图 8–16，小图 1，实线）

- T2，北方的黑暗，来自 T1，天底和暗沉
- G，西方的黄昏，来自 A1，天顶和明亮（光明接着而来的是黄昏）
- C，东方的黎明，来自 T1，天底和黑暗（黑暗之后是黎明）

- A2，南方的光芒，来自 A1，天顶与光明

这意味着：

- T2 和 C 是 T1 的极性
- A2 和 G 是 A1 的极性

第二个逻辑是数学的顺序，其考虑到每个二爻的上爻。上爻决定了下爻的阴或阳极性。因此，在极性上有不同的定义：（图 8-16，小图 1，虚线）

- T2 ☵ 和 G ☶ 是 T1 ⚋ 的极性
- A2 ☳ 和 ☴ C 是 A1 ⚊ 的极性

为了更容易理解能量学，一般都使用第一个宇宙学的逻辑，即基本的四种能量或随之而来的能量。

根据同一法则，四种基本能量接着各自产生一个极性，以便形成八种辅助力量。后者的图形是以"三爻"的形式来表示，同样是从下往上由三个一爻层层相叠，或是由中心往外围的方向（图 8-15，小图 1；以及图 8-16，小图 1 和 2）。他们排列在圆周上，或配合八面体的八个面陈列在空间中。

- T′ ☷ 是北方的力量，而在空间里是下部北方的力量
- A′ ☶ 是西北方的力量，而在空间里是上部北方的力量
- G′ ☵ 是西方的力量，而在空间里是下部西方的力量
- C′ ☱ 是西南方的力量，而在空间里是上部西方的力量
- G″ ☳ 是东北方的力量，而在空间里是下部东方的力量
- C″ ☴ 是东方的力量，而在空间里是上部东方的力量
- T″ ☴ 是东南方的力量，而在空间里是下部南方的力量
- A″ ☰ 是南方的力量，而在空间里是上部南方的力量

我们会发现，在一个圆周（图 8-16，小图 2）上，由四大根本能量所生成的八种辅助力量，会产生一个顺时针的旋转运动：北方偏移向东方，从 T2 到 T′，东方偏移向南方，从 C 到 C″……宇宙的生成、筑构在顺时针的方向中进行；这不就是爻？不就是各民族的伟大传统中千年以来所传授给我们的符号？

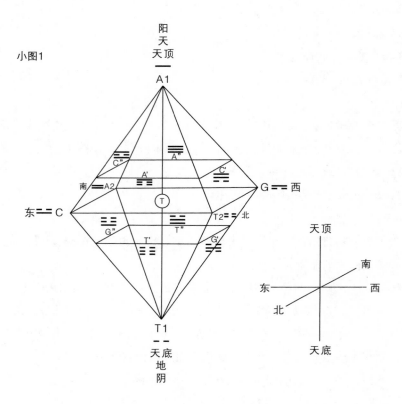

小图1

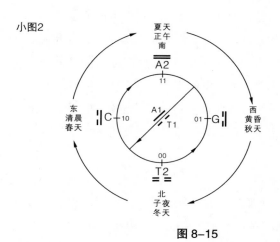

小图2

图 8-15

小图1

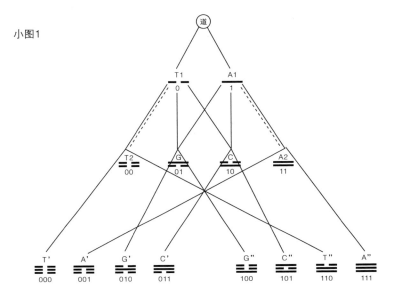

小图2

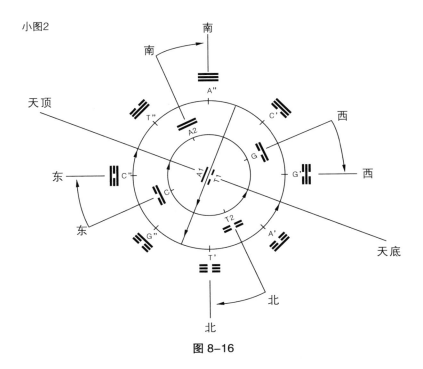

图 8-16

我们先暂时不想到如此远，且先检视我们所发现的：

- 两大根本能量，即地与天、阴与阳的能量。
- 四种基本能量，即元气、清气、谷气和精气四个方位的能量。
- 八种辅助力量，是前四种能量的极性。

这就是在我们的三维空间里，所有能量系统所显示出来的基本定义；此一系统制造或影响这些能量的性质，并传送与使用这些能量。

四个基本能量是介于天地之间万物显现的能量，这些能量在三维空间里、在"三焦"里，以"三联"的方式彼此互动变化。

三焦的功能可用最简单的方式来分析，那就是用四个二爻来代表这四种能量，并以三个一组的方式来观察他们的变化。

然而，4^3 要对应六十四，换句话说，由三个二爻所组成的六爻，共六十四卦。

八个四面体金字塔组成了一种八面体钻石，而八个辅助力量是八个四面体金字塔在天地之间所传送的力量；八种力量因彼此之间的极性而两两配对，因为他们来自前四种具有极性的能量，四种阴与四个阳，各自代表地与天，而天地是生命能量的传送者，是"统一体"的双手。

然而，8^2 形成了六十四种变化，换句话说，就是两个三爻相叠而形成的六十四卦。

对于六十四卦的研究，可以帮助我们了解能量生成器、传送器的功能，换句话说，经由类比法，可了解到奇经八脉和八组内分泌腺的功能。

两大根本能量是地与天的能量，供"天地六气"使用。后者是由火、寒、风、暑、湿、燥所构成。

这两大根本能量被八大辅助力量传送出去后，彼此之间以六个为一组的方式形成变化。2^6 对应六个一爻相叠而成的六十四卦。对于他们的研究，可为"能量使用者"的功能下定义，换句话说，经由类比法，可了解到地五行、天六气、十一个脏腑和十二条经脉乃至 DNA 的二十三种氨基酸的能量使用功能。

因此，《易经》的六十四卦有三种研究方式，完全视我们如何去看待每个六爻的组成方式（图 8–13 和 8–14）：

- 三个二爻相叠，是三焦的三个生命功能，以及他们的四种基本能量。
- 两个三爻相叠，是地与天的两种形式，是所有的创造、所有的生成、所有的能量传送，而他们带有极性的八大辅助力量来自三焦。
- 六个一爻相叠，是地五行和天六气，是天地两大根本能量的使用者。他们在三焦里已被决定了性质，并透过八大辅助力量被传送出去。

对于《易经》六爻卦的研究结果，我们可以得知：

下层（或内部）的一爻决定了阴或阳的极性，因此也决定了六爻的能量性质，也就是说道（T）的原则分为 T1（阴）与 A1（阳）两极，分为地与天，也就是两大区域，每个区域有三十二个六爻卦（图 8-14，圆的中心）。

下层的二爻决定了六爻的能量基本原则。四种基本能量，形成四组各十六个六爻的格局，并有对应的三焦，包括外三焦（图 8-14，接续的三个圆周）。

- T2 —元气　　中焦　　FM
- G 　—精气　　下焦　　FI
- C 　—清气　　上焦　　FS
- A2 —谷气　　中焦　　FM

下层的三爻决定了六爻的极性能量根本，也就是八种辅助力量的根本，形成了八小组各八个六爻的格局（图 8-14，第五个圆周）。

- T′ —元气　　阴　　地　　坤
- A′ —谷气　　阴　　山　　艮
- G′ —精气　　阴　　水　　坎
- C′ —清气　　阴　　风　　巽
- G″ —精气　　阳　　雷　　震
- C″ —清气　　阳　　火　　离
- T″ —元气　　阳　　泽　　兑
- A″ —谷气　　阳　　天　　乾

下层的两个二爻决定了四种根本能量的配对组合，形成了十六个序列各四

个六爻卦的格局（图 8–14，第五个圆周）

• 1	TT	5	GT	9	CT	13	AT
• 2	TG	6	GG	10	CG	14	AG
• 3	TC	7	GC	11	CC	15	AC
• 4	TA	8	GA	12	CA	16	AA

三个二爻相叠形成一个六爻的组合，决定了四种根本能量的变化，一共是六十四卦（图 8–14，第六个圆周）。

例如：

- TTT= 元气 + 元气 + 元气
- TGA= 元气 + 精气 + 谷气

两个三爻相叠形成一个六爻的组合，决定了八种辅助力量的整体变化，一共是六十四卦（图 8–14，第八个圆周）

例如：

- T′T′= 阴元气 + 阴元气
- T′A″= 阴元气 + 阳谷气

六个一爻相叠形成一个六爻的组合，决定了地与天两大根本能量的整体变化，一共是六十四卦。

由一爻、二爻或三爻所组成的一个六爻整体卦，都有一个明确的方向：

- 由一爻组成的整体卦，最底一层决定了阴或阳；接续往上的几层逐渐决定了该卦明确的"磁性"方向。
- 由二爻组成的整体卦，底层的二爻决定了一个象限（T-G-C-A）；中间层的二爻决定了一个序列（从 1 到 16）；上层的二爻决定了该卦的"磁性"方向。
- 由三爻组成的整体卦，底层的三爻决定了八区之一（T′-A′-G′-C′-G″-C″-T″-A″）；上层的三爻决定了该卦明确的"磁性"方向。

他们与奇经八脉的关系如下。四种基本能量在辅助力量之间，决定了邻近关系，或称"配对"：

- T-E. 元气

T′-E. 阴元气	冲脉
A′-E. 阴谷气	阴维脉

- G-E. 精气

G′-E. 阴精气	阴跷脉
C′-E. 阴清气	任脉

- C-E. 清气

G″-E. 阳精气	督脉
C″-E. 阳清气	阳跷脉
T″-E. 阳元气	阳维脉

- A-E. 谷气

A″-E. 阳谷气	带脉

由于八种辅助力量位于直径对立两端，其极性正好相反（各卦彼此的关系），因此既对立又互补：

- T′-A″= 阴元气 – 阳谷气 冲脉 – 带脉
- A′-T″= 阴谷气 – 阳元气 阴维脉 – 阳维脉
- G′-C″= 阴精气 – 阳清气 阴跷脉 – 阳跷脉
- C′-G″= 阴清气 – 阳精气 任脉 – 督脉

这种"对立又互补"的关系同样也适用于直径对立两端的六爻卦。

由于他们的配对关系加上极性，具极性的辅助力量（T′/T″-A′/A″）也同样是"对立又互补"：

- T′ 和 A′ 配对，与 T″ 对立（相反的极性）
- A′ 和 T′ 配对，与 A″ 对立（相反的极性）
- G′ 和 C′ 配对，与 G″ 对立（相反的极性）
- C′ 和 G′ 配对，与 C″ 对立（相反的极性）

在 T2–G–C–A2 根本能量的组合关系中，T2 和 A2 经由 T1 和 A1，来自 T（道）的直线。由于 T2 和 A2 是法则本身的直接构件，因此两者密不可分。在与中焦的关系里，他们是一体的：

- 谷气和元气　　　　　　- **中焦**
- 精气　　　　　　　　　- **下焦**
- 清气　　　　　　　　　- **上焦**

当我们仔细研究六爻卦的十六个序列时，会发现这些序列分为两大组，与先前发现的阴和阳两区不同。我们把他们命名为"小阴"和"小阳"（图 8–14，第十个圆周）。"小阴"和"小阳"的序列有一个特性，即他们一方面"生成"经脉外在功能的能量（小阴序列），另一方面"生成"脏腑内部功能的能量（小阳序列）。

从"周期"[①]的研究中，我们可以得知：
- "小阴"序列：1–2–5–7–9–13–15
- "小阳"序列：3–6–8–10–11–14–16
- 混合序列（每序列各有两个小阳六爻卦和两个小阳六爻卦）：4 和 12

我们首先要记得，从 1 到 16 的每个序列都含有四个六爻卦，且由该四卦底下两层（四爻）即两个二爻的共通点来决定其特性。

在详细提到他们的组织性[②]之前，我们现在已经发现第二个序列 TGA 的最后一卦有一个主要的特性：它是由 T′ 和 A″ 两个三爻所组成。

根据《易经》的一些评论来看，这两个三爻有彼此分离的倾向。第一个三爻 T′（地）总是朝下沉入，而第二个三爻 A″（天）总是朝上升起，因此他们的运行是朝相反的方向进行。他们在万物尚未透过四个"方向"（四种基本能量）而显现前，代表了地（T1）与天（A1）的第一个极性，但同样也是万物显现即将结束、显现后的极性。此点极为重要，我们在研究遗传密码时会发现其作用。

此外，T′A″ 或 TGA 这个六爻卦对应象限 T 的北方，而中心是透过北方这

---

① 见第十五章周期与调节
② 决定序列的"小阴"和"小阳"属性，见第十五章周期与调节中的周期部分。

个点出现的，一切也将回归到北方。总之，根据易经的相关评论，这个整体代表的是"停滞"。

因此，TGA 六爻卦可被视为与中心有直接关系，像是一切万物存在之前与之后的"中心"。

接着换第四个序列的两个六爻卦：A′C″ 或 TAG，以及 A′A″ 或 TAA。他们有一些很重要的特性：

从关于《易经》的评论里我们知道，TAG 六爻卦是"旅行者 – 分离"：两个三爻（A′ 和 C″，山和火）确实是朝反方向进行：火焰上升，而山却一直朝下生长，代表固定不动。

至于 TAA 的卦象，代表的是"隐退"，由下层的 A′（山）和上层的 A″（天）所构成，因此该卦介于山的"不动、迟至、下陷"和天的"运动，活力"而左右为难。

这两卦同样也被置于"中心"的类别，但却不同于 TGA 的蕴涵，他们较符合万物显现的初始，尚未经过架构，可说尚未成熟。其不同于被禁止、"走回原路"（评论中的用词）的意义。他们是"无意义密码"中心或中断中心，也是"心包"这个功能器官无法架构成形而扩散在整个人体里的表现，甚至也是我们的太阳系里，介于火星与木星轨道之间的小行星带。小行星带是一个无结构性的星球。我们在研究遗传密码时会发现这两卦的作用。

因此，我们得到的结果如下：

序列	性质	基本四爻卦	
1	小阴	TT	䷀
2	小阴	TG	
3	小阳	TC	
4	混合	TA	
5	小阴	GT	
6	小阳	GG	
7	小阴	GC	

8	小阳	GA	䷁
9	小阴	CT	䷁
10	小阳	CG	䷁
11	小阳	CC	䷁
12	混合	CA	䷁
13	小阴	AT	䷁
14	小阳	AG	䷁
15	小阴	AC	䷁
16	小阳	AA	䷁

　　若是用六个一爻去组成一个六爻卦，"小阴"序列便符合了十二经脉与"天六气"的系统。后者是负责机体营养、防卫与适应的一个外在功能系统；"小阳"序列则符合"地五行"整体的十一个脏腑的系统，后者是负责血液、神经、呼吸、骨骼与活动内的一个内部功能系统[①]。

　　尽管如此，这些都还只是一些结构、骨架。这个骨架可有多种形式、多种颜色，全依造物主的想象力而定：原子的宇宙和他们的粒子，分子与 DNA 的双螺旋，晶体与细胞群，植物、动物或人类的肌体，银河系与其无数的星球……一切看来是如此的不同，却有这个同样的骨架、同样的数学轮廓，一切都是由同样的能量振动而成形……

---

　　① 有关"小阴"与"小阳"的定义，请参阅第十五章：周期与调节。

第九章

外三焦与内三焦的生成

当我们再看能量系统生成器，以及其宇宙学上的极性时，其定义可用小图1（图 9–17）来表示。该图显示了从阴区域到阳区域，或从阳区域到阴区域，各种极性逐渐从中显现。带有极性的八个基础形同奇经八脉，两两配对发挥作用，因而有八区和十六个序列，每个序列各有四个二联体。

小图 2（图 9–17）代表的是三焦的 T、G、C、A 四种基本能量，直接决定了十六个序列的组成，每个序列各有四个三联体。其中七个序列为"小阴"，七个为"小阳"，加上两个混合序列，分别是 4 与 12。

T、G、C 或 A 这些基本能量以三联体（三个二爻相叠形成一个六爻卦）的方式进行组合。1 到 16 序列的属性是由底层的两个二爻来决定（图 9–18）。因此：

- "小阴"序列的结构分为三个层次：
  - **T-A** 序列 1、2、4（TAT-TAC 三联体）；5、9、12（CAT-CAC 三联体）；13、15/TT-TG-TA-GT-CT-CA-AT-AC

    T 为元气、原始之气，**A** 为谷气。

    我们已提到过 T 和 A 密不可分。

  - **G** 序列 2、5、7/TG–GT–GC

    G 为精气，祖先之气。

  - **C** 序列 7、9、12（CAT-CAC 三联体），15/GC–CT–CA-AC

    C 为清气。

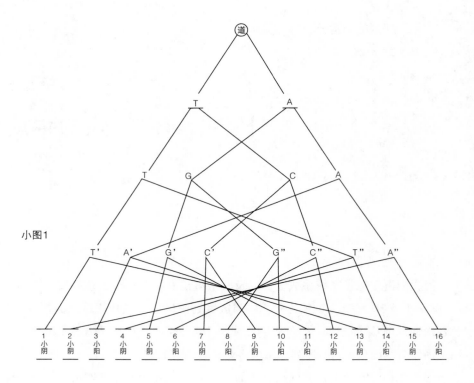

小图1

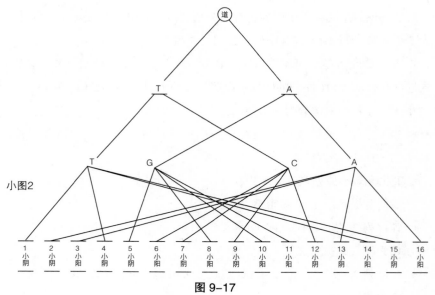

小图2

图 9-17

- "小阳"序列的结构分为三个层次：
  - **T-A** 序 列 3、4（TAG-TAA 三 联 体）；8、12、14、16/TC–TA–GA–CA–AG–AA

    T 为元气、原始之气，**A** 为谷气。
  - **G** 序列 6、8、10、14/GG–GA–CG–AG

    G 为精气，祖先之气。
  - **C** 序列 3、10、11、12（CAG-CAA 三联体）/TC–CG–CC-CA

    C 为清气。

"小阴"与"小阳"同理：

- **T-A** 层，元气和谷气来自中心，因此是中心、是中介面，位于正中央。
- **G** 层是精气、祖先之气，是稳定、准确、记忆、繁殖、中心的天赋，位于下方、底部。
- **C** 层是清气，是活动、燃烧、净化器，如同上升的火焰，朝上，位于上方。

因此，我们看到了：

- "小阴"的三个层次，即中间、下方和上方，构成了外围的预热系统，即能量系统中的"外三焦"。
- "小阳"的三个层次，即中间、下方和上方，构成了一个中央锅炉，即能量系统中的"内三焦"。

这两者形成了传统上三焦系统的外围与中心。他们在《易经》上的分配位置如下：[①]

- 外三焦：1–2–4（TAT-TAC 三联体）–5–7–9–12（CAT-CAC 三联体）–13–15 等序列。
- 内三焦：3–4（TAG-TAA 三联体）–6–8–10–11–12（CAG-CAA 三联体）–14–16 等序列。

---

① 见图 9–17 和 9–18。

我们要注意，序列2（TGA卦）也属于三焦，但它是万物尚不存在以及存在之后的中心之门。①

"小阴"的三层因此有一个阳的外围功能，即接收先前生成系统的能量并加以"预消化"：

1. 外中焦： 消化**T**（元气）和**A**（谷气）的能量。

2. 外下焦： 接收并传送**G**（精气）的能量。

3. 外上焦： 消化**C**（清气）的能量。

"小阳"的三层有一个阴的中央功能，即吸收已被消化的能量和直接来自前一个系统的能量，并透过本身的能量系统将可用的能量进行加工制造：

- **中焦**吸收能量整体，但先是活力根本能量**T**和食物的能量**A**，还制造营气。
- **下焦**吸收、规范**G**的能量，使其在复制其他能量时能够稳定、准确；不过下焦无法制造新的能量，只能帮助上焦和中焦。稍后我们会谈到原因。
- **上焦**吸收**C**加速、防御、净化的能量，还有制造兼具排除功能的卫气。

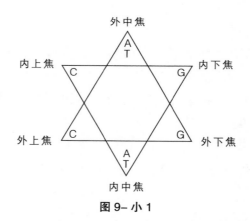

图9－小1

当我们看这些序列和"小阴"六爻卦（外三焦）时会发现，从北方的序列1开始（T法则的能量流透过序列1的TT系列而来），顺着生命的生成方向，也就是经由东到南和西的逆时针方向，形成了一个周期：

---

① 见第八章《易经》的变易，以及第十五章周期与调节。

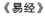

《易经》

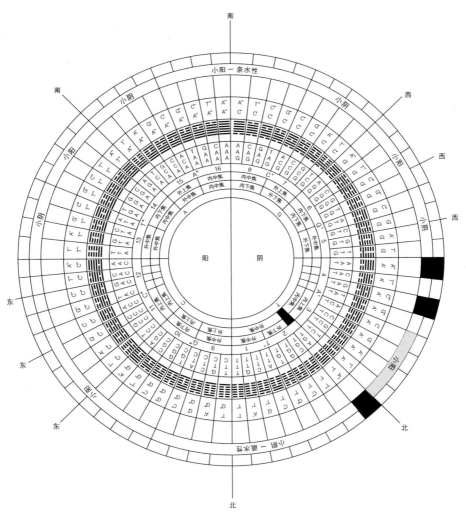

图 9-18

- T 象限中的序列 1-TT，是 T（元气）里的 TT，即元气和元气

  外中焦

- C 象限中的序列 9-CT，是 C（清气）里的 CT，即清气和元气

  外上焦与中焦

- C 象限中的序列 12-CA，是 C（清气）里的 CA，即清气和谷气（CAT-CAC）

  外上焦与中焦

- A 象限中的序列 13-AT，是 A（谷气）里的 AT，即谷气和元气

  外中焦

- A 象限中的序列 15-AC，是 A（谷气）里的 AC，即谷气和清气

  外中焦与上焦

- G 象限中的序列 7-GC，是 G（精气）里的 GC，即精气和清气

  外下焦与上焦

- G 象美中的序列 5-GT，是 G（精气）里的 GT，即精气和元气

  外下焦与中焦

- T 象限中的序列 4-TA，是 T（元气）里的 TA，即元气和谷气

  外中焦

- T 象限中的序列 2-TG，是 T（元气）里的 TG，即元气和精气

  外中焦与下焦

此一整体相当于如下的演变：

- 在序列 1-TT 中 – 在阴区里，元气是主人。
- 在序列 9-CT 中 – 清气从元气里带来了燃烧、活动和废料的排除。
- 在序列 12-CA 中 – 持续清气的作用，同时增加了谷气。
- 在序列 13-AT 中 – 谷气成形，关系到元气。
- 在序列 15-AC 中 – 谷气与清气同时发挥作用。
- 在序列 7-CG 中 – 精气出现，以使形态明确和稳定。清气负责燃烧及排除废料。
- 在序列 5-GT 中 – 精气接收到更多的元气。
- 在序列 4-TA 中 – 元气接收到更多的谷气并继续其任务。
- 在序列 2-TG 中 – 元气和精气会转到三焦的中心功能里。

外三焦的出现就像预热系统，将来自前能量系统的能量"预先消化"。

在"小阳"的序列里，若从北方开始的三焦以逆时针方向往下看[①]，我们会发现：

- C 象限中的序列 10-CG，是 C（清气）里的 CG，即清气和精气
  内上焦与下焦
- C 象限中的序列 11-CC，是 C（清气）里的 CC，即清气和清气
  内上焦
- C 象限中的序列 12-CA，是 C（清气）里的 CA，即清气和谷气（CAG-CAA）
  内上焦与中焦
- A 象限中的序列 14-AG，是 A（谷气）里的 AG，即谷气和精气
  内中焦与下焦
- A 象限中的序列 16-AA，是 A（谷气）里的 AA，即谷气
  内中焦
- G 象限中的序列 8-GA，是 G（精气）里的 GA，即精气和谷气
  内下焦与中焦
- G 象限中的序列 6-GG，是 G（精气）里的 GG，即精气
  内下焦
- T 象限中的序列 4-TA，是 T（元气）里的 TA，即元气和谷气
  内中焦
- T 象限中的序列 3-TC，是 T（元气）里的 TC，即元气和清气
  内中焦与上焦

再一次，能量的变化以下列的方式显现出来：

- 在序列 10-CG 里－清气负责转化来自前一生成系统与外三焦的能量，以及遗传性能量，以确保阴结构的复制稳定性与准确性。
- 在序列 11-CC 里－清气达到它的最大极限，以进行被接收的能量转化工作。
- 在序列 12-CA 里－清气继续其任务，同时净化并转变成兼具排除作用的卫气。谷气这时出现，以便在整个架构的过程中供给养份。

---

① 见第十章中"从河图而来的五行生成"部分。

- 在序列 14-AG 里 – 谷气增强，精气继续维持架构的稳定性和准确性。

- 在序列 16-AA 里 – 谷气经过净化，变成营气。

- 在序列 8-GA 里 – 精气经由谷气激活但从未经过转化，以确保整体在复制时的准确性与稳定性。

- 在序列 6-GG 里 – 精气持续架构建立的稳定性和准确性。

- 在序列 4-TA 里 – 元气第一次介入，以补足谷气的作用，并维持机体的生命。

- 在序列 3-TC 里 – 只有元气和清气存在：清气已变成卫气和最后毒素的排除者。精气和谷气已被转送出去；精气被传到整个机体，谷气经过净化后变成了营气。

内三焦是前能量的吸收及转化系统，其经由其自身的能量系统，负责将可用的能量进行加工制造。

第十章

《河图》
"天六气"的生成：十二经脉
"地五行"的生成：十一脏腑

　　人体内的内三焦是一种能量系统的第一层。三焦将谷气加工制造成营气，将来自呼吸、能够燃烧废料的清气制造成卫气。元气、精气与清气、谷气具有互补作用，而元气、精气也参与制造的过程。我们先前提过，精气能确保架构复制的稳定性和准确性，而元气这个生命本身的能量是来自于"主要的生成者"，即"道"。

　　营气和卫气两大能量的分配，需要有一个特殊的能量系统结构来进行：系统第二层的"生成者"是八个组件的传送者，负责将八种辅助力量传送出去，而八种辅助力量有如四种基本能量的极性。这十二种能量的集成，形成了主要两大形式，即营气和卫气。后两者又形成能量系统的第三层，是前两层制造和配送的能量的使用层。

　　对于这种能量分配的研究，我们所拥有的最简明的范例，毫无疑问的是八卦图，即根据伏羲的八个三爻卦次序图而形成的《河图》（图10-19，小图1），我们在上一章已研究过该图。后续我们会看到《易经》及其六十四个六爻卦如何让我们找出一些特殊点。

　　第一步，我们首先要有一种能量分配的整体概念。

　　我们先前已看过，地与天、天底与天顶、阴与阳、元气与爱的能量、T1与

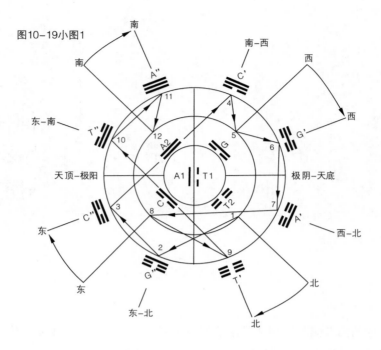

图10-19小图1

A1（中心的圆）的最初极性产生了四个方位的四种"基本能量"：北、东、南、西，是介于天地之间万物显现的四种能量，即元气 **T2**，清气 **C**，谷气 **A2**，精气 **G**（由中心往外的第二个圆，分成四区）。

接着，四种基本能量产生了八种"辅助力量"（最外圈的圆——表层），决定了顺时针的转动方向，北方（N）从 **T2** 偏移至 **T'**，东方（E）从 **C** 偏移至 **C″**，南方（S）从 **A2** 偏移至 **A″**，西方（O）从 **G** 偏移至 **G'**：创造、"生成"是以顺时针的方向来进行。

我们一定记得，就传统而言，生命来自寒冷、死亡、北方，出现于东方的黎明，而黎明是"诞生"。

因此，从《河图》的生成图来看，四种基本能量和八种辅助力量的分配是以下列的方式进行。

最初，万物的第一种能量，是北方（N）的元气、**T2**、**☵**，位于中心、深层。它只能透过媒介朝东方、朝东北方移动才能显现。此一能量有阴的最大极限：**━ ━** 代表阴。接着势必有一个从阴到阳、从中心（阴）到表层（阳）的极性反转。我们在表层中、在阳区里、在东北方，可发现精气 **G″**、**☶**。

在同一个阳区（表层）中，还需要寻找更加阳性、更表面的一种能量：清气 **C″**、**☳**，位于东方。此一能量在阳区里由 **A1** 决定了阳的最大极限，**—**代表天顶或"天中央"。接着便会出现极性反转，以便来到深层的阴。

同样以顺时针的方向来看，第一个接触到的阴是清气 **C′**、**☷**，位于西南方。

我们在阳区里来到一个更加阴性、更深层的能量：精气、**G**、**☵**，位于中心。由于这种能量位于中心，**T1**、**− −**、天底或"地中央"决定了它在阴区里的最大极限的边缘，因此会有一个极性的反转，以便找到表层和阳。

第一个在表层可用的阳能量是元气 **T′**、**T″**、**☳**，位于东南方，但却会形成倒退的现象而不能成立，因为生成只能依顺时针的方向往前进行，而非反向进行。如此一来，我们只剩一个表面上的可能性，那就是下一个阴，即精气 **G′**、**☵**，位于西方。精气关系到阴区的最大极限，即 **T1**、**− −**、天底，因此必须有一个从表层到深层的、从阴到阳的极性反转。

如此我们便可来到中心的阳区，也就是说找到清气 **C**、**☲**，位于东方，这是依顺时针的方向唯一可行的方式。然而，由于我们来自中心 **G**、**☵**，因此不可能"循原路"走回去；我们只能依生成的方向继续前行而停留在表面。先前 **T″**、**☳**、东南方也有往回走的同样问题，所以会来到谷气 **A′**、**☴**、位于西北方，因而在 **T1** 墙面造成了一个"突出物"。只有在它之后才能有一个从阴区到阳区、从表层到深层的反转。

我们克服了困难，终于来到中心的清气 **C**、**☲**、位于东方。现在轮到这种能量在阳区 **A1**、**—**、天顶，达到阳的极限边缘。接着有极性的反转，才能到达阴，并接着从中心来到表面。

唯一可用的阴仅剩表层的元气 **T′**、**☴**，位于北方；表面上看来似乎是走回头路，而实际上是 **T′** 让我们得以与阴区整体 **T1**、**− −**联结，因为 **T′** 在接下来的极性中，带着最大极限的三爻阴直接从 **T1** 而来。接着再次出现从阴到阳的极性反转。我们无法回到深层，因为我们是从深层而来。

现在来到了位于东南方表层的阳区，即 **T″**、**☳**。

在同一个阳区里，我们要找到一个更加阳性、更为表层的能量：谷气 **A″**、**☰**，位于南方，是最大极限的三爻阳。之后出现最后一次的极性反转，但不是从阳到阴，因为有更多可用的阴，所以是从表层到深层的反转。

我们从表层来到中心，以便最后达到南方的谷气 **A2**、**══**。

此一能量生成系统的第三层，即能量使用层的整体，可用（图 10–19 小图 2）来代表。

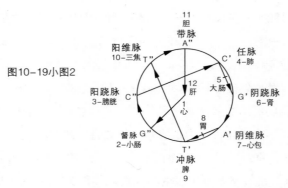

图10–19小图2

我们先前提过，这一层分成内部功能与外部功能。内部功能对应人体内的十一个脏腑，而外部功能对应的是针灸的十二条经脉。

那么，十二种能量和十一个脏腑该如何比对？

首先，我们要记得八种辅助力量各形同针灸中的奇经八脉。（图 10–19，小图 2）

当我在 1973 年开始建立能量学的理论时，我的脑海中有两组各含有八个参数的系列，但据我所知，这些参数过去从未被拿来与《河图》[①] 中的八卦和奇经八脉进行类比。

在八卦系列中，四卦是阴为底，四卦阳为底，其中有两卦为全阴和全阳（北方的三爻阴，南方的三爻阳）。

在奇经八脉系列中，同样有四阴和四阳。此外，我认为其中督脉（中后阳）与任脉（中前阴）应分别位于对角线的两端。

我知道奇经八脉的八脉交会穴各位于不同的八条正经上，且照李时珍的解

---

① 　在大部分的传统文献里，只有奇经八脉的八脉交会穴与《洛书》的八卦有关联。然而，在杨继洲的《针灸大成》和李时珍的《奇经八脉考》中出现的资料，能够将八脉交会穴与《河图》的八卦组合建立起关系。（见第三十九章）。

释，是奇经八脉负责将能量传送给各经脉。从这当中，我立即想到奇经八脉传送给经脉的能量分配法，可在《河图》的八卦中找到。[①]

因此，我开始循着这个方向去研究，将督脉置于南方、任脉置于北方，并与全阳和全阴的三爻卦进行比对。就已知的配对功能来看，阳跷脉应该位于东南方，阴跷脉位于西北方。至于其他四条奇经八脉，我将冲脉置于西南方，靠近阴-阳反转的轴线，再将带脉置于直径对角线的另一端，即东北方。最后，同样是依照配对的原则，将阴维脉置于西方，阳维脉置于东方。

整整几个星期、几个月，我绞尽脑汁去钻研这些数据……但却徒劳无功，无法从中得出结论。整个系统看起来完全站不住脚。然而，我却从中学到了以"中国人的方式"去推理、学到了去抹杀我所知的专业领域，学到只要根据传统去思考，以老百姓的直觉去推想，也就是日复一日、月复一月、年复一年对大自然周期法则的观察。

于是，有一天，我与夏乐·拉维乐-梅里（Charles Laville-Méry）老师见面，突然想到这件事，便问他在古代文献中，他是否注意到了某条奇经八脉和某个方位是否有任何对比关系。他给了我肯定的答复："当然，冲脉在北方！是李时珍在《奇经八脉考》里提到的。"

于是我又重新研究整个系统的对比关系：冲脉在北方，意味着带脉在南方，阴维脉在西北方，阳维脉在东南方。这也代表八卦阴-阳反转的轴线，一边是西南方，对应任脉，一边是东北方，对应督脉，阴跷脉因而在西方，阳跷脉在东方！

一份完美的组合图终于出现在我的眼前：透过奇经八脉将能量传送至各经脉的分配图终于成立。这个分配系统不但符合阴与阳、极性反转的整体法则，而且也符合了表层与深层两者之间的法则。这也就是我们正在探索的内容。

现在我们可以透过八卦来说明奇经八脉、八脉交会穴与八种辅助力量的对比关系。（图 10-19，小图 2）

---

① 在十六世纪时，李时珍在其著作中，说明了八条奇经八脉不因十二条经脉的过满而受影响，而是十二条经脉取决于奇经八脉。

		辅助力量		奇经八脉	
●	T′ ☷	坤	地	冲脉	公孙
●	A′ ☶	艮	山	阴维脉	内关
●	G′ ☵	坎	水	阴跷脉	照海
●	C′ ☴	巽	风	任脉	列缺
●	G″ ☳	震	雷	督脉	后溪
●	C″ ☲	离	火	阳跷脉	申脉
●	T″ ☱	兑	泽	阳维脉	外关
●	A″ ☰	乾	天	带脉	足临泣

至于四大方向的四种基本能量，其与内三焦的四种能量对比如下：

- ● T2   ☵   中焦的元气
- ● G   ☵   下焦的精气
- ● C   ☵   上焦的清气
- ● A2   ☰   中焦的谷气

透过奇经八脉来进行的能量配送（图 10-19，小图 1 和 2）

第一个被生成的能量是生命的元气 **T2**，来自中心、北方。北方是这些能量的主要传送者。第三层只有在能量显现、成为"心"的形状时，才能变成能量，而心是血液与生命的主要传送者。

心透过东北方与督脉而出现在 **G″**；**G″** 这个辅助力量是阳的遗传力量，因此可以说是由第一个推论而来，更何况它位于 **C** 象限，对应的是清气。

小肠里面的血液透过小肠绒毛而带有能量，小肠绒毛就像一棵树的"树根"，布满在一碗食物的腐殖质内。小肠是辅助力量的目的地。督脉的八脉交会穴是后溪。

位于 **C″** 象限的阳跷脉从它阳的燃烧力量中产生一个腑和能量，即膀胱。后者的功能是燃烧、净化、排除阳遗传性废料，换句话说，就是液体（阴物质）。申脉是阳跷脉的八脉交会穴。

位于 **C′** 的任脉带有阴的清气，但在对应精气的 **G** 象限里。形体架构这时开始出现。在膀胱排出初始的不净之物后物质开始凝聚。此刻肺部出现了第一口气和能量。氧化作用得以开始进行。列缺是任脉的八脉交会穴。

我们再回到进行同样活动的精气 G 中心。"有机"的氧化作用也是阴废料的、能量的排除功能，换句话说是阳的物质的排除：大肠及它的能量从 G 而来。

位于 G′ 的阴跷脉依然是遗传的力量，这些组织性、固定性、基因特质的传输等力量能让繁殖实现稳定性和准确性；第一个出现的是原型的骨架，肾和其能量从 G′ 而来。照海是阴跷脉的八脉交会穴。

位于 A′ 的阴维脉是食物的力量，但在 T2 象限里也属于元气、生命之气。它与 T2 相连，又来自于心，因此这个力量可以说是"主宰"，因为它带来了表层的食物力量（A′）。此外，我们先前也看到了必须从 G′ 来到 A′，也就是从阴跷脉来到阴维脉（图 10-19，小图 1），而原本应该有一个极性反转且来自阳区的。不但如此，A′ 阴维脉被局限在阴区 T1 的阴的最大极限（▬ ▬、天底）和 T2 象限的阴的最大极限边缘（▬▬、北边）之间。

因此，A′ 阴维脉成了前一个遗传力量的溢口，就像一个"死胡同"。先前提过的"鼓胀"之处，乃因这个遗传的力量受阻，只能传送到外部而永远无法被更新。来自 A′ 阴维脉的第三层能量因而有两种形式，它不但是"心包"，同时也是机体生成的主宰、是性征的主宰。心包具有双重特性，就器官而言不具结构性，而是分布于整个体内。内关是阴维脉的八脉交会穴。

清气位于中央的 C，也是 A1 区域，是天的、爱的、天赋的、食物的区域。此时出现了胃及其能量，是清气（呼吸之气）和食物能量之间的联结中心。

冲脉位于 T′，此处又出现一个"中心"，带有全阴的三爻卦，对应北方，但处于表层，是阴元气的力量。这个主导万物的力量，是生命能量的大门，是整个乐团的指挥家，伴随脾和来自它的能量[1]。公孙是冲脉的八脉交会穴。

位于 T″ 的阳维脉依然是元气的力量，但属阳，在 A2 象限，是食物的能量。因此，元气和谷气结合，从而带来了清气和精气。简言之，就是三焦的脏腑整体综合——更明确的解释就是属阳的外分泌胰脏，以及其能量。外关是阳维脉的八脉交会穴。

---

[1] 见第三十一章脊柱，针灸穴位与脉轮。

位于 **A″** 的带脉是食物的力量和已净化的力量。它变成了营气，并与胆囊同时显现，是人体内已净化的能量。足临泣是带脉的八脉交会穴。

在 **A2**，我们又回到了中心，是基本的谷气所在；我们来到了已被制造及分配的能量整体所在，与心的极性反向。心负责将血液与生命力输送至肝和肝的能量所在，而肝的能量能将糖分以糖原的形式储存起来。

因此共十二个功能，但只有十一个器官以四大根本能量和八大辅助力量形成结构体，而且有明确的先后顺序。在胎儿的生命期间，主要器官的形成似乎也以这个顺序完成。心脏于第三周将满时成形，接着第四周，小肠、膀胱、肺、大肠、肾依序成形，第五周胃、脾成形。至于肝和胆有一个矛盾之处，即肝、胆于第四周继肾之后出现，然而只有在第五周和第六周时才能看到肝的纤维与造血组织，也就是说继脾、胃之后才成形。同样的，胃是从原肠的前段生成，因此很难确认它的形成时间是在脾之前或之后。

脏腑的生成与构造（图 10-19，小图 3）

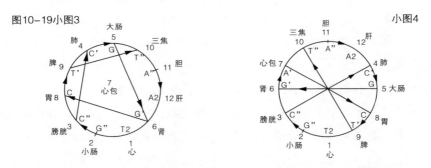

图10-19小图3   小图4

简而言之，十一个脏腑的生成会导致一种特殊的构造。这种构造符合极性的各种反转或上述的蓝图。

第一个出现的是心，属于阴的脏，经由督脉 **G″** 而来自 **T2**；紧接而来的是小肠和膀胱，以生成的顺时针方向出现。小肠和膀胱是阳的腑，来自督脉 **G″** 和阳跷脉 **C″**。

从 **C″** 阳跷脉到 **C′** 任脉，亦即从膀胱到肺，等于是从一个阳腑到一个阴脏，带有极性的反转。肺因而无法直接继续下去，必须经过一个虚拟的圆周内部，而不到一条直线的对点，因为只有十一个器官具结构性，所有的对角反向可能因而被排除。由于是经过圆的内部，因此不可能为了让肺的极性反转而再次通过该圆，也就是从阴脏肺到阳腑大肠。大肠来自 **G**，继肺之后出现。

继阳腑大肠之后，极性产生反转，以便来到阴脏肾。肾由 **G′** 阴跷脉生成，因此通过圆周的内部。

继肾之后，原本应来到由 **A′** 阴维脉生成的心包，但心包遍布于整个人体内，因此必须重新通过圆的内部与心包，才能找到阳腑胃，然后是阴脏脾。后两者分别来自 **C** 和 **T′** 冲脉。继胃之后，无法再通过圆内部，因为刚刚才通过该处。

继阴脏脾之后，极性反转并通过圆的内部，来到 **T″** 阳维脉生成的阳腑三焦（外分泌胰），接着是 **A″** 带脉生成的胆，最后来到 **A2** 生成的阴肝脏。肝则是透过 **A″** 带脉来到表层。

看来能量的循环就这样出现在眼前，因为有了一个虚拟的圆依序联结了脏与腑：心、小肠、膀胱、胃、脾、肺、大肠、三焦、胆、肝和肾。

我们之后会明白这个顺序在治疗上的重要性。当我们稍后用对比的方式来研究我们太阳系的生成时[①]，同样也能理解到它的重要性。

十一个脏腑是人体内部五大功能的载体与支点。而五大功能与四季加上一季的周期息息相关，即春、夏、长夏、秋、冬[②]，同时也涉及了"地五行"的整体系统。

然而，脏和腑拥有表层的天线，也就是十二大经脉。后者负责提供大气变化与所处环境的信息，负责保护人体并排除"能量性"的废料。

十二经脉的生成与架构（图 10-19，小图 4）

该十二经脉也同样遵循生成的原则。十二经脉也和脏腑一样，以一定的顺序形成最终的架构。

第一个出现的是心经，位于北方，属阴经，透过 **G″** 督脉而来自 **T2** 中心；紧接着以顺时针的生成方向出现小肠经及膀胱经。后两者属于阳经，分别来自

---

① 见第三十四章宇宙的架构 – 太阳系与银河系。
② 见第十五章周期与调节。

G″ 督脉和 **C″** 阳跷脉。

从 **C″** 阳跷脉到 **C′** 任脉，也就是从膀胱经到肺经，等于是从一条阳经来到一条阴经，带有极性的反转，肺经因而无法直接出现，必须通过一个虚拟的圆中心，才能来到膀胱的直线对角点，因为一共有十二条经脉。由于刚刚来自圆中心，因此无法为了阴经肺的极性反转，而再度通过该中心，然后来到大肠。大肠属阳经，来自 **G**，继肺之后出现。

继阳经大肠之后，出现极性反转来到阴经肾。肾经是由 **G′** 阴跷脉生成，因此会通过圆中心。继肾经之后，出现心包经，同样属于阴经，由 **A′** 阴维脉生成。

继阴经心包后，出现极性反转，因此通过圆中心来到胃。胃经属于阳经，由 **C** 生成，接着是脾经，属于阴经，由 **T′** 冲脉生成。在胃经之后，无法再次通过圆中心，因为先前是来自该处。

继阴经脾后，出现极性反转而通过圆中心来到外三焦。外三焦属于阳经，由 **T″** 阳维脉生成。接着来到胆经，属于阳经，由 **A″** 带脉生成。最后来到肝经，属阴，由 **A2** 生成，经由 **A″** 带脉来到表层。

根据虚拟的圆，就这样出现了能量的循环。该圆依序联结了各经脉：心、小肠、膀胱、肾、心包、外三焦、胆、肝、肺、大肠、胃、脾。再一次，透过对比的方式来了解我们的银河系，将看到这个中国的能量顺序有如此的丰富内容。[1]

这十二条经脉是人体的"天六气"外在六大功能的载体，并因此而关系到昼夜二十四小时周期。一方面我们新陈代谢的生物节律取决于这个周期，另一方面各脏腑会受到季节周期循环的影响。

十二条经脉中，有四条来自三焦的四大根本能量。另外八条经脉则直接来自奇经八脉，由他们直接生成，可说是表层的天线。这八条经脉各有一条直接的导线与生成它的一条奇经八脉相连。因此，八条经脉上各有其八脉交会穴，位于导线的表层末梢。我们可在传统的资料里找到：

● 小肠经，由督脉（**G″**）生成，其八脉交会穴为后溪。

● 膀胱经，由阳跷脉（**C″**）生成，其八脉交会穴为申脉。

---

① 见第三十四章：宇宙的架构 – 太阳系与银河系。

- 肺经，由任脉（**C′**）生成，其八脉交会穴为列缺。
- 肾经，由阴跷脉（**G′**）生成，其八脉交会穴为照海。
- 心包经，由阴维脉（**A′**）生成，其八脉交会穴为内关。
- 脾经，由冲脉（**T′**）生成，其八脉交会穴为公孙。
- 三焦经，由阳维脉（**T″**）生成，其八脉交会穴为外关。
- 胆经，由带脉（**A″**）生成，其八脉交会穴为足临泣。

但必须再次提醒，十二正经是十二个功能的外围天线，从属于十一个脏腑与五大内部功能，也就是血液、神经、呼吸、骨骼、活动等功能。

我们刚刚看了器官和针灸经脉的生成解释。实际上，我是在多年之后才明白它的简易性。当我开始做这方面的研究时，其实是另一套论证让我发现了生成的周期，只是由于它的复杂性，使得我到现在才重新绘制它。

为了这套理论，我采用了所有的传统理论、宇宙学、炼金术和数学等各方面资料。我必须承认这套理论，因为它的严谨性和丰富的象征意义，令我赞叹不已。

对于痛恨数学或能量学理论的人，第十二章或其他某些章节会令人更头痛，有待读者去发现！

根据《河图》，有关"生成"的第二种看法

从我们上述的发现到现在为止，可以做出下列几点结论：

1. 根据周期而存在一个基本的方位性：
- 北
- 南
- 东
- 西
- 中心

2. 连续的极性决定了一个编码：
- 北 -T-1 　　　-1 　　　属水
- 东 -A 　　　-2 　　　属木

- 南 -C   -3   属火
- 西 -G   -4   属金
- 中心 - α   -5   属土

3. 该编码根据各极性的发展而跟进：（图 10–20，小图 1 与 2）

- T′   – 北   1   水的生成
- A′   – 西北   6   由水产生

         在 T 象限

- A″   – 南   2   火的生成
- T″   – 东南   7   由火产生

         在 A 象限

- C″   – 东   3   木的生成
- G″   – 东北   8   由木产生

         在 C 象限

- G′   – 西   4   金的生成
- C′   – 西南   9   由金产生

         在 G 象限

- α   – 中心   5   土的生成
- γ   – 中心   10   由土产生

         在中心

4. 从上述的编码中，我们可以做出从 1 到 10 的下列推理：

在 1 之前有 0，因此是"大中心"，**T**

4 之后，6 之前，有中心 5，

9 之后，有中心 10，

10 之后，会再次出现"大中心"，**A**

四大根本能量因而出现在表层：

T=T2   –（大中心，属阴）

极性与编码

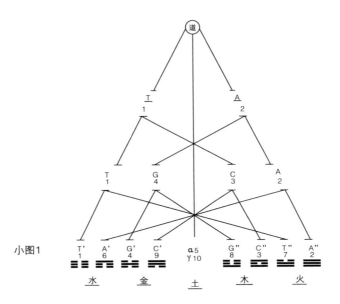

小图1

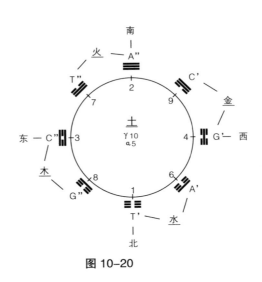

小图2

图 10-20

γ 10=G   – 中心

A=A2   –（大中心，属阳）

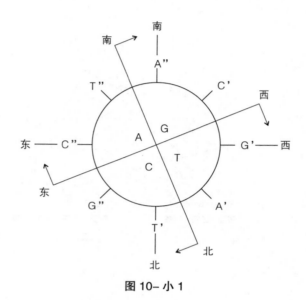

图 10– 小 1

5. 地之道属阴（阴的结构），为右旋（逆时针方向），自北方出发，经西方 [①]。天之道属阳（阳的结构），为左旋（顺时针方向），自北方出发，经东方。

此外，我们已知道生成的方向永远是左旋（顺时针方向）。**T′** 来自 **T**，**A″** 来自 **A**，**C″** 来自 **C**，**G′** 来自 **G**，每个都为直接路径。

四大方向因而顺着左旋方向分开排列，逐渐地因极性（即生成）而形成：

- 北方移向东方
- 南方移向西方
- 东方移向南方
- 西方移向北方

---

① 对中国人而言，顺时针方向（dextrogyre）意味着逆时针方向，逆时针方向（senestrogyre）意味着顺时针方向："太极拳"里左右手臂的动作乃根据这两个圆的转向而来。

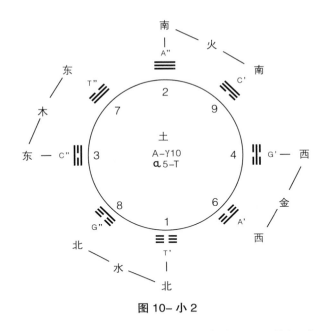

图 10- 小 2

6. 从《河图》来看生成（八个阴阳极性根本能量/八卦），大"中心"**T** 在 1 之前，**T′** 为水。

五行中的水因而向东移动一格（45度），以便让大中心 **T** 显现，**G″** 因此属水[1]。

上述的移动会带动四个方位基点的移动及水 – 木 – 火 – 金的性质更动。

只有数字及带有极性的对应基点留在原位：

《河图》: 生成

1. 定义

根据伏羲的《河图》八卦，其排法是按照四个方位基点来排列：北方，属阴，为坤；南方，属阳，为乾；自然而然地，离属阳，在东；而坎属阴，在西。

我们定了四个方位基点和一个中心，并形成了中国的五行整体：

---

[1] 从 **T** 到 **G″** 的极性反转无可避免：由于 **T** 为极阴，因此只能转为阳，而非转成另一个阴。

- 北　　　水
- 南　　　火
- 东　　　木
- 西　　　金
- 中　　　土

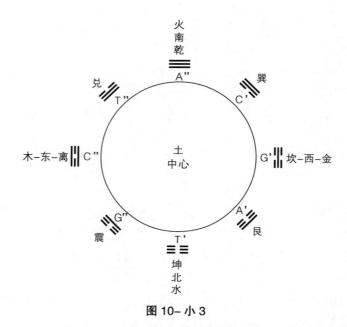

图 10- 小 3

在这个阶段中，我们要记得八个极性根本能量及八卦，还有奇经八脉及八脉交会穴之间的关系：

- T′　坤　地　　冲脉　　公孙
- A′　艮　山　　阴维脉　内关
- G′　坎　水　　阴跷脉　照海
- C′　巽　风　　任脉　　列缺
- G″　震　雷　　督脉　　后溪
- C″　离　火　　阳跷脉　申脉
- T″　兑　泽　　阳维脉　外关
- A″　乾　天　　带脉　　足临泣

极性根本能量的阴阳对立，或奇经八脉的对立因而形成如下格局：

- 督脉   G″   与   任脉   C′   对立
- 阳跷脉   C″   与   阴跷脉   G′   对立
- 阳维脉   T″   与   阴维脉   A′   对立
- 带脉   A″   与   冲脉   T′   对立

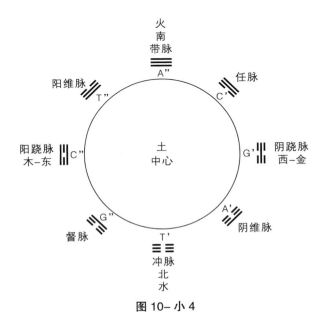

图 10- 小 4

极性根本能量的配对或相邻的奇经八脉也跟着形成：[1]

- 父   冲脉   T′   在 T 象限
- 母   阴维脉   A′
- 客   阴跷脉   G′   在 G 象限
- 主   任脉   C′
- 夫   督脉   G″   在 C 象限
- 妇   阳跷脉   C″
- 女   阳维脉   T″   在 A 象限
- 子   带脉   A″

---

① 《针灸大成》卷五 –107 条，（明）杨继洲著。

2. 数字编码

北－南－东－西－中，或水－火－木－金－土，1，2，3，4，5/6，7，8，9，10；先前我们已看过，是从循序渐进的极性而来的数字编码之钥。

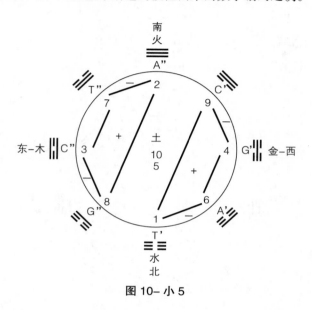

图 10－ 小 5

3. 解读

a）我们已经看过，在 **T′** 之前有一个"大中心"，γ 即 10 之后有"大中心"。

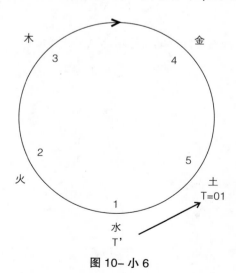

图 10－ 小 6

T′ 即 1 是"水的生成"，因此根据数字编码的周期循环，在 **T′** 之前的大中心必然是"土的生成"。

在 **T′1** 之前的"大中心"因而可以设定成 01，我们把它称为 **T**。**T** 即 **01** 是"土的生成"。

γ10 是"土的生成"，因此根据数字编码的周期循环，继它之后的大中心必然是"由水产生"。

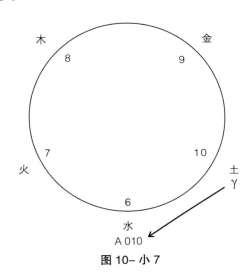

图 10－ 小 7

继 γ10 之后的"大中心"因而可以设定成 010，我们把它称为 **A**。**A** 即 **010** 是"由水产生"。

如此一来，我们得到的结果如下：

- T   01   土的生成
- T″   1   水的生成
- A″   2   火的生成
- C″   3   木的生成
- G′   4   金的生成
- α   5   土的生成
- A′   6   由水产生
- T″   7   由火产生

- G″   8   由木产生
- C′   9   由金产生
- γ   10   由土产生
- A   010   由水产生

先前我们看过，TACG四种根本能量出现在表层：

T	01	就是T2，而且只能生成心脏
A	010	就是A2，而且只能生成肝
α	5	就是C，而且只能生成胃
γ	10	就是G，而且只六生成大肠

b）我们再回头来看《河图》：

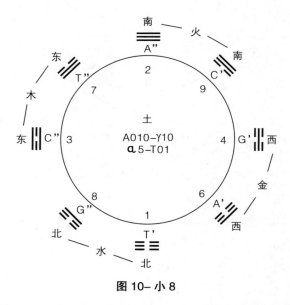

图 10– 小 8

生成的过程从北方开始，并以逆时针方向进行。我们先前也看到了方位基点的轴线顺着逆时针的方向而偏离：

- G″   8   变成水   T′   1   维持不变
- T″   7   变成木   C″   3   维持不变

- C′　　9　　　　变成火　A″　　2　　　　维持不变
- A′　　6　　　　变成金　G′　　4　　　　维持不变

我们现在只需要以逆时针的方向来解读，同时参考他们的数字编码：

大中心就是 T，01，阴，产生：

- 水　　G″　　8　　　　生成的阳
- 木　　C″　　3　　　　生成的阳
- 火，但哪个火？是 A″2 或是 C′9？必定是 C′9，因为经过圆中心，因此有阳
  极变成阴极的转换：

　　　　　　C′　　9　　　　生成的阴（我们在 9，因极性的转换，所以是 10）

- 土　　γ　　10　　　　生成的阳（极性转换）
- 金　　G′　　4　　　　生成的阴（我们在 4，因此是 5，但我们不能再经过中
  　　　　　　　　　　　心，因为我们来自中心）
- 金　　A′　　6　　　　生成的阴（极性转换）
- 土　　α　　5　　　　生成的阳（极性转换）
- 水　　T′　　1　　　　生成的阴（极性转换）
- 木　　T″　　7　　　　生成的阳
- 火　　A″　　2　　　　生成的阳：大中心 A010，阴（大"中心"，深层，属阴）。

补充说明：

- 生成的周期因而是：水 – 木 – 火 – 土 – 金，因为来到 9 即火 C′ 之后，在抵达
  金之前，必须经过中心 γ 10。
- 来到金 G′4 之后，再一次经过中心 5，但不可行，因为这么做等于是走回头路，
  那里有新的金 A′6，而它可以让水 T′1 诞生。
- 但为了来到 1，必须经过中心（在 1 之前有 0），所以无法在金 G′4 之后通向
  土 α5，而金 G′4 是作为与水 T′1 的联系。

在能量系统的新结构里，十二个部位根据"河图"的模式并透过水、水、火、
土、金五行而生成。他们各司其职，将来自外三焦及内三焦的能量加以运用。

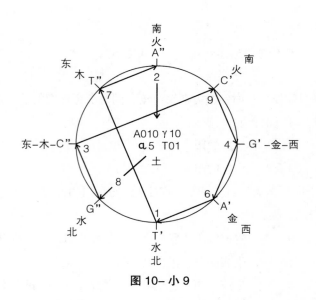

图 10- 小 9

就人体或动物生理学而言，有相对应的部位，这十二个部位通过类比可在十二经脉上找到。其中八条有奇经八脉的八脉交会穴。

心－小肠－膀胱－肺－大肠－肾－心包－胃－脾－三焦－胆－肝。这十二条经脉有一个外在的功能来对应周遭的环境。

现在我们可以建立起下列的关系：

● T	01		生成心	阴	
● G″	8	督脉	生成小肠	阳	后溪
● C″	3	阳跷脉	生成膀胱	阳	申脉
● C′	9	任脉	生成肺	阴	列缺
● G	γ 10		生成大肠	阳	
● G′	4	阴跷脉	生成肾	阴	照海
● A′	6	阴维脉	生成心包	阴	内关
● C	α 5		生成胃	阳	
● T′	1	冲脉	生成脾	阴	公孙
● T″	7	阳维脉	生成三焦	阳	外关
● A″	2	带脉	生成胆	阳	足临泣
● A	010		生成肝	阴	

- 小肠经来自 **G″** 督脉，带有它的八脉交会穴——后溪。
- 膀胱经来自 **C″** 阳跷脉，带有它的八脉交会穴——申脉。
- 肺经来自 **C′** 任脉，带有它的八脉交会穴——列缺。
- 肾经来自 **G′** 阴跷脉，带有它的八脉交会穴——照海。
- 心包经来自 **A′** 阴维脉，带有它的八脉交会穴——内关。
- 脾经来自 **T′** 冲脉，带有它的八脉交会穴——公孙。
- 三焦经来自 **T″** 阳维脉，带有它的八脉交会穴——外关。
- 胆经来自 **A″** 带脉，带有它的八脉交会穴——足临泣。

c）根据生成的功能，经脉以逆时针方向分别位于圆周上。从出现于北方的心 **T**01 开始，依逆时针方向有小肠 **G″**8，接着是膀胱 **C″**3。

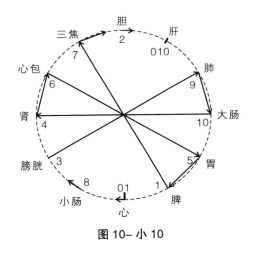

图 10- 小 10

从膀胱 **C″**3 到肺 **C′**9，我们从阳来到阴，有极性的转换。因此肺只能位于膀胱的直径对立端。由于生成（能量的循环）是以逆时针方向进行，因此大肠 **G**γ10，即土，随着肺之后出现，但经过中心，因此肾 **G′**4 在大肠的直径对立端。

心包 **A′**6 之后，经过中心，即土，直径对立端（从阴到阳的极性反转）有胃 **C**α5，再来是脾 **T′**1。

接着再一次从阴到阳，因此三焦 **T″**7 在直径对立端。最后是胆 **A″**2，再来是来到表层的肝 **A**010。

一个新的能量循环就此出现，代表经脉的"大循环"能量循环周期，即先前形成的模式（图 10–19，小图 4）

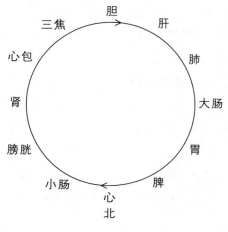

图 10– 小 11

在经脉生成的同时，五行 / 器官的生成也同时出现：

五行的生成法则

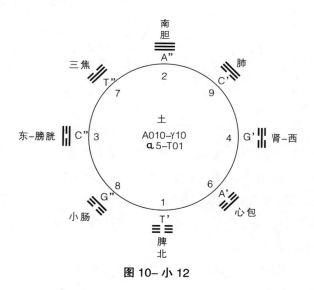

图 10– 小 12

我们还记得从数字 01 到 010 代表的意义如下：

- T　　心　　01　　　　　土的生成，即诞生了土
- T′　　脾　　1　　　　　水的生成，即诞生了水
- A″　　胆　　2　　　　　火的生成，即诞生了火
- C″　　膀胱　3　　　　　木的生成，即诞生了木
- G′　　肾　　4　　　　　金的生成，即诞生了金
- α　　胃　　5　　　　　土的生成，即诞生了土
- A′　　心包　6　　　　　由水产生，即从水而来
- T″　　三焦　7　　　　　由火产生，即从火而来
- G″　　小肠　8　　　　　由木产生，即从木而来
- C′　　肺　　9　　　　　由金产生，即从金而来
- γ　　大肠　10　　　　由土产生，即从土而来
- A　　肝　　010　　　　由水产生，即从水而来

从生成、水、木、火、土、金等逆时针方向来看，我们得到的图形如下：①

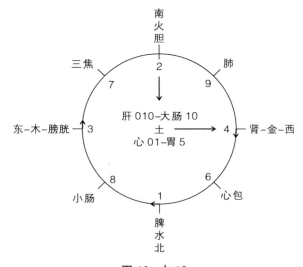

图 10- 小 13

---

① 见第十五章：周期与调节。

现在只需要去解读它的数字内容：

- 阴 – 心（01）生成土，因此心代表火，阴（在周期里，火在土之前，因此火给了土能量后而生成了土）。
- 阴 – 脾（1）生成水，因此脾代表土，阴（6 之后、1 之前有中心，而中心 = 土）。
- 阳 – 胆（2）生成火，因此胆代表木，阳。
- 阳 – 膀胱（3）生成木，因此膀胱代表水，阳。
- 阴 – 肾（4）生成金，因此肾代表水，阴（试图在肾 4 之后往回走，因此系统转换）。
- 阳 – 胃（5）生成土，因此胃代表土，阳。
  逆时针周期欲使胃属火，但却是先前由火肺 9 产生的大肠 10；胃是中土的完成，无法在肾 4 之后有出处；因而是土：在这种情况下，是土生成土。
- 阴 – 心包（6）由水产生，因此心包代表不可能。由于逆时针方向的周期欲使心包属木，但心包是 6，因此在 6 之前、水之后（心包是由水产生）会通过中心，如同 1 之前。因此心包本来应该是土、中心，但不可能折返到"中心"（介于 4 与 6）。因此心包这个属于五行的器官无法形成一个结构。[①]
- 阳 – 三焦（7）由火产生，因此三焦代表相火，阳。阳的逆时针方向周期欲使三焦属中心、土，但不可能实现，因为生成土的胃 5 属土。
- 阳 – 小肠（8）由木产生，因此小肠代表火，阳。
- 阴 – 肺（9）由金产生，因此肺代表金，阴。我们先前已看过金 4 产生金 6。
- 阳 – 大肠（10）由土产生，因此大肠代表金，阳。
- 阴 – 肝（010）由水产生，因此肝代表木，阴。

根据生成的周期、水、木、火、土、金和基本方位，可得知：

- **火**位于南边，中午／夏，心、小肠、三焦，（心包）
- **木**位于东边，黎明／春，肝、胆
- **水**位于北边，午夜／冬，肾、膀胱
- **金**位于西边，黄昏／秋天，肺、大肠

---

① 见第十三章：《易经》– 地的五行生成，十一个脏腑。

- **土**位于中心，会出现在南与西之间，介于火与金之间，脾、胃。

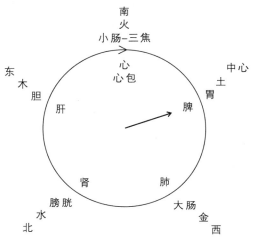

图 10– 小 14

我们建立了内部的功能，即五行；因此，外三焦对应内三焦的中心吸收消化功能，必须负责后者的功能。如果生成的周期是"透过"水而开始，则周期只会从木（G″）开始出现。生成的周期便是木－火－土－金－水。

就中国的宇宙起源论而言，十天干的生成（指地的能量）也是一样，他们的相关对应如下：

- **木** 　甲　　　　阳　　　　胆
  　　　　乙　　　　阴　　　　肝

- **火** 　丙　　　　阳　　　　小肠
  　　　　丁　　　　阴　　　　心

- **土** 　戊　　　　阳　　　　三焦（胃是中心）
  　　　　己　　　　阴　　　　脾

- **金** 　庚　　　　阳　　　　大肠
  　　　　辛　　　　阴　　　　肺

- **水** 　壬　　　　阳　　　　膀胱
  　　　　癸　　　　阴　　　　肾

4. 配对或"正经"

我们先前已看过天之道，属阳，是逆时针方向。而地之道，属阴，是顺时针方向。

我们再看《河图》的配置，只是这次将地之道和天之道分开：

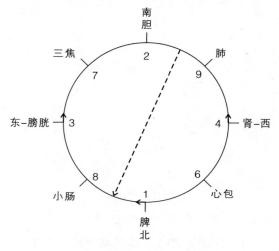

图 10– 小 15

在阴–大中心里，心（01）在脾（1）之前，并以顺时针方向（地和阴之道）相继出现心包–肾–肺，再回到大中心肝；接着极性反转以便经过阳，中心是胃，然后是小肠–膀胱–三焦–胆，最后回到中心–小肠，以逆时针方向进行（天和阳之道）：

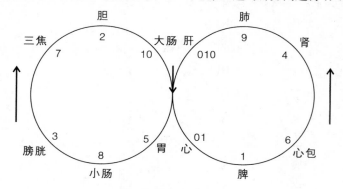

图 10– 小 16

或是：

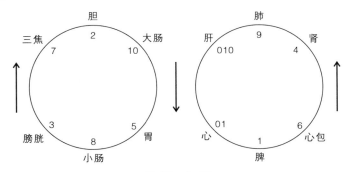

图 10- 小 17

阴经系列和阳经系列的方向彼此相反：

- 阴的部分，心负责分配，肝负责贮存。
- 阳的部分，胃负责吸收消化，大肠负责排出。

两大系统各有六条经脉，每个系统形成三组的结构，共有六"大正经"。

在阳的系统里，小肠和膀胱是生成周期的开始（继心之后），其轴为北／南，两者自然在一起，对应奇经八脉的组合，且带有后者的八脉交会穴。三焦和胆为周期尾声（在肝之前），两者也在同样的条件下形成一组。最后，大肠和胃（中心）同样地彼此相连。

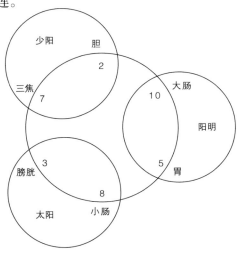

图 10- 小 18

- 小肠 – 膀胱　　　　　= 太阳　　　　　– 上阳
- 三焦 – 胆　　　　　　= 少阳　　　　　– 中阳
- 大肠 – 胃　　　　　　= 阳明　　　　　– 下阳

    在阴的系统里，对立两端的脾和肺结合在一起：脾来自坤 ☷，肺来自巽 ☴，该两卦都位于阴区的极限处。肾自然而然便与对立的心配对，肝则与对立的心包配对。

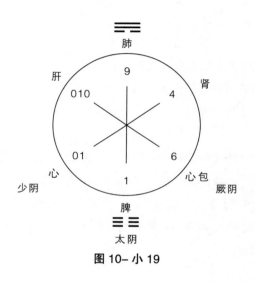

图 10– 小 19

- 脾 – 肺　　　　　　= 太阴　　　　　– 上阴
- 肾 – 心　　　　　　= 少阴　　　　　– 中阴
- 肝 – 心包　　　　　= 厥阴　　　　　– 下阴

    现在整体经脉的配对已成形，由属火位于南方的心定出南 – 北轴，和我们先前看到的五行生成时的结构一样。

    阳经在外，阴经在内。

    这就是"天六气"、六大正经：

- 太阳　　　　寒
- 少阴　　　　火（四射的热力）

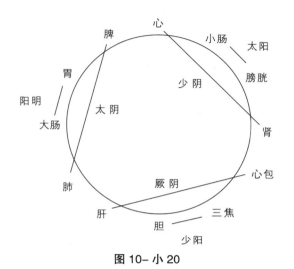

图 10– 小 20

- 少阳   暑（低气压）
- 厥阴   风（高气压）
- 阳明   燥
- 太阴   湿

在中国的宇宙起源论里，我们可以将同样的生成系统运用在地支（天的能量）上，其相关的经脉对应如下：

• 午	心	阴		• 子	胆	阳
• 未	小肠	阳		• 丑	肝	阴
• 申	膀胱	阳		• 寅	肺	阴
• 酉	肾	阴		• 卯	大肠	阳
• 戌	心包	阴		• 辰	胃	阳
• 亥	三焦	阳		• 巳	脾	阴

或是：

• 太阳	小肠	未	• 厥阴	心包	戌
	膀胱	申		肝	丑

● 少阴	心	午	● 阳明	大肠	卯
	肾	酉		胃	辰
● 少阳	三焦	亥	● 太阴	肺	寅
	胆	子		脾	巳

5. 五行的十一个脏腑结构

五行的十一个脏腑根据"河图"的生成方式，他们在圆周上的排列是以逆时针方向进行：

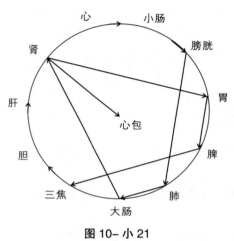

图 10- 小 21

- 从南方、火、心 – 小肠出发，以逆时针方向依续出现心 – 小肠 – 膀胱。
- 膀胱之后，通过圆周内部，以便从膀胱来到肺和大肠；由于只有十一个脏腑，肺只能在对立端。
- 大肠之后，通过圆周内部，以便来到肾；大肠是"中心"，因而又来到圆周。
- 肾之后，由于心包是弥漫性结构器官，具"不可能"的特性，因此又再一次通过圆周内部，以便来到胃（中心）和脾。
- 脾之后，最后一次通过圆周内部以便来到三焦、胆和肝。

我们已了解到五行的脏腑系列在这个新的圆周上，以逆时针的方向排列如下：

心 – 小肠 – 膀胱 – 胃 – 脾 – 肺 – 大肠 – 三焦 – 胆 – 肝 – 肾

有几点说明如下：

- 大肠是位于穿过圆周中心的一条轴线上，该轴介于心和小肠之间：在心这个"大中心"之后，是第一个出现的中心，大肠因此与火对立，而火的脏腑是心和小肠：

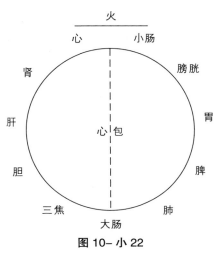

图 10– 小 22

- 这个周期的五行里显示土（胃－脾）、金（肺－大肠）、相火（心包）和木（胆－肝）就如同被"包"在水（膀胱－肾）之中。只有火（心－小肠）似乎第一个涌现在表面，水就像一个因成熟而裂开的无花果，以便达到它必要的生成；是火山的火从海里冒出。生命就这样从原始的海洋中浮现！

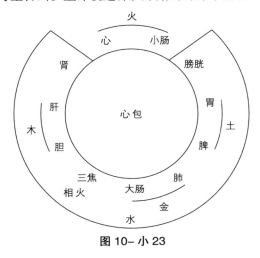

图 10– 小 23

此外，我们不难想象，相火（三焦）也因而有三种"性质"：

- **火**：为相火。
- **土**：是"由火而来"。
- **水**：在五行的生成周期里，它是在水的位置上，介于金与木之间。

如果我们将天六气的系统（土的五行的外围天线）与该周期联结在一起，会发现（就大肠／心－小肠而言）一个天六气精准而对称的排列方式，两两互补。我们还记得心包（6）（就五行而言，一个"不可能"的器官结构）出现在肾（4）之后，替代了中心－大肠（10），因为我们无法折回（不可能倒退）。若把心包置于接近大肠之处，便可得到如下的排列方式：

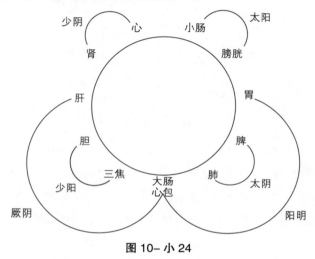

图 10－小 24

互补的配对如下：

- 少阴（肾－心）　　　－太阳（小肠－膀胱）　火－寒
- 太阴（脾－肺）　　　－阳明（胃－大肠）　　湿－燥
- 厥阴（心包－肝）　　－少阳（三焦－胆）　　风－暑

我们刚看到心包很自然地位于邻近大肠之处，让我们回到了上述已发现的五行脏腑系列。若心包是一个无法拥有具体结构性的器官，而"心包"的功能却又不容忽视，那么就操作面而言，我们必须将它纳入五行的脏腑系列中。

之前的所有排列决定了心包在这个系列中的位置：

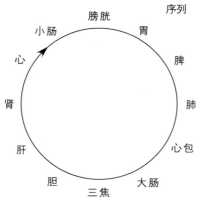

图 10- 小 25

由于心包接在肾之后，在生成的过程中及内部功能的脏腑定位和架构里，弥漫在整个机体中的心包因而位于中心。

心包既然紧临大肠，它的位置自然是介于肺和大肠之间。我们在后续发展中可以明确地肯定这一点。①

十二大内部功能、五行脏腑的"大循环"就此成形。我们之后会就治疗面来研究它。

6. 综合

根据《河图》的生成系统，我们发现：

一个基本的方位系统：

- 北 = 水
- 南 = 火
- 东 = 木
- 西 = 金
- 中 = 土

一个数字编码的系统：

- 水 =1-6

---

① 见第三十四章：宇宙的架构。

- 火 =2-7
- 木 =3-8
- 金 =4-9
- 土 =5-10

一个双重解读的系统：
- 地 – 阴 ＝顺时针方向
- 天 – 阳 ＝逆时针方向

一个简易的解读系统：生成系统，依逆时针方向进行，同时要考虑到通过中心时的数值，南 – 北轴和东 – 西轴则偏离原方向 45 度。

译之钥：水 – 木 – 火 – 土 – 金。其乃生成的周期，是相生的周期。

一个重新编码的系统，是解读系统的推论结果，因为要考虑到阴 – 阳转换后的实际运用。

西泽道允在其《中医学治疗概论》中说："地支（十二地支）的产生是在《河图》中。地支与天干（十二天干）密不可分，并与之同时产生。地支的结果出现在《洛书》中。"

我们刚看了前两个证明，在下一章里，我们要根据文王的《洛书》八卦排法来研究第三个证明。

根据伏羲的《河图》而形成的奇经八脉与八脉交会穴

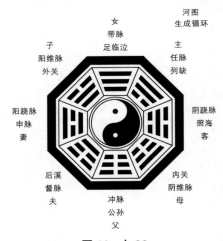

图 10– 小 26

第十一章

《洛书》:
天六气与地五行的结束

由于刚生成的能量系统是由流动其中的元气所促使生成，因而会试图去生成一个新的能量系统；系统会区别能量，使之形成外三焦和内三焦，以便消化接收到的能量，并对自身系统可使用的能量进行加工。负责生成的系统供应能量给被生成的系统，以及后者对前者的相克关系，都已显示在《洛书》[①] 的文王八卦排列中。

我们已知十二经脉或六大正经如下：

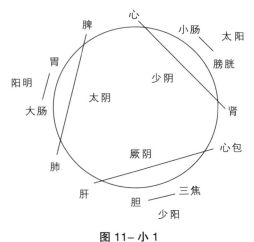

图 11– 小 1

---

① 《洛书》: 相克循环

进行相克循环的方位轴

肾是生命的能量来源，与祖先之气息息相关，五行属水，位于北方；对立的南方对应的是大肠，东方是胆，西方是心。

由于是相克循环，解读反向的经脉的大循环周期时必须以顺时针方向来看，各轴的意义便是：

北：水→西：木→南：火→东：金。

不过，就《河图》的起源来看，大肠和胃以及心和肝是来自中心。因此，他们有土的属性，南方属火的轴也因而微微弯向脾，西边属木的轴会朝向小肠，而东边属金的轴会朝向肺。

心和肝是属土的大中心，在《河图》的相生循环中分别对应起始和结束。相反的，在《洛书》里，肝和心分别对应相克循环的起始和结束。大肠与胃在中心，属土，在生成周期的中间点。

此外，我们知道相克周期的解读之钥为：水－火－金－木－土；其适用于经脉的大循环，为顺时针方向。

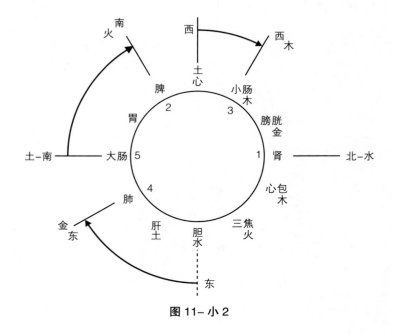

图11-小2

- 自肝、大中心、属土开始，相克循环为：
  - 胆属水 ①
  - 三焦属火（土克水，水克火）
- 在心之前，心为大中心，属土，同样是相克循环的原则：
  - 小肠在西边，保留木的属性。
  - 膀胱属金（金克木，木克土）。

不具结构功能的心包因而必定属木。

我们已看到南边的轴传统上属火，它与前者的关系使得它微微"弯"向脾；西边的轴属木，朝向小肠，而东边的轴属金，朝向肺。

肝与心不在接下来的编码考虑之内，因为他们是"大中心"，属土，因此就像我们先前所说的，他们必须是周期的初始与结束。

数字编码

我们还记得在《河图》中所发现的编码法则 ② 如下：

水	1–6
火	2–7
木	3–8
金	4–9
土	5–10

我们首先将该法则用于主轴对应的能量上（肾 – 脾 – 小肠 – 肺 – 大肠），接着用于接下来的系列上（胆 – 三焦 – 心包 – 膀胱 – 胃），同时根据编码的周期而只考虑他们的五行属性，会发现：

肾	水	=1		胆	水	=6
脾	火	=2		三焦	火	=7

---

① 我们在《河图》中已看到，能量因方位和传统的数字编码而有特别的五行"属性"。

② 见第十章:《河图》。

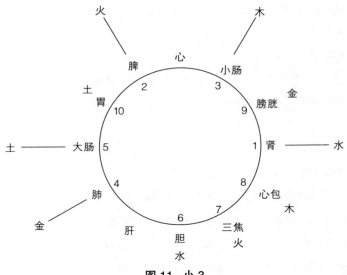

图 11– 小 3

小肠	木	=3	心包	木	=8
肺	金	=4	膀胱	金	=9
大肠	土	=5	胃	土	=10

解读

解读数字编码的方式乃根据相克循环而来：水 – 火 – 金 – 木 – 土，经脉的

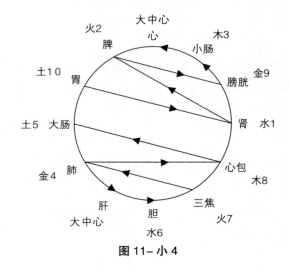

图 11– 小 4

大循环系统。

《河图》的相生循环结束于肝，采取逆时针方向。

《洛书》的相克循环因而从肝开始，以顺时针方向进行。

根据五行和相关的数字编码，其顺序为：

- 肝回到大中心 　　　　土， 　　肝克：

- 胆 6 　　　　　　　　水， 　　胆克：

- 三焦 7 　　　　　　　火， 　　三焦克膀胱 9 或肺 4（金）；但配对的一个阳只
　　　　　　　　　　　　　　　　　能通到一个阴；因此三焦 7 克：

- 肺 4 　　　　　　　　金， 　　肺克：

- 心包 8 　　　　　　　木， 　　心包克：

- 大肠 5，接着是胃 10，土、中心，胃克：

- 肾 1 　　　　　　　　水， 　　肾克：

- 脾 2 　　　　　　　　火， 　　脾克：

- 膀胱 9 　　　　　　　金， 　　膀胱克：

- 小肠 3 　　　　　　　木， 　　小肠克：

- 心，心回到大中心土。

五行十一个脏腑 +1 的大循环系统里，我们可发现是同样的周期：

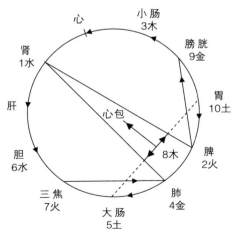

图 11- 小 5

依顺序排列：

肝回到大中心土，并克：

- 6 　　　　水， 　　胆克：
- 7 　　　　火， 　　三焦克：
- 4 　　　　金， 　　肺克：
- 8 　　　　木， 　　无结构的心包，弥漫在机体中，心包克：
- 5 和 10 　土， 　　大肠 – 胃克：
- 1 　　　　水， 　　肾克：
- 2 　　　　火， 　　脾克：
- 9 　　　　金， 　　膀胱克：
- 3 　　　　木 　　小肠克：
- 心，心回到大中心 – 土。

《洛书》的建构与排列

首先得记得《河图》中奇经八脉、八脉交会穴与八卦的对应关系：

冲脉	（公孙）	=	坤	T′	☷
阴维脉	（内关）	=	艮	A′	☶
阴跷脉	（照海）	=	坎	G′	☵
任脉	（列缺）	=	巽	C′	☴
督脉	（后溪）	=	震	G″	☳
阳跷脉	（申脉）	=	离	C″	☲
阳维脉	（外关）	=	兑	T″	☱
带脉	（足临泣）	=	乾	A″	☰

用于奇经八脉和八卦的相克循环：水 – 火 – 金 – 木 – 土，传统上是顺时针方向，因此在一个圆周上的排列方法如下：
- 水区将位于北和西北边
- 火区将位于西和西南边
- 金区将位于南和东南边

- 木区将位于东和东北边
- 土区将位于中心

根据前述五行属性和数字编码：
- 肾（1）和胆（6）将位于北边及西北边（水）
- 三焦（7）和脾（2）将位于西边和西南边（火）
- 膀胱（9）和肺（4）将位于南边和东南边（金）
- 小肠（3）和心包（8）将位于东边和东北边（木）

解说

我们还记得肾（1）属水，将位于北边，因而决定了相克循环的架构起始点；接着展开整个过程，十二经脉的周期解读如下：
- 属水的胆（6）将在西北方（水区），并开始了《洛书》的排列，肝消失于中心。

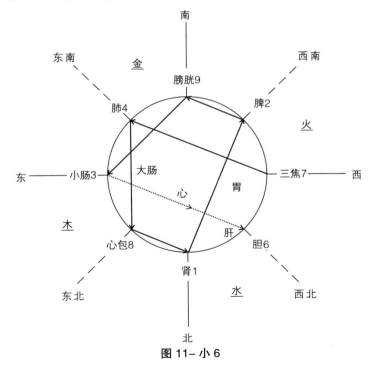

图 11– 小 6

- 属火的三焦（7）接在属水的胆（6）之后，无极性反转，因而不通过中心，将循着顺时针方向而位于西边（火区）。
- 属金的肺（4）：由于从阳到阴有极性的反转，所以通过中心，肺（4）将位于东南边（金区），我们得用之前《河图》中同样 135 度的角度移转 [①]，但这一次是以顺时针方向进行，而非先前使用的逆时针方向。
- 肺（4）之后是（5），也就是中心 – 大肠，但属金的肺克属木的心包。
- 属木的心包（8）顺理成章地位于东北边（木区）：由于属木，它只能位于该处。因为经过中心，所以不得到东方。属木的心包克属土的大肠和胃。
- 属土的大肠（5）出现在中心，但属土的胃（10）不能在心包之后和被克的肾（1）之前直接消失，因为我们来自中心的大肠（5）。因此必须继续直接从心包（8）到肾（1）。
- 属水的肾（1）位于北方（水区），如先前的说明。
- 经过了中心而有极性的反转后，在中心的胃（10）现在便可消失。肾（1）属水克属火（2）的脾。
- 属火的脾（2）在属水的肾（1）之后，势必得来到西南方（火区），因这是唯一一火可占的位置。属火的脾（2）克属金的膀胱（9）。
- 属金的膀胱（9）一定位于南边（金区），这是唯一一个属金可用的位置。
- 属木的小肠（3）必得来到东边（木区），在通过圆周内部（10），继属金的膀胱（9）之后，这是唯一一个属木可用的位置。心这时消失于大中心之中。

当我们将八卦与之进行比对后，便出现了《洛书》，即文王的八卦排法。相克循环在该图中完全符合了彼此之间的关系：

土 – 肝	克	水	胆（6）
水 – 胆（6）	克	火	三焦（7）
火三焦（7）	克	金	肺（4）
金 – 肺（4）	克	木	心包（8）
木 – 心包（8）	克	土	大肠（5）和胃（10）

---

① 见第十章《河图》，从膀胱（3）到肺（9）的 135 度移转。

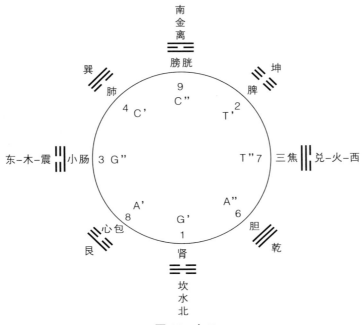

图 11– 小 7

土 – 胃（10）	克	水	肾（1）
水 – 肾（1）	克	火	脾（2）
火 – 脾（2）	克	金	膀胱（9）
金 – 膀胱（9）	克	木	小肠（3）
木 – 小肠（3）	克	土	心

我们同时也看到了一个神奇方块的诞生，以 5 和 10 为基础：

9–4=5……和 9+1=10……

综合说明

在《洛书》的相克循环里，我们看到了：

● 一个方位系统，并以相克循环为基础，依顺时针方向的五行对应：

    ● 水 – 火 – 金 – 木 – 土

    ● 北 – 西 – 南 – 东 – 中心

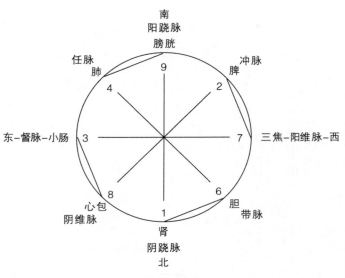

图 11- 小 8

- 一个不变的数字编码系统：

  - 水 = 1–6
  - 火 = 2–7
  - 木 = 3–8
  - 金 = 4–9
  - 土 = 5–10

- 一个以相克循环为基础的解读方式：

  - 水 – 火 – 金 – 木 – 土

- 一个使用先前循环、以顺时针方向来重新编码的系统，而水永远朝向北方：

  - 在《河图》中，我们看到了：

    - 1–6 = 水 = 脾 （1） – 心包 （6） 来自 T′–A′
    - 2–7 = 火 = 胆 （2） – 三焦 （7） 来自 A″–T″
    - 3–8 = 木 = 膀胱 （3） – 小肠 （8） 来自 C″–G″
    - 4–9 = 金 = 肾 （4） – 肺 （9） 来自 G′–C′
    - 5–10 = 土 = 胃 （5） – 大肠 （10） 来自 C–G

- 在《洛书》中，现在相关的对应如下：

  - 1–6　　 = 水　 = 肾　（1）　 – 胆　　（6）　　 到 G′–A″
  - 2–7　　 = 火　 = 脾　（2）　 – 三焦　（7）　　 到 T′–T″
  - 3–8　　 = 木　 = 小肠 （3）　 – 心包　（8）　　 到 G″–A′
  - 4–9　　 = 金　 = 肺　（4）　 – 膀胱　（9）　　 到 C′–C″
  - 5–10　 = 土　 = 大肠 （5）　 – 胃　　（10）　 到 G–C

　　这一切都证实了上一章提到的西泽道允的说法："地支（12 地支）的产生是在《河图》中。地支与天干（12 天干）密不可分，并与之同时产生。地支的结果出现在《洛书》中。"[1]

　　我们将《河图》中八个八脉交会穴、八种带有极性的根本力量及八条奇经八脉的对应关系一直保留到最后。他们整体上只有方向的改变，数字编码也跟着调整。《河图》是先天的"相生"周期。《洛书》是后天的"相克"周期。

　　当我们观察传统上奇经八脉的八脉交会穴与《洛书》八卦（如下图，于圆周之外）之间的对应时，杨继洲对这些移转现象的说明值得我们留意：[2]

- 在 1 的（照海，阴跷脉）　　 让位给　　 申脉　　 坎　 G′　阳跷脉
- 在 2 的（公孙，冲脉）　　　 让位给　　 照海　　 坤　 T′　阴跷脉
- 在 3 的（后溪，督脉）　　　 让位给　　 外关　　 震　 G″　阳维脉
- 在 4 的（列缺，任脉）　　　 让位给　　 足临泣　 巽　 C′　带脉
- 在 6 的（足临泣，带脉）　　 让位给　　 公孙　　 乾　 A″　冲脉
- 在 7 的（外关，阳维脉）　　 让位给　　 外关　　 兑　 T″　督脉
- 在 8 的（内关，阴维脉）　　 让位给　　　　　　 艮　 A′　阴维脉
- 在 9 的（足临泣，阳跷脉）　 让位给　　 列缺　　 离　 C″　任脉

　　他们之间的关系看似不合理，有如作者将阴卦或阳卦随意配置给八脉交会穴或对应的奇经八脉，而未考虑到他们本身的极性。

---

① 《中医学治疗概论》(Traité géneralde médecine chindise)，西泽道允著。
② 《针灸大成·卷五》第 110 条，杨继洲著。

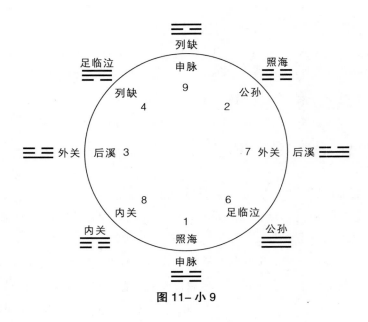

图 11– 小 9

实际上就《洛书》的排列而言，这意味着相克周期（圆周内 – 外彼此之间的关系）：

- 1– 申脉　　　　　　阳跷脉克阴跷脉（照海）
- 2– 照海　　　　　　阴跷脉克冲脉（公孙）
- 3– 外关　　　　　　阳维脉克督脉（后溪）
- 4– 足临泣　　　　　带脉克任脉（列缺）
- 6– 公孙　　　　　　冲脉克带脉（足临泣）
- 7– 外关　　　　　　督脉克阳维脉（外关）
- 8– 内关　　　　　　阴维脉只克本身
- 9– 列缺　　　　　　任脉克阳跷脉（申脉）

杨继洲在《针灸大成》卷五、第106到110条里已加以说明。我们只需将这五条的说明建立起他们之间的关系，就能得到《河图》与《洛书》中相生与相克两大周期的整体观。相生与相克两周期在其他地方曾经以字符卍和卐来代表，两者转向相反。①

文王的《洛书》和奇经八脉的八脉交会穴

```
4 9 2
3 5 7
8 1 6
```

《洛书》
相克循环

申脉
列缺
离
火

列缺
足临泣
巽
风

公孙
照海
坤
地

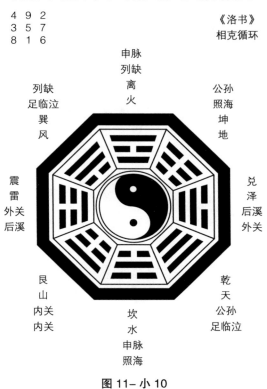

震
雷
外关
后溪

兑
泽
后溪
外关

艮
山
内关
内关

坎
水
申脉
照海

乾
天
公孙
足临泣

图 11- 小 10

---

① 见杨继洲《针灸大成》合译版："奇经八脉"

第十二章

《易经》:
天六气的生成 – 十二个构件

伏羲《河图》中的八卦让我们对十一个脏腑及十二条经脉的生成有了一个主要的定义。

现在我们可以从《易经》的六十四卦或变化里开始分析他们的生成。

我们提过,《易经》是由各含四个六爻卦的十六个序列所组成的。"小阳"的六爻卦和序列对应一个属阴的、内部的、扩张的功能。而"小阴"的序列和六爻卦对应一个属阳的、外部的、收缩的功能。[①]

属于内部功能、阴性的、扩张性的十一个脏腑,是依《河图》的排列而由"小阳"(序列 3-6-8-10-11-14-16,加上序列 4 的两卦和序列 6 的两卦)依序生成并决定其特性。

属于外部功能、扩张性的、阳性的、收缩性的十二条经脉和脏腑一样,是由"小阴"(序列 1-2-5-7-9-13-15,加上序列 4 的两卦和序列 12 的两卦)所生成并决定其特性。

我们先看经脉的生成。首先,我们根据《河图》的生成周期,在《易经》上标示奇经八脉与带极性的根本能量之间的关系。(图 12-21 中间的图表)

- G″ 之中　　　 – 督脉
- C″ 之中　　　 – 阳跷脉

---

① 见第八章《易经》的变化和第十五章周期。

- C′ 之中　　　– 任脉
- G′ 之中　　　– 阴跷脉
- A′ 之中　　　– 阴维脉
- T′ 之中　　　– 冲脉
- T″ 之中　　　– 阳维脉
- A″ 之中　　　– 带脉

生成与奇经八脉

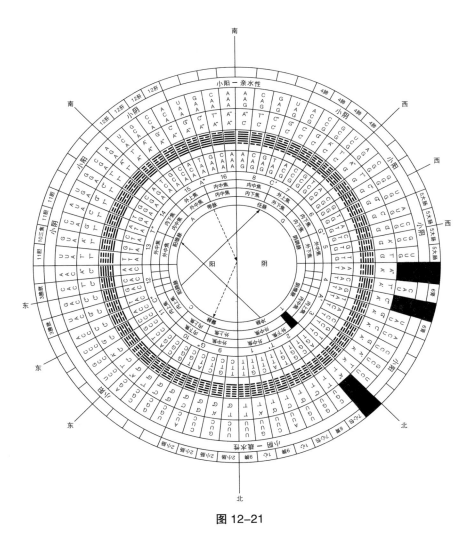

图 12-21

在三联体里（第 5 和第 8 个圆），元气 **T** 转换成宇宙之气 **U**，也就是从外围与中心功能（外三焦与内三焦）到内在和外在功能（五行与六气）的转换过程。

我们目前只看前述的"小阴"，其对应一个阳的、外在的功能，即天六气和它的十二经脉。我们只需将《河图》的生成周期套用在这些经脉上：[①]

- 心，大中心（根本能量 **T**），能量来自冲脉，并依存于序列 1 的 UUG 和 UUA 两个三联体 – 六爻卦（上爻为阳爻），该序列中的另外两个三联体产生了脾，后续我们会再谈到。

- 小肠的能量来自督脉，并依存于"小阴"序列 9。该序列以逆时针方向紧接在产生心的序列 1、UU 之后。因此心和小肠有同样的能量，但两者方向不同。

- 膀胱的能量来自阳跷脉。膀胱仅能出现在"小阳"序列 11，并依存于"小阴"序列 12 的 CAU 和 CAC（上爻为阴）两个三联体 – 六爻卦。

- 肺的能量来自任脉。肺仅能出现在序列 8"小阳"里，并依存于"小阴"序列 7。

- 继肺之后、肾之前，来自中心的大肠依存于下一个"小阴"系列（顺时针方向），即序列 5，继"小阳"序列 6 之后。

- 肾的能量来自阴跷脉，同时也来自中心（命门穴位关系到心包，因此也关系到阴维脉）。肾仅能依存于序列 4"小阴"的 UAU 和 UAC（上爻为阴）这两个可用的三联体 – 六爻卦。他们与该序列的另外两个三联体接触[②]，后者代表意图回到中心却未能成功的位置。

- 心包的能量来自阴维脉，现在轮到它偏至冲脉，与中心 UGA（"停滞"）接触，如此才能依存于"小阴"序列 2 的 UGU 和 UGC 两个三联体／六爻卦（上爻为阴）。这两个六爻卦含有"荟萃聚集于寺庙中"的意义：
  UGC 是"聚集"之意，兑为泽 ☱，在地 ☷ 之上。
  UGU 是"热情"之意；震 ☳ 指雷和音乐，是最高中心的象征，在地 ☷ 之上便形成"庙宇"的概念。
  UGC 和 UGU 两卦因而有"荟萃聚集于寺庙"之意，也就是说心包（心性之主），是生命的殿堂。

---

① 见图 12–21 和第十章：《河图》– 天六气与地五行的生成。
② UAG 和 UAA 三联体本身和心包 – 功能及命门有密切的关系。

此外,《易经》里对 **UGA** 卦的注释也值得我们留意。它"无意义"、休止符的角色[①]如下:

"天在上,越离越远;地在下,越陷越深。创造的力量不是互助关系,而是没落与停滞的时间[②]。"

- 胃具有一个明显的中心形式,尽管其内部路径属阳,为土的外围天线。其依存于序列 2 的另一个"小阴"三联体六爻卦 **UGG**(上爻为阳),代表"进步""扩张"。

- 脾的能量来自冲脉,与心共享能量,如我们先前看过的序列 1"小阴":**UUU** 和 **UUC**(上爻为阴)属于脾,**UUG** 和 **UUA**(上爻为阳)属于心。

- 三焦的能量来自阳维脉。三焦依存于极为特殊的"小阴"序列 13 的三联体 / 六爻卦:**AUG**。其代表"减低、没落之始",但却又是"发展之源",是各力量更新的起点;此一特性确实符合三焦;此外,它与"无意义"的另外两个中心 **UAG** 和 **UAA** 呈直径对立,因此与中心有一定的关系[③]。

- 胆的能量来自带脉。胆偏至阳维脉,依存于"小阴"序列 13 的另外三个三联体 **AUU**、**AUC** 和 **AUA**。

- 肝是最后一个生成的经脉,是大中心,将依存于"小阴"序列 15。

有关经脉的生成,我们将他们之间的对应关系列出如下:

T′	=	冲脉	生成	心、脾、胃、心包
A′	=	阴维脉	生成	肾
G′	=	阴跷脉	生成	大肠
C′	=	任脉	生成	肺
G″	=	督脉	生成	小肠
C″	=	阳跷脉	生成	膀胱

---

① 见第二十九章:DNA 与遗传密码子

② 《易经－变易之书－八卦》(暂译),卫希圣(R.Wilhelm)和艾提安·裴侯(E.Perrot)合著。

③ 我们要知道,在遗传密码子中的三联体 AUG 属于甲硫氨酸,代表所有蛋白质制造的开始;不但如此,甲硫氨酸和半胱氨酸(编码为 UGU 和 UGC,等同心包)是那些唯一拥有硫原子的氨基酸。硫化作用不正是与三焦和心包的相火有关的一个功能吗?

T″	=	阳维脉	生成	胆、三焦
A″	=	带脉	生成	肝

经脉的组合：正经（图 12-22）

根据《河图》的排列，生成的顺序如下：

心，小肠，膀胱，肺，大肠，肾，心包，胃，脾，三焦，胆，肝

此外，我们也会发现，根据《易经》，能量整体的来源是由冲脉而来：心，心包，胃，脾。

这些能量的配送是经由一个组合的系统来进行，可说是整个系统的连续诞生过程。

系统的诞生取决于某些关系的组合：

- 脾，阴中之最，将与肺配对。肺为阴中之最阳。

- 脾，极阴 UUU，代表"土的湿润"和水，在北方。脾会将它的"性质"传给予肺形成的组合。阴中之最阳的肺代表"干燥"，位于西南方：

  脾 – 肺 = 太阴 = **湿** = **极阴**

- 心，阴略少，将与肾配对。肾在阴中阳略少。

  心是"大中心"的发动机，卦中上爻为阳，是"放射性的中央之火"，还是在北方，但来自中心。心会将其"性质"传给予肾的组合。肾在西方，与两个"无意义的中心"接触，即"寒"：

  心 – 肾 = 少阴 = **放射的火** = **中阴**

- 肝与心包配对。心包为最后一个阴。肝是"大中心"、接收体、"高气压 – 风"，会将它的"性质"传给予心包的组合。心包是"燃烧的热力或低气压"，在北方，与"无意义"中心 UGA 接触（低气压带来的风）：

  肝 – 心包 = 厥阴 = **风 – 高气压** = **渐灭的阴或弱阴**

- 胃，阴中之阳，将与大肠配对，而大肠是阴中的另一个阳；大肠是继肺之后的中心，位于西方，在相生周期里具有"燥的性质"，与胃配对，而胃只能是北方的"湿"，并将湿带给大肠（我们已从阴到阳）：

  胃 – 大肠 = 阳明 = **燥** = **光明的阳**

阳明诞生自中心和阴，也让整体的阳同时诞生，并陆续产生了小肠－膀胱和三焦－胆的组合；胃和大肠（阴中之阳）说明了在阳这方面，最相近的极性会互相吸引。

天六气
12经脉

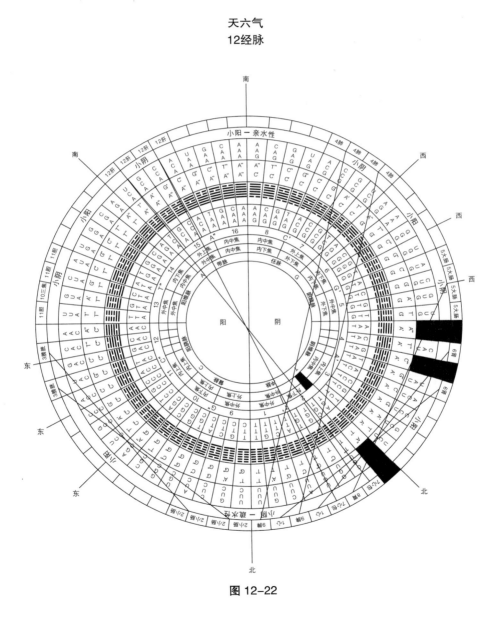

图 12-22

- 小肠 – 膀胱，两者为阳，是阳中最阴的部分（东北方）。小肠是心之子，在相生循环中承传了属于"放射性之火"的"性质"，但与膀胱配对。膀胱（从阴到阳的反转）只能属于"寒"的"性质"（如肾与心）：

  小肠 – 膀胱 = 太阳 = 寒 = 极阳

- 三焦 – 胆，两者为阳，是阳中最阳的部分（东南方）。在生成的周期里，胆在肝之前，因此带有"风 – 高气压"的"性质"，但与三焦配对。三焦（从阴到阳的反转）只能是"炽热的暑 – 低气压"（如心包在肝之前）：

  三焦 – 胆 = 少阳 =（炽热的暑）– 低气压 = 中阳

如果我们将阴 – 阳系统套用在天六气上，而不循着严谨而完美的逻辑发展，并考虑到"结构"与"能量"，就可能无法全然理解。

让我们再看一次所得到的结果：

- 少阴 = 火

  一种燃烧的结构性质（阳）

  因此火的能量是阴

- 太阳 = 寒

  一种冷冻的结构性质（阴）

  因此寒的能量是阳

- 厥阴 = 风

  一种压缩的结构性质（阳）

  因此风的能量是阴

- 少阳 = 暑

  一种低气压的结构性质（阴）

  因此暑的能量是阳

- 太阴 = 湿

  一种亲水性的结构性质（阳）

  因此湿的能量是阴

- 阳明 = 燥

  一种疏水性的结构性质（阴）

  因此燥的能量是阳

总之，经脉的生成是从奇经八脉而来，因此：

- 督脉　　　　　　　　**小肠**

  G″　　　　　　　　　CU 序列　　　　　太阳

- 阳跷脉　　　　　　　**膀胱**

  C″　　　　　　　　　CAU - CAC

- 冲脉　　　　　　　　**胃**

  T′　　　　　　　　　UGG　　　　　　阳明

- 阴跷脉　　　　　　　**大肠**

  G′　　　　　　　　　GU 序列

  　　　　　　　　　　胆

- 阳维脉　　　　　　　AUU - AUC - AUA　　少阳

  　　　T′　　　　　　**三焦**

  　　　　　　　　　　AUG

- 冲脉　　　　　　　　**脾**

  T′　　　　　　　　　UUU - UUC　　　太阴

- 任脉　　　　　　　　**肺**

  C′　　　　　　　　　GC 序列

- 冲脉　　　　　　　　**心**

  T′　　　　　　　　　UUG-UUA　　　少阴

- 阴维脉　　　　　　　**肾**

  A′　　　　　　　　　UAC - UAU

- 冲脉　　　　　　　　**心包**

  T′　　　　　　　　　UGU-UGC　　　厥阴

- 带脉　　　　　　　　**肝**

  A″　　　　　　　　　AC 序列

第十三章

《易经》：
地五行的生成：十一个构件 +1

　　现在我们来研究"小阳"序列。这些序列具有一个阴的、内在的功能："地五行"。我们要考虑到三个"无意义"的中心，即 **UGA、UAG、UAA**。他们代表未显现的中心，因此可以和五行有关（图 13–23）。

　　北 – 南 – 东 – 西等基本方位维持不变，而负责内部功能的脏腑是由带极性的根本能量 / 奇经八脉所产生，其关系如下：

- 北 – 南轴位于北边的 **T′A″** 和南边的 **A″T′**。
- 东 – 西轴位于

  - 东边的 **C″T′**
  - 西边的 **G′A″**

　　我们根据对《河图》的研究而来的数字编码及对应关系，从北方出发：[①]

T　– 大中心	01=	土的生成
		心（属火）来自其中
T′– 冲脉在北方	1=	水的生成
		脾（属土）来自其中
A″– 带脉在南方	2=	火的生成

---

　　① 见第十章：五行的生成法则。

<table>
<tr><td></td><td></td><td>胆（属木）来自其中</td></tr>
<tr><td>C″– 阳跷脉在东方</td><td>3=</td><td>木的生成</td></tr>
<tr><td></td><td></td><td>膀胱（属水）来自其中</td></tr>
<tr><td>G′– 阴跷脉在西方</td><td>4=</td><td>金的生成</td></tr>
<tr><td></td><td></td><td>肾（属水）来自其中</td></tr>
<tr><td>C′– 中心</td><td>5=</td><td>土的生成</td></tr>
<tr><td></td><td></td><td>胃（属土）来自其中</td></tr>
<tr><td>A′– 阴维脉在西北方</td><td>6=</td><td>由水产生</td></tr>
<tr><td></td><td></td><td>心包（无法组成结构）来自其中</td></tr>
<tr><td>T″– 阳维脉在东南方</td><td>7=</td><td>由火产生</td></tr>
<tr><td></td><td></td><td>三焦（相火）来自其中</td></tr>
<tr><td>G″– 督脉在东北方</td><td>8=</td><td>由木产生</td></tr>
<tr><td></td><td></td><td>小肠（属火）来自其中</td></tr>
<tr><td>C′– 任脉在西南方</td><td>9=</td><td>由金产生</td></tr>
<tr><td></td><td></td><td>肺（属金）来自其中</td></tr>
<tr><td>G　– 中心</td><td>10=</td><td>由土产生</td></tr>
<tr><td></td><td></td><td>大肠（属金）来自其中</td></tr>
<tr><td>A　– 大中心</td><td>010=</td><td>由水产生</td></tr>
<tr><td></td><td></td><td>肝（属木）来自其中</td></tr>
</table>

在上一章里，我们已为"小阳"下过定义，其对应的是一个阴的、内部的功能，即地五行和十一个脏腑加一的功能，而"一"散布于整个机体中。现在我们将《河图》的相生循环套用在这些功能上：[①]

● 心，来自中心，与第一个"小阳"序列同时出现，在东北方，依存于系列 10 **CG**。

● 小肠，换它依存于"小阳"系列 12 的 **CAG** 和 **CAA**（上爻为阳）两个三联体／六爻卦。

———————

① 见第十章：《河图》– 天六气和五行的生成，以及图 13–23：《易经》《河图》。

地五行
11个功能−脏腑

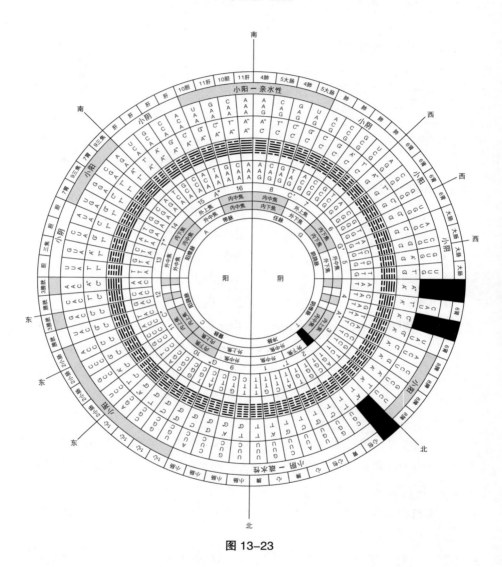

图 13-23

- 肺和大肠共用"小阳"序列 8 的三联体／六爻卦，肺依存于 **GAA** 和 **GAG**（上爻为阳），大肠依存于 **GAC** 和 **GAU**（上爻为阴）。

- 肾依存于接续的"小阳"序列 6 **GG**。

- 心包，不具结构性，和序列 4 的两个"无意义中心"有特殊的关系，其对应的"小阳"三联体 / 六爻卦为 **UAA** 和 **UAG**。

- 胃，由于之前通过中心，因此胃依存于"小阳"序列 14 的 **AGU** 和 **AGC** 两个三联体 / 六爻卦。

- 脾，由于经由中心回来而关系到胃的中心性质，因此依存于"小阳"序列 3 **UC**，与前一个序列呈直径两端对立。胃和脾有同样的能量，但有两个不同的方位。

- 三焦，换它依存于"小阳"序列 14 的 **AGG** 和 **AGA** 这两个三联体 / 六爻卦（上爻为阳）。

  若序列 14 供胃和三焦共用，是因为我们先前已研究过，三焦属相火也属土，因此三焦与心（属火）有一个特殊的关系：他们有同样的能量，但有不同的两个方位[①]。

- 胆，依存于"小阳"序列 16 的 **AAU** 和 **AAC** 两个三联体 / 六爻卦（上爻为阴）。

- 肝，依存于同一个"小阳"序列 16 的 **AAG** 和 **AAA** 两个三联体 / 六爻卦（上爻为阳）。

因此，在五行的内部功能方面，其生成如下：

● 督脉	生成心	－ 阴	属火
● 阳跷脉	生成小肠	－ 阳	属火
	生成膀胱	－ 阳	属水
● 阳维脉	生成胃	－ 阳	属土
	生成三焦	－ 阳	属相火
● 带脉	生成胆	－ 阳	属木
	生成肝	－ 阴	属木
● 任脉	生成肺	－ 阴	属金
	生成大肠	－ 阳	属金

---

① 见第二十九章：DNA 双螺旋和遗传密码子。从氨基酸、丝氨酸、精氨酸中可确认胃与脾、三焦与心的相邻关系。

- 阴跷脉　　　生成肾　　　　－阴　　　　属水
- 阴维脉　　　生成脾　　　　－阴　　　　属土

　　我们知道所有的推论和生成都要从水及北方开始。（图 13–23）

　　我们在《河图》的生成中已看过，肾（编码 4）属水，向北。在五行的脏腑形成架构时，心属火而向南。

　　最后，我们从奇经八脉中得到的五行脏腑生成如下：

- 督脉　　　　生成 CG 序列　　　　心　　＝火
  G″
- 阳跷脉　　　生成 CC 序列　　　　小肠　＝火
  C″　　　　 生成 CAG-CAA　　　 膀胱　＝水
- 阳维脉　　　生成 AGU-AGC　　　 胃　　＝土
  T″　　　　 生成 AGG-AGA　　　 三焦　＝相火
- 带脉　　　　生成 AAU-AAC　　　 胆　　＝木
  A″　　　　 生成 AAG-AAA　　　 肝　　＝木
- 任脉　　　　生成 GAA-GAG　　　 肺　　＝金
  C′　　　　 生成 GAC-GAU　　　 大肠　＝金
- 阴跷脉　　　生成 GG 序列　　　　肾　　＝水
  G′
- 阴维脉　　　生成 UAA-UAG　　　（心包）＝不具结构性
  A′　　　　 生成 UC 序列　　　　脾　　＝土
- 冲脉　　　　UGA　　　　　　　　　　　＝无意义
  T′

　　或是：

- 督脉　　　　G″　　　生成　　　　心
- 阳跷脉　　　C″　　　生成　　　　小肠　　　火
- 阳维脉　　　T″　　　生成　　　　三焦

● 阴维脉	A′	生成	脾	
● 阳维脉	T″	生成	胃	土

● 任脉	C′	生成	肺	
		生成	大肠	金

● 阴跷脉	G′	生成	肾	
● 阳跷脉	C″	生成	膀胱	水

● 带脉	A″	生成	肝	
		生成	胆	木

我们知道了应该采取的排列方法，也就是相生的循环周期：火－土－金－水－木。

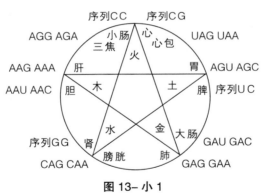

图 13－ 小 1

有一点需要注意：根据《易经》而得出的分析，冲脉 T′ 在五行的十一个脏腑方面，没有直接的代表者①。

五行的内部功能为生成的因子（六大正经／十二器官透过它而产生）。而与

---

① 尽管如此，冲脉是生命之脉，会直接将各能量传送至器官与经脉整体。见《灵枢》第 38 篇："夫冲脉者，五藏六府之海也；五藏六府皆禀焉！……其上者，渗诸阳……其下者，并行少阴之经，渗三阴。"

天六气对应的外部功能负责接收外界信号，外围的天线让内部功能因而得以适应天六气的火、寒、风、暑、湿、燥。

"小循环"的两个周期载体各为：

地五行
11个功能–脏腑

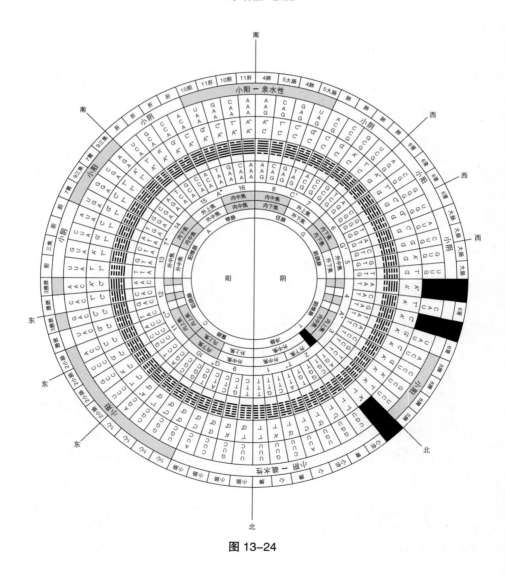

图 13-24

- 脏腑－阴经

- 脏腑－阳经。

若我们将脏腑的阴阳在外部功能中予以分开，五行的相生循环从木开始，便会形成下图：

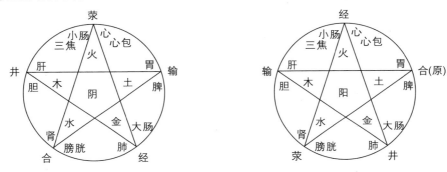

图 13－小 2

心包以相火属阴的性质出现在阴之中，相对于相火属阳的三焦出现在阳之中。

我们要知道，由于有了这个内部功能的外围天线，每一个器官在内部功能里，本身会有一个五行的复制功能，以便面对外袭入侵某个具体部位时，能够通知内部功能。

在针灸方面，每条负责外在功能的经脉，都带有五个明确的"五行性质"的腧穴（见图 13-25）：**木－火－土－金或水。**

阴经里的能量属阴时：

井穴或末端穴：对应木－东－春－肝。

井穴属"木"，其功能与东和春天有关；因此井穴的"能量有如从井底涌出的泉水"。

荥穴或第二腧穴：对应火－南－夏－心。

荥穴属"火"，其功能与南方和夏天有关；因此荥穴的"能量有如池塘中水停滞流动"。

输穴或第三腧穴：对应土－中心－长夏（第五个季节）－脾。

输穴属"土"，其功能与中心和第五季有关；因此输穴的"能量有如水流从源泉涌出，流量加大，流向更远处"。

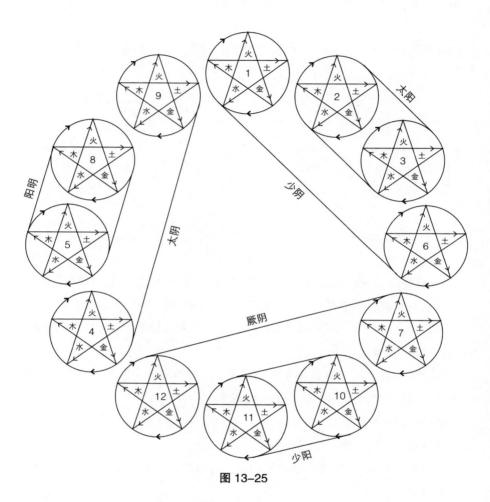

六气
五行乘以12

图 13-25

经穴或第四腧穴：对应金－西－秋－肺。

经穴属"金"，其功能与西方和秋天有关；因此经穴的"能量流经之处如江河之水涌流"。

合穴或第五腧穴：对应水－北－冬－肾。

合穴属"水"，其功能与北方及冬天有关，因此合穴的"能量如河水汇入大海"。

由于经穴在阴经里属金，因此经穴是"能量涌流"之处。能量在此处可涌出、满溢并来到阳的层次。

然而，"能量涌出，如同井底冒出的水"符合井穴的特点，而井穴是阳经属金的末端腧穴。

在阳经里，能量属阳，因此：

井穴或末端穴：对应金－西－秋－大肠：属金。

功能：能量涌出

荥穴或第二腧穴：对应水－北－冬－膀胱：属水。

功能：能量停滞

输穴或第三腧穴：对应木－东－春－胆：属木。

功能：能量增强

经穴或第四腧穴：对应火－南－夏－小肠：属火。

功能：能量涌流

合穴或第五腧穴：对应土－中心－长夏（第五季）－胃：属土。

功能：能量渗入

从先前的分析可得出下列的结果：

就阴的部分而言，木是能量涌现之处；为了能够来到阳的层次，该能量的增强处也应在同一个地方。由此可见，在阳经里属木的输穴／第三腧穴的确是"能量增强"的穴位。这说明了阳经里的输穴是能量增强的穴位，是阴经在阳经里的溢出口。

我们因此可发现，在阴经里带着泉源涌向远方的输穴对应土－中心（脾），完全符合逻辑。该输穴是整体的阴经能量系统中、中心能量的溢出口，得以让能量增强，之后轮到阳经的能量系统。

但阳经的系统必须能透过一个直接增强的"溢出口"而来到能量的"储存"中心；这正是第六个腧穴的功能，属土（中心）兼属相火（土火）。

属土兼属相火的原穴因而只存在于阳经中。原穴和阴经的输穴相似，是经脉的能量源泉与增强点。

原穴在阳经中的位置是介于第三腧穴（输穴）与第四腧穴（经穴）之间：

它同时是泉源，就像第三腧穴，因此只能位于附近，才能让能量"涌流"至下一个腧穴，即经穴。

这种情形并不影响阳经有第二个与中心／土接触的穴位，即合穴。

然而，合穴对应的是"能量渗入，如河水汇入大海"：能量回流至中心、至中央储存池、至五行的内部功能。

因此，合穴的定义是经脉能量的渗入点：

- 流向阴脏：阴经的合穴
- 流向阳腑：阳经的合穴

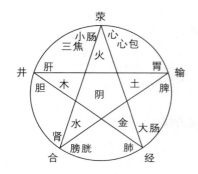 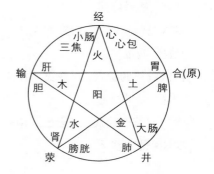

根据"天六气"的生成 – 阳经的外部功能，及"地五行" – 阴经的内部功能等理论，我们要记得外部的十二种能量中，有两个与"性质"有关，即 **UUG-UAA** 及序列 **CU**（心 – 小肠）。

如此一来，理论上外在的能量便减少而成为十一个。

我们还要记得外在的十一种能量，二乘以二，与"性质"有关，即：

- **AGG-AGA** 与序列 **CG**（三焦 – 心）
- **AGU-AGC** 与序列 **UC**（胃 – 脾）

理论上，内部的能量因而减至九个。

因此，外部功能的能量及内部功能的能量共有二十种；但是我们必须考虑到他们的方位性，而总数确实有二十三种：这些能量中，尽管某些有相似性，却不尽相同[①]。

---

① 见第 15 章周期与调节

《河图》指出了透过带有极性的基本能量，外三焦与内三焦、五行与六气之间的对应关系。现在我们可对照这些对应关系：

- 外三焦与六气／十二经脉
- 内三焦与五行／十一脏腑

此一对应关系乃透过奇经八脉而进行。奇经八脉是带有极性的八种根本能量，含有六十四个三联体－密码子，是"生成系统本身"（见图13-24）。

在六气／十二经脉中，若依大循环的顺序来看，会发现对应关系如下：

- 心透过冲脉 **T′** 而来自序列 1、外中焦，

  UUA-UUG 是万有之气（食物、遗传的能量）

- 小肠透过督脉 **G″** 而来自序列 9、外上焦和外中焦，

  CU 序列 是助燃和万有之气（遗传、食物的能量）

- 膀胱经由阴跷脉 **C″** 而来自序列 12、外上焦，

  CAU-CAC 是助燃和万有之气（食物、遗传的能量）

- 肾经由阴维脉 **A′** 而来自序列 4、外中焦，

  UAU-UAC 是万有之气（食物、遗传的能量）

- 心包经由冲脉 **T′** 而来自序列 2、外中焦和外下焦，

  UGU-UGC 是万有和遗传之气（助燃的能量）

  心包具有"中心替代者"的性质，继肾之后（河图中的 4），心包同时也是遗传之气（中心）的保存者，其来自大肠（河图中的 10）

- 三焦经由阳维脉 **T″** 而来自序列 13、外中焦，

  AUG 是食物和万有之气（遗传的能量）

- 胆经由阳维脉 **T″** 而来自序列 13、外中焦，

  AUU-AUC-AUA 是食物和万有之气（助燃的能量）

- 肝经由带脉 **A″** 而来自序列 15、外中焦和外上焦，

  AC 序列 是食物、助燃之气（遗传、万有的能量）

- 肺经由任脉 **C′** 而来自序列 7、外下焦和外上焦，

  GC 序列 是遗传、助燃之气（食物、万有的能量）

- 大肠经由阴跷脉 **G′** 而来自序列 5、外下焦和外中焦，

  GU 序列　　　　　　是遗传和万有之气（食物、助燃的能量）
- 胃经由冲脉 **T′** 而来自序列 2、外中焦和外下焦，

  UGG　　　　　　　　是万有和遗传之气
- 脾经由冲脉 **T′** 而来自序列 1、外中焦，

  UUC-UUU　　　　　　是万有之气（助燃的能量）

　　在五行／十一个脏腑／十二个功能（加上心包）方面，若以五行和从阴到阳的顺序来看，其对应关系如下：

木

- 肝 **AAG-AAA**，属阴，经由带脉 **A″** 而来自序列 16、内中焦，是食物之气（遗传的能量）；
- 胆 **AAU-AAC**，属阳，经由带脉 **A″** 而来自序列 16、内中焦，是食物和万有之气（助燃的能量）。

火

- 心，序列 **CG**，属阴，经由督脉 **G″** 而来自序列 10、内上焦和内下焦，是助燃、遗传之气（万有的、食物的能量）；
- 小肠，序列 **CC**，属阳，经由阳跷脉 **C″** 而来自序列 11、内上焦，是助燃之气（食物、万有的能量）。

相火／土

- 心包，**UAG-UAA**，属阴，不具结构性，经由阴维脉 **A″** 而来自序列 4、内中焦，是万有和食物之气（遗传的能量）；
- 三焦 **AGG-AGA**，属阳，经由阳维脉 **T″** 而来自序列 14、内中焦和内下焦，是食物和遗传之气。

土

- 脾，序列 **UC**，属阴，经由阴维脉 **A′** 而来自序列 3、内中焦和上焦，是万有和助燃之气（食物、遗传的能量）；
- 胃 **AGU-AGC**，属阳，经由阳维脉 **T″** 而来自序列 14、内中焦和下焦，是食物和遗传之气（万有和助燃的能量）。

金

- 肺 **GAG-GAA**，属阴，经由任脉 **A″** 而来自序列 8、内下焦和中焦，是遗传和食物之气；
- 大肠，**GAU-GAC**，属阳，经由任脉 **C′** 而来自序列 8、内下焦和中焦，是遗传和食物之气（万有、助燃的能量）。

水

- 肾，序列 **GG**，属阳，经由阴跷脉 **G′** 而来自序列 16、内中焦，是食物之气（遗传的能量）；
- 膀胱 **CAG-CAA**，属阳，经由阳跷脉 **C″** 而来自序列 12、内上焦和中焦，是助燃和食物之气（遗传的能量）。

这些对应所得出的结果如下：

由于外三焦是一个预热的外围功能，它从本身的能量系统由外向中心发展；其所形成的六气 / 十二经脉代表的是一个相互关联、防御、排除的特定的外部功能，自其本身的能量系统从中心向外围发展，以及将能量移转到下一种能量系统。[1]

三焦是透过自身能量系统，负责传送、制造、将可用能量再加工的一种中心功能；他们变成的五行 / 十一个脏腑透过自身的能量系统，负责营养及架构的

---

[1] 见第五章大经脉的双重角色。

一个内部功能，并将能量移转到下一种能量系统。

因此，六气／十二经脉的功能为：

- 在本身系统里：
  - 表层的营养
  - 防御"外邪"

太阳	寒	少阴	火
阳明	燥	太阴	湿
少阳	暑	厥阴	风

他们负责：

  - 以内部的火来对应表层的寒，反之亦然；
  - 以内部的湿来对应表层的燥，反之亦然；
  - 以内部的风来对应表层的暑，反之亦然。

- 与下一种能量系统的关系：
  - 对能量进行加工，以便在"小阴"的各种不同变化中，组成下一种能量系统 TGCA 的外三焦。
  - 将自身的能量移转到下一种能量系统。

五行／十一个脏腑的功能为：

- 在本身系统里：
  - 负责深层的一般性营养；
  - 营气传送到外部功能；
  - 负责系统的内部防御工作。

五行各有一个特定的功能／性质：

火（心－小肠－心包－三焦），血液－血管功能：毛细压－黏稠度－蛋白质胶体渗透压；同时也负责镁－铁、叶绿素－血红蛋白（Mg-Fe）的周期循环。

土（脾－胃），神经－肉（细胞）功能：钠－钾（Na-K）周期循环。

金（肺－大肠），呼吸－皮肤功能：氧－二氧化碳（O_2-CO_2）周期循环。

水（肾－膀胱），骨骼－骨架功能：磷－钙（P-Ca）周期循环。

木（肝－胆），运动－肌肉功能：糖原－葡萄糖周期循环。

- 与下一种能量系统的关系：
  - 对能量进行加工，以便在"小阳"的各种不同变化中，组成下一种能量

《易经》《洛书》

内圆周：
带极性的根本能量
接续的圆周：
1. 两两一组（双联体）带极性的根本能量
2. 六爻卦
3. 四大能量的三联体
4. 《小阴》和《小阳》系列
5. –五行的11个构件（灰底）
   –六气的12个构件（白底）

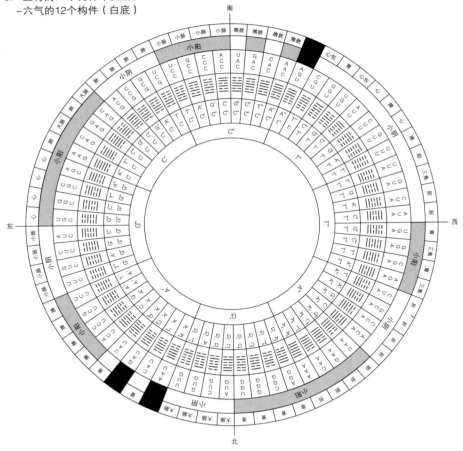

图 13–26

系统 **TGCA** 的内三焦；

- 将自身能量移转到下一种能量系统。

有一点需要补充说明：我们可从文王《洛书》的 64 卦组合中，看到能量移转到下一种能量系统的发展。相生的关系一旦完成，就只剩被生成系统所生成后的系统的相克关系（图 13–26）[①]。

根据《河图》，能量循环的方向与易经的方向相反：能量的循环是以右旋方向进行，即逆时针的方向。

现在让我们再回到传统的《易经》上，以便了解一个新的和谐关系。

内部与外部功能等 24 个构件的分配

内、外部功能的 24 个构件（经脉和脏腑）、地五行和天六气所配置而形成的《易经》大圆盘[②]，乍看之下似乎显得杂乱无章。此外，为何序列 1–2–4–8–12–13–14–16 中有两个脏腑，而序列 3–5–6–7–9–10–11–15 却只有一个？为何不采用另一种分配方式？

若根据奇经八脉的极性（T′T″-A′A″），将这些不同的序列以对角、以水平（几乎算是）、并与阴 – 阳反转轴垂直等方式联结起来，如此一个看似奇怪、但却充满生命和谐的组织便跃然于眼前，同时 24 个构件都各有其理想的位置：

风水九宫隐约显现在九个方格中，不正是象征着先天里有后天的存在？

经过分析，便可获得如下几个重点：

- 在 **T′**（冲脉）和 **T″**（阳维脉），4×2 个构件，等于 8 个
- 在 **A″**（带脉）和 **A′**（阴维脉），2×2 加上 2×1 个构件，等于 6 个
- 在 **C″**（阳跷脉）和 **C′**（任脉），2×2 个构件，等于 4 个
- 在 **G′**（阴跷脉）和 **G″**（督脉），4×1 个构件，等于 4 个

---

① 就我所知，这种 64 卦的表现方式并非传统的呈现方式。
② 见图 13–24

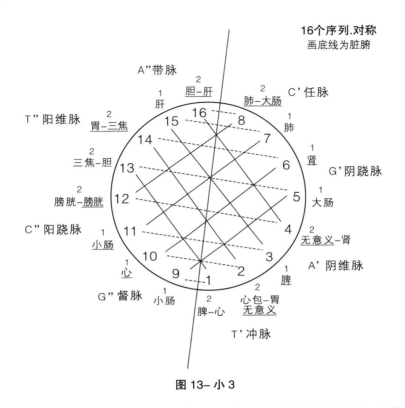

图 13– 小 3

根据《河图》，以 1-T 北 –2-A 南 –3-C 东 –4-G 西的顺序发展，架构的配置便逐一成形，《易经》中各序列的位置也因而完美无缺。

至于经脉和脏腑，其对称性的简易完美也令人赞叹不已（虚线表示）：

- 序列 8 和序列 16：内部功能的脏腑
- 序列 7 和序列 15：外部功能的经脉
- 序列 6 和序列 14：内部功能的脏腑
- 序列 5 和序列 13：外部功能的经脉
- 序列 4 和序列 12：各有一个内部功能的脏腑 [1] 和一条外部功能的经脉
- 序列 3 和序列 11：外部功能的脏腑

---

① 序列 4 的"无意义密码子"UAG 和 UAA 与心包在内部功能里关系密切。心包不具结构性，分布于整个人体中。

- 序列 2 和序列 10：这里看来有一个断层，因为在序列 2 里有外部功能的经脉，而序列 10 里有一个内部功能的脏腑；但别忘了序列 2 里存在着三联体 / "无意义"的 TGA（或 UGA）的六爻卦。尽管心包和胃的经脉属于外部功能，但两者的特性都有一个明显的中心形式，也因此与取决于心的序列 10 联结，而心是从中心第一个出现的器官。
- 序列 1 和序列 9：外部功能的经脉。

第十四章

内部与外部功能中的能量循环
地五行与天六气

内部功能相生时辰，五行

我们知道十二经脉中存在着一种能量的昼夜循环。另一个周期与二十四小时（12×2小时）周期互补，与五行有关。由于天干（地的十种能量）的阴阳极性（五阴五阳），每个天干为2时24分的双时段：

- 2时24分 ×10（5阴5阳）=24时

地是中间点，围绕在四周的是地十气。胃形同土，因此三焦对应土、属阳、土火。

我们知道生成的能量渗入肺后，开始了生成、形体架构的过程。从太阳时间凌晨三点起，以生成方向来进行，五行的十个构件为：

- 丁 - 于G″生成 从 19时48分 到22时12分 ＝火（心）
- 丙 - 于C″生成 从 22时12分 到0时36分 ＝火（小肠）
- 壬 - 于C″生成 从 0时36分 到3时00分 ＝水（膀胱）
- 辛 - 于C′生成 从 3时00分 到5时24分 ＝金（肺）
- 庚 - 于C′生成 从 5时24分 到7时48分 ＝金（大肠）

- 癸　- 于 G′生成　　从　　7 时 48 分　　到 10 时 12 分　　　　=水（肾）
- 己　- 于 A′生成　　从　　10 时 12 分　　到 12 时 36 分　　　　=土（脾）
- 戊　- 于 T″生成　　从　　12 时 36 分　　到 15 时 00 分　　　　=土（三焦）
- 甲　- 于 A″生成　　从　　15 时 00 分　　到 17 时 24 分　　　　=木（胆）
- 乙　- 于 A″生成　　从　　17 时 24 分　　到 19 时 48 分　　　　=木（肝）

外部功能的六气 /12 构件（经脉）的运行时段：太阳时间

我们知道十二经脉里，与二十四小时昼夜周期有关的是能量的"大循环"，共有十二个时辰，每个时辰为两小时。

我们刚看了心的生成进行了 2 时 24 分，从 19 时 48 分到 22 时 12 分。只有在 22 时 12 分时能量才来到心的经脉。但它只能于 48 分后显现。因为心和小肠代表了两个时段，每个时段为 2 时 24 分，共 4 时 48 分。为了能够设在各两小时的两个时段中（即四个小时），外加的 48 分之差有其必要性。

因此，生成的能量只有在 48 分钟之后才会真正来到心经（心 – 小肠），也就是说 23 时：能量从各 2 时 24 分（就五行 / 脏腑而言）的 10 个时段来到各 2 时的 12 个时辰上（就六气 / 经脉而言）。

我们要知道在经脉的大循环中，心"转动"一百八十度后来到南方，需理

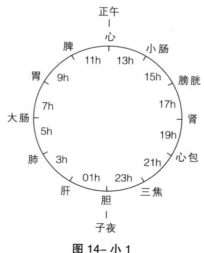

图 14– 小 1

解成能量在早上 11 时渗入心经。如此我们才能知道能量在经脉中的循环时辰。

生命之气于凌晨 3 时渗入肺里，此乃符合逻辑，而且能让该能量随着"大循环"而于早上 11 时 0 分进入心经。

五行 / 六气的运行时段：太阳时间

我们知道天六气十二经脉的阴阳"小循环"是内部功能的外在功能天线，因此需符合五行的法则。

我们需要考虑到两个对应系列：

- 与五行对应的经脉，以及两个小循环（心包和外三焦因而有"土火"的性质）

• 火	心	=	火阴	丁
	小肠	=	火阳	丙
• 土	脾 – 心包	=	土阴	己
	胃 – 三焦	=	土阳	戊
• 金	肺	=	金阴	辛
	大肠	=	金阳	庚
• 水	肾	=	水阴	癸
	膀胱	=	水阳	壬
• 木	肝	=	木阴	乙
	胆	=	木阳	甲

- 与五行对应的经脉穴位，他们是外部功能的经脉对应五行的特别天线：

• 火	荥	在阴经中
	经	在阳经中
• 土	输	在阴经中
	合	在阳经中
• 金	经	在阴经中
	井	在阳经中

• 水	合	在阴经中
	荥	在阳经中
	井	在阴经中
• 木	输	在阳经中

于是我们有了：

- 十构件/经脉（阴和阳）与五行的关系；
- 每条经脉上对应井－荥－输－经－合的五腧穴。[①]

因此，五行中以 10 个 2 时 24 分的时段所组成的能量循环周期，少了五倍。而在这个昼夜周期中有 50 个 28 分 48 秒的时段[②]，或 24 时分为 10 个时段的 5 个周期：

第一个周期	火	＝透过五阴经和五阳经的火穴，10 个时段对应能量的通过；
第二个周期	土	＝透过五阴经和五阳经的土穴，10 个时段对应能量的通过；
第三个周期	金	＝透过五阴经和五阳经的金穴，10 个时段对应能量的经过；
第四个周期	水	＝透过五阴经和五阳经的水穴，10 个时段对应能量的经过；
第五个周期	木	＝透过五阴经和五阳经的木穴，10 个时段对应能量的经过。

有几点需要加以说明：

只有在凌晨三点，能量进入肺的同时也进入五行或是六气。因此 50 个时段乃根据这个精准的时刻排列而成。

此外，根据我们刚刚对 50 个时段的定义，在能量的循环中，能量从合穴进入

---

① 阳经的原穴暂不考虑进去，其与合穴重复属土。

② 10 个时段 x5＝50，24/50＝28 分 48 秒，完全符合传统上的数据。

肺，而我们还记得合穴的意义是：渗入的能量，从该处进入，如同江河汇入大海。

就能量的昼夜循环来看，50 个 28 分 48 秒的整体时段组成了最重要的周期，因为是这个周期让内部的功能得以与外部功能联结，使得两者能够合而为一。

穴位	性质	功能	时段	五行
火 – 荥	阴	心	11 时 38 分 24 秒	火
		脾	12 时 07 分 12 秒	土
		肺	12 时 36 分 00 秒	金
		肾	13 时 04 分 48 秒	水
		肝	13 时 33 分 36 秒	木
火 – 经	阳	小肠	14 时 02 分 24 秒	火
		胃	14 时 31 分 12 秒	土
		大肠	15 时 00 分 00 秒	金
		膀胱	15 时 28 分 48 秒	水
		胆	15 时 57 分 36 秒	木
土 – 输	阴	心	16 时 26 分 24 秒	火
		脾	16 时 55 分 12 秒	土
		肺	17 时 24 分 00 秒	金
		肾	17 时 52 分 48 秒	水
		肝	18 时 21 分 36 秒	木
土 – 合	阳	小肠	18 时 50 分 24 秒	火
		胃	19 时 19 分 12 秒	土
		大肠	19 时 48 分 00 秒	金
		膀胱	20 时 16 分 48 秒	水
		胆	20 时 45 分 36 秒	木
金 – 经	阴	心	21 时 14 分 24 秒	火
		脾	21 时 43 分 12 秒	土
		肺	22 时 12 分 00 秒	金
		肾	22 时 40 分 48 秒	水
		肝	23 时 09 分 36 秒	木

穴位	性质	功能	时段	五行
金－井	阳	小肠	23 时 38 分 24 秒	火
		胃	0 时 07 分 12 秒	土
		大肠	0 时 36 分 00 秒	金
		膀胱	1 时 04 分 48 秒	水
		胆	1 时 33 分 36 秒	木
水－合	阴	心	2 时 02 分 24 秒	火
		脾	2 时 31 分 12 秒	土
		肺	3 时 00 分 00 秒	金
		肾	3 时 28 分 48 秒	水
		肝	3 时 57 分 36 秒	木
水－荥	阳	小肠	4 时 26 分 24 秒	火
		胃	4 时 55 分 12 秒	土
		大肠	5 时 24 分 00 秒	金
		膀胱	5 时 52 分 48 秒	水
		胆	6 时 21 分 36 秒	木
木－井	阴	心	6 时 50 分 24 秒	火
		脾	7 时 19 分 12 秒	土
		肺	7 时 48 分 00 秒	金
		肾	8 时 16 分 48 秒	水
		肝	8 时 45 分 36 秒	木
木－输	阳	小肠	9 时 14 分 24 秒	火
		胃	9 时 43 分 12 秒	土
		大肠	10 时 12 分 00 秒	金
		膀胱	10 时 40 分 48 秒	水
		胆	11 时 09 分 39 秒	木

第十五章

周期与调节

生命万物的外表是一个外壳、外皮、外围，但他们的真实性、他们的真相，我只能在中心、在外壳的内部中找到；当我凝视着一颗钻石，我试图去了解"存在的意义"、去了解生命的内在，而我只能凭着想象去发现他。我开始对他的三焦和内部的能量感到熟悉，就像他外在的光芒一样，而后者只不过是一种反射。

生命是在中心里，唯有在这个中心里，我才能期望接近他、了解他。然而，光是想象并不足够，因为想象本身带有错误的种子、误入歧途的风险。但如果我的直觉是对的，我就应该去检验、去求证。

中心是一个"未知"，而我看不见这个中心，我只能用外围，底部、顶部和四个方位来给他定位。他是一个未知的数学方程式，如果我能找到一个简易而又直接的途径，我就能解开这个方程式。

《易经》吸引我的，正是对生命万物中心的逐步探索。但我必须知道怎么去看待这个中心，并能够掌握中心与外围的联结关系。

或许此一"数学算式"缺乏正统性、学术性，但却很简明，因为它是建立在从一到二……到六十四……甚至到两百一十六的极性基本法则之上！不但如此，它也可以是一种从三开始的推论，直到一百二十五……甚至到三百四十三！

"地五行" 与《易经》的 16 个序列

地的能量属阴 — —，天的能量属阳 ——。为了研究这两种能量的所有可能性，并为他们的功能下定义，必须让两者"相遇"，换句话说，就是将他们排列组合。其实道理很简单，首先有两个可能性：第一、当天的能量开始显现而地的能量还存在时，地的阴在天的阳之上，☳；第二、当地的能量开始显现，但天的能量还未消失时，地的阴在天的阳之下，☶。

然而这仅是中间过渡状态，第一个表示光明、黎明、在东方上升；第二个表示黑暗、黄昏、在西方上升。极端的光明或黑暗则以相叠的二爻来表示，二爻阳 ⚌ 表示光明，二爻阴 ⚏ 表示黑暗。

这四种变化（$2^2=4$）代表了北方、T2、⚏，和南方、A2、⚌ 的两个极端性，以及 C ⚌ 和西方 G ⚏ 两个过渡期，换个层次来说，就是元气、谷气、清气、精气这四大根本能量。

如果这些变化是在天顶与地底之间发生，那么只有根据中心的位置才能为所有的方位下定义。这让我再度想到初始的一个观念：介于地底和天顶之间、地与天之中、果核与果皮之间，有他们的"中心"、显像、果肉。假使不用"地、天、中心"或果核、果皮与果肉这些词，如何才能发现万物的生成？

我知道"地"与"天"两者是阴气与阳气，以两个单爻来表示。我也发现了让阴阳结合的四大根本能量与四大方位、四个二爻卦的关系。"中心"在这个方程式中是个未知数。为了能够对中心下定义，我必须让中心和两个已知的能量相遇，换句话说，让三者进行排列组合。如果将阴能量称为 T，阳能量称为 A，并将未知的中心称为 O，则会出现九种变化（$3^2=9$）；从下往上看：

$$T \quad O \quad A \quad T \quad O \quad A \quad T \quad O \quad A$$
$$T \quad T \quad T \quad O \quad O \quad O \quad A \quad A \quad A$$

为了知道中心如何呈现，也就是说为天与地之间的万物生成下定义，我只剩 T 或 A 值需要设定，而且要考虑到我所知的"生成"法则（图 15-27，小图 1）。

TT，AT，AA，TA 四个双联体必须立即予以分开，因为他们分别对应北、东、南和西的能量。

现只剩 **TO**，**OT**，**OO**，**OA**，**AO** 五种变化。

我们还记得，传统上生命来自中心、来自死亡的黑暗、经由东方而来自天底与北方。

双联体 **OT** 来自中心，由下 **O** 上 **T** 所组成，代表中心 **O** 的出现，表层为 **T**。此双联体便等同于 **AT ▬▬**，即光芒、生命在东方升起。它代表春天的萌芽，属木。

上升的过程继续，**AO** 即表层的 **A** 能量在下，它的显现是为了支持来自中心的 **O**，有了 **AO** 我便能取得 **AA** 值 ▬▬▬，它是生命与光芒的最大值，是夏日、热力的绽放，属火。

由于达到了阳的极限，因此有极性的反转，需经过圆的中心，在中心处我势必得与未知数 **OO** 相遇。**OO** 只能具有反转值，即 **TT ▬ ▬**，是中心的能量，根本的、来自地的能量，属土。

来到阴的最大极限后，以 TT 相叠而成、属土的二爻阴又产生新的极性反转，以便通向阳。由于我们来自中心，**O** 在下的 **OA** 双联体将有 **TA** 值 ▬▬，是黑暗、死亡在西方的上升。这是秋天、氧化的衰落，是金属生锈，属金。

现只剩 **TO** 双联体，其等同于 **TT** 值 ▬ ▬，即黑暗、死亡、北方的象征。它代表冬天的寒冷，然而也是从它开始，春天的生命才得以再次出现，就像地球上的生命是从各海洋的水开始出现，属水。

就这样，根据四个方位点加上中心本身，介于地与天之间的中心、果肉、万物开始出现，依序为东、南、中心、西、北。换句话说就是木、火、土、金、水。这是"地五行"的相生周期，形同人体内五个内部功能相互作用的周期：活动 – 血液 – 神经 – 呼吸 – 骨骼的功能（图 15-27，小图 2）。

然而，在中心的土由二爻阴来表示，就像水在外围；土可说是水的相反，土是水的主人，土比水强，因为是中心，有克的性质，土克水。接着轮到水的二爻阴，是二爻阳代表火的相反，水克火。火本身属阳，轮到它克金。最后是金克木，金是木的相反。木是五行系列的最后一个，因而克第一个，也就是土，木克土。

我们可说土吸收水，水灭火，火熔金，金砍木……而木滋养土……这是"相克"循环，地五行的抑制周期，也形同人体内部五大功能的五角星（图 15-27，小图 2)。

"相生"与"相克"循环彼此互补而产生律动,带来了生命。土抑制水,土强胜,因而必须将它无法使用的能量传送出去:水因而生成了木。接着轮到木克土,生成了金;可看作是"子"为"母"复仇,木是水之子,为母复仇而克土,因为土克水。而土生金,于是金克木,也由此促成了火的生成……

小图1

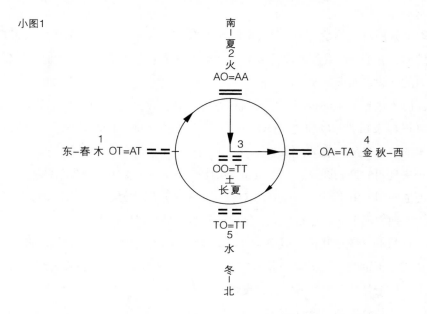

小图2

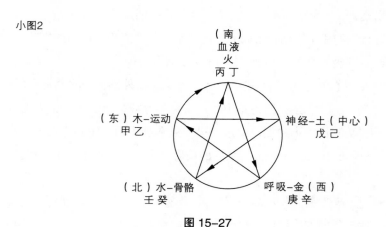

图 15-27

同样的，人体里神经功能的能量抑制骨骼功能的能量，因而生成了活动功能的能量……后者抑制神经功能，并促成了呼吸功能，以此类推……

地五行与内部五大功能的类比，必须根据他们的阴阳性质来进行。此外，中国的宇宙起源论里提到"十天干"，也就是地的十大能量，是五行的带极能量：

甲，木的阳气　　　　　乙，木的阴气

丙，火的阳气　　　　　丁，火的阴气

戊，土的阳气　　　　　己，土的阴气

庚，金的阳气　　　　　辛，金的阴气

壬，水的阳气　　　　　癸，水的阴气

我们刚为中心的地五行下了定义，水在北，同 **TT ＝＝**。现在必须区别彼此的不同。四个"方位"的中心是如何出现的？可用同样的方法求出，但这次要加上四个已知的能量，即北方、水的能量 **T2−** 元气，东方、木的能量 **C−** 清气，南方、火的能量 **A2−** 谷气，西方、金的能量 **G−** 精气，还有一个未知数，即"中心"− 土 **O**。

但在此之前，我们先快速地看一下周期结构的法则。

周期结构的法则与数字

从中心 **T** 开始，我们发现了《河图》中极性的进行顺序是：

• **T**
• 第一个极性、数字：

　　　　　1=**T1**

　　　　　2=**A1**
• 第二个极性、数字：

　　　　　1=**T2**

　　　　　2=**A2**

　　　　　3=**C**

　　　　　4=**G**

图解方式如下：

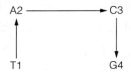

从阴到阳的结构中显示，《易经》里四联体的二爻卦顺序与上述相反。我们同样从 **T** 开始，可得到如下顺序：

T - G - C - A

确实，如果我们以二元方式来看四大根本能量，将阴定为 0 **- -**，阳定为 1 **——**：

T2	=	**☷**	00（数字周期的开始）
G	=	**☵**	01（数字周期的结束）
C	=	**☳**	10（G 的相反）
A2	=	**☰**	11（T 的相反）

因此，根据二元值，其图解如下：

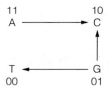

当我们研究由"二联体"（相叠的二爻卦）形成的四大能量变化，会发现四个四联体从阴到阳以下列顺序（二爻卦在下）逐一完成：

1 - T

2 - G

3 - C

4 - A

中心 T 透过这四个四联体而逐渐显现，因为是从中心开始，四种能量才得以产生。然而，中心 T 属土，与五行的木－火－金－水四个元素的关系顺序如下：

C – A – G – T

双联体（在上的二爻）的上爻乃根据五行的生成顺序来架构。我们在《河图》

里已看过，五行的生成里，中心 T（或称 O，以增加方便性）是以土的性质出现，顺序如下：

木 – 火 – 土 – 金 – 水

确实，如果生成是从水开始，是透过木（G″，《河图》中编码为 8）来进行，因此木应该被视为生成周期的开始。

如此一来顺序便如下：

C – A – O – G – T

我们还记得：

木	=东	=C
火	=南	=A
土	=中心	=O
金	=西	=G
水	=北	=T

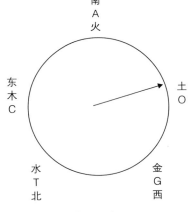

图 15– 小 1

图解方式如下：

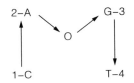

然而，在这些双联体中，底卦（在下的二爻卦）的架构是根据极性顺序的

反转而形成的（**T-G-C-A** 取代 T-A-C-G）。

因此，在上的二爻卦也按五行生成的相反顺序而形成：**C-T-G-A**，而非 C-A-G-T。他们的值已被反转：

1 - C，周期的开始，取值　　　　=　　　**⚏**　　00-（木）

2 - A，取反转值　　　　　　　　=　　　**⚌**　　11-（火）

3 - G，在易经中取 C 值　　　　　=　　　**⚍**　　10-（金）

4 - T，周期结束，取前者的反转值　=　　　**⚎**　　01-（水）

也就是说，一样从 C 开始，我们可得到如下顺序：

C - T - (O) - G - A

图解方式如下：

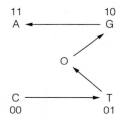

的确，我们无法取得与前者完全相反的顺序，也就是说 C-T-G-O-A：

- **T**– 水（《河图》中的编码为 1）之后，以右旋方向，即生成的相反方向来看，有中心（土），因此顺序势必为 **C-T-O-G-A**。
- **T**– 中心 – 土，其值为 0，自然是位于 T01（负值或阴）与 G10（正值或阳）之间；
- 土 –O，依然是四大根本能量 / 元素的中心。

当我们以"三联体"（三个二爻卦相叠）来研究四大能量的变化时，四个四联体（二爻卦在下）将按五行的生成顺序而形成，也就是说 C-A-（O）-G-T（木 – 火 – 土 – 金 – 水）。

确实，从四大根本能量而形成 16 个序列，而中心 – 土，甚至五行乃根据极性反转的顺序（用于双联体的底层四大根本能量），透过双联体而出现。

三联体形成了 64 种变化，由于是前一个系统的延伸，因此肯定是以五行的生成顺序为基础（底二爻卦）。

如同我们在前述所看到的，上层的二爻卦将以五行的生成顺序来架构，其所得到的二元值如下：

C	=	☷	00
T	=	☳	01
（O）			
G	=	☶	10
A	=	☴	11

16 与 25 个（双联体）变化为：

16 个序列 =7 个"小阴"和 7 个"小阳"+2 个双重性

首先我们来看 64 卦中底层（四爻卦）的两个二爻卦，换句话说，就是 **T**、**G**、**C**、**A** 四大能量的双联体组合，他们形成了《易经》的 16 个序列（4²=16 种变化），一种能量系统。

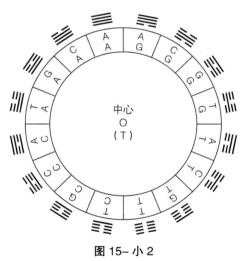

图 15– 小 2

这 16 个序列就像一个村庄的围栏，形成一个中心；16 序列是系统的外表，我们不知道内部的中心 **T** 隐藏了什么。为了方便说明，我们将该中心 **T** 定为根本能量 **O**。如此一来，我们便有了求未知数的一个方程式：16 个双联体（我们已从本章开头得知其架构顺序），**T**、**G**、**C**、**A** 四大根本能量，和一个中心 **O**（自外部无法看见）。

如果我们利用双联体的同一个形态，让中心 **O** 及其未知的不同形态显现，我们会得到 25 种变化[1]（$5^2=25$）。该 25 种变化里有：

- 16 种不带 **T**、**G**、**C**、**A** 根本能量
- 9 种带有未知的 **O** 根本能量

因此，被视为带有 16 个构件 / 双联体的完整能量系统，其中心只能透过 9 个双联体来显现。他们代表系统的外部功能，而代表内部功能的 7 个双联体尚无法得知。

我们再拿带有一个围栏的村庄做例子，并将围栏的柱子从 1 到 16 予以编号，然后看向中心[2]。

九间房子已出现，但这九间房子还只是面纱、将最深层里的真相包围住；他们是外部的功能，是外表，是幻觉。生命就在这些房子的内部里。我们已从 16（完整的能量系统）与 9（同一种能量系统的外部功能）之间的差异获得该生命值，也就是 7。

我们根据底层和上层能量的架构顺序，将 **O** 能量赋予这九个双联体各一个 **T**、**G**、**C** 或 **A** 值，可获得如下结果：

TT - TG - TA - GT - GC - CT - CA - AT - AC

换句话说，我们已看过《易经》的 16 个序列是由六爻卦底层的两个二爻卦所决定，中心的外部功能所对应的序列如下：

TF - TG - TA - GT - GC - CT - CA - AT - AC

1 - 2 - 4 - 5 - 7 - 9 - 12 - 13 - 15

推论的结果是中心的内部功能是由七个无法显现的序列来代表：

TC - GG - GA - CG - CC - AG - AA

3 - 6 - 8–10 - 11 - 14 - 16

现在只需要对他们加以说明，而且比我在 1973 年所做的说明来得更简易。

---

[1] 见图 15–28，小图 1。
[2] 见图 15–28，小图 2。

16与25变化

小图1

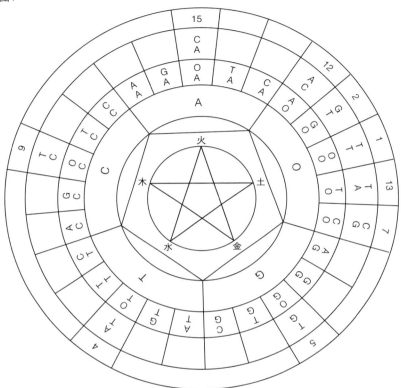

小图2

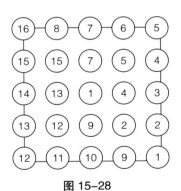

图 15-28

说明

当初为了了解外部的 9 个"小阴"序列和内部的 7 个"小阳"序列由何组成，我优先演算了 16 个四爻卦每一画的阴值与阳值，接着再演算含有未知数 **O** 的九个序列顺序。而我所犯的最大错误正在于此！在阅读雅克·莫诺（Jacques Monod）《偶然与必然》[1] 一书时，我以为自己已经了解了 20 个亲水性与疏水性氨基酸的分配，正如经脉与脏腑从这些序列而来，因而肯定了该版本。

直到我特别去研究 P53 的基因（肿瘤抑制蛋白），并与中国的能量学对比后，在该基因和特定的疾病之间出现数次异常的变化。尤其是赖氨酸（氨基酸）应该等同于肝（功能/脏腑），然而关系到"小阴"和"小阳"系列的解码时，结果对应的却是肺（功能/脏腑）。

因此，我再度拿起有关亲水性与疏水性氨基酸的图表，有关四种氨基酸[2] 的地方，出现了一些和先前数据完全不同的情形：

- 甘氨酸，就平衡点而言，被视为亲水性，而非疏水性，在序列 6；
- 脯氨酸，同样就平衡点而言，也被视为亲水性，而非疏水性，在序列 11；
- 组氨酸为疏水性，而非亲水性，在序列 12；
- （谷氨酰胺在同一个序列 12 维持亲水性不变）；
- 苏氨酸为疏水性，而非亲水性，在序列 15；

这意味着 16 个序列以下列的方式来代表：

- 9 个外部功能的疏水性"小阴"序列：

$$TT - TG - TA - GT - GC - CT - CA - AT - AC$$
$$1 - 2 - 4 - 5 - 7 - 9 - 12 - 13 - 15$$

- 7 个内部功能的亲水性"小阳"序列：

$$TC - GG - GA - CG - CC - AG - AA$$
$$3 - 6 - 8 - 10 - 11 - 14 - 16$$

---

[1]　原书为雅克·莫诺（Jacques Monod）所著：《偶然与必然》（*Le hasard et la nécessité*）。

[2]　见第二十九章：图 104-DNA 与《易经》。

然而，尽管序列 4 和 12 出现在表层，却混合在一起，因为他们共存在三联体/六爻卦之中，其编码为疏水性或经脉，而且两个编码为亲水性氨基酸或脏腑：

- 在序列 4 里：TAT 和 TAC 的编码对应酪氨酸，为疏水性；

  TAG 和 TAA 为"无意义密码子"，能通到中心（亲水性一类）。
- 在序列 12 里：CAT 和 CAA 的编码对应组氨酸，为亲水性。

在接续的说明过程中，我们会再回过头来看这些特别之处。

根据《河图》所做的说明

为了进行这项说明，《河图》的传统简易编号是最理想的办法。根据 25 种变化的周期，9 个带有未知数 O 的双联体，以下列方式来代表：[1]

| O | O | T | G | O | C | A | O | O |
| T | G | O | O | O | O | O | C | A |

我们同时也要注意四大能量 T、A、C、G 形同五行的水、火、木与金，决定了四个四象，根据传统，各对应北方和西北方，南方和东南方，东方和东北方，西方和西南方；根本能量 O 或 T 对应的是中心，属土。

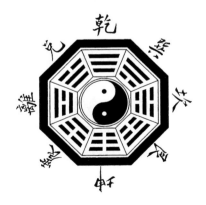

---

① 见图 15-28，小图 1。

《河图》: 先天

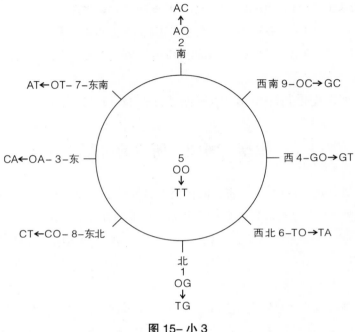

图 15- 小 3

圆周上的方位，同样地根据传统，南方在上，《河图》的编码为：1 在北，2 在南，3 在东，4 在西，5 在中心，6 在西北，7 在东南，8 在东北，9 在西南。现在我们只需严格依照这项指示进行。

一开始我们就要注意中心的未知数 **OO**，对应的务必是第 5 季，其值为 **TT**（阴的最大值）。

- 我们从北方的 1 开始：若我们从 **OT** 开始，介于中心与外围的 **T** 象限里，第一个接触的又会是 **TT**，但却不可能成立，因为 **TT** 是中心。因此起始点只能是下一个双联体 **OG**，因而决定了 **TG** 值（我们在 **T** 象限中）。

- 在南方的 2：位于直线对角点，来自最深层（**OG**），将到最表层的 **AO**，因而决定了前一个双联体（**TG**）的反转，也就是 **AC**。

- 在东方的 3：来自表层（**AO**），将折回深层（继 1 的 **OG** 之后），这时有 **OC** 或 **OA** 两个可能性；但由于我们所在的 **C** 象限是极阳的区域，因此只能是

OA，并决定了双联体 **CA**。

- 在西方的 4：位于直线对角点（**OA**），我们要到最表层的 **GO**，因而决定了前一个双联体（**CA**）的反转，也就是 **GT**。

- 在中心的 5：我们在前面已说明 **OO** 决定了双联体 **TT**。

- 在西北方的 6：是 T 象限的最后一个序列，由于先前来自最深层（**OO**），所以要到最表层，在此象限里唯一的可能性是 **TO**，因此决定了双联体 **TA**，因为我们所在的这个象限属于极阳的区域。

- 在东南方的 7：位于直线对角点，在 **A** 象限里，我们来自最表层（**TO**），我们要到最深层（继 3 的 **OA** 之后），有 **OT** 或 **OC** 两个可能性；但我们所在的 **A** 象限为极阴的区域，因此只能是 **OT**，且决定了前一个双联体（**TA**）的反转，也就是 **AT**。

- 在东北方的 8：是 **C** 象限里的最后一个序列，先前来自最深层（**OT**），因此要到最表层的 **CO**；由于我们所在的这个象限是极阴的区域，肯定是 **CO** 决定了双联体 **CT**。

- 在西南方的 9：位于直线对角点上，在 **G** 象限里，先前我们来自最表层（**CO**），因此要到最深层（**OC**），这是最后一个可用的双联体，因此自然决定了双联体 **GC**。

9 个"小阴"序列（疏水性，属于外部功能）在易经里如下：

TT – TG – TA – GT – GC – CT – CA – AT – AC

  1 – 2   – 4   – 5   – 7   – 9 – 12 – 13 – 15

7 个"小阳"序列（亲水性，属于内部功能）与上述各序列互补，在易经里如下：

TC – GG – GA – CG – CC – AG –AA

  3 – 6   – 8   – 10 – 11 – 14 – 16

我们还记得以"小阴"性质出现的序列 4**TA** 和序列 12**CA**（根本能量 **A** 在上，即四爻卦中的两画阳），这两个序列是阳的最大值，分别在 **T** 象限和 **C** 象限里。

他们的六爻卦中有两个带有"小阴"的方向，另外两个带有"小阳"的方向。

- 在序列4：TAT-TAC，"小阴"，疏水性，而TAG和TAA以"无意义密码子"[①]的性质与中心相连（"小阳"性质，亲水性）；

- 在序列12：CAT和CAC，"小阴"，疏水性，CAG和CAA，"小阳"，亲水性。[②]

总而言之，疏水性的"小阴"序列有7个，亲水性的"小阳"序列有7个，加上两个混合序列，组成了《易经》的16个序列。

根据《洛书》

对于先天（《河图》）以及后天（《洛书》）的研究专家而言，建立在《河图》原理之上的9个双联体系列特别有帮助：把双联体OG（它决定了北方序列2的TG值）作为起始点，该序列含有以O为基础的双联体（顺序为OG - OC - OA - OT - OO），且含有以T、G、C为基础的双联体（顺序为TO - GO - CO - AO），这9个双联体系列能解读方位周期和《洛书》传统上的编码周期：[③]

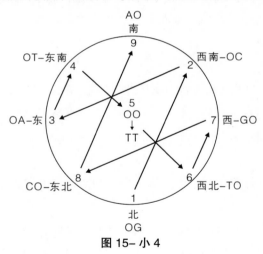

图 15- 小 4

---

① 见64个与125种变化。

② 见第二十九章：DNA双螺旋。

③ 正是从先天所产生的能量出现在外围，进而开始了相克循环（后天里的毁灭性）。

- 1 位于北方：OG（TG ䷁）　序列 2　　　　《河图》 ☷
- 2 位于西南方：OC（GC ䷂）序列 7　　　《河图》 ☵
- 3 位于东方：OA（CA ䷃）　序列 12　　《河图》 ☶
- 4 位于东南方：OT（AT ䷄）序列 13　　《河图》 ☴
- 5 位于中心：OO（TT ䷀）　中心
- 6 位于西北方：TO（TA ䷅）序列 4　　　《河图》 ☰
- 7 位于西方：GO（GT ䷆）序列 5　　　《河图》 ☱
- 8 位于东北方：CO（CT ䷇）序列 9　　　《河图》 ☲
- 9 位于南方：AO（AC ䷈）　序列 15　　《河图》 ☳

《洛书》：后天

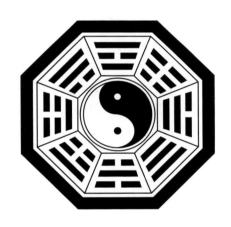

　　尽管如此，《洛书》或后天的周期是一个毁灭性的周期，是《河图》先天的接续与直接后果。带有未知数 O 和其译码（不变）的 9 个双联体的定位从西方开始，以反时针方向（右旋）及《河图》的四象来进行，依序为北 – 西 – 南 – 东，即（T - G - A - C），以四个"中心"的双联体为首：

　　1 在西方　　：OT，解码 AT ䷄　　　《洛书》 ☴　编码 7
　　2 在西南方　：OG，解码 TG ䷁　　　《洛书》 ☷　编码 2
　　3 在南方　　：OA，解码 CA ䷃　　　《洛书》 ☶　编码 9
　　4 在东南方　：OC，解码 GC ䷂　　　《洛书》 ☵　编码 4

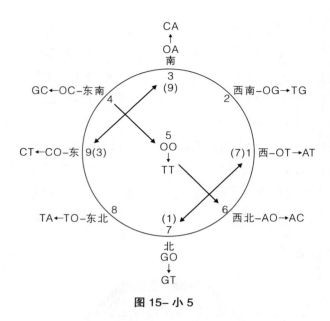

图 15— 小 5

接着通过中心，在 5: **OO**，解码 **TT** ☷，来到四个外围的双联体（由从二爻卦的上一条通过到下一条），其有一个双重的反转，即他们的解读方向（左旋而非右旋）以及他们进行定位的方向（**A - G - T - C**，而非 **T-G-A-C**）：[①]

6 在西北方 ： **AO**，解码 **AC** ☶	《洛书》 ☶	编码 6
7 在北方　 ： **GO**，解码 **GT** ☵	《洛书》 ☵	编码 1
8 在东北方 ： **TO**，解码 **TA** ☳	《洛书》 ☳	编码 8
9 在东方　 ： **CO**，解码 **CT** ☴	《洛书》 ☴	编码 3

由于对应的八个四爻卦（以及他们基本的三爻卦）的位置关系，编码及解读的方向是从阴到阳，从水开始 – 坎 ☵，在北，为第一个位置，结束于南方的火 – 离 ☲，为最后一个位置。有了上述的编码，数字 1 取代数字 7 的位置，相对的，数字 9 取代数字 3（只有数字改变），因而给了我们最终的编码与洛书的解读，形成了魔术方格，无论是横加、直加、斜加的结果都是 15。

---

① 对于中心的双联体，先前是从 T 出发；现在是从 A 出发，也就是它的反向。

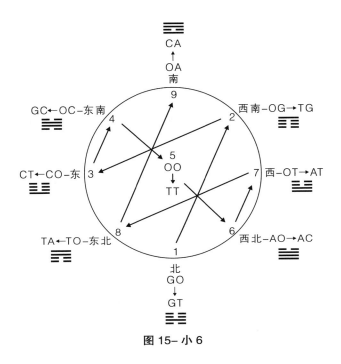

图 15– 小 6

- 位置 1，在北方，GO 变为 GT，　　　　下卦 ☵，深不可测 – 水
- 位置 2，在西南方，OG 变为 TG，　　　下卦 ☷，接收 – 地
- 位置 3，在东方，CO 变为 CT，　　　　下卦 ☳，启发 – 雷
- 位置 4，在东南方，OC 变为 GC，　　　下卦 ☴，温和 – 风
- 位置 5，在中心，OO 变为 TT，
- 位置 6，在西北方，AO 变为 AC，　　　下卦 ☰，创造 – 天
- 位置 7，在西方，OT 变为 AT，　　　　下卦 ☱，快乐 – 泽
- 位置 8，在东北方，TO 变为 TA，　　　下卦 ☶，静止不动 – 山
- 位置 9，在南方，OA 变为 CA，　　　　下卦 ☲，亲近 – 火

"天六气" 与 16 个变化

介于天与地之间、天底与天顶之间有一个中土。我经过研究之后发现，未知的中心在两个已知的能量之间（地，T ▬▬，阴，和天，A ▬▬，阳），也可

以根据它的定义而被视为"可极化"的单位，比如在 **X** 和 **Y** 里。

将这四种能量两两排列组合后，一共产生了 16 个可能的变化（4^2=16），其中四个我已知道：

TT-AA-AT-TA，这四大根本能量，或称北、南、东、西[①] 的能量。另外十二个变化带有未知数 **X** 和 **Y**。如果我知道 **X** 为 **T** 值，**Y** 为 **A** 值，则这些变化的分配便如下所示（由下往上读）：

X Y X Y		**T A T A**	
T A A T	变成	**T A A T**	换句话说，就是北 – 南 – 东 – 西

T A T A		**T A T A**	
X Y Y X	变成	**T A A T**	换句话说，就是北 – 南 – 东 – 西

X Y X Y		**T A T A**	
X Y Y X	变成	**T A A T**	换句话说，就是北 – 南 – 东 – 西

于是我得到三次同样的四个双联体，但是：

- 第一个序列和表层有关：已知的 **T** 和 **A** 能量就中心（**X** 和 **Y**）而言，是外围的能量，而且他们主导该序列的每一个双联体，因为是他们形成"上升"之行，也就是正在上升当中。
- 第二个序列是中间的序列，每个双联体带有已知的能量 **T** 和 **A**，未知的 **X** 和 **Y** 能量在下，是他们主导这些双联体。
- 第三个序列与深层、中心有密切的关系，因为它只带有来自中心 **X** 和 **Y** 的未知能量。

这就"好像"内三焦的上焦、中焦和下焦，根据四个方向而形成，也就是说根据外围而形成，而非中心，中心并不以单位的方式出现。这很正常，因为有了带极性的中心，位于"三焦"中的四大根本能量才能彼此作用；四大根本

---

① 换句话说，就是 T2，A2，C 和 G 的能量。

能量只是决定了各三焦的外围。

每个三焦是由四种能量所决定，两两彼此互补，北 – 南 TT-AA 为两端，东 – 西 AT-TA 是中间，这四种能量是外围，是天的能量，"天六气"因而出现：（图 15-29，小图 1）

图 15-29 小图1

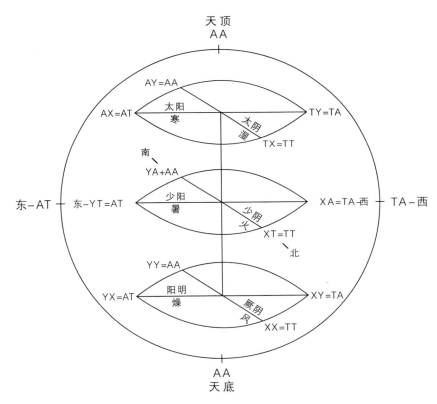

- 在表层，上焦
  - 太阴： TT（TX）和 AA（AY）= 太阴
  - 太阳： AT（AX）和 TA（TY）= 太阳
- 在中间，中焦
  - 少阴： TT（XT）和 AA（YA）= 少阴
  - 少阳： AT（YT）和 TA（XA）= 少阳

- 在深层，下焦
  - 厥阴：　TT（XX）和 AA（YY）＝厥阴
  - 阳明：　AT（YX）和 TA（XY）＝阳明

因此，带极性的中心－果肉、万物，根据三焦和空间的三个轴六个极点以及天六气而出现在天与地之间：

- 在表层，太阴是地的晨露，来自于天，是湿。太阳是天的寒冷，由水、湿气而生，是寒；
- 在中间，少阴是中土之火，来自于太阳，是放射之火。少阳是天的热力，散发出火，是它产生的暑；
- 在深层，厥阴是地的中央气压，自天的风而来，是风。阳明缺水，是天的干燥，因风而引起，是燥。

这些天六气如同在人体中，以六个外部功能的形式存在，为防御及适应周遭环境的功能。

然而，若寒因湿而起、火因热而起、风因燥而起，我们就必须记得，在这些天六气之间有一个两两互补的作用：

- 湿是一种亲水性的结构性质，属阳，具收缩性，因此有吸水的倾向；湿的能量因而属于扩张的阴，为太阴。
- 燥是一种疏水性的结构性质，属阴，具扩张性，因此有排水的倾向；燥的能量因而属于收缩性的阳，为阳明。
- 火是一种煅烧灰化的结构性质，属阳，具收缩性；火的能量因而属阴，为少阴。
- 寒是一种冻结的结构性质，属阴，具扩张性，寒的能量因而属阳，为太阳。
- 风是一种压缩的结构性质，属阳，具收缩性；风的能量因而属阴，为厥阴。
- 暑是一种低气压的结构性质，属阴，具扩张性；低气压、热的能量因而属阳，是少阳。

这些"天六气"、这些外部功能只有根据他们阴和阳的形式，才能在其一体中为各自下定义。此外，中国的宇宙起源论会提到十二"地支"，他们是天的能量，是天六气的能量极性，是五行的外围天线，其乃根据他们的互补与对立性而形成（图 15-29，小图 2）：

图 15-29 小图2

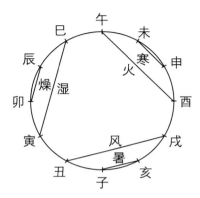

- 午 – 属火性质   阴火的天线
- 未 – 属寒性质   阴火的天线
- 申 – 属寒性质   阳水的天线
- 酉 – 属火性质   阴水的天线
- 戌 – 属风性质（高气压）   阴相火的天线
- 亥 – 属暑性质（低气压）   阳相火的天线
- 子 – 属暑性质（低气压）   阳木的天线
- 丑 – 属风性质（高气压）   阴木的天线
- 寅 – 属湿性质   阴金的天线
- 卯 – 属燥性质   阳金的天线
- 辰 – 属燥性质   阳土的天线
- 巳 – 属湿性质   阴土的天线

我们刚刚以类似的方法，一方面利用已知的能量 **T** 和 **A**，为北和南、东和西定位，另一方面用带极性的 **X** 和 **Y** 两个中心找出四大方位和天六气。现在要比较两者之间的差别。带极性的中心作为四个方向的中心，是如何出现的

我们采用的依然是同样的方法，但这次是利用四个已知的能量，也就是四个

方向的能量：元气 **T**, 清气 **C**, 谷气 **A**, 精气 **G**,^① 以及两个未知数，即带极性的 X 和。

16 与 36 种变化（双联体）=20 个再细分部分

我们已经看过，四个方位的四大根本能量 **T**、**G**、**C**、**A** 以双联体的方式组合，会产生 16 种变化，对应《易经》的 16 个序列。

在 **X** 和 **Y** 里带极性的中心配合上 **T**、**G**、**C**、**A** 使之出现，便可获得 36 种变化（$6^2=36$）；

在这 36 种变化里：

- 16 个只含有根本能量 **T**、**G**、**C**、**A**
- 20 个含有根本能量 **X** 和 **Y**。

我们要留意这后 20 种变化：

- 16 个含有 **X** 或 **Y** 加上另外四个的其中一个；
- 4 个只含有根本能量 **XY**。

中心（**X** 和 **Y**）根据 20 种变化而出现，即比外围（16 个 **T**、**G**、**C**、**A** 的变化）多出四个。

将 **X** 值设为 **T** 或 **G**，**Y** 值设为 **C** 或 **A**，根据架构的顺序，我们会得到下列各值。（图 15–30）

含有根本能量 **X** 或 **Y** 的 16 个双联体，加上另外四个的其中一个（**T**、**G**、**C** 或 **A**），对应《易经》的 16 个序列。在架构的顺序中，我们势必有：

- 先是"小阳"序列，为阴的内部功能，具扩张性，

  TC – **TA** – GG – GA – CG – CC – **CA** – AG – AA

  TY – **XY** – XG – GY – YG – YC – **CY** – AX – YA

- 接着是"小阴"序列，为阳的外部功能，具收缩性，

  TT – TG – **TA** – GT – GC – CT – **CA** – AT – AC

  XT – TX – **XA** – GX – XC – CX – **CY** – YT – AY

36个变化
　　灰底 = 小阳序列
　　白底 = 小阴序列

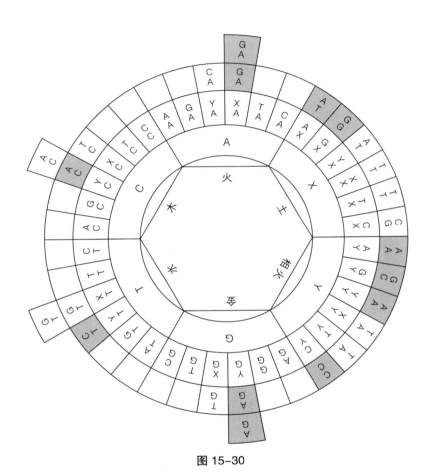

图 15-30

　　但是我们知道序列 4-TA 和序列 12-CA 各有两个"小阴"和两个"小阳"的六爻卦，因为他们在 **T** 象限和 **C** 象限里，各处于阳的最大值。[①]

　　不含根本能量 **X** 和 **Y** 的四个双联体在他们的变化中，对应的是中心的两种根本能量（**T** 和 **A**）。如果我们考虑到前述的特性，这四个序列便有一个双重的形式：

――――――――

① 见先前根据《河图》而提到的 16 个序列。

- TT 对 XX　　　　　（并对 XT）
- TA 对 XX　　　　　（并对 XA）
- AT 对 YX　　　　　（并对 YT）
- AA 对 YY　　　　　（并对 YA）

但是，就《河图》与《易经》的生成来看，我们知道自中心和 16 个序列而产生的能量不是 20 个，而是 23 个。

由于序列 4 含有"无意义密码子"的两个六爻卦[①]，以 16 个序列为基础，最后会有 24 种形式。这些序列中有 8 个一定具有双重形式，另外 8 个为单一形式（16+8=24）。

我们刚刚说明了《易经》的 16 个序列里，7 个"小阳"有一个扩张性的内部功能，7 个"小阴"有一个收缩性的外部功能；两个序列为双重性：序列 4 **TA** 和 12 **CA**，每个序列各带有两个"小阴"六爻卦和两个"小阳"六爻卦。

我们要注意，《易经》里的"小阴"序列被视为阳的外部功能，具收缩性，序列 2 **TG** 具有中心的性质，一方面是因为它的位置而在象限 T 与北方接触，另一方面是由于 **TGA** 六爻卦的存在。[②]。该序列因此有一种中心、独一的特质，关系到阴的、扩散性的内部功能。

在阴的内部功能里，具扩散性的小阳序列加上不具结构性的心包，一共有 11 个部件或称之为能量。由于我们只有 7 个小阳序列，因此还得加上小阳序列 12 **CA**，以及在序列 16 里的双重形式 **AA**（从 YA 和 YY 起具双重性），当然还有两个序列必须具双重形式。

因此我们得出如下的顺序：

| 序列 3 | TC 对 TY | | 单一形式 | 脾 |
| 序列 4 | TA 对 XA 和 XY | | 小阳形式 /2 | 不具结构 - 心包 |

---

① 见后续谈到的 125、216 和 343 种变化，以及第八章《易经》的变化。
② 见第八章：《易经》的变化。

序列 6	GG 对 XG	单一形式	肾
序列 8	**GA 对 GY**	双重形式	肺、大肠
序列 10	CG 对 YG	单一形式	心
序列 11	CC 对 YC	单一形式	小肠
序列 12	CA 对 CY	小阳形式 /2	膀胱
序列 14	**AG 对 AX**	双重形式	胃、三焦
序列 16	AA 对 YA 和 YY	因此两个形式	胆、肝

来自 GYAX 的 **GA**（8）和 **AG**（14）序列（各位于所在象限的最外围）有一个双重形式，因而整体上共有 12 个潜在的形式，包括与心包有关的形式。

在阳的外部功能方面，具收缩性的小阴序列一共有 12 个构成部分（能量），但这里只有 7 个序列。不但如此，我们要记得序列 4 **TA** 和序列 12 **CA** 各具有两个"小阴"六爻卦和两个"小阳"六爻卦。此外，**TT** 序列（从 **XT** 和 **XX** 开始，变成双重形式）和 **AT** 序列（从 **YT** 和 **YX** 开始，变成双重形式）各有两个形式。另一个序列因而必须有一个双重形式。我们由此得到下列顺序：

序列 4	TA 对 XA 和 XY	小阴形式 /2	肾
序列 2	**TG 对 TX**	双重形式	胃、心包
序列 1	TT 对 XT 和 XX	因此两个形式	脾、心
序列 15	AC 对 AY	单一形式	肝
序列 13	AT 对 YT 和 XY	因此两个形式	三焦、胆
序列 12	CA 对 CY	一个小阴形式 /2	膀胱
序列 9	CT 对 CX	单一形式	小肠
序列 7	GC 对 XC	单一形式	肺
序列 5	GT 对 GX	单一形式	大肠

我们要知道序列 **TA** 只有一部分是"小阴"，即来自 TX 的序列 **TG**，其最接近 T 象限的中心，有一个双重形式（胃和心包），是中心的形式，因此整体上共有 12 个潜在形式。

23 个构件的特殊性或生成

《易经》里内部和外部功能的构件"生成"，对应的是前一项，而 **TGA**、**TAG** 和 **TAA**（或 UGA、UAG 和 UAA）身为"无意义的中心"，必须附属于内部功能（图 15–31）

- 外部功能，"小阴"序列

  - UUA-UUG   决定构件 1（心经），接着顺着生命的生成方向，即从升起的太阳朝向东方。

  - CU 序列   决定构件 2（小肠经），我们同样顺着"生成"的方向进行（左旋）。

  - CAU-CAC   决定构件 3（膀胱经）。
  - GC 序列   决定构件 4（肝经）。
  - GU 序列   决定构件 5（大肠经）。
  - UAC-UAU   决定构件 6（肾经）。
  - UGC-UGU   决定构件 7（心包经）。
  - UGG   决定构件 8（胃经）。UGG 与 UGA 配对，是"无意义"中心。

  - UUC-UUU   决定构件 9（脾经）。
  - AUG   决定构件 10（三焦经）。
  - AUU-AUC-AUA   决定构件 11（胆经）。
  - AC 序列   决定构件 12（肝经）。

- 内部功能，"小阳"序列

  - UGA   "无意义中心"一，是整体的泉源。
  - CG 序列   决定构件 1（心）。我们始终顺着"生成"的左旋方向进行。

  - CC 序列   决定构件 2（小肠）。
  - CAG-CAA   决定构件 3（膀胱）。

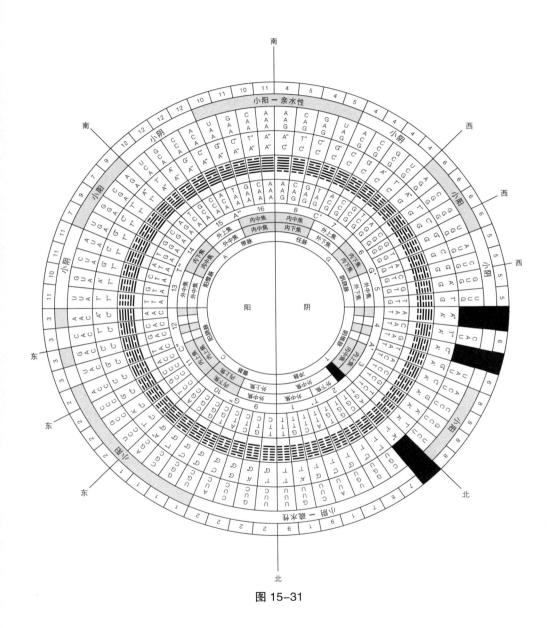

图 15-31

- GAA-GAG　　　　　　　决定构件 4（肺）。
- GAC-GAU　　　　　　　决定构件 5（大肠）。
- GG 序列　　　　　　　决定构件 6（肾）。
- UAA-UAG　　　　　　　"无意义中心"，一在二之中。

他们阻碍了通往下一个序列 UC 的道路，因此必须有一个直线对角的通道：心包。心包无法形成架构，但却真实有功能的性质存在。然而，位于直线对角的小阴序列 13，会将我们带往小阳序列 14（AG）。

- AGU-AGC　　　　　　　决定构件 7（胃）；一路通往位于直线对角的下
　　　　　　　　　　　　一个序列 UC。
- UC 序列　　　　　　　决定构件 8（脾）。

介于"无意义的中心"UAA-UAG 以及 UGA 之路受阻，序列 UC 只能通往直线对角所在的 AGG-AGA。

- AGG-AGA　　　　　　　决定构件 9（三焦）。
- AAU-AAC　　　　　　　决定构件 10（胆）。
- AAG-AAA　　　　　　　决定构件 11（肝）。

64 与 125 种变化（三联体）

现在我们要研究 64 个六爻卦里的三个相叠二爻卦，也就是 T、G、C、A 四大能量的"三联体"所组成的《易经》（4^3=64），且同样是一种能量系统。

这 64 个六爻卦再次就像我们村庄里的围栏，中心是个未知数。

我们的算式变得更丰富：

- 64 个三联体，我们已知其架构顺序；
- 一个中心 O，无法从外围窥见。

如果我们要用"三联体"的同样形式来算出中心 O 这个未知数，这时就会有 125 种变化（5^3=125）（图 15-32，三联体的读法从下往上，从中心往外围）。

我们发现在 125 个三联体里：

- 64 个三联体只含有根本能量 C、A、G、T（外圆）

- 61 个三联体含有根本能量 O（从中心算起第三个圆周）

因此，中心 – 地的出现只有 61 种可能性，这代表被视为一种能量生成系统的中心，只能"决定"61 种能量。

根据前述的生成顺序，一个对应五行的系统决定了三联体特性的顺序：

- C、A、G、T 系列对内下层的能量（有 O 的插入）；

125个变化
中心的61个变化：根本为 0
外围的64个变化

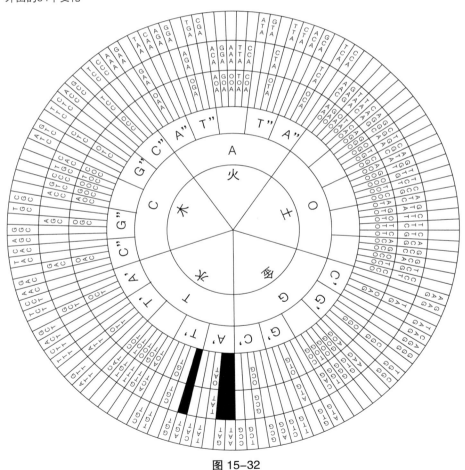

图 15–32

- C、T、G、A 系列对上层的能量（有 O 的插入）。

我们由此可确定 61 个三联体中心 O 的 T、G、C 或 A 各值。在这个值的系列里，只有三个三联体 **TGA**、**TAG** 和 **TAA** 无法出现（从中心算起第 4 个外圆）；因为没有任何一个位置适用于他们。

我们要记得从象限 O 出发，能够补足其他四个只拥有 9 个三联体的象限。

象限 **C**、**A** 和 **G** 为第一个填满的象限，并决定了其他三联体：每种根本能量有 16 个。

来到象限 T 后（最后一个），逐渐有了下列结果：

- 在序列 3″**TC** 和序列 1″**TT**，整个三联体都已确定：2×4。
- 在序列 2″**TG** 里，只有三联体 **TGA** 找不到任何适用的位置：
  - OOA 已被 ATA 占用
  - OOO 已被 GTT 占用
  - OGA 已被 GGA 占用
  - OGO 已被 AGC 占用
  - TOA 已被 TCA 占用
  - TOO 已被 TTT 占用
  - TGO 已被 TGC 占用

- 最后，在序列 4″**TA** 里，三联体 **TAG** 和 **TAA**（最后出现的三联体）成为多余的三联体，因而找不到任何适用的位置。

一个生成系统的三联体 **TGA**、**TAG** 和 **TAA** 因而无法决定接续的能量系统，因此成了"无意义"的三联体。尽管如此，我们依然可以假设存在于表层的 **TAG** 和 **TAA**（在 16 和 25 个变化的系统中）是散布在整体人体的"心包和性征"的前身。

因此，125 个变化的组成方式如下：

- 64 个变化代表外围（村庄的围栏），因为他们只含有外围的根本能量 T、G、C、A（圆周或天，图 15–33）。

针灸：125个变化
能量组织

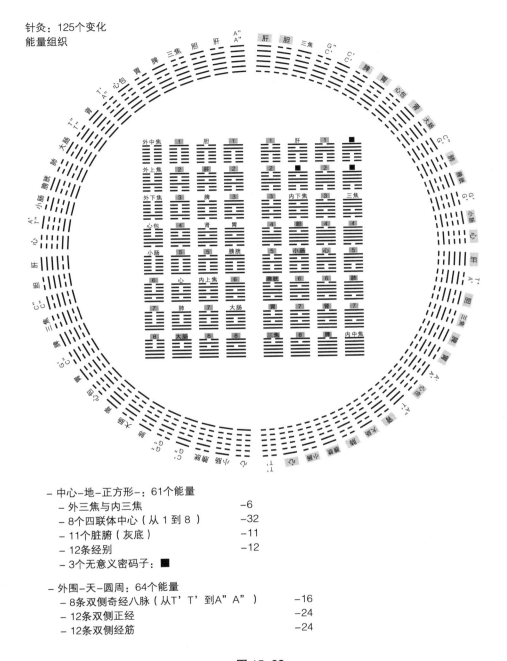

－ 中心–地–正方形–：61个能量
　　－ 外三焦与内三焦　　　　　　　－6
　　－ 8个四联体中心（从1到8）　　－32
　　－ 11个脏腑（灰底）　　　　　　－11
　　－ 12条经别　　　　　　　　　　－12
　　－ 3个无意义密码子：■

－ 外围–天–圆周：64个能量
　　－ 8条双侧奇经八脉（从T'T'到A"A"）　－16
　　－ 12条双侧正经　　　　　　　　　　　－24
　　－ 12条双侧经筋　　　　　　　　　　　－24

图 15-33

在 64 个变化中，16 个六爻卦都有一个特殊的值：

- 8 个是以两个相似的三爻卦所形成：

T′T′/A′A′/G′G′/C′C′/G″G″/C″C″/T″T″/A″A″

- 8 个是以两个相反的三爻卦所形成：

T′A″/A′T″/G′C″/C′G″/G″C′/C″G′/T″A′/A″T′

这 16 个六爻卦就某方面而言形成了 64 卦整体的标点符号，而且以其为出发点的性质而言，他们是另外 48 个六爻卦的生成器，代表的是系统外部的分配功能。他们形同双侧的奇经八脉，且要考虑到督脉和任脉的右侧及左侧关系：

T′T′	= 冲脉	右	（阴）
T′A″	= 冲脉	左	（阳）
A′A′	= 阴维脉	右	（阴）
A′T″	= 阴维脉	左	（阳）
G′G′	= 阴跷脉	右	（阴）
G′C″	= 阴跷脉	左	（阳）
C′C′	= 任脉	右侧	（阴）
C′G″	= 任脉	左侧	（阳）
G″C′	= 督脉	右侧	（阴）
G″G″	= 督脉	左侧	（阳）
C″G′	= 阳跷脉	右	（阴）
C″C″	= 阳跷脉	左	（阳）
T″A′	= 阳维脉	右	（阴）
T″T″	= 阳维脉	左	（阳）
A″T′	= 带脉	右	（阴）
A″A″	= 带脉	左	（阳）

六爻卦决定了末端，冲脉（中心）和带脉（外圆）以最大的差距（各在其所属区域里的第一个和第八个六爻卦）标出了右边和左边的分界。

反之，标出任脉和督脉各侧六爻卦的联合性，因此确定了他们的中间位置，同时也决定了他们的右与左、阴与阳。

48 个六爻卦共享阴与阳之间的两个区域：

- 24 个在阴区，代表"表层的内部功能"。他们形同双侧的 12 大经脉（右边 12 条，左边 12 条，共 24 条）。右边（阴）的 12 条经脉位于第一个象限 T（阴中之阴），从《河图》定义的"生成"顺序开始：

  心 – 小肠 – 膀胱 – 肺 – 大肠 – 肾 – 心包 – 胃 – 脾 – 三焦 – 胆 – 肝。

  左边（阳）的 12 条经脉位于第二个象限 G（阴中之阳），顺序相同。

- 24 个在阳区，代表"表层的外部功能"。他们形同双侧的 12 经筋（右边 12 条，左边 12 条，共 24 条）。

  右边的 12 条经脉位于第三个象限 C（阳中之阴），顺序相同；

  左边的 12 条经脉位于第四个象限 A（阳中之阳），顺序相同。

- 61 个变化代表中心（村庄），因为他们含有根本能量 O：（中心的方块，即"地"，图 15–32 和 33）

  - 在 O 象限里的 6 个三爻卦有一个中心的值：

OOO	– 值 GTT	在序列 5（小阴）
OOT	– 值 TCT	在序列 3（小阳）
COO	– 值 CCC	在序列 11（小阳）
AOO	– 值 AAA	在序列 16（小阳）
GOO	– 值 GGG	在序列 6（小阳）
TOO	– 值 TTT	在序列 1（小阴）

    他们对应的是三焦。

  - 23 个三联体补齐了象限 O：

  - 11 个位于阴内部功能的"小阳"系列里，形同 11 个脏腑。

• OCC 变成了 TCC	序列 3 小阳
• OGA 变成了 GGA	序列 6 小阳
• OAG 变成了 GAG	序列 8 小阳
• OGG 变成了 CGG	序列 10 小阳
• OGC 变成了 CGC	序列 10 小阳
• OCG 变成了 CCG	序列 11 小阳
• OAA 变成了 CAA	序列 12 小阳
• OGT 变成了 AGT	序列 14 小阳

- OGO 变成了 AGC　　　　　序列 14 小阳
- OAO 变成了 AAT　　　　　序列 16 小阳
- OAC 变成了 AAC　　　　　序列 16 小阳
- 12 个位于阳外部功能的"小阴"系列里，形同 12 个经别。
  - OTO 变成了 TCC　　　　序列 1 小阴
  - OOG 变成了 TGG　　　　序列 2 小阴
  - OTC 变成了 GTC　　　　序列 5 小阴
  - OCT 变成了 GCT　　　　序列 7 小阴
  - OOC 变成了 GCC　　　　序列 7 小阴
  - OCA 变成了 GCA　　　　序列 7 小阴
  - OTT 变成了 CTT　　　　序列 9 小阴
  - OTA 变成了 CTA　　　　序列 9 小阴
  - OAT 变成了 CAT　　　　序列 12 小阴
  - OTG 变成了 ATG　　　　序列 13 小阴
  - OOA 变成了 ATA　　　　序列 13 小阴
  - OCO 变成了 ACG　　　　序列 15 小阴

- 依然在象限 C、A、G、T 的 32 个三联体以 8 次再分成 4 个三联体，而有了 32 种能量中心值：

  这 32 个中心或称之为 8 个四联体，将四大根本能量在三焦中转换成的营气和卫气配送到内部功能的使用系统中。[①]

  中心正是透过这 8 个中心才得以显现，因此他们是 11 个脏腑 / 功能和 12 条经别的"内部生成器"。

  最后，一个根据 125 个构件来进行能量分析的系统形成如下（图 15–32、15–33 和 15–34）：

- 61 种能量是系统的内部能量（方形，地）：
  - 接收能量的外围功能：

    外三焦

3

---

① 见《第三十二章肉体与精神》中的 343 种能量。

- 制造能量与加工的中心功能：

  内三焦   3

- 来自内、外三焦的能量内部分配生成器：

  外三焦和内三焦：

  八个四联体中心   32

- 内部调节的内部功能：

  11 个脏腑   11

- 内部调节的外部功能，脏的内部天线：

  十二经别   12

- 64 种能量是系统的外部能量（圆周，天）：

  - 能量分配的外部生成器，是四联体的八个中心的天线：

    双边的奇经八脉   16

  - 外部调节的内部功能，是十一个脏腑的天线

    双边的十二经脉（正经）   24

  - 外部调节的外部功能，是最表层的天线：

    双边的十二经筋   24

我们知道天与地之间有万物，万物是第三者，是源泉的出口、综合。

此外，我们总习惯说深层藏在表层底下。因此头脑与显现在皮肤层的神经系统也是一样的道理：外胚层形成外膜和神经胚层两极！

我们可以想象，假使宇宙的三种形式、三个初始的阶段如琼·夏宏（Jean Charon）[1] 所形容的三种物质，即宇宙物质、黑体辐射和特殊物质 [2]，其所代表的正是用于整种能量系统的控制模式：能量的整体平衡经过代数演算，相当于 0，第二者是第一者的相反，与第三者有同样的正负值，但却是第三者的相反！水果有果皮、果核及果肉；细胞有细胞膜、细胞核及细胞质；人体有皮肤（外部功

---

[1]　琼·夏宏（Jean Charon）著作：《未知的心灵》（*Esprit cet Inconnu*）。

[2]　宇宙物质或称黑暗物质占宇宙的 21%；黑体辐射或黑体能量占宇宙的 75%；特殊物质占宇宙的 4%。

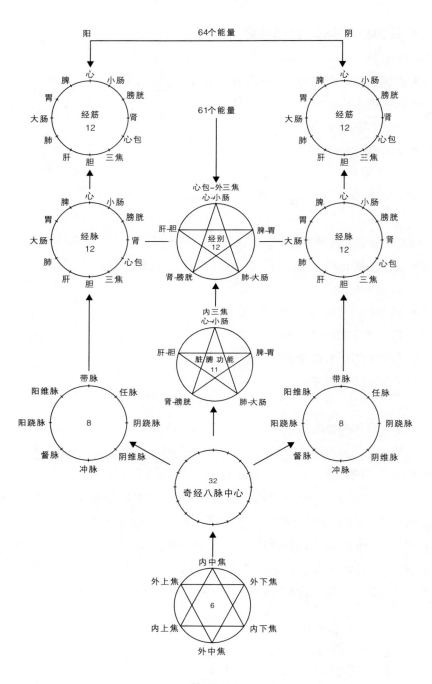

图 15-34

能，属阳，即外围的 64 个六爻卦）、脑（包括延髓和脊髓）以及组织器官（内部功能，属阴，即中心的 61 个六爻卦）。在皮肤上所施加的任何动作都会以相反信号而引起其余两者的反应。外部功能就像是果皮和它的相反 – 果核。内部功能是外部功能的相反，只关系到果肉、器官。

这两个功能的唯一定义已足以让我们了解整种能量系统的三层运作：制造、分配、使用。

六气 216 种变化

我们对于这些变化的研究，可利用带极性的中心在 **X** 和 **Y** 里以三联体、四大根本能量 **T-G-C-A** 的运作来进行。结果有 216 种变化（6^3=216），我们可发现在这 216 种变化里：

● 64 个三联体只含根本能量 **T-G-C** 与 **A**；
● 152 个三联体含有根本能量 **X** 与 **Y**：
  ● **X** 中心单独出现在 61 个三联体中；
  ● **Y** 中心单独出现在 61 个三联体中；
  ● **X** 和 **Y** 两个中心同时出现在 30 个三联体中，他们已自行分成 6 个和 24 个三联体的组别。

同样的，解码方式是将未知数 **X** 和 **Y** 设定成 **T-G-C** 或 **A** 值，以便了解其能量值。

从 **X** 象限起，有先前在 **O** 象限看到的 61 种变化（见 125 种变化）出现，但增加了 3 个三联体 [①]，因此共有 64 种变化：

$$Y \quad X \quad Y$$
$$X \quad Y \quad Y$$
$$X \quad X \quad X$$

这 3 个三联体依序各取"无意义"中心的值：

---

① 从下往上读。

$$A \quad G \quad A$$
$$G \quad A \quad A$$
$$T \quad T \quad T$$

从 Y 象限起，开始出现多了 3 个三联体的 61 种变化：

$$X \quad Y \quad X$$
$$Y \quad X \quad X$$
$$Y \quad Y \quad Y$$

这 3 个三联体依序各取"无意义"中心的值：

$$A \quad G \quad A$$
$$G \quad A \quad A$$
$$U \quad U \quad U$$

C-A-G 和 T 的象限里，有这四大能量的 64 种变化。这三个系列的第一个（象限 X）形同水果的果核定义，或 DNA 股的定义。第二个（象限 Y）形同果肉或信使 RNA。第三个形同果皮或转移 RNA。[①]

从 **X-C-T-G-A-Y** 象限开始，我们又可看到 3 组 8 个三联体（值为 TGC 或 A，如下所示），总共等于 24：

```
Y Y C T G A Y Y      Y X Y X Y X Y Y      X X C T G A X X
C T Y Y Y Y G A      X Y X Y X X X Y      C T X X X X G A
X X X X X X X X      G G T T C A A A      Y Y Y Y Y Y Y Y

A A C T G A A C      A T C T A A T A      T T C T G A T G
C T C A A A G A      T G T G A G A T      C T G T C T G A
T T G T T G T G      G G T T C A A A      C C A A A A C A
```

TC-GT-GG-GC-CT-CG-CC-AC 这八个序列只有一个代表他们的三联体：他们各自只对应一种能量。

TT-TG-TA-GA-AT-AG-AA 这八个序列有两个代表他们的三联体：他们各自对应两种能量，只有序列 TA 除外，两个三联体 TAT（和 TAC）对应一种能量，另外两种 TAG（和 TAA）是我们在研究 125 种变化里所定义的"无意义"。后

---

① 在第一个系列里，根据反转情形，"无意义"中心为 ACT、ATC 和 ATT。见第二十九章：DNA 双螺旋与遗传密码。

两个三联体的能量关系到不具结构性、散布在整个人体内的心包。

就中心的部分而言，这 24 个三联体应该对应 24 个代表下三层的来源或胚芽。就另一个层次而言，这三组三联体形同 23 个外围生成的定义（11+12），或是由转移 RNA 所定义的 23 种氨基酸，同时考虑到两个三联体在序列 TA（TAG 和 TAA）里似乎不具任何影响。

先前 125 种变化的演算结果是，无法出现在外围生成的三个三联体 TGA、TAG 和 TAA 是"无意义"的三联体。216 种变化让我们看到了这三个三联体存在于一个生成系统的三层中，每一个由 64 种变化来决定，这三重生成器的胚芽是由 23 种能量加上 1 个所组成，最后一个在理论上无法测得。

216 种变化的分析与排列充分说明了一个水果的胚芽、果核、果肉及果皮之间的关系，或是 DNA 双股、信使 RNA 和转移 RNA 之间的关系，甚至是生命的基本构件、神经系统、器官（内部功能）和皮肤（外部功能）之间的关系。[1]

24 个关系到中心的三联体对应 23 个有效的能量架构。

我们可想象成这 24 种根本能量对应的是特性成立之前的 23 种氨基酸，再加上一个作为遗传密码的"试验场"或"中心"。他们再分成：

- 11 个具有亲水性结构   11
- 12 个具有疏水性结构   12
- 1 个理论上无法测得的能量   1

64 个对应果核、DNA 股、神经系统的三联体再分成：

- 8 个双侧的分配结构   16
- 12 个双侧使用结构，将分配后的能量进行内部使用   24
- 12 个双侧使用结构，将分配后的能量进行外部使用   24

64 个对应果肉、信使 RNA、针灸上内部功能属阴的三联体，再分成：

- 3 个基本结构（3 个"无意义"中心）   3
- 6 个接收结构，接收转换的能量（外三焦与内三焦）   6

---

[1] 见第二十九章：DNA 双螺旋与遗传密码。

- 32 个分配结构（8 个四联体中心）   32
- 11 个使用结构，将分配后的能量（脏腑）进行内部使用   11
- 12 个使用结构，将分配后的能量（经别）进行外部使用   11

64 个对应果皮、转移 RNA、针灸上外部功能属阳的三联体，再分成：
- 8 个双侧的分配结构（八脉）   16
- 12 个双侧的使用结构，将分配后的能量进行内部使用（经脉）   24
- 12 个双侧的使用结构，将分配后的能量进行外部使用（经筋）   24

49 与 349 种变化

我们已研究过从单一中心 **O** 起始的周期，也看过在 **X** 和 **Y** 带极性中心的起始周期，其变化有：

$5^2=25$ $6^2=36$ $5^3=125$ $6^3=216$

现只剩未知数的中心 **X-O-Y** 与四大根本能量 **T-G-C-A** 的关系等待我们去发现。

我保留了 $7^2=49$ 和 $7^3=343$ 两种变化系列，作为本章的结尾。尽管他们与前述变化比较起来，似乎属于次要性，但他们同时也是起点。我们不能忘了接下来要使用的数字 3 和 7 是完美的数字，与意识及其不同层次特别有关。我们现在来到了生命的大门前，面对的是生命的奥秘！

16 与 49 的变化（4^2 与 7^2）

在 49 种变化里，根据七种能量组合成双联体的关系中，有三个中心的未知数，我们可发现：
- 只含有 TGCA 的 16 个序列
- 含有未知数 X-O-Y 的 33 个序列

在这 33 个序列里：

- 10 个有 T-G-C-A-X 的能量作为基础，而且只含这些能量；
- 10 个有 T-G-C-A-X 的能量作为基础，而且只含这些能量；
- 13 个含有根本能量 O。

　　在最后的 13 个序列中，最近中心的 5 个序列只含有根本能量 X、O 或 Y。
　　经过分析后，会发现其组合如下：

- 只含有根本能量 X、O 或 Y 的 5 个最中心的序列：

$$O \quad X \quad O \quad Y \quad O$$
$$X \quad O \quad O \quad O \quad Y$$

- 稍偏离中心的 8 个序列依然含有能量 O 和 TGCA 四者之一，一共是 4 对：

$$O\,O \qquad T\,G \qquad C\,C \qquad O\,O$$
$$T\,G \qquad O\,O \qquad O\,O \qquad C\,A$$

- 20 个含有根本能量 X 或 Y 及 T-G-C 或 A，一共是 10 对：

XYXY　　　　**TGXYCA**　　　　**TGXYCA**　　　**XYXY**
TTGG　　　　**XXXXXX**　　　　**YYYYYY**　　　**CCAA**

- 16 个序列只含有外围能量 T-G-C 或 A，一共是 8 对：

TGCA　　　　**TGCA**　　　　**TGCA**　　　　**TGCA**
TTTT　　　　**GGGG**　　　　**CCCC**　　　　**AAAA**

　　上述第一点最近中心的 5 个序列对应的五行是：

- **木**　　　　　-AT 对 OX　　　（C 值，在东方）
- **火**　　　　　-AA 对 YO　　　（A 值，在南方）
- **土**　　　　　-TT 对 OO　　　（O 值，在中心）
- **金**　　　　　-TA 对 OY　　　（G 值，在西方）
- **水**　　　　　-TT 对 XO　　　（T 值，在北方）

　　我们可以假设土 **TT** 是中心，是未知的能量，它要决定出系统的方向性：

- 在无性别或雌雄同体的机体中，除了另外三点的 22 对能量序列外，还有对应火 **AA** 与金 **TA**，以及对应水 **TT** 与木 **AT** 的两对能量序列，一共是 24 对，再加上一种能量。

- 在雄性或雌性的机体中[①]，只含有一对来自 **TT-AT**（雌性）或 **AA-TA**（雄性）的能量序列，一共是 23 对，再加上三种能量[②]。

在第二种情况下，46 个序列居然与人类的 23 对染色体相似，即 22 对含有同源染色体（常染色体），而人类的性染色体居然是由医学上的名词 **XX**（女性）和 **XY**（男性）来决定！

当然，这只是一种假设……

64 与 343 种变化（4^3 和 7^3）

由于 343 种变化的构件在前几页分别讨论过，我便不再进行演算，只说明他们的组合：

- 在 C-A-G-T 象限里：　　　　　这四种能量的 64 种变化（见 64 种变化）
- 从 X 象限起：　　　　　　　64 种变化（见 216 种变化）
- 从 Y 象限起：　　　　　　　64 种变化（见 216 种变化）
- 从 O 象限起：　　　　　　　64 种变化（与前述组合类似）
- 补足系统后，87 种变化只含有 **X-O** 或 **Y**，且再分成：1–16–46 和 24 种变化。

我们再拿一个水果作为例子，现在我们已有了全部的构件：

- 胚芽，由 87 种变化来决定：
  - 1 个中心的能量，生命的能量。其有三种形式，变化 **OOO**，理论上无法测知；
  - 作为"中央生成器"的 16 种能量；
  - 由上述 17 种能量"生成"的 46 种能量（或 23 对）；

---

① 见后续提到的 343 种变化。

② 如果我们考虑到架构 – 能量的反转：雌性 – 阴性结构，对应一个阳性能量；雄性 – 阳性架构，对应一个阴性能量。

- 由上述变化中的 61 个所决定的 23 种能量，11 个为阴，12 个为阳；
- 1 个理论上无法测得的能量，由上述变化中的两个来决定。

这 87 种能量整体决定了下述几层的排列：

- 杏仁，由 64 种变化所决定：
  - 64 种内部功能的阴能量，从象限 O 起，

  分成：　　　　　　　3+6+32+11+12

- 果核的外壳，由 64 种变化所决定：
  - 64 个外部功能的阳能量，从象限 X 起，

  分成：　　　　　　　16+24+24

- 果肉，由 64 种变化所决定：
  - 64 个内部功能的阳能量，从象限 Y 起，

  分成：　　　　　　　3+6+32+11+12

- 果皮，由 64 种变化所决定：
  - 64 个外部功能的阳能量，从象限 C-A-G-T 起，

  分成：　　　　　　　16+24+24

同样地，人体里的肉体结构也可由下列能量学所决定：
- 遗传系统（胚芽）：
  - 1 个生命的单一能量
  - 85 个在 16、46 和 23 个序列里组成的能量
  - 1 个辅助的能量

能量总数为 87 个，我们可以想象这 87 种能量关系到遗传密码的 64 个密码子，以及他们所决定的 23 种氨基酸。

这 87 种能量决定了下列各层的安排：
- 中央神经系统（杏仁）：
  - 64 个内部功能的阴能量，他们的类比对应需要给予下定义。

- 交感神经系统（外壳）：
  - 64 个外部功能的阳能量，他们的类比对应需要给予下定义。
- 脏腑的内部功能（果肉）：包括内分泌系统：
  - 64 个内部功能的阴能量。
- 奇经八脉和经脉的外部功能（果皮）：
  - 64 个外部功能的阳能量。

对"胚芽"层的进一步分析，可为我们带来一些重要的信息，以便了解整个遗传密码和人体的复制功能。

- 一个生命的、唯一的变化 **OOO** 由"体质"选中、引导，尤其是母亲的 pH 值（酸碱值），在有性别的人体里对应的似乎是 **TAG** 或是 **TAA**，其理论上是一个无法测知的能量[1]，因此必须决定在 **XX** 或 **XY** 里的性染色体的方向（未来），也就是胚胎的性别（图 15–35，从中心算起第五个圆周）。如果我们参考 49 种变化（7^2），他们在这里被视同合成图，而非分析图，出现的是在人类性染色体的选择上，这两个三联体扮演五行里土 **TT** 的角色[2]：一对性染色体（来自五行中心系统的染色体系统）。而其他 22 对染色体（常染色体）则根据可能的 16 种变化而排列，四种根本能量为基础，以双联体（$4^2=16$）的方式运作。根据这 49 种变化，同时考虑到极性的基本方向，我们得到的结果如下图。
  - 六对染色体对应四个序列，后者有一个三重形式：　　　　　　12
  - 八对染色体对应四个序列，后者有一个四重形式：　　　　　　16
  - 八对染色体对应八个序列，后者有一个双重形式：　　　　　　16

16 种变化是接下来的 46 个（或 23 对）的"中心生成器"。[3] 因此，这 16 种

---

① 所谓的"无意义"中心为：TGA-TAG-TAA。

② 见先前所述的 49 种变化。

③ 在本章第一个段落所分析的 16 个序列，代表 46 个序列的生成简化版，运用于人类染色体系统。

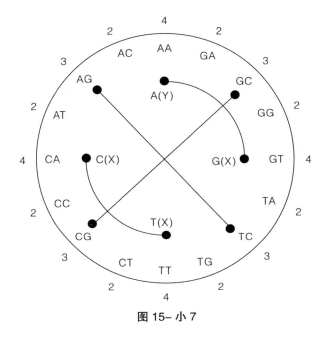

图 15– 小 7

变化乃根据每一种能量（六爻卦）的一个内部极性而进行：T'T'-T'A''-A'A'-
A'T''……以两个相似或相反的三爻卦而形成的这个极性决定了 16 个对应的
六爻卦。

人体所属的种类，在架构的过程中需依靠这 16 种变化（图 15–35，从中心
算起第 7 个圆周）来决定。

● 46 种变化在遗传密码"胚芽"的第一个"平台"里可供使用。这意味着 46
个三联体即将决定他们的特性：T 象限有 10 个，在 A、C 和 G 象限各有 12
个（图 15–35，第 8 个圆周）。这也代表在 **TAG** 或 **TAA** 和先前看过的三联
体 **UAU** 之间，根据选择的结果，仅有一个在序列 4 中，成为性染色体 **X** 的
前身[①]，其可能和序列 3（阴值）其中一个三联体联结而决定了雌性的 **XX**，
或和序列 3 的另一个三联体联结（阳值）而形成雄性的 **XY**[②]。

---

① 我们要记得，在外部功能这方面，UAU 决定了肾经的特质。

② 在脏腑功能里，序列 3 的基础三爻卦 A' 形同阴维脉（八脉交会穴为内关），亦同性腺，
并"生成"了脾。

胚芽：
－1个TAG或TAA能量（第5个圆周）
－16个带极性的能量（第7个圆周）
－46个能量或23对能量（外圆周）
－1个UAG－UAA能量（外圆周）

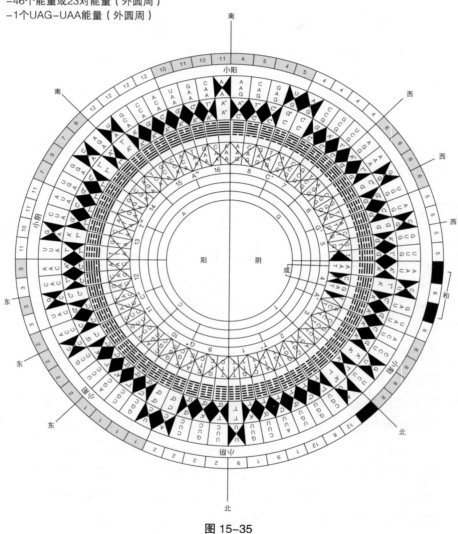

图 15-35

　　在性别和物种上，这46个或23对能量的排列组合乃根据前17个传递的指令而进行，因此该组合本身决定了它的生物种。

● 后24种能量为"胚芽"的第二个"平台"继续他们的排列组合，尽管理论上无法测得该 24 种能量。

87 个变化在整体上反映了下述流程：

- 一个带有 64 个构件的"生成器"，即 1+16+46，第 64 个变化只出现在无性或雌雄同体的机体中。
- 一个 24 能量的"生产体"，完全符合奇经八脉所进行的结果（24=11 脏腑 +12 经脉 +1 个"无意义"的三联体：**UGA**、**UAG**、**UAA**）或遗传密码进行的结果（23 个氨基酸 +1 个"无意义"的三联体）。

最后，"胚芽"的第一个平台含有 63 种变化，分配如下：

- 一种变化，理论上无法测知，以 **TAG** 或 **TAA** 为代表（图 15–35，第 5 个圆周）。
- 16 种变化以双联体方式运作，为"中心生成器"的性质，其中包含了 **T'A"**（**TGA**）（图 15–35，第 7 个圆周）。
  他们的出现就像 DNA1-DNA2- 信使 RNA 和转移 RNA 等四股的前身，各由四个象限所决定（4×4=16）。
- 46 种变化（或 23 对）分布在剩下 64 种可能的变化里，从三联体 UUG 到 AAC（图 15–35，第 8 个圆周）。他们在人种上可被视为 23 对染色体的"前身"。

"胚芽"的第二个平台含有 24 种变化，分布如下：

- 23 种变化由第一个平台的 61 种变化来决定：12+11（图 15–35）。他们似乎是 23 对氨基酸未来安排的"前身"，他们的特质将被决定，以便制造蛋白质。
- 一个理论上无法测知的变化，在第一个平台的 **UAG** 和 **UAA**（**A'C"** 和 **A'A"**）两个变化中决定了它的特质。至于它的部分 –**T'A"**（**UGA**）则不决定任何特质。

第一个平台透过 63 种变化而显现，第二个则是从 63 种变化中出现。但在第一个平台里，可以看到 **TAG** 或 **TAA**，以及 **T'A"**（**TGA**），而第二个平台来自 **UAG**（**A'C"**）以及 **UAA**（**A'A"**）和其他，双联体 **T'A"**（**UGA**）并不会出现或不决定任何特质。

看来似乎产生了一个内部的变化，也许是为了帮助 23 对能量的组合，因而

T′A″（TGA）产生转变，以便提供欠缺的双联体 UAG（A′C″）或 UAA（A′A″）。

当然，我们在研究 49 个（7^2）变化时曾提到，在无性或雌雄同体的机体内，不会对 TAG 或 TAA 之间进行选择，因为该雌性与雄性的形态与 T′A″（TGA）同时存在于胚芽中。

尽管如此，"胚芽"层出现在它的整体中，无论是在它组成的每个构件里，比如从前身和整个遗传密码的模式、DNA 的双螺旋到氨基酸，或是决定其特质并组合排列，以便制造蛋白质。

第二个发现源自前者，也许更令人感到神奇。

确实，我们已根据 125、216 和 343 种变化的"垂直"分级，以 85 个组成构件（87 种变化）为基础而决定了核苷酸与氨基酸的组合。在各种的组合里，胸腺嘧啶、胞嘧啶、鸟嘌呤、腺嘌呤四个碱基彼此以三联体的方式排列，为遗传密码的基础构件。同样的，我们可发现在元素里，碳、氢、氮、氧这四者是物质组成的基础元素。

然而在分子方面，很可能存在着另一个"水平"的分级，分别为 87、125、216 或 343 个构件/变化作为前者的架构基础。这些周期性排列有可能由活体的各种构件组合所形成：核苷酸、氨基酸、核苷、嘌呤和嘧啶、磷酸、糖等等。他们逐一加入其中每一个构件。

根据这些三维组合，形成了分子的世界。但有一个未知数依然存在于中心，既是几何点，也是无限，是道家的"虚无"，无从理解，也无法触摸。我们只能循着我们来的路上去发现它……

随着宇宙的秩序，形成了生成的奥秘和生命的奥妙……

第十六章

周期与进化

灵性的退化与进化

脉轮以 8 个为一组的排列可根据八卦的排法来决定。若我们要更深入地研究，脉轮的排法甚至可根据 8 个六爻卦的 8 个序列（即《易经》的 64 卦）来进行，

这 8 个序系列各由 8 个六爻卦本身的下卦（三爻卦）来给予定义，从 T′ 到 A″：

序列 T′	䷀	– 脾轮
序列 A′	䷁	– 生殖轮
序列 G′	䷂	– 底轮
序列 C′	䷃	– 心轮
序列 G″	䷄	– 顶轮
序列 C″	䷅	– 额轮
序列 T″	䷆	– 喉轮
序列 A″	䷇	– 脐轮

每个序列的 8 个六爻卦说明了在每个脉轮里，另外 7 个同时存在。这种排列符合脉轮之间机械性与周期性的调节，形同针灸里奇经八脉的调节方式。

此外，我们先前已看过，灵性的进化乃透过 9 个脉轮来进行。也就是说，

我们刚列出了代表外围的 8 个，第 9 个是枕骨轮，代表中心，其有如一面反射镜，作为天与地的联结。9 个脉轮就这样形成了我们心理上 7 个意识载体的支点。

当我们以中国能量学（四个外围能量的周期和中心的第五种能量）的方式来进行时（$4^2=16$ 和 $5^2=25$……），会发现若 8 个三爻卦或 8 个带极性的能量以两两一组（8^2）的方式排列，结果是 64 种变化。不过，带极性的 8 种能量加上一个中心的未知能量 **O**，同样以两两一组（9^2）的方式排列，结果产生了 81 种变化（图 16–36）。

$9^2 = 81 = 64 + 17$

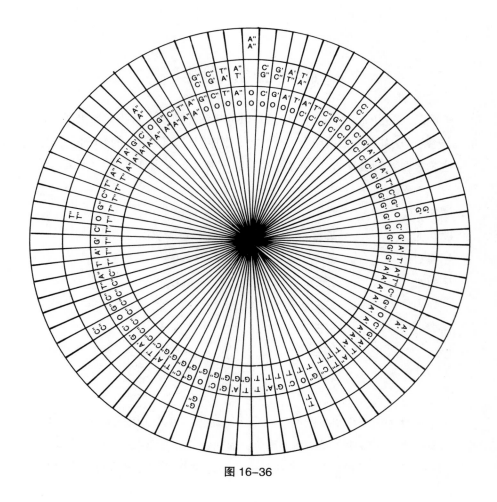

图 16–36

在这 81 种变化里，有 64 个只含已知的能量 T'A'G'C'G"C"T"A"。

17 种变化含有未知数 O。在这 17 种变化中，有 8 个以已知能量 T'-A'-G'…作为基础，决定了带有 9 个六爻卦的 7 个序列，而 9 个带有未知数 O 为基础的变化决定了带有 7 个六爻卦的 9 个序列。

因此，问题在于将这两组里的根本能量 O 各订出一个 T'A'G'C'G"C"T" 或 A" 值，以便知道中心（或无限）和它的 7 个意识层是如何透过 9 个脉轮来显现。

我们要记得，这里指的是意识（阳）与物质（阴）、"精神"与"肉体"的相遇，乃至肉体最后的升华；换句话说就是退化或意识潜入物质，以及进化或物质在意识上的提升。

9 个六爻卦的 7 个序列：7 个意识载体和 9 个支点。

起始点与中国能量学上的起始点相反，因为该点位于意识层，属阳，也就是说 A"A"。在退化上，无限（天）是起始的基础，而非中心（地）（图 16–36 和 1637）。

意识的程度，从阳到阴：

A"O	取	A"A"	值	灵性
T"O	取	T"T"	值	智性
C"O	取	C"C"	值	直觉
G"O	取	G"G"	值	思考
C'O	取	C'C'	值	情感
G'O	取	G'G'	值	本能
A'O	取	A'A'	值	凝聚力
T'O	取	T'T'	值（物质）	

第一个六爻卦 A"A" 同时决定了：

- "单纯"的意识，此时的意识是一个整体的、神性的意识，而无个人意识；
- 最高的、"灵性"的意识载体：6 个单爻相叠的阳；
- 第一组 9 种六爻卦序列，A"A" 是该组的第一个六爻卦，也就是说该意识载

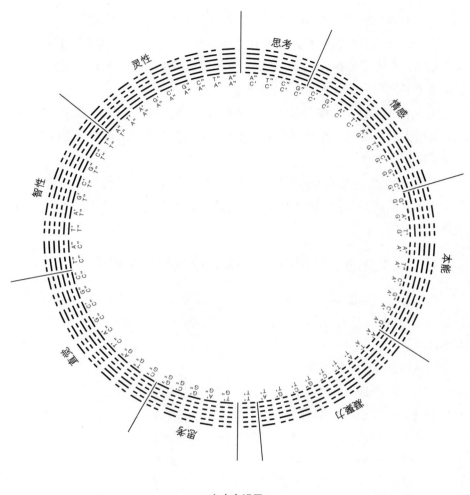

七个意识层
退化

图 16-37

体会逐渐利用这 9 个支点、9 种能量中心或脉轮①。

第二个六爻卦 T″T″ 显示了意识潜入了物质内：两个三爻卦都含有两个阳的

---

① 每个意识载体都是透过一个特别的脉轮而显现，同时也次要性地加入其他 8 个载体之中。

单爻，阳爻之上有一个阴的单爻。其决定了"智性"的意识载体，同时间也决定了第二组 9 个六爻卦序列（9 个脉轮）。该载体乃透过后者而显现。

第三个六爻卦 C″C″ 强化了退化的现象，物质阴 — — 为各三爻卦的中心。它决定了"直觉"的意识载体，如前者一样，也决定了第三组 9 个六爻卦（9 个脉轮）。

第四个六爻卦 G″G″ 以第四组 9 个六爻卦序列来代表思考的意识载体，同时在上层（直觉）与下层（情感）之间有一个反转与相连的关系；在该序列中，我们的确可发现：

- 在 G″G″ 里，意识被物质所主宰，每个三爻卦里各有两个单爻阴在一个单爻阳上；
- 在 G″T′ 里，这种主宰的情形加剧，5 个单爻阴在一个单爻阳之上。
- 在 C′A″ 里，出现了反转的情形，意识主宰了物质，5 个单爻阳在一个单爻阴之上。

此一整体布局所显现的是，具象心智的唯物理性主义关系到物质对意识的主宰，其思考力航行在情感和情绪的乌云中，受到了牵制与干扰。

根据他们彼此的关系，"理性"思考或"情绪性"思考将占主导地位，思绪带有物质的或神秘的性质，还加上一点宗教派别性。由于有适度的控制，这些极端的形式依然处于和谐的状态。

第五个六爻卦 C′C′ 决定了情感意识体，它所代表的第五组 9 个六爻卦象征着情绪意识的至高无上：每个三爻卦里各有两个单爻阳在一个单爻阴之上。

第六个六爻卦 G′G′ 带领着第六组 9 个六爻卦序列，象征的是意识受阻于物质，但同时间又以本能意识载体让意识占有物质：每个三爻卦里有一个单爻阳夹在两个单爻阴之间。

第七个六爻卦 A′A′ 是第七组、也是最后一组 9 个六爻卦序列，代表物质凝聚的意识载体，意识被物质所接受，后者成为前者的支撑：每个三爻卦里，两个单爻阴之上有一个单爻阳。

第八个六爻卦 T′T′ 单独出现，就像一条铰链，仅由物质所组成（6 个单爻阴），是退化的句点。它将是开始进化的起点，正如一个回力球击中墙面后弹向投球者。

9组7个六爻卦序列：9个脉轮和7个意识载体

下列9个六爻卦序列[1]，将由组成的两个三爻卦的反转而形成（图16–36和16–38），代表物质经过意识升华的进化。我们从中心 **O** 的根能量中知道，这些六爻卦里仅有最后一个在回到纯意识、回到无限时才能对应取得 **A″A″** 值。

				脉轮
OA″	取	T′A″	值	额轮
OT″	取	A′T″	值	喉轮
OC″	取	G′C″	值	生殖轮
OG″	取	C′G″	值	脾轮
OC′	取	G″C′	值	枕骨轮
OG′	取	C″G′	值	底轮
OA′	取	T′A′	值	脐轮
OT′	取	A″T′	值	心轮
OO	取	A″A″	值	顶轮

我们已看过六爻卦 T′T′ 物质进化的起始点，即回力球击墙反弹的原理（图16–37 和16–38），因此从阴到阳，依二进制的顺序进行（图16–38）：

第一个六爻卦 T′A″ 是第一组7个六爻卦序列的终点，也就是说7个意识的性质和7个昆达里尼之火，最后将存在于该轮脉中，在额轮中心，即创造的中心。物质承载意识就如圣体显供台：3个单爻阴之上有3个单爻阳[2]。

该六爻卦在出现二元性的同时，也突显了个体化的特质。

---

① 9个六爻卦与其形成的各序列及9个脉轮的定义，见本章"蜕变–转化–变形"部分。
② 每个脉轮是一个特定意识载体的支点，但对其他6个的能量也能感应。

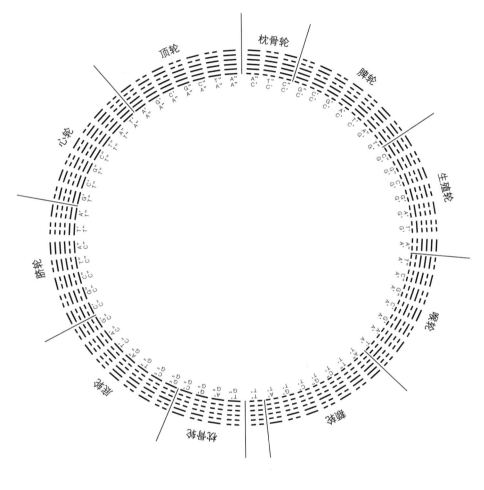

九个脉轮
进化

图 16-38

9 组序列	脉轮
序列 T'A″	– 额轮
序列 A'T″	– 喉轮
序列 G'C″	– 生殖轮
序列 C'G″	– 脾轮
序列 G″C'	– 枕骨轮
序列 C″G'	– 底轮
序列 A″T'	– 心轮
序列 A″A″	– 顶轮

接着轮到下列 8 个六爻卦来分成 8 组 7 个六爻卦，也就是说，与前述相同，7 个意识性质与 7 个昆达里尼之火将存在于每个对应的脉轮之中。

前 8 个序列，从 **T'A″** 到 **A″T'**，显示了物质受到意识的影响而经过的不同变化。意识逐渐塑造物质，最终以完全承受它而结束于 **A″T'**，在利他主义、爱、智慧与灵性直觉的影响下，让它变得有"波动性"：3 个单爻阳之上有 3 个单爻阴。

最后，第 9 个六爻卦 A″A″ 是第 9 组 7 个六爻卦的最后一个，代表回到纯意识：6 个单爻阳。而该意识在过程当中吸收了所有经验的精华。因此，它获得了一种较高的知识及纯个人的意识，是对他人、对一切、对上帝的同体意识。

蜕变 – 转化 – 变形

物质是一切能量系统的外表。能量系统根据物质接续的极性、变化、从阴到阳、从地向天而形成。我们可概括如下：

- 2 个单爻卦　　　　　　天与地和阳与阴
- 4 个双爻卦　　　　　　四大根本能量
- 8 个三爻卦　　　　　　《河图》中的八卦
- 64 个六爻卦　　　　　《易经》

2-4-8-64 的整体变化让我们得以了解，中国能量学上的周期形式、正弦曲式、空间 - 时间形式，以及整种能量系统的周期性与机械性调节。

我们先前也看过一个线性、发展性的轴与周期性、正弦曲性的轴密不可分，因而出现了介于过去与未来的空间 - 时间万象。

我们配合了印度和中国藏地能量学的论理，看过《易经》里从阴到阳、从 **T′T′** 到 **A″A″** 的进化过程，并发现了退化与进化的一些标杆 [1]。

因此，《易经》出现了 64 卦的两种组合模式（图 16-39）。

从天、心灵单位（**A″A″**）开始的 7 组 9 个六爻卦序列的"退化"，以 7 个六爻卦（各以两个三爻卦所组成）作为标杆。这 7 组序列对应 7 个心灵功能，其透过 7 个意识载体来表达（图 16-39，圆周），并有 9 个脉轮作为支点。

从 **A″A″** 到 **T″A** 的九个六爻卦	综合性。灵性
从 **T″T″** 到 **T″A** 的九个六爻卦	直觉性。智性
从 **C″C″** 到 **T″A** 的九个六爻卦	利他性。直觉性
从 **G″G″** 到 **T″A** 的九个六爻卦	思考
从 **A″A″** 到 **C′C′** 的九个六爻卦	自私性。情感性
从 **A″A″** 到 **G′G′** 的九个六爻卦	本能性
从 **A″A″** 到 **A′A′** 的九个六爻卦	分析性。凝聚性

每组序列的第一个六爻卦为两个相同的三爻卦，其决定了序列性质。第七组序列之后的最后一个六爻卦 **T′T′** 代表物质，因此在心灵层次上有一个"零"值。

9 种能量中心或"脉轮"作为 7 个心灵功能或 7 个意识载体的支点，不断进化，不过是以反方向进行，即从心灵的单位 - 地（**T′T′**，就心灵层面而言为 **0** 值）开始；这 9 种能量中心在 9 组 7 个六爻卦里有各自的对应，由两个相反的三爻卦（最后一个 **A″A″** 除外，其为综合性，为灵性的单位）断开而形成 9 组六爻卦；这 9 个六爻卦代表了天地、身心的结合，因此也代表了 7 个意识载体

---

① 我在此需感谢日内瓦生物研究中心（CIRB）的琼·隆巴（JeanLombard）教授，是他让我走向《易经》的此一诠释方式。

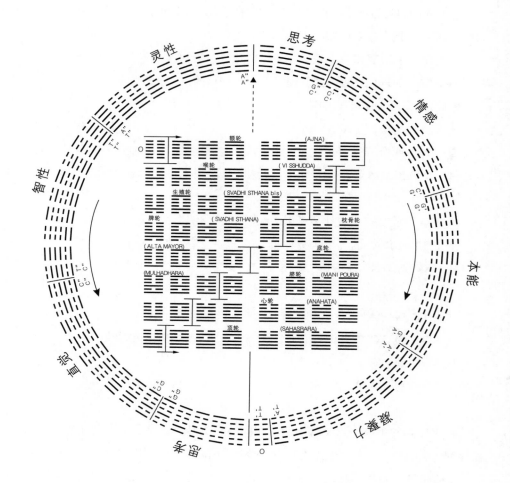

–圆周–天
7个意识层，精神性功能，从阳到阴

–正方形–地
9个能量中心：脉轮，从阴到阳

图 16-39

的外在现象（图 16-39，中心的方块）。

从 T'A'	到 T'A″ 的七个六爻卦	额轮	-Ajna
从 A'T'	到 A'T″ 的七个六爻卦	喉轮	-Visuddha
从 A'A″	到 G'C″ 的七个六爻卦	生殖轮	-Svadhishthana bis
从 G'T″	到 C'G″ 的七个六爻卦	脾轮	-Svadhishthana
从 C'C″	到 G″C' 的七个六爻卦	枕骨轮	-Alta mayor
从 G″G″	到 C″G' 的七个六爻卦	底轮	-Mulhadhara
从 C″C'	到 T″A' 的七个六爻卦	脐轮	-Manipura
从 T″G'	到 A″T' 的七个六爻卦	心轮	-Anahata
从 A″A'	到 A″A″ 的七个六爻卦	顶轮	-Sahasrara

每组序列的最后一个六爻卦决定了该组的性质。

对于这两种彼此互补的组合分析，能让我们知道他们的构件。

"极性"是万象的法则。意识载体的显现需要 7 个支点，因此支点必须有一个带极性的中心作为出发点（图 16-40）。

中心将由阴（－ －）和阳（——）来决定其性质：

- 为进化起始的一个中心：阴 - 脾轮；
- 为进化结束的一个中心：阳 - 枕骨轮。

需注意这两者与神经 - 内分泌系统有关：

- 脾轮关系到下丘脑；
- 枕骨轮关系到颈动脉体。

9 个中心出现的顺序及动能的进行方向与意识载体的进行方向相反，因为地（阴）逐渐与天（阳）结合，换句话说，是物质逐渐被意识加入动能，因意识而升华：

1	-	脾轮
2	-	底轮
3	-	生殖轮

七个意识层
九个脉轮

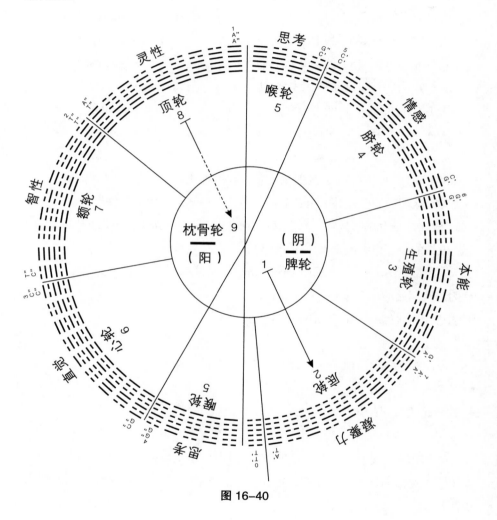

图 16-40

- 蜕变
- 转化

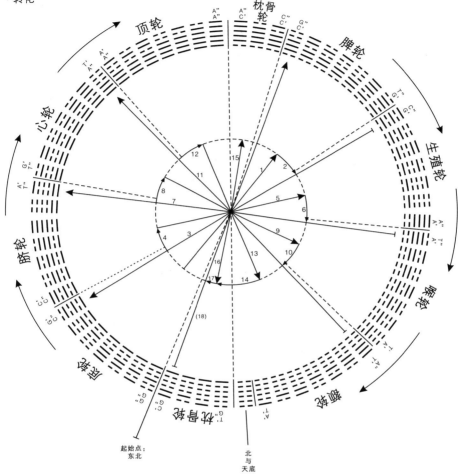

图 16-41

- 蜕变：底轮–脾轮–生殖轮–　　1–2
  生殖轮–底轮–脐轮–　　　　3–4
  脐轮–生殖轮–喉轮–　　　　5–6
  喉轮–脐轮–心轮–　　　　　7–8
  心轮–喉轮–额轮–　　　　　9–10
  额轮–心轮–顶轮–　　　　　11–12
- 转化：顶轮–额轮–枕骨轮–13–14–15–16–17

4	-	脐轮
5	-	喉轮
6	-	心轮
7	-	额轮
8	-	顶轮
9	-	枕骨轮

人体内这些能量中心、脉轮的"根"的位置，以及他们的逐渐成形与六爻卦的实际对应，是来自进化的根本法则，即相克－相生的法则，或抑制－激活的法则，我们接下来会发现它的道理（图 16–41）。

1. "分析"性的凝聚意识、稠密载体的功能代表阴能量（地）。相对的，"综合"性的灵性意识、精微的载体为阳极（天）。

   此外，我们已看过中国能量学的生成为左旋方向（顺时针方向），从北方（阴）偏东开始。

   凝聚意识的"分析"功能的支点为底轮，因此偏离而出现在东北方的 G″G″，是 7 个六爻卦序列的起始点，主要是最后一个 C″G′ 来决定其性质。

   底轮的根在下部，位于尾骨 S5（第五骶椎）之处。

   生命灵性意识的"综合"功能的支点，初期是脾轮，理所当然在直线对立的位置，也就是从 C′G″ 到 G′T″[①]。

   脾轮的根部在左边第十一根肋骨尖的位置。

   底轮本身拥有蛇火昆达里尼的力量，是地的能量，也负责将该能量分配出去。

   脾轮吸收并配送生命的活力普拉那，即天的能量。

2. 物质的密度抑制了能量的分配，是相克的关系；底轮（物质）以昆达里尼之火，试图扑灭、抑制脾轮（箭头 1）及普拉那的生命活力；它迫使脾轮以"相生"的方向（顺时针方向）将能量传送给已诞生并开始活跃的生殖轮（箭头 2）

   生殖轮是本能性感官功能的支点，因此出现在 G′C″ 到 A′A″ 的位置。其根部位于第二腰椎 / 第三腰椎之处。

3. 生殖轮吸收了脾轮的能量（箭头 2），并且"子"为"母"复仇，轮到它克底轮，

---

① 需注意由于轴的偏离，脾轮的第一个六爻卦 C′G″ 不在底轮的对向区，后续会成为很重要的一点。

以本能反应来抑制它（箭头3）。

生殖轮 G′C″ 是底轮 C″G′ 的相反结构，因此迫使底轮将能量传送给已诞生并开始活跃的脐轮（箭头4），位于 C″C′ 到 T″A′。

脐轮的根部位于第八/第九胸椎之处。

4. 与此同时，脾轮已将它的能量（未被抑制的 C′G″ 除外，因为轴向偏离的关系）传送到生殖轮。后者将它纳入本身。

心轮开始诞生，紧接在脐轮之上，即 T″G′ 到 A″T′ 的位置。其根部位于第七颈椎与第一胸椎之处。

5. 脐轮吸收了底轮的能量（箭头4），并且"子"为"母"复仇，轮到它克对向的生殖轮（加脾轮），以抑制它的方式（箭头5）强制它将能量传到一个新的中心——喉轮。该中心具有高级的创造功能，是思考的心智功能，喉轮是此一功能的支点。A′T″ 到 A′T′ 的喉轮诞生后开始变得活跃，其根部位于 C3/C4 的水平上。

6. 与此同时，底轮已将能量（即 C″G′，唯一一个被生殖轮抑制的六爻卦）传到脐轮。后者将它纳入本身：这是昆达里尼之火的第一个被激活的火球；其他六个继续处于睡眠状态，温和地闪烁着。

额轮开始诞生，是智性意识活动功能的支点，位于 T′A″ 到 T′A′，紧接在喉轮之上。其根部位于脑下垂体。

7. 喉轮吸收了生殖轮（加脾轮）的能量（箭头6）并且"子"为"母"复仇，轮到它克脐轮（加底轮），以抑制脐轮的方式（箭头7）来克它：喉轮 A′T″ 与脐轮 T″A′ 的结构相反，因而强迫脐轮将能量传到已变得活跃的心轮（箭头8）。

8. 与此同时，生殖轮（加脾轮）已将能量传到喉轮（G′C″ 除外，因轴的偏离使其未受抑制），后者将它纳入本身里。

顶轮开始诞生，形成综合性功能的支点，位于 A″A′ 到 A″A″，紧接在额轮之上。其根部在骨骶。

9. 心轮吸收了脐轮的能量（加底轮）（箭头8）并且"子"为"母"复仇，轮到它克对向的喉轮（加生殖轮、脾轮），以抑制喉轮的方式（箭头9）来克它，并迫使它将能量传到已开始活跃的额轮（箭头10）。此一现象引起枕骨轮开始活跃起来，而后者是喉轮的辅助中心。

10. 与此同时，脐轮（加底轮）已将能量（也就是说 T″A′，因为它是唯一一个被喉轮抑制的六爻卦）传到心轮，后者将它纳入本身里：昆达里尼之火的第一个火球继续上升，其路径已透过情感的星光层意识的对应形式做好了准备。枕骨轮为喉轮的辅助中心，开始诞生，从 G″T′ 到 G″C′，紧接在额轮之下。其根部在枕骨节 / 第一颈椎处。

11. 额轮吸收了喉轮的能量（加生殖轮、脾轮）（箭头 10）并引导能量，"子"为"母"复仇，轮到它克心轮（加脐轮、底轮），以抑制心轮的方式（箭头 9）来克它（箭头 11）：

额轮 T′A″ 与心轮 A″T′ 的结构相反，并迫使它将能量传送到开始活跃的顶轮（箭头 12）。

12. 顶轮吸收了心轮的能量（加脐轮、底轮）（箭头 12），并将至此一直为上升的能量方向反转，传至对向的额轮（箭头 13），传送的能量是上帝统一体最具灵性、纯心灵性的能量，同时迫使额轮传到 G″T′ 至 G″C′、开始活跃的枕骨轮（箭头 14）。

不过枕骨轮会自我抑制（箭头 15-16），因 C′A″ 到 C′C″ 位于 G″T′ 及接续构件的对向位置，但已开始活跃的 G″C′ 除外（箭头 17）。枕骨轮的根部位于枕部的位置。

　　然而，顶轮将能量传到额轮，再从额轮传到枕骨轮，会引起一种特殊的振动：

● 枕骨轮　　　　G″T′ 到 G″C′ 是在阳区

　　　　　　　　C′A″ 到 C′C″ 是在阴区

　　因极性反转而引起的振动现象是能量的接续影响，因为在此之前都是上升的能量，而现在来自上帝统一体，成了下降的情形，并促成了灵性进化过程中一个新阶段的开始。

　　前六个阶段（图 16-41，1 至 12）对应的是"蜕变"，也就是说能量从下往上的传送。昆达里尼和普拉那的第一个火球的二元性产生了相互作用，形成能量的传送。底轮和脾轮依次相互抑制代表了该二元性：

● 底轮抑制脾轮（1）

● 生殖轮加脾轮抑制底轮（3）

● 脐轮加底轮抑制生殖轮加脾轮（5）

● 喉轮加生殖轮、脾轮抑制脐轮加底轮（7）

● 心轮加脐轮、底轮抑制喉轮加生殖轮、脾轮（9）

- 额轮加喉轮、生殖轮抑制心轮加脐轮、底轮（11），后者改变了能量以便传到顶轮（12）。

接来下的阶段进入了顶轮引发的"转化"阶段，也就是说单子的能量往下，与昆达里尼的能量会合（13–14……17）[1]。

然而就在这个阶段开始之前，人类冒了一个很大的风险。额轮是透过纯物质 T′T′ 将它的能量传到枕骨轮。在这个"相遇"的过程中，人类若不小心，便可能在最为硬化的物质主义中迷失了方向。

这些不同的阶段只能在无数的轮回与中间调节过程中进行，以五个一组的方式依序存在：

- 1 底轮 –2 脐轮 –3 心轮 –4 生殖轮（脾轮）–5 喉轮
- 1 额轮 –2 脐轮（底轮）–3 心轮 –4 生殖轮（脾轮）-5 喉轮
- 1 额轮 –2 脐轮（底轮）–3 心轮 –4 顶轮 –5 喉轮（生殖轮 – 脾轮）
- 1 额轮 –2 枕骨轮 –3 心轮（脐轮 – 底轮）–4 顶轮 –5 喉轮（生殖轮 – 脾轮）

中间调节的前四个阶段的功能图为中国的五行，依序如下：

1 水 –2 木 –3 火 –4 土 –5 金。

中国能量学的相克（抑制）相生（促进）法则如下：

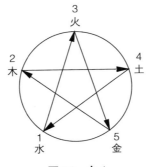

图 16– 小 1

主要的能量中心（或脉轮）排列便形成如下顺序：

---

① 单子本身含有意志、爱与积极性智能三种神性形式。

	脉轮	根部
1	底轮	第五骶椎 / 尾骨位置
2	脾轮	左边第十一根肋骨尖部
3	生殖轮	第二腰椎 / 第三腰椎位置
4	脐轮	第八胸椎 / 第九胸椎位置
5	心轮	第七颈椎 / 第一胸椎位置
6	喉轮	第三颈椎 / 第四颈椎位置
7	额轮	脑下垂体位置
8	顶轮	松果体位置
9	枕骨轮	枕骨 / 寰椎位置

接下来的抑制和促进作用会透过上帝统一体的能量往下的"转化"阶段，来到"变形"阶段。后者是天与地的能量结合的协调阶段，是上帝统一体与昆达里尼的和谐阶段，普拉那脾轮只不过是一个下层的、最为稠密的形式。

我们先前已看过（图 16-41），透过额轮、枕骨轮的振动及枕骨轮的部分自我抑制（15-16）而有了来自顶轮的能量，因而激活了 G″C′（17）：

- 脐轮的 G″C′ 抑制它的相反结构，即脾轮的 C′G″（18），因而激活了另外 6 个六爻卦 / 脾轮的能量（图 16-42：1 和 2）。
- 脾轮的 6 个六爻卦 / 能量逐一抑制对向的底轮各卦（C″G′ 除外，因为轴的偏离。）
- 原在底轮里呈睡眠状态的昆达里尼六个火球，至此开始活跃，并逐渐将他们的能量传送到 C″G′，也就是底轮的最后一个六爻卦 / 能量（3-4）。
- 底轮的 C″G′ 抑制与它结构相反的生殖轮的 G′C″，因而激活了生殖轮的另外 6 个六爻卦 / 能量（5-6）。
- 生殖轮的 6 个六爻卦 / 能量抑制对向的脐轮（T″A′ 除外，因为轴的偏离），唤醒了这个中心里尚处于睡眠的 6 个形态，因而激活了 T″A′（7-8）。
- 脐轮的 T″A′ 抑制它对向的喉轮 A′T″，因而激活了喉轮的另外 6 个六爻卦 / 能量（9-10）。
- 喉轮的 6 个六爻卦 / 能量抑制对向的心轮（A″T′ 除外，因轴的偏离），唤醒了这个中心里尚处于睡眠的 6 个形态，因而激活了 A″T′（11-12）。

- 心轮的 A″T′ 抑制它对向的额轮 T′A″，因而激活了喉轮的另外 6 个六爻卦 / 能量（13–14）。
- 额轮的 6 个六爻卦 / 能量抑制对向的顶轮（A″A″ 除外，因轴的偏离），唤醒了这个中心里尚处于睡眠的 6 个形态，因而激活了 A″A″（15–16）。
- 顶轮的 A″A″ 抑制它的反向结构 T′T′（17），也就是说天（无限，统一体）与地（中心、物质）结合并支配地，因此必然会激活枕骨轮整体。枕骨轮从 C′A″ 到 C′C″，从 G″T′ 到 G″C′ 的确位于阴和阳的对称轴上，有中心相连。

枕骨轮身为对称轴，是创造的工具，负责顶轮与额轮之间的联结，同时也负责脾轮与底轮的联结：枕骨轮是"创造性的振动"。

枕骨轮由它与脾轮在 C′G″、与底轮在 G″G″ 的共同辅助联结，统一了神经系统与血流。普拉那和它的 7 个"振动形态"以及昆达里尼和它的 7 个"火球"也谐和一致并结合为一。

心轮中心的 12 瓣金色之花现在可在顶轮和它 960 片花瓣的中心里绽放光芒，底轮的 4 片橙色花瓣形成了这一整体的旋涡。

总结来说，"蜕变"的阶段乃因昆达里尼的第一个火球从底轮开始上升产生作用，这些中心在三重性里得到合成。他们有头部的 3 个中心作为支点：
- 控制心轮 – 脐轮 – 底轮的顶轮，也就是"直觉的爱""情感欲望"和"意志"；
- 控制脾轮 – 生殖轮 – 喉轮的额轮，也就是"生育""心智创造"和"创造性智能"等形态；
- 负责前两组最终联结的枕骨轮。

耶稣在约旦河以水之"火"的洗礼是"蜕变"的象征。

天的能量从顶轮往下流向地的能量而与之结合，引起了"转化"。圣灵之火的语言在五旬节当天倾注在门徒身上，是这个阶段的象征。

昆达里尼之火的另外 6 个火球的上升，激活了介于底轮和顶轮之间的 7 个中心，代表的是"变形"的最后阶段。地能量在这个阶段里与天的能量逐渐合而为一。这是摩西和以利亚陪伴基督在变形山①，象征的是身、心、灵的结合……

———————————

① 见第三十章人类 – 砧合 – 心灵、能量与肉体。

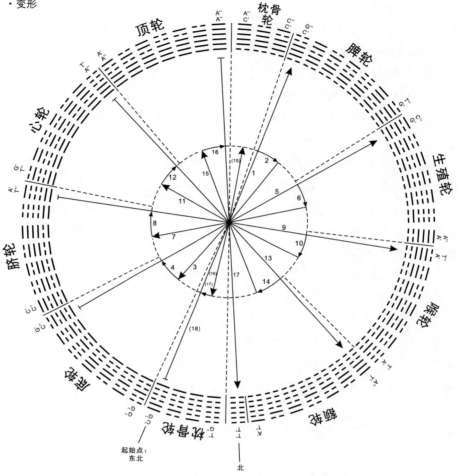

图 16-42

· 转化：枕骨轮–脾轮–底轮　　　(16-17)-1-2-3
· 变形：底轮–生殖轮　　　　　　4-5
　　　　生殖轮–脐轮　　　　　　6-7
　　　　脐轮–喉轮　　　　　　　8-9
　　　　喉轮–心轮　　　　　　　10-11
　　　　心轮–额轮　　　　　　　12-13
　　　　额轮–顶轮　　　　　　　14-15-16-17

7 个意识载体，9 个脉轮，8 条奇经八脉

看过了前述章节后，现在我们可以试着建立起 7 个意识载体、9 个脉轮和 8 条奇经八脉之间的关系。但我们只能针对有相关的结构或能量来做比较。因此我们需要将他们化为同样的分母。

我们已研究了由三爻卦为基础而组成的 64 卦，并考虑到"小阳"和"小阴"序列[①]。64 卦的研究可让我们将三种形态以下列方式联结起来：

- 内部功能为阴的 7 个"小阳"序列：意识载体
- 内部功能为阳的 9 个"小阴"序列：9 个脉轮
- 8 个三爻卦形成的 16 个序列：8 条奇经八脉[②]

我们可从生成的整体和类比关系看出他们的排列组合：

序列 1-TT（小阴）：　　心轮－冲脉（生成了脾经－心经）

序列 2-TG（小阴）：　　枕骨轮[③]－冲脉（生成了心包经－胃经）

序列 3-TC（小阳）：　　以太体－阴维脉（生成了脾脏）

序列 4-TA（小阴）：　　生殖轮－阴维脉（和小阳）（生成了肾经－不具架构的心包功能）

序列 5-GT（小阴）：　　底轮－阴跷脉（生成了大肠经）

序列 6-GG（小阳）：　　稠密载体－阴跷脉（生成了肾脏）

序列 7-GC（小阴）：　　脾轮－任脉（生成了肺经）

序列 8-GA（小阳）：　　直觉载体－任脉（生成了肺脏、大肠）

序列 9-CT（小阴）：　　顶轮－督脉（生成了小肠经）

序列 10-CG（小阳）：　　灵性载体－督脉（生成了心脏）

---

① 见第二章生命的成长－七天与神的化身，以及第八章《易经》的变化。

② 我们可假想万物的表现为 16 法则，因为《易经》里 8 条奇经八脉各由两组序列来代表；而这 16 个序列两两互补（以及其各自所组成的六爻卦），因此有 8 个基本的三爻卦，再从他们衍生出 32 个六爻卦，另外 32 只是"互补的反向卦"（T′A″-A″T′……）

③ 在序列 2 TG 里，通往中央联结的入口是透过六爻卦 TGA 的中介，即中心。

序列 11-CC（小阳）：　　　　智性载体 – 阳跷脉（生成了小肠）

序列 12-CA（小阴）：　　　　额轮 – 阳跷脉（和小阳）（生成了膀胱经 – 膀胱器官）

序列 13-AT（小阴）：　　　　喉轮 – 阳维脉（生成了三焦经 – 胆经）

序列 14-AG（小阳）：　　　　心智体 – 阳维脉（生成了胃 – 三焦等器官）

序列 15-AC（小阴）：　　　　脐轮 – 带脉（生成了肝经）

序列 16-AA（小阳）：　　　　星光体 – 带脉（生成了胆 – 肝等器官）

一方面介于意识载体与器官之间有特殊的关系，另一方面能量中心或脉轮与经脉之间也有特殊的关系；这些关系整体上是透过奇经八脉而建立的。后者两两一组，各形成一个六爻卦，因此代表了 7 个意识载体及他们 9 种能量中心的合成。

总而言之，《易经》的 64 卦和它的 16 个序列，代表的是 2、4、8、7 和 9 等能量结构的共同分母：

- 两大根本能量（两个单爻）根据天六气与地、以 6 个为一组的方式排列，结果是 2^6=64 个六爻卦；
- 4 个根本能量（四个二爻卦）根据三焦的组合来排列，结果是 4^3=64 个六爻卦；
- （7×4）+（9×4）=28+36=64 个六爻卦。

4 种六爻卦的 16 个序列各让我们知道了排列的方式，有两个单爻卦以 6 个为一组，4 个二爻卦以 3 个为一组，还有 8 个三爻卦以两个为一组；另一方面也让我们知道了 7 个意识载体的六爻卦的值（7×4=28）和 9 个脉轮的值（9×4=36）。这 16 个序列不但关系到能量整体 – 负责机体机械性和周期性的调节（2、4、8），也关系到每个生命参与心灵、灵性进化的能量（7 和 9）。

此外，我们要注意 7 个意识层和 9 个脉轮的算术，对应的是 8 个辅助力量 / 奇经八脉，后者是显现层的综合体：

$$\frac{7+9}{2}=8$$

关于这点，我们需记得数学常数的定理是两个数相乘，等于他们的常数平均的平方减去他们差异值一半的平方：

$$7×9=8^2-\left(\frac{2}{2}\right)^2=64-1=63$$

因此，我们可认定若意识（C）为 7，它的心灵能量表现（P）为 9，肉体能量（S）为 8，则前两者相减（P-C）的差值（D）的一半为 1，

$$\frac{7+9}{2}=8 \qquad 和 \qquad 7 \times 9=8^2-\left(\frac{2}{2}\right)^2=64-1=63$$

此外，我们需知道，在一个既定的方程组里，若 C 上升，P 下降，反之亦然，S 则维持不变。因此，若他们其中之一偏向于 0，另一个偏向于它自己的无限大，则 S 维持不变。

例如，在上述的方程组里，当 C 减少 2 个单位，P 增加 2 个单位，即：

C=7-2=5，P=9+2=11

$$\frac{5+11}{2}=8 \qquad 和 \qquad 5 \times 11=8^2-\left(\frac{6}{2}\right)^2=64-9=55$$

我们刚发现了两个有趣的公式，

$$\frac{C+P}{2}=8 \qquad 和 \qquad C \times P=S^2-\left(\frac{D}{2}\right)^2$$

但是，"这有什么用处？"当莱布尼兹发现了二进制时，也曾这么说过！它能让我们更进一步了解一个普遍的现象，也就是诞生与死亡的现象。

我们知道七个精微意识层的能量（C）变成 11 个脏腑的能量时会增加稠密度。其中两个为双向，结果变 9 为个脏腑。我们这里谈到的是脏腑的实体、脏腑的精神现象。我们同时也知道 9 个脉轮更为稠密的能量（P），展现在 12 经脉的能量上，其中一个为双向，结果变为 11 条经脉。

因此，关于 9 个脏腑（C）和 11 条经脉（P），我们可列出下列的公式：

$$\left(\frac{C+P}{2}=S\right) 或 \quad \frac{9+11}{2}=10 \qquad 和 \qquad 9 \times 11=10^2-\left(\frac{2}{2}\right)^2=99 \;\left(C \times P=S2-\left(\frac{D}{2}\right)^2\right)$$

对应的肉体能量 S，值为 10，在这里肯定符合五行的阴与阳的形式。

然而，当深层的阴（值为 9）放弃了脏腑（C 逐渐变成等于 0），以便与表层经脉里阳的能量积累合一[①]（P 最后等于 20），得到的结果如下：

$$0 \times 20=10^2-\left(\frac{20}{2}\right)^2=0 \qquad \left(C \times P=S^2-\left(\frac{D}{2}\right)^2\right)$$

或是：$P=20=\dfrac{10^2-10^2}{0}=\dfrac{0}{0}$

———————————

① 在传统中医里，我们对这种能量现象完全不陌生。

脏腑与肉体能量（S）的意识（C）消失，以便有利于经脉的精神能量（P）。

尽管如此，我们还是可以注意到：

$$\frac{C+P}{2}=S \quad 所以 \quad \frac{0+20}{2}=10=S$$

但这些肉体能量（S）已仅只是"潜在"的能量，因为与脏腑意识所组成的精神能量（P）的联结已完全消失。他们已回到"未区分状态"，在物质（地）的储槽里。

这时在 C 必须要有一个新的区分／极性而出现 P，以便 S 能够显现或进行一个新的轮回[①]。

同样地，当脉轮（值为 9）的精神能量（P）放弃他们，以便在精微的、值为 7 的意识层（C）积累合一时，我们会得到：

$$16 \times 0 = 8^2 - \left(\frac{16}{2}\right)^2 = 0 \qquad \left(C \times P = S^2 - \left(\frac{D}{2}\right)^2\right)$$

$$C = 16 = \frac{8^2 - 8^2}{0} = \frac{0}{0}$$

肉体（S）和精神（P）的能量消失，以便有利于意识（C）。这时已达主要的统一体[②]。

尽管如此，**C** 代表中心，**P** 是它的现象表征，而 **S** 是两者的结果，是表面的基质。

最后要注意的是《易经》的每个单爻、二爻、三爻、六爻，各自对应一个"能量子"，而且从一个通到另一个只能以"跳跃"的方式进行，并根据二进制从最阴到最阳，或是从最阳到最阴。

波动的形态与宇宙周期循环的形态密不可分。周期显现了极阴到极阳的律动，从黑夜到白天，中间有黎明，接着再从极阳到极阴，从白天到黑夜，中间有黄昏……

因此 7 个和 9 个，"光之波"与"能量子"，成了不断进行也无法捉摸的真相，他们在《易经》64 种变化的虚幻稳定里，持续不断地转化、不断地进化，从无到一切，走向本是空的一切！[③]

---

① C 和 P 即脏腑和经脉，是以肉体（S）显示的地与天。

② C 和 P 即 7 层意识和 9 个脉轮的能量，是肉体（S）能量的天与地。

③ 此一公式不正好可以在波动力学（C）、量子力学（P）与牛顿的物理学（S）之间建立起他们之间的关系？

第四部分
生命的架构组织

道生一，一生二，二生三，三生万物。

老子

第十七章

三维空间的能量系统制造

根据空间与时间以及极性法则，一生二，二生四；换句话说就是"道"、是空，生二，即天与地，是两大根本能量；介于天与地存在第三方[①]，即万物。万物表现于四大方位中、四种基本能量里：元气、精气、清气和谷气，以 T-G-C-A 来代表。

三维空间 – 三焦就位，形成一个宇宙整体，有如一颗八面钻石。在本身为纯碳的钻石里，它的四个外围电子是我们生物万象的基础，从中显露了这个宇宙的所有能量结构（图 17–43）。

天与地，即天底与天顶的两个极端，加上四大方向北、南、东、西和中心的定位，一共七个，决定了，七个精微层 – 七个"意识层"的反射，借由人类的意识载体而表现出来：

- 天底是物质的凝聚层，天顶是阿特密的灵性意识层；
- 北方是本能意识层，南方是积极智性的末那层；
- 西方是情感、自我意识层，东方是直觉意识的菩提层；
- 中心是思考意识的智慧层，是整体的焦点，是上、下层"思考"的透镜。

九个支点、九个瑜伽的脉轮，在空间里有特定的方向。他们负责传送能量，即光，让整体得以进化。

---

① 配合了老子《道德经》的"一生二，二生三"。

7个意识层：

天顶：阿密特的灵性意识层
南：　积极智性的末那层
东：　直觉意识的菩提层
中心：思考意识的智慧层
西：　情感、自我意识层
北：　本能意识层
天底：物质的凝聚层

9个脉轮：

1—心轮
2—脐轮
3—额轮
4—底轮
5—枕骨轮
6—生殖轮
7—喉轮
8—顶轮
9—脾轮

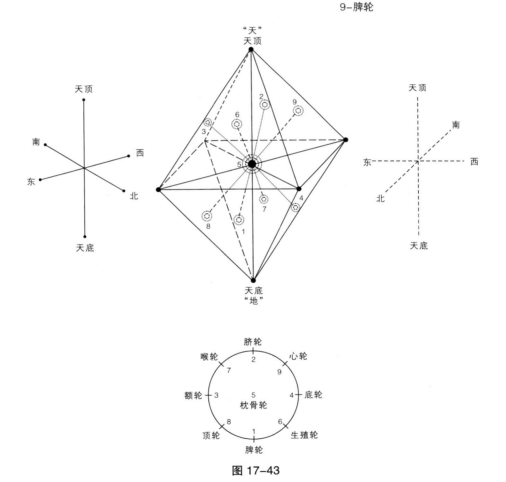

图 17-43

传统上生成是按照顺时针方向向左旋进行。北方偏向东方，东方偏向南方，南方偏向西方，西方偏向北方。九个脉轮与相关的七个"意识载体"于中心，分别对应八面光钻的各一面，以及中心对应的整体 [①]（图 17-43）：

- 下部的北方（1）- 心轮，上部的南方（2）脐轮；
- 上部的东方（3）- 额轮，下部的西方（4）底轮；
- 中心（5）的枕骨轮，是联结的反转；
- 上部的北方（6）- 生殖轮，下部的南方（7）- 喉轮；
- 下部的东方（8）- 顶轮，上部的西方（9）- 脾轮。

组成这颗光钻的是散发着能量的八个四面锥体。这些能量是八个辅助的力量、呈现彩虹七色的八道光芒，他们将能量传送到十一"面"，之中有三个中心，八个外围 [②]（图 17-44 与 17-46）。这八个四面锥体形同奇经八脉，根据他们的磁性方向而各有属于自己的功能。在空间里开始决定出方向，如下方的阴 - 地，上方的阳 - 天；从北方起，阴在阴之中，从西方起，阳在阴之中，从东方起，阴在阳之中，从南方起，阳在阳之中：[③]

- 下部的北方 -T′，冲脉，是中心的能量透过天顶而涌出的区域，对应心轮。
- 上部的南方 -A″，带脉，是表层的能量透过与冲脉对立且互补的天底而形成外围关系区，对应脐轮。
- 上部的北方 -A′，阴维脉，与冲脉配对，对应生殖轮。
- 下部的南方 -T″，阳维脉，与带脉配对，对应喉轮。
- 上部的西方 -C′，任脉，人体正面正中的奇经八脉。该区与阴、阳两区之间的反转层有关，对应脾轮。
- 下部的东方 -G″，督脉，人体背面正中的奇经八脉，位于阳区的反转区域，与任脉对立且互补，对应顶轮。
- 下部的西方 -G′，阴跷脉，与任脉配对，对应底轮。
- 上部的东方 -C″，阳跷脉，与督脉配对，对应额轮。

---

① 见第二章：生命的成长 - 七天与神的化身，以及第三十一章：脊柱、针灸穴位与脉轮。
② 中心面：中间层的横面，以及中间层的两个竖面，他们彼此垂直。
③ 见第八章《易经》的变化。

十一个脏腑就像钻石的十一个面，三个是中心面，八个是外围面。脏腑接收了从八个四面锥体、八条奇经八脉的能量后，按照生成的顺序开始组织。

十二条经脉形同钻石的十二条棱边，是脏腑的对外天线，同样地依奇经八脉、八个金字塔锥体的生成顺序而来。

我们现在再进一步研究肉体上能量的整体制造，也就是说外三焦和内三焦、八条奇经八脉、十一个脏腑和十二条经脉。我们要想到从 **T** 开始接连出现的极性。**T** 本身产生极性，并将它的能量传到 **T1**– 天底，以及 **A1**– 天顶。

尽管如此，**T** 依然以发生器中心的形式继续存在。

接着按照四大方位点而轮到 **T1** 和 **A1** 产生极性（传送他们的能量）。这四个点决定了两个轴：**T2-A2** 以及 **C-G**，并与联结 **T1** 至 **A1** 的轴彼此相互垂直。

这三个轴 –"三焦"与琼·夏宏（Jean Charon）针对宇宙初始的三阶段定义有相似性。第二个阶段是第一个阶段的对立符号，与第三个阶段相同，但呈现反转：**T2-A2**，在横面上是 **T1-A1** 的对立符号，而在竖面上与 **C-G** 符号相同，在同一个横面上是它的反转，因为它与联结 **C** 到 **G** 的轴相互垂直：

T1 - A1：竖轴，天底 – 天顶

T2 - A2：横轴，北 – 南

C - G：横轴，东 – 西

结果共有六大点，数学上形同外三焦与内三焦：

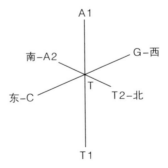

图 17– 小 1

T-G-C-A 四大基本能量的结构同时决定了他们在 **T′A′G′C′G″C″T″A″** 的次要极性。如果能量继续从中心 **T** 透过 **T1-A1** 和 **T2-G-C-A2** 而涌出，因此而建立的架构逐渐壮大，结果诞生了一个球体或一个八面体（数学上的相似性）。

八个带极性的根本能

量对应八个四面体金字塔。由这八个金字塔组成的八面体本身是由天底－天顶、北－南和东－西三个轴和他们的六个顶点所形成。（图 17–44）

然而，由于这八个四面金字塔／带极性的根本能量的生成关系，北－南和东－西等初始的轴以顺时针方向偏离 45 度（图 17–44 和 17–45）：

- T′ 和 A′，在《易经》的 T 象限里，位于北方。
- G′ 和 C′，在《易经》的 G 象限里，位于西方。
- G″ 和 C″，在《易经》的 C 象限里，位于东方。
- T″ 和 A″，在《易经》的 A 象限里，位于南方。

此外，我们知道：

- 阴位于北方和西方；
- 阳位于南方和东方。

因此，在八面体里：

- 在北和西的四面体金字塔为阴；
- 在南和东的四面体金字塔为阳。

我们也知道：

- 阴在下，位于天底（中心）；
- 阳在上，位于天顶（无限）。

而在八面体里：

- 下部的四面体金字塔为阴；
- 上部的四面体金字塔为阳。

产生的结果依序如下（图 17–44）：

T′	北金字塔	下部	＝阴中之阴
A′	北金字塔	上部	＝阴中之阳
G′	西金字塔	下部	＝阴中之阴
C′	西金字塔	上部	＝阴中之阳

- 8条《奇经八脉》：8个四面体
- 11个《脏腑》：11面（虚线）
- 12条《经脉》：12条脊线

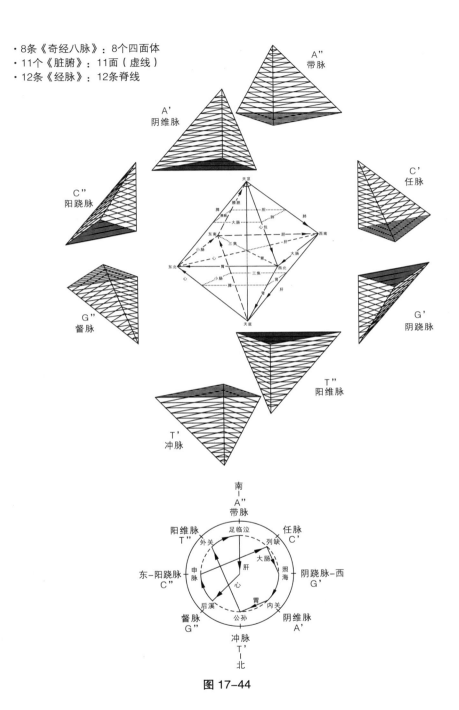

图 17-44

《易经》

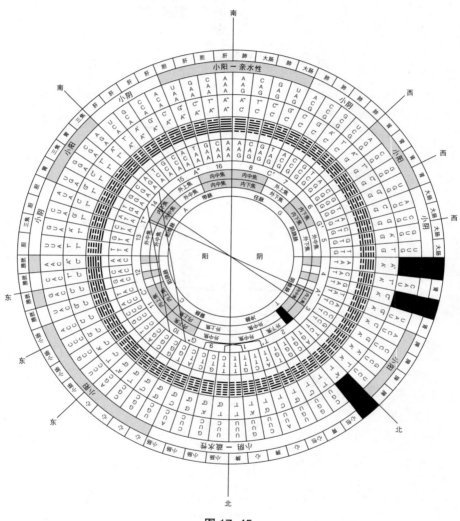

图 17-45

G″	东金字塔	下部	＝阳中之阴
C″	东金字塔	上部	＝阳中之阳
T″	南金字塔	下部	＝阳中之阴
A″	南金字塔	上部	＝阳中之阳

他们呈直线对立，形同对应的奇经八脉：

T′ – 冲脉		A″– 带脉
A′ – 阴维脉		T″– 阳维脉
G′ – 阴跷脉		C″– 阳跷脉
C′ – 任脉		G″– 督脉

他们与对应的奇经八脉两两配对：

- 在北方　　　T′– 冲脉　　　A′ 阴维脉　　　在 T 里
- 在西方　　　G′– 阴跷脉　　C′ 任脉　　　　在 G 里
- 在东方　　　G″– 督脉　　　C″ 阳跷脉　　　在 C 里
- 在南方　　　T″– 阳维脉　　A″ 带脉　　　　在 A 里

接着轮到 8 个金字塔的整体能量透过八面体的内部三层（理论上）被传送出去，同时也透过外部的 8 个面来传送。（图 17–44 和 17–46）

这 11 个面形同人体的 11 个脏腑。根据后者在《河图》里的生成顺序，这 11 个面将各自被占据如下：

- 心透过督脉而来自中心，是血液与生命的配送者，占据了中心的竖面，从北 – 东到南 – 西，对应它以竖面分开的奇经八脉；
- 来自阳跷脉的小肠接着占据了下部的东面，然后膀胱占据了上部的东面；
- 极性反转以便来到肺和大肠，两者来自任脉，经由通道来到上部的西面，接着到下部的西面；
- 任脉来自阴跷脉，现在占据了中央的竖面，朝向北 – 西 – 南 – 东。这一面也

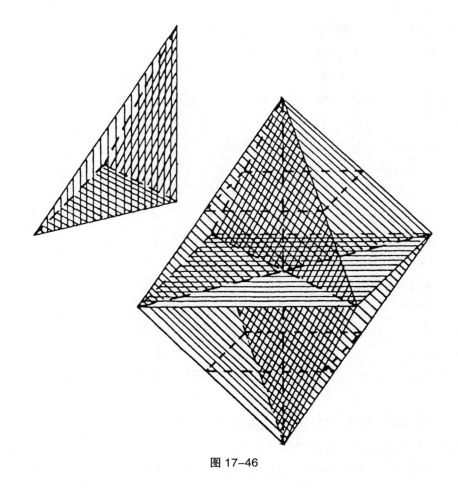

图 17–46

关系到与它分开的奇经八脉的四面体；

- 胃来自阳维脉，占据了上部的北面 [①]，而脾来自阴维脉，占据了下部的北面；
- 轮到三焦来自阳维脉，因后者的极性反转而占据了中央的横面，对应横面分开的奇经八脉的四面体，同时也对应脏腑整体；
- 胆和肝来自带脉，各占据了下部的南面和上部的南面。

11 个脏腑架构成 11 个面，同时在八面体的棱边形成张力，直接来自中心、

---

① 在该作用下仅能占有的一面……它也许说明了属阳的胃经为何位于躯干的正面！

生命的生成初始源泉从 T1、天底开始了能量的循环。

　　此外，由于八面体处于空间里，它的各面承受了压力、大气湿度及温度的各种变化，从而引发了各种不同的潜在元素，尤其是热能，而"潜在的不同"正是"能量的循环"。我们可以想象能量的循环沿着八面体的 12 条棱边所代表的力线上进行，换句话说，能量形同沿着它的"经脉"而循环。（图 17–44 和

生成

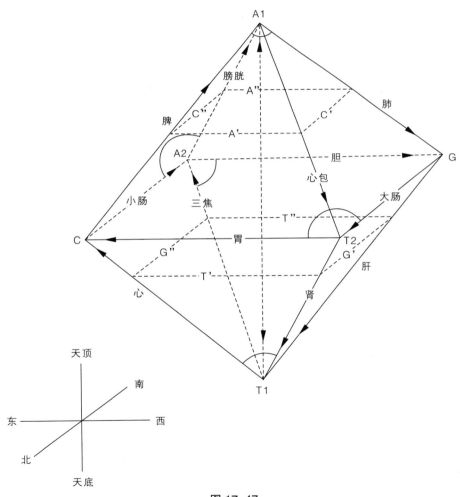

图 17–47

17–47）

经脉各占据了八面体的每个棱边，将依下列《河图》与《易经》的生成顺序来排列：

- T1　-C　　=心，来自 T′ 冲脉和中心。
- C　　-A2　=小肠，来自 G″ 督脉。且带有它的八脉交会穴：后溪。
- A2　-A1　=膀胱，来自 C″ 阳跷脉。且带有它的八脉交会穴：申脉。
- A1　-G　　=肺，来自 C′ 任脉。且带有它的八脉交会穴：列缺。
- G　　-T2　=大肠，来自 G′ 阴跷脉和中心。
- T2　-T1　=肾，来自 A′ 阴维脉。但带有阴跷脉的八脉交会穴：照海。
- T1　-A1　=中心轴：寻找介于肾与心包的中心。
- A1　-T2　=心包，来自 T′ 冲脉。 但带有配对的阴维脉的八脉交会穴：内关。
- T2　-C　　=胃，来自 T′ 冲脉和中心。
- C　　-A1　=脾，来自 T′ 冲脉。且带有它的八脉交会穴：公孙。
- A1　-T1　=极性反转通过中心。
- T1　-A2　=三焦，来自 T″ 阳维脉。且带有它的八脉交会穴：外关。
- A2　-G　　=胆，来自 T″ 阳维脉。但带有配对的带脉的八脉交会穴：足临泣。
- G　　-T1　=肝，来自 A″ 带脉和中心。

以二维空间来投射能让我们更清楚其中存在的关系（图 17–48）。

天六气 /12 构件，或六大正经以下列方式相连（图 17–47 和 17–48）：

- 太阳（寒）　　　　　=小肠 – 膀胱在 A2（C–A2 和 A2–A1）
- 少阳（暑，低气压）　=三焦 – 胆在 A2（T1-A2 和 A2-G）
- 阳明（燥）　　　　　=大肠 – 胃在 T2（G-T2 和 T2-C）
- 太阴（湿）　　　　　=脾 – 肺在 A1（C-A1 和 A1-G）
- 少阴（火）　　　　　=肾 – 心在 T1（T2-T1 和 T1-C）
- 厥阴（风，高气压）　=肝 – 心包，经中心轴

生成

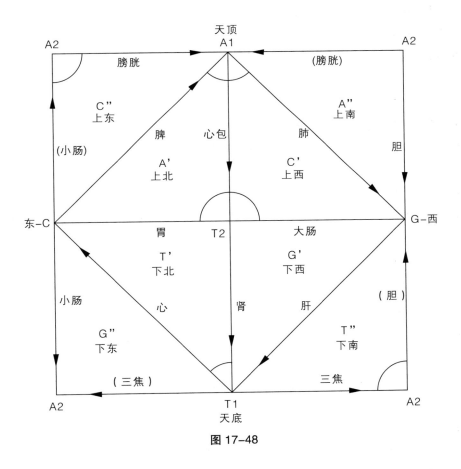

图 17-48

（依序为：G-T1，中心轴 T1-A1，然后是 A1-T2）

外部功能的十二构件的"大循环"从凌晨三点开始，以下列方式进行（图 17–49 和 17–50）：

- A1　-G　　　　　=肺
- G　　-T2　　　　=大肠
- T2　-C　　　　　=胃
- C　　-A1　　　　=脾
- A1　-T1　　　　=经由中心反转，从脾到心（大中心）
- T1　-C　　　　　=心
- C　　-A1　　　　=小肠
- A2　-A1　　　　=膀胱
- A1　-T1　　　　=经由中心反转，从膀胱到肾（河图里直线对立的位置）
- T1　-T2　　　　=肾
- T2　-A1　　　　=心包
- A1　-T1　　　　=经由中心反转，从心包到三焦（河图里直线对立的位置）
- T1　-A2　　　　=三焦
- A2　-G　　　　　=胆
- G　　-T1　　　　=肝
- T1　-A1　　　　=经由中心反转，以便从肝回到肺（大中心）

研究了这个大循环后，我们逐步发现小图 1、2 与 3（图 17–51）的天底偏离北方、偏向东方，以及肾－心包的方向反转，从天底来到天顶（除去联结的中心轴，以便简化图表）。

根据二维或三维空间的象征图，我们可找到外部功能（图 17–52）：

- 一个二维或三维空间的周期循环，从北到南，经过东方（小图 1）。心经与五行的火以及昼夜周期有关，朝南前进，从 11 点到 13 点（小图 2）。
- 一个三维空间的周期循环。依图表的球体来看，"天六气"里 12 构件的能量循环周期构成了一个圆形图，与北－南轴垂直：心经出现在天底，从脾（小

大循环

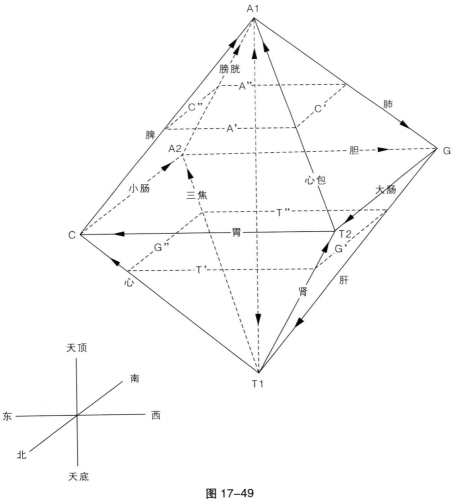

图 17-49

大循环

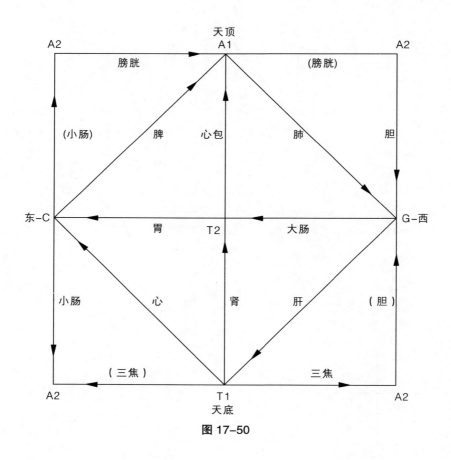

图 17-50

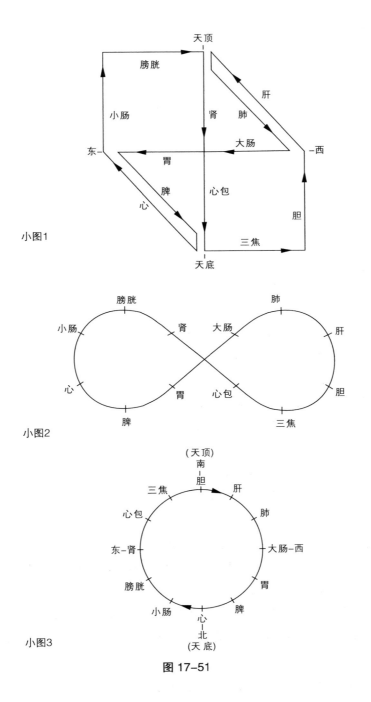

小图1

小图2

小图3

图 17-51

图 3）开始；正是我们先前看过的情形（图 17-49）。八面体已变成一个球体。

在这个球体上，来自火的心经关系到昼夜周期，因此继东 – 西轴的 180 度转向后，往天顶方向前进，从 11 点到 13 点。

从中心的观察位置往东看（图 17-52，小图 4），根据循环的顺序或能量的出现（或其对应的结构），心经产生了小肠经，小肠经产生了膀胱经⋯⋯

十二个天的能量 – 地支在北半球与季节性的年周期有关。若以二至点及二分点（图 17-53，小图 5）作为基点，则地支对应的星座如下，心经可被视为狮子座[①]。

- 心经 – 天的能量"午"，对应狮子座　　Ω；
- 小肠经 – 天的能量"未"，对应处女座　　♍；
- 膀胱经 – 天的能量"申"，对应天秤座　　♎；
- 肾经 – 天的能量"酉"，对应天蝎座　　♏；
- 心包经 – 天的能量"戌"，对应射手座　　♐；
- 三焦经 – 天的能量"亥"，对应摩羯座　　♑；
- 胆经 – 天的能量"子"，对应水瓶座　　♒；
- 肝肠经 – 天的能量"丑"，对应双鱼座　　♓；
- 肺经 – 天的能量"寅"，对应牡羊座　　♈；
- 大肠经 – 天的能量"卯"，对应金牛座　　♉；
- 胃经 – 天的能量"辰"，对应双子座　　♊；
- 脾经 – 天的能量"巳"，对应巨蟹座　　♋；

根据北半球中国五季的理论，心经和狮子座Ω可被视为第五季（长夏）。但"第五季"是一个季节来到另一个季节的过渡时间，因此在一年的期间里会有四次的介入（图 17-53，小图 6）。

我们在外部功能的部份以方便性而定义的南方，对应的是正午（二维图）以及天顶（三维图）；我们定义的北方对应的是午夜（二维图）以及天底（三维

---

① 见第三十四章宇宙的架构，太阳系与银河系。

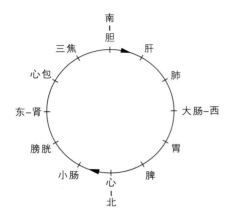

小图1
生成

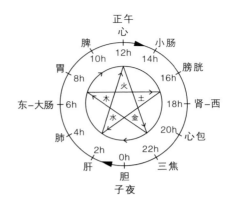

小图2
昼夜循环

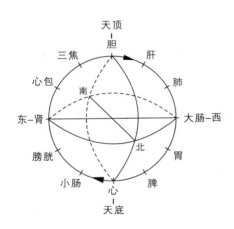

小图3
一个球体的生成

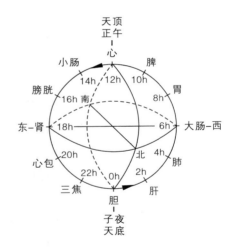

小图4
球体与昼夜循环的关系

图 17-52

图）(图 17-52，小图 2 与 4)。

在内部功能方面，周期采用地五行而产生的对应如下：(图 17-53，小图 7:
天干 – 地的 10 种能量)：

- 火，南方　　丙 – 丁　　　对应阳 – 夏至（和天顶）的轴
- 水，北方　　壬 – 癸　　　对应阴 – 冬至（和天底）的轴
- 木，东方　　甲 – 乙　　　对应阳 – 春分（和东方）的轴
- 金，西方　　庚 – 辛　　　对应阴 – 秋分（和西方）的轴
- 土，中心　　戊 – 己　　　对应四季的第五季，但主要对应夏秋之间、火、
　　　　　　　　　　　　　金之间的长夏。

　　结论：

- 内部功能的十一个构件对应十天干（五阳五阴），依季节而有一个特定方向；
  小肠和心属火（丙 – 丁）因而与夏至期间的星座有连带关系：

  火 – 小肠 – 心 – 丙丁：Ⅱ双子座，♋巨蟹座 – 夏至

- 外部功能的十二个构件对应十二地支（六阳六阴），以及十二个星座。其有
  一个特定方向：

  - 根据昼夜周期，心经对应中午的太阳，与十二个星座之一相连，并依一
    年中所处时期而将它的特性赋予该星座：

    心 / 太阳⊙正午 – 天顶：在四月的牡羊座 ♈，五月的金牛座 ♉ 等等。
    经过天顶的下一个星座将具有小肠的性质，再下一个为膀胱的性质等等；

  - 根据年周期，心经对应狮子座 ♌，是五行属火的外围天线，关系到夏至：

    心 – 午 – 狮子座：长夏，夏至属火的天线。在这种情况下，胃经 – 脾经、
    申 – 巳、Ⅱ双子座 – ♋巨蟹座位于夏至的轴上：

    - 内部功能属 "火" 的小肠 – 心、丙 – 丁关系到外部功能的胃经 – 脾经、
      辰 – 巳。
    - 内部功能属 "土" / 长夏的三焦 – 脾、戊 – 己关系到外部功能的心经 – 午。

  如此一来，我们对于北半球与南半球极性反转的问题便得以解决。

  心 – 火 – 太阳的对应如下：

- 对应南方 – 居住于北半球的居民

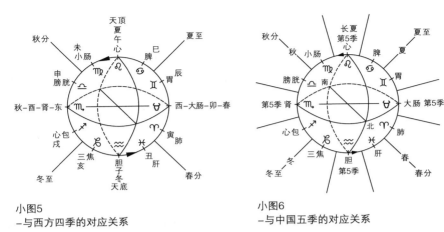

小图5
–与西方四季的对应关系

小图6
–与中国五季的对应关系

小图7
对应关系
–外部功能的构件：地支
–内部功能的构件：天干

图 17-53

- 对应北方 – 居住于南半球的居民

但事实上对所有人而言，心、火、太阳对应的是天顶。

太阳的行程自东向西进行，小肠 – 膀胱 – 肾⋯将逐渐出现在东方的水平线上。

季节周期说明了根据相生的周期，五大功能里的能量循环是从属木的春季开始，无论是北半球或南半球。

昼夜周期说明了经脉的能量循环是从凌晨三点起由肺开始。

有两点需要加以说明：

首先，**T** 的极性显示了如果能量是从 **T1** 来到 **A1**、从阴到阳（能量 **T**），则能量也会从 **A1** 来到 **T1**、从阳到阴（能量 **A**），此乃根据振荡的阴 – 阳法则、从一端到另一端的法则而来[①]。

T1-A1 的生成方向只是一个形态问题，从最小到最大（从中心到无限）。

从无限到中心 – "再生成"、从最大到最小，是第二个形态，与第一个形态互补：

- 从中心 T1 到无限 A1：生成的进行是从天底和地开始；
- 从无限 A1 到中心 T1：生成的进行是从天顶和天开始；

我们在下一章会再度讨论

接着，我们要记得外部功能 – 六气 /12 构件的大系统里包括了数个五行 /11 构件的系统，其中至少有一个是用于外部功能的每个构件[②]（图 54）。

外三焦与内三焦因而以能量接收及制造系统的形式出现，这些能量接着让能量系统整体得以运行。

如果略过"生成器本身"不谈，会出现下列的对应关系：

- 外三焦对应外部功能的构件（图 45），后者是以六个调节功能的性质作为前者的载体。

---

① 见第二十二章：生成 – 再生成 – 复制。
② 见第十三章：《易经》– 地五行、11 个构件的生成。

● 内三焦对应内部功能的构件（图 45），后者以制造功能的性质作为前者的
载体。

六气
五行乘以12

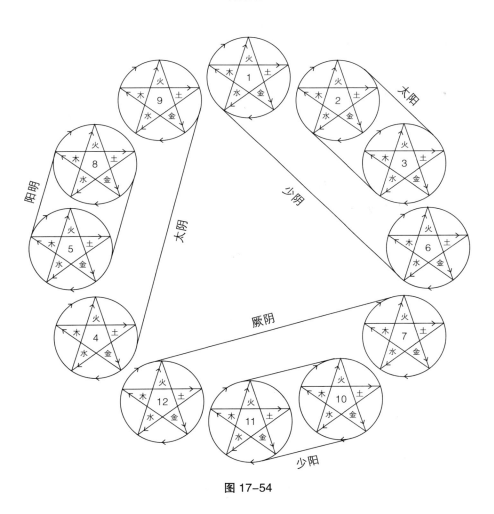

图 17-54

外三焦：

- 上焦：
  - 外三焦的构件：序列 7、9、12、15。
  - 外部功能的构件：肺、小肠、膀胱、肝。
- 中焦：
  - 外三焦的构件：序列 1、2、4、5、9、12、13、15。
  - 外部功能的构件：脾、心、胃、心包、肾、大肠、小肠、膀胱、三焦、胆、肝。
- 下焦：
  - 外三焦的构件：序列 2、5、7。
  - 外部功能的构件：胃、心包、大肠、肺。

内三焦：

- 上焦：
  - 内三焦的构件：序列 3、10、11、12。
  - 内部功能的构件：脾、心、小肠、膀胱。
- 中焦：
  - 内三焦的构件：序列 3、序列 4(UAG-UAA)、8、12、14、16+ 序列 2(UGA)。
  - 内部功能的构件：脾、（心包）、大肠、肺、膀胱、三焦、胃、胆、肝。
- 下焦：
  - 内三焦的构件：序列 6、8、10、14+ 序列 2（UGA）。
  - 内部功能的构件：肾、大肠、肺、心、三焦、胃。

在综合外三焦和内三焦的同时，我们会发现在每一层都有心 – 大中心 – 中心之火，在功能运作上不可或缺：

- 心在内上焦里

- 心在外中焦里
- 心在内下焦里。

此外，在内中焦里可发现两个"无意义"的 UAG 和 UAA。这两者得以让心包和未知的中心显现。心包是不具结构性的内部功能器官，分布于整个机体中。未知的中心与初始轴 T-A 有接触，所有生成、一切生命皆来自该处。

最后，UGA 也出现在内下焦，而后者主导了遗传的能量，即祖先之气。

第十八章

外三焦与内三焦
调节、相互关系和法则

　　根据生成的原则（左旋方向），如果只针对底层的二爻卦来看，则外三焦的调节如下（图 55）：

- 中焦 RM（T）激活上焦 RS（C）
- 上焦 RS（C）激活中焦 RM（A）
- 中焦 RM（A）激活下焦 RI（G）
- 下焦 RI（G）激活中焦 RM（T）

　　此外在《易经》里，根据外三焦（两个二爻卦或三爻卦的下层根本能量）的"覆盖"区，得到如下结果：

- RM（T 和 A）激活 RS（C）
- RM（T 和 A）激活 RI（G）

　　而且

- RS（C）激活 RI（G）
- RI（G）激活 RS（C）

　　外三焦的每一焦对于另外两焦皆不可或缺，三者形成一个单位。激活了一个，同时也激活了另外两个，抑制了一个，同时也抑制了另外两个。

　　同样地，若只针对底层的二爻卦来看，则内三焦的调节如下（图 55）：

- 中焦 FM（T）激活上焦 FS（C）

易经

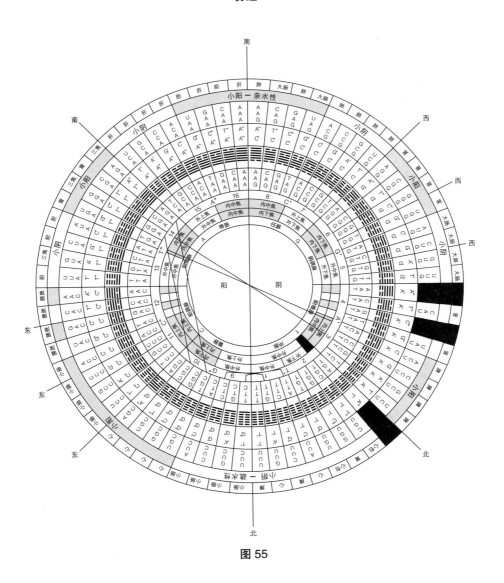

图 55

- 上焦 FS（C）激活中焦 FM（A）
- 中焦（FM）激活下焦 FI（G）
- 下焦（FI）激活中焦 FM（T）

　　此外在《易经》里，根据内三焦（两个二爻卦或三爻卦的下层根本能量）的"覆盖"区，得到如下结果：

- FM（T 和 A）激活 FS（C）
- FM（T 和 A）激活 FI（G）

　　而且

- FS（C）激活 FI（G）
- FI（G）激活 FS（C）

　　内三焦的每一焦对于另外两焦皆不可或缺，三者形成一个单位。激活了一个，同时也激活了另外两个，抑制了一个，同时也抑制了另外两个。

　　若以更明确的方式来解释，我们可发现外三焦与内三焦之间的关系如下：

- RM 序列 4（TAG-TAT）　　　抑制了激活它的序列 4 里的 FM（TAG-TAA）
　　　　　　　　　　　　　　激活了抑制它的序列 3 里的 FM
- RM 序列 2　　　　　　　　　抑制了激活它的序列 3 里的 FM
- RS 序列 9　　　　　　　　　激活了抑制它的 FS 序列 10
- RM 序列 2（CAT-CAC）　　　抑制了激活它的 FS 序列 11
- RM 序列 12（CAT-CAC）　　 激活了抑制它的 FS 序列 12（CAG-CAA）
- RM 序列 13　　　　　　　　 抑制了激活它的序列 12（CAG-CAA）里的 FS
　　　　　　　　　　　　　　激活了抑制它的序列 14 里的 FM
- RM 序列 15　　　　　　　　 抑制了激活它的序列 14 里的 FM
- RM 序列 15　　　　　　　　 激活了抑制它的序列 16 里的 FM
- RS 序列 7　　　　　　　　　抑制了激活它的序列 8 里的 FI
- RS 序列 7　　　　　　　　　激活了抑制它的序列 6 里的 FI
- RS 序列 5　　　　　　　　　抑制了激活它的序列 6 里的 FI
- RI 序列 5　　　　　　　　　激活了抑制它的序列 4（TAA-TAG）里的 FM

　　　　…

- RM 序列 4（TAG-TAT）　　激活了抑制它的序列 3 里的 FM 和 FS
- RM-RI 序列 2　　　　　　抑制了激活他们的序列 2 里的 FM 和 FS
- RS-RM 序列 9　　　　　　激活了抑制他们的序列 10 里的 FS 和 FI
- RS-RM 序列 12（CAT-CAC）抑制了激活他们的序列 11 里的 FS
- RS-RM 序列 12（CAT-CAC）激活了抑制他们的序列 12 里的 FS 和 FM（CAG-CAA）
- RM 序列 13　　　　　　　抑制了激活他们的序列 12 里的 FS 和 FM（CAG-CAA）
- RM 序列 13　　　　　　　激活了抑制他们的序列 14 里的 FM 和 FI
- RM-RS 序列 15　　　　　抑制了激活他们的序列 14 里的 FM 和 FI
- RM-RS 序列 15　　　　　激活了抑制他们的序列 16 里的 FM
- RI-RS 序列 7　　　　　　抑制了激活他们的序列 8 里的 FI 和 FM
- RI-RS 序列 7　　　　　　激活了抑制他们的序列 6 里的 FI
- RI-RM 序列 5　　　　　　抑制了激活它的序列 6 里的 FI
- RI-RM 序列 5　　　　　　激活了抑制他们的序列 4 里的 FM（TAA-TAG）

综合上述情形，外三焦和内三焦彼此牵制，但外下焦（RI）除外。后者并不激活内上焦（FS），也不被它所抑制。

除了上述特定的例子，外三焦每一焦的激活都会让内三焦进行调节，反之亦同。

在此要强调的是，外下焦的功能运作需要内三焦的综合。由于外下焦对应了遗传能量的传送，以达到生成、"再生"或"复制"的功能，因此相关的机体等于失去了活力。机体遗传的、"祖先的"能量只能被激活并传送出去，但绝不能被增加或取代。

第十九章

八个构件所组成的生成器
调节、相互关系和法则

从外三焦、内三焦、五行和六气的生成，以及对四种根本能量及其变化的初步研究来看，我们可得到下列结论[①]。

六爻卦（64）整体代表了各种能量，形成了能量生产或生成的一种能量系统。

四种根本能量为 TACG，初始根本能量的极性有 T1 和 A1，并以三联体（三个相叠的二爻卦）来运作，一共形成了四个三联体的 16 个序列，八阴八阳；这些序列共分成三组，即七个"小阴"、七个"小阳"，以及两个"混合体"：

- 小阴：　　　　　　　TT、TG、GT、GC、CT、AT、AC

- 小阳：　　　　　　　TC、GG、GA、CG、CC、AG、AA

- 小阴和小阳：

  - TA：　　　　　　TAT 和 TAC 小阴 –TAG 和 TAA 小阳

  - CA：　　　　　　CAT 和 CAC 小阴 –CAG 和 CAA 小阳

该 16 个序列直接经由前述能量系统来决定：

- "小阴"的序列或六爻卦构成外三焦，是外围的功能

- "小阳"的序列或六爻卦构成内三焦，是中心的功能。

---

　　① 　见前一章图 55。

他们是 T、A、C、G 能量的消化功能，以及透过其自身能量系统来进行可用能量的制造功能。

四种根本能量 TACG 的消化和转变，决定了他们每一个的极性，即八个带极性的根本能量。

- 阴：　　　　　　在 T 的 T′ 和 A′– 在 G 的 G′ 和 C′
- 阳：　　　　　　在 C 的 G″ 和 C″– 在 A 的 T″ 和 A″

八个带极性的根本能量以两个（两个相叠的三爻卦）一组的方式来运作；这些总数为 64 的双联体从其所属的能量系统里组成了生成器。

生成器中八个带极性的根本能量决定了地五行和天六气的能量，前者是由十一个构件所组成的内部功能，后者是由十二个构件所组成的外部功能。

- "小阳"的序列和六爻卦透过极性反转，从一层来到下一层。其包含了五行的十一个构件，属阴的内部功能。
- "小阴"的序列和六爻卦以同样的方式运作。其包含了六气的十二个构件，属阳的外部功能。

组成五行、六气的六爻卦／三联体（三个二爻或六个相叠的单爻）各决定了相关的 23 个构件／能量的其中一个。

内部与外部功能指的是营养、调节、与周遭环境的关系以及决定接续能量系统的特性等功能。

"生成器"与内部及外部的关系乃先根据《河图》、再根据《易经》的研究而形成如下：

G″– 督脉生成了小肠（外部功能）和心（内部功能）：序列 CU 和 CG；

在针灸上：输穴 – 后溪为督脉的八脉交会穴；

确实，小肠关系到心，是能量的源泉，是"大中心"，生成的开始。

C″– 阳跷脉生成了小肠和膀胱（内部功能）；膀胱（外部功能）：序列 CC 和 CA；

在针灸上：入穴和阳跷脉的八脉交会穴 – 申脉。

C′– 任脉生成了肺和大肠（内部功能）；肺（外部功能）：序列 GA 和 GC；

在针灸上：络穴（通道）介于肺和大肠，列缺为任脉的八脉交会穴；

在生成的周期里，膀胱之后为肺[1]；因极性的反转，在肺之后有一个中心－大肠，为络穴的来源。

G′－阴跷脉生成了肾（内部功能）和大肠（外部功能）：序列 GG 和 GU；

在针灸上：入穴和阴跷脉的八脉交会穴－照海；

在肾之前，我们有大肠（中心）；在肾之后，试图回头（中心）但作罢：肾作为八脉交会穴，无法有一个络穴（通道），因此才会使用阴跷脉的入穴。

A′－由于脏腑和经脉之间在易经里的区别，阴维脉生成了肾（外部功能），让心包得以显现于中心 UAG 和 UAA；此外，它生成脾（内部功能）：序列 UA 和 UC；

在针灸上：介于心包与三焦的络穴（通道）为内关－阴维脉的八脉交会穴；

在河图里，肾之后与心包之前，我们已看到有试图走回头路的现象；只有在心包之后，我们才能回到中心－胃，接着来到三焦。

T′－冲脉生成了脾、心、胃、心包（外部功能）：序列 UU 和 UG；

在针灸上：从胃到脾的络穴（通道）为公孙－冲脉的八脉交会穴；

胃－中心，接近 UGA（他们的六爻卦里上爻为阳爻），不可能的中心。胃在脾之前，更外围。

T″－阳维脉生成了外三焦和胆（外部功能）；内三焦和胃（内部功能）：序列 AU 和 AG[2]；

在针灸上：从三焦到心包的络穴（通道）－外关，阳维脉的八脉交会穴。

在直线对立的序列里，三焦连到心包（AU 对三焦－外部功能，UA 对心包－内部功能：他们的络穴产生作用。

A″－带脉生成了肝（外部功能）；胆和肝（内部功能）：序列 AC 和 AA；

在针灸上：输穴－足临泣，是带脉的八脉交会穴。

的确，在生成结束时，胆是能量的源泉，关系到"大中心"肝。

---

[1]　鱼类的鳔带来了呼吸器的诞生。

[2]　不要混淆了外三焦（属于接收及预热的外围功能）与外部功能的三焦经。不要混淆了内三焦（中心功能）与属于内部功能的腑加工厂－内三焦，属阳、相火。

能量透过冲脉和督脉而来自中心（心诞生之处），为"大中心"。心在小肠之前，其输穴在外部功能里为内部功能的天线。接着能量经过带脉回到"大中心肝。肝在胆之前，其输穴在外部功能里为内部功能的天线。介于两个极端和两个输穴之间有"通道"－络穴，在外部功能的层面里。只有没有中心值（继肾之后禁止回到中心）的膀胱和肾无法以络穴（通道）作为八脉交会穴，因此必须使用对应的奇经八脉的入穴。

从这一点来看，所有内部与外部功能的能量都来自冲脉。冲脉是能量的大栅栏门。

内部和外部功能在"生成器"上将透过天线而扮演一个调节的角色。生成器在内、外部功能的层面上（八脉交会穴）配置了天线，以便接收信息：

构件	性质	八脉交会穴	奇经八脉	带极性的根本能量
● 脾－心	湿 火（性质）			
● 胃－心包 外部功能	燥 高气压（风）	公孙	冲脉	T′
● 肾 外部功能	火（性质）			
● 脾	土	内关	阴维脉	A′
● 不具结构性心包相火 内部功能				
● 大肠 外部功能	燥	照海	阴蹻脉	G′
● 肾 内部功能	水			

- 肺　　　　　湿
  外部功能　　　　　　　　　列缺　　　　任脉　　　　C′
- 肺 – 大肠　金
  内部功能

- 小肠　　　　寒
  外部功能　　　　　　　　　后溪　　　　督脉　　　　G″
- 心　　　　　火（五行）
  内部功能

- 膀胱　　　　寒
  外部功能
  小肠　　　　火（五行）　　申脉　　　　阳跷脉　　　C″
- 膀胱 水
  内部功能

- 三焦 – 胆　低气压（暑）
  外部功能
- 三焦 相火　　　　　　　　外关　　　　阳维脉　　　T″
- 胃　　　　　土
  内部功能

- 肝　　　　　高气压（风）
  外部功能
- 胆 – 肝　　　木　　　　　足临泣　　　带脉　　　　A″
  内部功能

　　接着轮到内部与外部的构件来决定一个新能量系统的外围与中心的构件特质，并根据生成法则来给予他们的能量，也就是说：

- 方位
- 生成方向
- 四大根本能量（以三联体方式运作）的结构。

　　根本能量的特质形成后，在自己的系统里加入他们的"种"，以他们的能量作为粮食，并进行复制的工作。我们在下一章会研究这部分。

　　《洛书》里的相克循环说明了"生成器"的能量流失，以及生成后的相克关系（或能量的获得）（图56，根据《洛书》而来的《易经》）。

　　在生成的过程中，我们根据《河图》的理论而以左旋方向来读《易经》，便很容看出由生成系统所产生的系统。

　　在被产生的系统的相克关系里，我们根据《洛书》而以右旋方向来读《易经》，能了解到生成系统被其所生的系统抑制的情形。

　　在六爻卦的排列里，我们要特别注意下列的存在情形：

- UGA（T'A″）"中心"，在西–南方，负责接收能量
- UAG 和 UAA（A'C″ 和 A'A″），"无意义中心"，在东–北方；第二个 –UAA 与 UGA 呈直径对立两端。

　　因此，整个成生系统疏通了其生成的系统，但却被后者所抑制。两者只有在被生成的系统变成了第一个的生成器后，才能够继续生存。

　　我们还记得《河图》中带极性的八个根本能量决定了《易经》中八个双联体的性质，如果加上前述形成的关系，则在生成器方面会出现下列的法则：

配对法则

- 带极性的根本能量的其中一个被激活后，会激活与它配对的能量，反之亦然；
- 带极性的根本能量的其中一个被抑制后，会抑制与它配对的能量，反之亦然。

　　因此，该法则属于一种相互支持的法则。

配对：

T'-A'　　　冲脉 – 阴维脉　　在 T：父 – 母

G'-C'　　　阴跷脉 – 任脉　　在 G：客 – 主

内圆周:
带极性的根本能量
接续的圆周:
1. 两两一组带极性的根本能量（双联体）
2. 六爻卦
3. 四大根本能量的三联体
4. 《小阴》和《小阳》系列
5. –五行的11个构件（灰底）
　–六气的12个构件（白底）

《易经》《洛书》

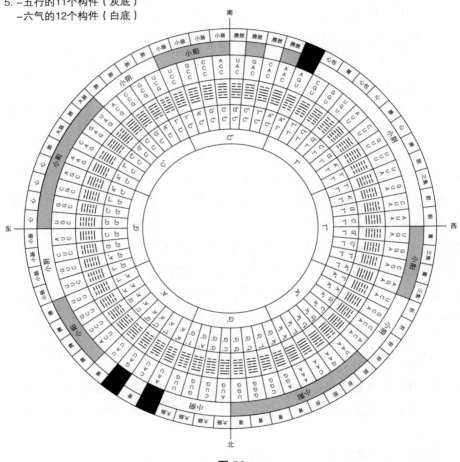

图 56

G″-C″	督脉 – 阳跷脉	在 C：夫 – 妇
T″-A″	阳维脉 – 带脉	在 A：女 – 子

对立法则：

带极性的根本能量的其中一个被激活后，会抑制或分散其直径对立端的能量，反之亦然；

带极性的根本能量的其中一个受到抑制或被分散后，会疏通或激活其直径对立端的能量，反之亦然。

对立：

T′-A″	冲脉 – 带脉	– 父 – 子
A′-T″	阴维脉 – 阳维脉	– 母 – 女
G′-C″	阴跷脉 – 阳跷脉	– 客 – 妇
C′-G″	任脉 – 督脉	– 主 – 夫

极性法则

- 当带极性的根本能量的其中一个被激活后，会抑制或分散与其极性相反的能量，反之亦然；
- 带极性的根本能量的其中一个受到抑制或被分散后，会疏通或激活与其极性相反的能量，反之亦然。

极性：

T′-T″	冲脉 – 阳维脉	– 父 – 女
A′-A″	阴维脉 – 带脉	– 母 – 子
G′-G″	阴跷脉 – 督脉	– 客 – 夫
C′-C″	任脉 – 阳跷脉	– 主 – 妇

该法则相当于前两个法则的同步运用，因此不能独立看待。

调节法则

根据前项结果，会出现奇经八脉的两个补充性系统，与互补及对立的法则有关：

- 冲脉－阴维脉和阳维脉－带脉
- 督脉－阳跷脉和任脉－阴跷脉

这两个系统之间的调节得自于极性法则，并按照八角星图案来进行。根据给予每个带极性的根本能量的推动方向，八角星相当于一个抑制周期或疏通周期（补或泻）：

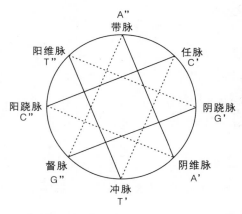

两个系统之间的联结首先在 C'－任脉和 T'－冲脉之间进行，同时也在 G"－督脉和 A"－带脉之间进行；接着在 A'－阴维脉和 C"－阳跷脉之间进行，同时也在 T"－阳维脉和 G'－阴跷脉之间进行。

"生成器本身" / 内部与外部功能的关系法则

就内部和外部功能而言，一个点 / 天线的所有刺激在"生成器"的对应构件的能量上，都会引起相反的反应（补：抑制 / 泻：疏通），并在它整个生成功能的调节上引起反应。此乃由其所属的法则（即前述四项法则）所引起。

现只剩奇经八脉的每个交会穴要说明。

一般而言，当一条奇经八脉为实症而需要泻时才能使用交会穴，以便将它的能量引向对应的经脉。我们在治疗的章节里会再次提及[1]。

---

[1]　见第三十七章：针灸能量学

第二十章

地五行－十一个构件+1：
调节、相互关系和法则

从五行的生成－11个构件+1（不具结构性的心包）来看，我们可得到如下的结论（图57）：

"小阳"的三联体或六爻卦整体组成了一个被生成的系统（由八个带极性的根本能量所生成）。由于生成的关系，该系统自行形成了五行－11个构件：

木－火－土－金－水

五行各有其属阴或属阳的性质：

例如：

| **水** | 阴 | 序列 GG | = 肾 |
| | 阳 | 序列 CAG-CAA | = 膀胱… |

五行整体就"生成器"性质而言，将决定一个内三焦的新系统（被产生的），且轮到该系统成为一个生成器。

五行的生成、架构和调节法则可用两大循环来代表（图58，小图1）：

- 圆形的相生循环里有阴、有阳：
  - 五行之一的三联体组合（母）激活下一个五行的三联体组合（子）：
    - 水生木，木生火…（水将其能量给予木…），肾生肝，肝生心…序列 GG 生 AAG-AAA，后者生 CG…

《易经》

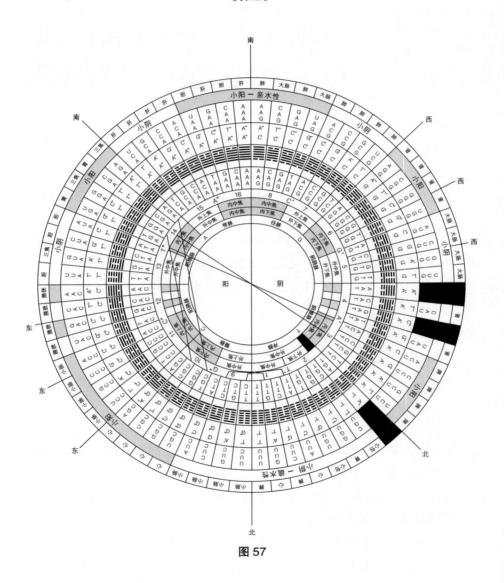

图 57

- 反之，五行之一的三联体组合（子）抑制前一个五行的三联体组合（母）：
  - 火克木，木克水…（火吸收木的能量…）；心克肝，肝克肾…序列 CG 克 AAG–AAA，后者克序列 GG…
- 五角星的相克循环里有阴、有阳（图 58，小图 2）：
  - 对应一个五行的"生成器本身"的双连体组合有助于前一个"被生成的"五行构件。

    反之，被生成的五行构件在相克循环中，会抑制下一个生成器五行的双连体组合。

    例如：
  - 被生成的火克生成器金
  - 被生成的心克生成器肺
  - 被生成的序列 CG 克生成器 C′A″-C′C″

若以此类推，则在相克循环里，一个五行的三联体组合会克下一个五行的三联体组合（图 58，小图 1）

由于"天线"被内部功能（五行 /11 个构件）投射到外部功能（六气 /12 构件），根据五行的法则，外部功能的构件的反应方向会与内部功能构件的方向相同（图 58，小图 3）：

- 火（构件为属阴的心 – 序列 10CG）的激活会同时激活：
  - 外部功能六个阴构件里各属火的值（荥穴）
  - 外部功能的构件 – 心 UUG-UUA（火的性质火的形式）
- 火（构件为属阳的小肠 – 序列 CC）的激活会同时激活：
  - 外部功能六个阳构件里各属火的值（井穴）
  - 外部功能的构件 – 小肠，序列 CU（寒的性质火的形式）
- 土（构件为属阴的脾 – 序列 3UC）的激活会同时激活：
  - 外部功能六个阴构件里各属土的值（输穴）
  - 外部功能的构件 – 脾 UUU-UUC（湿的性质湿的形式）…

五行的每一个构件也是同样的道理。

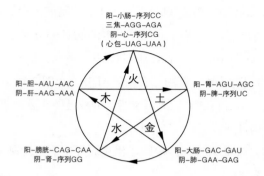

小图1-内部功能调节

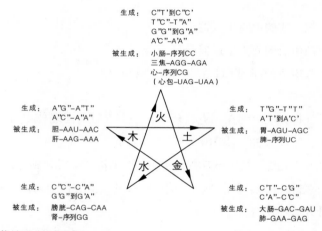

小图2-外部功能关系-生成系统

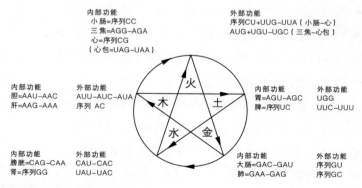

小图3-内部功能关系-外部功能

图 58

我们要注意下列两者之间的激活关系：

- 脾和胃　　　　　　　　五行（序列 UC 和 AGU–AGC）
- 心和三焦　　　　　　　五行（序列 CG 和 AGG–AGA）
- 心和小肠　　　　　　　经脉（UUG–UUA 和序列 CU）

- 五行 – 脾的任何激活，会同时激活：
  - 外部功能 12 个构件里各属土的值，无论是阴或阳；
  - 五行 – 胃，连带也会激活脾经和胃经。
- 五行 – 胃的任何激活，会同时激活：
  - 外部功能 12 个构件里各属土的值，无论是阴或阳；
  - 五行 – 脾，连带也会激活胃经和脾经。
- 五行 – 心的任何激活，会同时激活：
  - 外部功能 12 个构件里各属火的值，无论是阴或阳；
  - 五行 – 三焦，连带也会激活心经、三焦经和小肠经。
- 五行 – 三焦的任何激活，会同时激活：
  - 外部功能 12 个构件里各属火的值，无论是阴或阳；
  - 五行 – 心，连带也会激活三焦经、心经和小肠经。
- 小肠经的任何激活，会同时激活：
  - 外部功能 12 个构件里各属火的值，无论是阴或阳；
  - 连带也会激活小肠经和心经。

　　在外部功能方面的天线（阴与阳的小循环及特殊点）会解读这些信息，并纳入六气 /12 经脉构件的系统里。

　　"内三焦"的构件和代表内部功能的三联体组合（AGG-AGA）会解读五行接收到的刺激，以便让中心功能 – 内三焦纳入相关的信息，并根据本身的法则做出反应。

　　透过结果，下列的法则会被运用于内部功能 – 五行：

- 母子法则（图 58，小图 1）
  - 在相生循环里，任何一个五行（母）会激活下一个五行（子）
  - 在相生循环里，任何一个五行（子）会抑制前一个五行（母）

- 相生或相克法则（图 58，小图 1）
  - 在相克循环里，任何一个五行会克或抑制下一个五行
  - 在相克循环里，任何一个五行会疏通前一个五行

  这些法则的第二条同时也是联结生成器本身和内部功能系统的桥梁（图 58，小图 2）：
  - 顺着生成器 – 被生成的方向：疏通
  - 顺着被生成 – 生成器的方向：抑制

- 五行 / 六气的关系法则（图 58，小图 3）

  任何被激活的五行在外部功能方面，会激活它对应的性质 / 五行。外部功能会把传送的信息纳入其六气 / 大经脉的自身系统中。

- 五行 / 内三焦 – 中心功能的关系法则

  任何被激活的五行会透过五行 – 内三焦孤腑（相火）AGG-AGA，将该刺激传送到中心功能 – 内三焦。

我们发现了《河图》相生周期中的五行 12 功能（包括不具结构性的心包）的"大循环"周期，再配合前述法则加以推论，可以得到下列的相关法则：

脏腑12功能的大循环

CAG–CAA
膀胱

序列11
CC
小肠

AGU–AGC
胃

序列10
CG
心

序列3
UC
脾

序列6
GG
肾

肺 GAA–GAG

肝
AAG–AAA

心包
UAA–UAG

胆
AAU–AAC

三焦
AGG–AGA

大肠
GAC–GAU

- 母子法则
  - 任何一个构件（母）的激活，会激活它在大循环中的下一个构件（子）
  - 任何一个构件（子）的抑制，会抑制它在大循环中的前一个构件（母）
  当我们将相克周期运用于五行里脏腑功能的"大循环"时，我们首先会发现脏的序列：
- 心、火　　　　　序列 10CG　　　克肺、金　　　GAA-GAG
- 肺、金　　　　　GAA-GAG　　　克肝、木　　　AAG-AAA
- 肝、木　　　　　AAG-AAA　　　克脾、土　　　序列 3UC
- 脾、土　　　　　序列 3UG　　　克肾、水　　　序列 6GG
- 肾、水　　　　　序列 6GG　　　克心包、相火　UAG-UAA
- 心包、相火　　　UAG-UAA　　　克心、火　　　序列 10CG
  但心包兼具相火和土的性质，因而引出序列：
- 肝、木　　　　　序列 10CG　　　克心包（土）　UAA-UAA

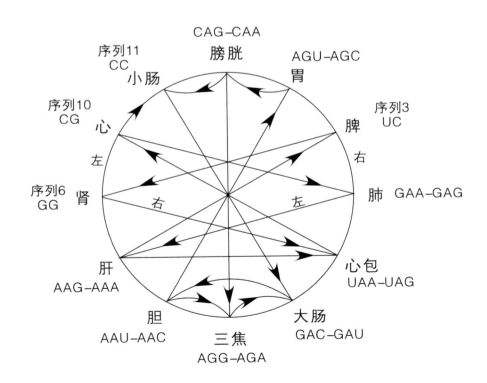

接着是腑的序列：

- 小肠、火　　　　　　序列 11CC　　　克大肠、金　　GAC-GAU
- 大肠、金　　　　　　GAC-GAU　　　克胆、木　　　AAU-AAC
- 胆、木　　　　　　　AAU-AAC　　　克胃、土　　　AGU-AGC
- 胃、土　　　　　　　AGU-AGC　　　克膀胱、水　　CAG-CAA
- 膀胱、水　　　　　　CAG-CAA　　　克小肠、火　　序列 11CC
- 膀胱、水　　　　　　CAG-CAA　　　克三焦、相火　AGG-AGA
- 三焦、相火　　　　　AGG-AGA　　　克大肠、金　　GAC-GAU

但三焦兼具相火和土的性质，因而引出序列：

- 胆、木　　　　　　　AAUAAC　　　克三焦（土）　AGG-AGA

从前述法则里，可得出关于五行 12 功能的"大循环"的第二个法则：
- 相生或相克法则
  - 五行里任何一个在脏或腑的内部周期里克（抑制）下一个五行，都与相克周期类似。

我们要记得，配合"水谷之道"的右肾克心包[1]，而左肾将它的能量传给心。同样的，左肺接收来自脾的能量，而右肺克肝。心包则控制心。

总之，"大循环"让我们对他们在时空里的相互关系有了一个概念。如果我们认同脏腑 12 功能的"大循环"，就可以推论出这些功能会同样地对应某些特定的物理化学反应[2]。

脏腑功能的"大循环"定义和其相关的周期研究，就我所知，在所有传统文献里并未提及，但却符合中国能量学的逻辑。我们提到的这些运用规则，数十年以来已经过无数的针灸师进行实践与验证，而且完全与事实符合。

我们接下来会研究相关的病症，以及与"大循环"相关的特殊穴位的使用。[3]

---

[1]　心包关系到命门穴，而该处正是元气所在。
[2]　见第三十三章：克氏循环
[3]　见第三十二章：肉体与心理的 343 种能量。

第二十一章

天六气、十二构件：
调节、相互关系和法则

从六气/12 构件（经脉）的生成中，可得出下列的结论：

"小阴"三联体的整体组成了一个"被生成"的系统，本身架构成六大正经：

1- 太阳　　寒

2- 少阳　　暑（灼热）

3- 阳明　　燥

4- 太阴　　湿

5- 少阴　　火 [①]

6- 厥阴　　风（高气压）

六气各由两个性质相反的构件（经脉）所组成，其中一个构件盖过另一个，以便将本身所属性质给予组成的大经脉。

例如：**寒**　　太阳　　小肠－膀胱－序列 CU+CAU-CAC= 火＋寒

六大正经以两条为一组，带有极性。

例如：　　少阴　　　　　＝火（阴）

　　　　　太阳　　　　　＝寒（阳）

[①] 四射的火，亦即：暑

天六气
12经脉

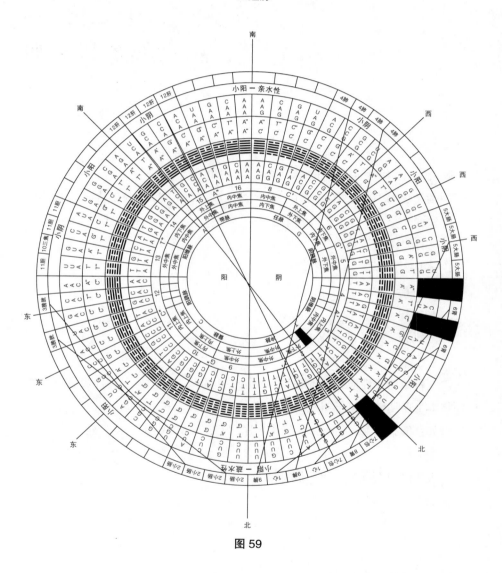

图 59

六大正经整体形成的"生成器"将决定一个新的能量系统（被生成）的外三焦，接着再轮到这个新的能量系统成为"生成器"。

六大正经的生成、架构和调节法则以三大系统来代表：

● 首先，"大循环"的周期里（图60，小图1）

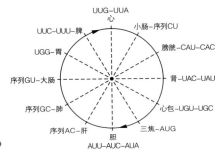

小图1-调节
外部功能-《大循环》

被生成的系统

● 一个构件（母）的三联体组激活了下一构件（子）的三联体组（将本身能量传给它）：
  • 心激活小肠，小肠激活膀胱，膀胱激活肾…（心将能量给予小肠…）
  • UUA-UUG 激活序列 CU，CU 激活 CAU-CAC，后者激活 UAC-UAU…
● 反之，一个构件（子）的三联体组抑制前一个构件（母）的三联体组（取走其能量）：
  • 肾抑制膀胱，后者抑制心…
  • UAC-UAU 抑制 CAU-CAC，后者抑制序列 CU，而序列 CU 抑制 UUA-UUG…

此外，我们看过《河图》的相生周期里：

● 膀胱　　疏通　　　　肝　　　　　　肝同时抑制膀胱
● 大肠　　疏通　　　　肾　　　　　　肾同时抑制大肠
● 心包　　疏通　　　　胃　　　　　　胃同时抑制心包
● 脾　　　疏通　　　　三焦　　　　　三焦同时抑制脾

若以此类推，在大循环里：

- 胆　　　疏通心（直径对立端），心同时抑制胆
- 膀胱　　疏通肺（直径对立端），肺同时抑制膀胱

因此，某一个构件的三联体组会视其被激活或抑制的情形，进而在大循环里对直径对立端的构件组有抑制或疏通的作用。

- 再者，我们在六大正经 – 天六气的系统本身中，可发现：
  - 某一个天六气构件的三联体组会视其被激活或抑制，进而激活或抑制互补的构件三联体组，反之亦然；此乃相互支援的一种表现（图 60，小图 3）：

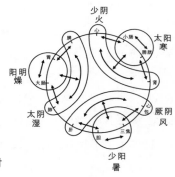

小图3–调节
外部功能–《六气》配对

  - 小肠抑制或激活膀胱，反之亦然
  - 序列 CU 抑制或激活 CAU–CAC
- 天六气之一的两个构件的三联体组会视其被激活或抑制，进而抑制或疏通反极性、互补的天六气构件三联体组，反之亦然（图 60，小图 3）：
  - 太阳：寒，构件 – 小肠和膀胱会抑制或疏通少阴：火 – 构件为心和肾
  - 序列 CU+CAU–CAC 抑制或疏通 UUA–UUG+UAC–UAU
- 天六气之一的某个构件的三联体组会视其被激活或抑制，进而抑制或疏通极性相反、互补的天六气构件三联体组，反之亦然（图 60，小图 3）：
- 太阳：寒，构件 – 小肠（火）会抑制或疏通少阴（火）的构件 – 心（火）
  - 序列 CU 抑制或疏通 UUA–UUG（在此一特殊情况下，我们知道 CU 和 +UUA–UUG 两者相似，但方位不同：因此应有负反馈作用的存在）。

- 同一极性、对应二气"生成器"的构件双连体组，会疏通极性相反、"被生成"的一气的构件三联体组，且有同一个对称轴（图60，小图2）：

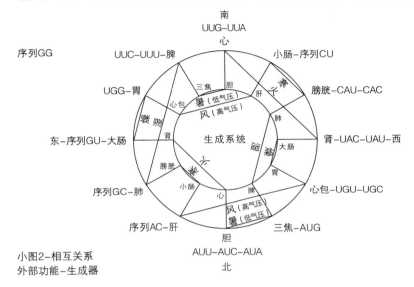

小图2-相互关系
外部功能-生成器

- 太阴：湿 – 构件脾 + 肺，以及少阴：火 – 构件心 + 肾
- 在《易经》里：T″T′ – T′G′+C′T′ 到 C′C′ 以及 T′A′ – T′C′+A′G″–A′T″

由于是"阴生成器"，因而疏通

- 少阳：暑 – 构件为外三焦 + 胆
- 在《易经》里：序列 AU：AUUAUGAUCAUA

"被生成 – 阳"

- 同理，同极性的两气的构件三联体组会视其被激活或抑制，进而疏通或抑制反极性的六气的构件三联体组，且有同一个对称轴（图61，小图5和6）。结果综合如下：
- 某一气的构件三联体组会视其被激活或抑制，进而抑制或疏通同极性的另外二气的三联体组（图61，小图5续和6续）。

- 最后，"小循环"的两个周期与特殊穴位：井 – 荥 – 输 – 经 – 合 开始介入，我们在后者的外部功能里可看到五行及内部功能的法则。

这些外围天线将外部功能的经脉 / 构件所接收的刺激编成"五行"，让内部功能得以纳入这些信息，并依本身的法则而予以反应（图 61，小图 7 和 8）。

性质	构件	五行	五行性质
太阳	小肠	火 – 阳	（暑）（火）
寒	膀胱	水 – 阳	（寒）
少阴	心	火 – 阴	（暑）（火）
火	肾	水 – 阴	（寒）
阳明	大肠	金 – 阳	（燥）
燥	胃	土 – 阳	（湿）
太阴	肺	金 – 阴	（燥）
湿	脾	土 – 阴	（湿）
少阳	三焦	相火 – 阳	（低气压）（暑 – 低气压）
暑	胆	木 – 阳	（风 – 高气压）
厥阴	心包	相火 – 阴	（低气压）（暑 – 低气压）
风	肝	木 – 阴	（风 – 高气压）

我们要记得构件"三焦经"以及在外部功能上代表它的三联体（AUG），会将经脉/外部功能构件所接收的刺激进行编码，以便外围功能"外三焦"纳入这些信息，并根据自身的法则而予以反应。

结果，在外部功能方面会采用下列的法则：

- 大循环法则
  - 母子法则（图 60，小图 1）：
    - 在大循环里，任一构件（母）会激活下一个构件（子）；
    - 在大循环里，任一构件（子）会抑制前一个构件（母）；
  - 子 – 午法则（图 60，小图 1）
    - 任一构件会视其被激活或抑制，进而在大循环里抑制或疏通位于直径对立端的反极性构件。
- 六气性质 / 正经法则
    - 六气的任一性质会视其被激活或抑制，进而抑制或疏通反极性的互补性质（图 60，小图 3）；

- 六气中某一性质的任一构件会视其被激活或抑制，进而抑制或疏通反极性、互补性质的相似构件（图 60，小图 3）；

我们要记得在上述最后一种情况下，针灸里有络穴的通道与输－络法则；

- 任一六气性质会视其被激活或抑制，进而抑制或疏通另外两个极性相反的性质（图 61，小图 5 续和 6 续）。

● 阴与阳的小循环法则

我们要考虑到法则的两个系统：

1. 根据六气一方面在阴系统、另一方面在阳系统里的角色的法则（图 61，小图 7 和 8）：
   - 母子法则 – 根据圆形的周期：
     - 在小循环里，任一构件（母）会激活下一个构件（子）；
     - 在小循环里，任一构件（子）会抑制前一个构件（母）；
   - 夫妻法则：
     - 任一构件会视其被激活或抑制，进而在小循环里抑制或疏通位于直径对立端的构件。（小图 7 和 8 虚线）（被激活的肾抑制心包…被激活的小肠疏通大肠）。

2. 根据五行一方面在阴系统、另一方面在阳系统里的角色的法则（图 61，小图 7 和 8）：
   - 母子法则 – 用于圆形的相生循环：
     - 在相生循环里，任一构件（母）会激活下一个构件（子）；
     - 在相生循环里，任一构件（子）会抑制前一个构件（母）；
   - 相克或抑制法则 – 五角星：
     - 在相克循环里，五行的任一元素会抑制下一个元素。
     - 在相克循环里，五行的任一元素会疏通前一个元素。

   源泉 – 通道法则（输 – 络）在各个阴和阳的小循环（络的通道）之间建立了他们的联结关系。

● 六气 / 五行的关系法则（图 61，小图 7 和 8，以及图 62）

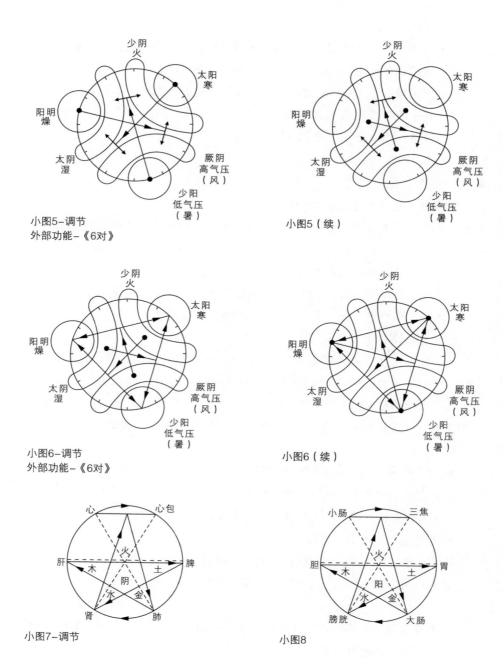

小图5-调节
外部功能-《6对》

小图5（续）

小图6-调节
外部功能-《6对》

小图6（续）

小图7-调节

小图8

图 61

外部功能 –《小循环》

六气
五行乘以12

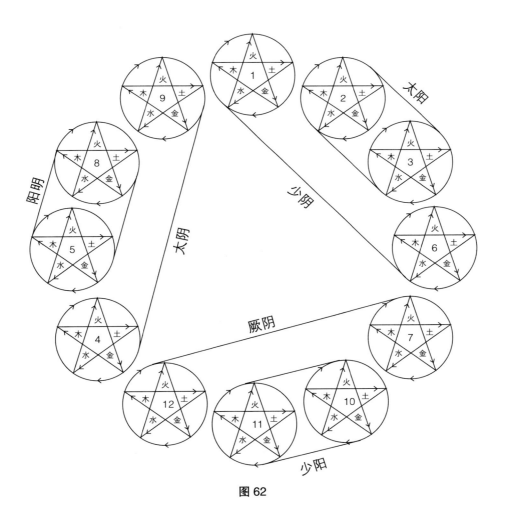

图 62

从阴和阳的小循环法则，以及根据每一个经脉上的井－荥－输－经－合穴位来推论，我们可得到如下法则：

- 天线 / 元素在任一个六大正经 / 六气上的刺激，会刺激相对应的元素。后者会将该刺激纳入其五行－内部功能的自身系统中。我们已知针灸上井－荥－输－经－合穴位的功能、性质以及使用法则。

● 六气 / 外三焦的关系法则－外围功能
- 被刺激的任一六气会透过少阳经－AUG 的外三焦将该刺激传送到外围功能。

● 内部与外部功能的共通法则。

能量循环法则：[①]

- 能量循环的主要周期是以 50 个 28 分 48 秒的时段所组成，从凌晨三点开始；
- 能量进入内部与外部功能，并在早上三点开始充满活力：
  - 从生成法则起，能量进入内部功能－五行，属金－肺 GAA–GAG。
  - 在昼夜循环的周期里，能量进入外部功能－六气，在太阴，序列 GC。

因此，在阴－阳的层次里，有四个关系系列会印证我们前述的内容（经脉相当于循环中的能量）：

阴－阳关系配合整体上的阴－阳法则及六气构件：

● 大肠－胃－三焦－小肠－胆－膀胱为阳，因此会显示阳的性质，
● 肺－脾－心包－心－肝－肾为阴，因此会显示阴的性质。

阴－阳关系配合五行－内部功能（小循环）：

● 肾－膀胱（水），肝－胆（木），心－小肠（火）会显示阳的性质；确实，他们位于阳区（东方），左边。

---

① 见第十四章：能量周期

- 肺－大肠（金），脾－胃（土），心包－三焦（相火）会显示阴的性质；确实，他们位于阴区（西方），右边。

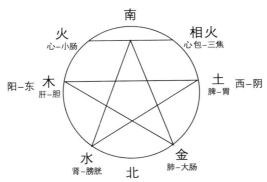

阴－阳关系配合六气－外部功能（大循环）：

- 六气中的暑－低气压为少阳经（三焦－胆），显示了从阳到阴的联结是：
  - 透过三焦，阴中之阳（在西方），右边
  - 透过胆，阳中之阳（在东方），左边
- 六气中的风－高气压为厥阴经（心包－肝），显示了从阴到阳的联结是：
  - 透过心包，阴中之阴（在西方），右边
  - 透过肝，阳中之阴（在东方），左边
- 六气中的火与寒为少阴经（心－肾）及太阳经（小肠－膀胱），显示了阳：
  - 透过心－肾，阳中之阴（在东方），左边
  - 透过小肠－膀胱，阳中之阳（在东方），左边
- 六气中的湿与燥为太阴经（肺－脾）及阳明经（大肠－胃），显示了阴：
  - 透过肺－脾，阴中之阴（在西方），右边
  - 透过大肠－胃，阴中之阳（在西方），右边

阴－阳关系配合六气－外部功能（大循环）：

- 心－小肠（火）　　　　　　显示阳（位于东－南方与天顶）
- 心包－三焦（相火）　　　　显示阴（位天底与西南方）

- 肾 – 膀胱（水）   显示阴（位于天底与东 – 北方）
- 肺 – 大肠（金）   显示阳（位于天顶与西 – 北方）

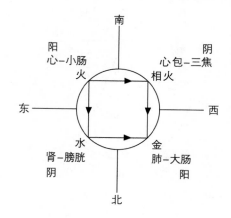

上述四个关系在针灸里运用于"桡动脉脉搏"位置，可从中得知能量的量与质：[①]

			1 寸	2 关	3 尺
阴 右	表层 阳 （西方）		大肠	胃	三焦
	深层 阴		肺	脾	心包
阳 左	表层 阳 （东方）		小肠	胆	膀胱
	深层 阴		心 （天顶） **阳**	肝	肾 （天底） **阴**

---

① 有关阴或阳的位置，见李时珍著作《濒湖脉学》

第二十二章

生成，再生成，
复制，诞生，成长，死亡

从前述章节的整体研究中，我们可概括地得出下列的结论（第二十章，图 57）：

从 T1 阴－－（几何点）到 A1 阳——（无限），其中存在着一系列的生成能量系统，从最小到最大，前者生成了后者，而后者吸收了前者。这些系统出现在天底及北方，并朝南方及天顶前进。

一个特定系统在接收了前一种能量系统的能量后，其生成方式如下：

1. 阴与阳 / 根本能量的界定；

　　四大能量 / 基本能量的界定；

　　八个带极性的能量 / 辅助力量的界定；

　　16 个序列的界定；

　　64 个构件 – 六爻卦决定出：

　　● 7 个"小阴"序列 +2 个各半序列（2x2 六爻卦）

　　● 7 个"小阳"序列 +2 个各半序列（2x2 六爻卦）

2. 各序列及"小阴"六爻卦架构成外三焦，是阳的外围功能。

　　各序列及"小阳"六爻卦架构成内三焦，是阴的中心功能。

　　在这两个功能量，四种根本能量 / 基本能量以"三联体"的方式运作，即三个相叠的二爻卦所形成的一个六爻卦。

3. 含有八个构件 / 带极性的根本能量的"生成器"本身架构：八个带极性的根本

能量／辅助力量以"双联体"的方式运作，即两个相叠的三爻卦所形成的一个六爻卦。

4. 能量系统内部的生成：
   - 11 个"小阳"构件 +1 个不具结构性但分布于机体中的构件（心包），
   - 12 个"小阴"构件。

   可说是被消化并再度传送出去的四大根本能量，以"三联体"的方式运作。我们也可看作是阴与阳的两大根本能量以六个一组的方式运作，因而有了天与地的六气。

5. 11 个"小阳"构件 +1 个分布性构件（心包）架构成五行，是阴的内部功能。
   12 个"小阴"构件架构成六气，是外部功能，属阳。

6. 下一种能量系统的生成为：

   能量的转让与阴和阳的特性／根本能量：
   - 4 大根本能量／基本能量的界定；
   - 8 个带极性／辅助力量的界定；
   - 16 个序列的界定；
   - 64 个构件 – 六爻卦：
     - 以前一个系统的外部功能为基础，界定出属于"小阴"的 7 个序列与 4 个六卦，
     - 以前一个系统的内部功能为基础，界定出属于"小阳"的 7 个序列与 4 个六卦，

7. 最后，一种能量系统 T 生成了一种能量系统 B，而 B 包含了前者并生成了第三种能量系统 A，而 A 包含了前两者⋯

我们在该章里看过了外围与中心的功能 – 外三焦与内三焦，也看了 T 原则在 **T1** 及 **A1** 里的极性。从中我们得知若能量要从 T1 到 A1、从阴到阳 – 能量 T，它也同样会从 A1 来到 T1，从阳到阴 – 能量 A（或 t），此乃根据摆荡、振动、从一端到另一端的阴 – 阳法则而来。

我们曾说过生成的顺序 **T1-A1** 不过是问题的一部分，从最小到最大、从中心向外，而再生成则是从外围向中心、从最大到最小，是问题的第二部分，与

第一部分互补。

其实一切都很明显；所有"被生成"的系统如果要生存下去，必须将它本身所含的生成者予以"再生成"。它自生成者取得了能量，而生成者是"被生成"的生命基础。

由此我们可知，所有"被生成"的系统换作它变成了中心–外围方向的生成器，并转变成外围–中心方向的"再生成器"（图 63）：

- 其外部功能–六气，会根据外围功能–"外三焦"架构而成
- 其内部功能–五行，会根据中心功能–"内三焦"架构而成
- 其带有 8 个构件的生成系统会自行反转
- 其中心功能–内三焦，会根据"五行"的内部功能而"被生成"
- 其外围功能–外三焦，会根据外部功能–"六气"而"被生成"

以这种方式组成的能量系统便可将前一能量系统予以再生成。我们试举一例（图 63）：

- 最根本的生成器 **T** 生成了一个新的"被生成"系统 **B**
- **B** 变成了一个"被生成"的新系统 **A** 的"生成器"
- **A** 试图滋养它的前者及它的"根"-**B**：**A** 因而变成了"再生成器"-**t**，而 **B** 变成了"被再生成"的 **b**。
- **B** 试图滋养它的前者及它的"根"-**T**：**B** 因而变成了"再生成器"**b**，而 **T** 变成了"被再生成的"**a**。

"再生成"进行的顺序和"生成"的顺序相同，永远是左旋的方向，但从南方开始，也就是说从南方经西方到北方。

根据《河图》，《易经》呈现的方式为 180 度的旋转，**TTT** 在南，**AAA** 在北。

若根据《洛书》，《易经》当然就有同样的反转，以及外围、中心、内部与外部等功能的反位情形。

相关的根本能量因而变成了：

$$t，t\text{-}a，t\text{-}g\text{-}c\text{-}a，t'a'g'c'g''c''t''a''，$$

而且从外围向中心，从最大到最小。

生成–再生成

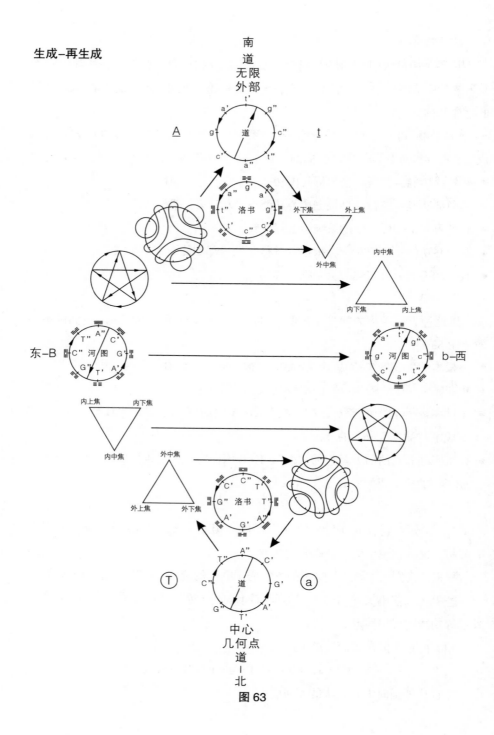

图63

一个"被生成 – 生成器 – 再被生成 – 再生成器"的能量系统会针对各自所属的法则来运行（图 63 和 64）：

● 在中心，生成系统 **T**（或再生成器 **t**）
● 继 T 之后，有被生成的系统 **B**（或被生成的 **b**）的外三焦和内三焦，此乃由 **T** 所决定
● 接着，外三焦和内三焦将其能量传给"生成器本身"。后者是 T′ 或 t′ 的指挥者（针灸里，冲脉对应生成）
● 带有八个构件的生成器将其能量传送出去，生成了：
 ● 五行，
 代表营气的内部功能，同时决定下一个要生成和再生成、带有 11 个构件 +1 的系统；
 ● 六气
 代表卫气、适应和排泄的外部功能，同时决定下一个要生成和再生成、带有 12 个构件的系统；

生成的方向从北到南、从天底到天顶、从中心到外围。
再生成的方向从南到北，从天顶到天底、从外围到中心。
在《河图》中，阴区和阳区（生成 **B**）在阳分区和阴分区里产生极性（再生成 **b**）。

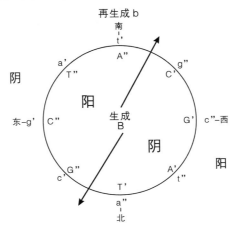

我们将生成和再生成的能量予以配对，得到的结果如下：

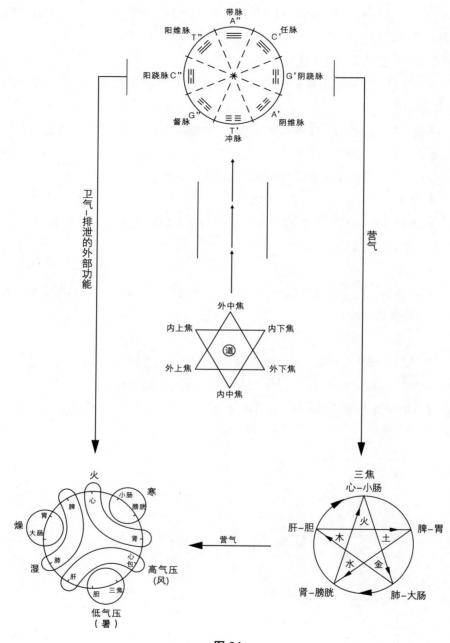

图64

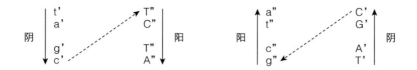

因此，产生了一种"分裂"，即根据阴-阳反转轴而以"分裂生殖"来复制。

我们由此可得到两个兄弟能量系统：

（母）**B** 　　**B** T'A'G'C'g″c″t″a″= 　　B 但 T' 在北方（我们把它标成 **T**）

　　　　　　B t'a'g'c'G″C″T″A″= 　　B 但 A″ 在北方（我们把它标成 **A**）

南
t'

a'　　　　　　G″

东–g'　　　　　　　　C″–西

c'　　　　　　T″

A″
北

南
a″

t″　　　　　　C'

东–c″　　　　　　　　G'–西

g″　　　　　　A'

T'
北

根据生成及之后的再生成结果，轮到 **T** 和 **A** 以分裂的方式再复制。"时间"的维度当然也在我们的系统中：我们所研究的是能量的、生命的动力，而非活体外的一个研究。

现在有了四个兄弟能量系统，依序为 TCAG 值：

T

　　　　B（T）= T'A'G'C'g″c″t″a″ 　=　 B 北方

　　　　B（C）= C″T″A″t'a'g'c'G″ 　=　 B 东方

　　　　B（A）= A″t'a'g'c'G″C″T 　=　 B 南方

A

　　　　B（G）= G'C'g″c″t″a″T'A' 　=　 B 西方

他们还是以分裂生殖的方式来复制；接着出现八个兄弟，其值分别为：

T'A'G'C'G″C″T″A″:

$$B(T) \begin{cases} B(T') = T'A'G'C'g''c''t''a'' & = & B \text{ 北方} \\ B(T'') = T''A''t'\cdots & = & B \text{ 东南方} \end{cases}$$

$$B(C) \begin{cases} B(C') = C'g''\cdots & = & B \text{ 西南方} \\ B(C'') = C''T'A''t'\cdots & = & B \text{ 东方} \end{cases}$$

$$B(A) \begin{cases} B(A') = A'G'C'g'' & = & B \text{ 西北方} \\ B(A'') = A''t'\cdots & = & B \text{ 南方} \end{cases}$$

$$B(G) \begin{cases} B(G') = G'C'g'' & = & B \text{ 西方} \\ B(G'') = G''C''\cdots & = & B \text{ 东北方} \end{cases}$$

于是，从一个 **B** 能量系统开始，由于不断地生成及再生成，这种能量系统已被"复制"、倍数化，让八个同样的系统在同一层次诞生，但却又不尽相同，原因在于其特有的极性（图 65）。

每一层的新系统由"8 个带极性的根本能量"所组成，确保下一个系统 A 的生长与被生成，**A** 又让这些系统再生成。每一个新系统都有其特殊性质与方位：

- 其可以是四种根本能量 TGCA 的组成元素之一
- 也可以是在下一种能量系统 A 里，是八个带极性的根本能量 **T'A'G'C'G″C″T″A″** 的组成元素之一。新系统是下一个系统 A 的"根"，而且系统 A 将原新系统含在本身之中（图 65）。

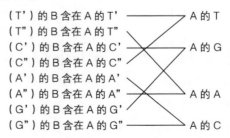

此一连锁的复制持续进行，直到系统成熟及生长结束；阴的膨胀、扩张能量与性质相反的阳的收缩能量相互平衡。

开始时，阴膨胀、生成和再生成为最强。

中心：生成系统 B
外围：被生成系统 A ，包住 B 的复制产品

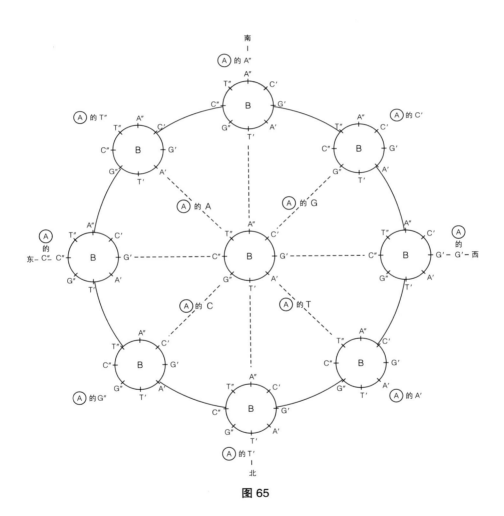

图 65

我们从阴——生命的能量开始来到阳——具表面张力、运动的能量。

接着阴和阳似乎开始稳定、平衡，并达到成熟的状态，生长结束：遗传能量的介入不再是为了确保组织的准确性以及结构的复制，而是为了其稳定性并使之固定。然而，停止、平衡并不存在，因为一切都在运行中，也就是收缩的阳继续介入。

生成和再生成的两条道路生垢阻塞、"中毒"；至此负责运作的氧气与谷气有一大部分是来自同一层，即兄弟系统：收缩、固定、硬化开始出现，死亡跟着到来。

第二十三章

四界的相互关系与进化

由于生成与再生成的关系，我们刚刚看了基本能量 T-A-C-G 在各自的本身里含有另外三个；因此每种根本能量必须被视为一个完整的能量系统，同时带有一种能量的特性：

- T　＝元气，原始的、生命之气
- A　＝谷气
- C　＝清气，呼吸之气
- G　＝精气，遗传的，祖先之气

此一能量特性在它需要进行的工作上有一个巧妙性，而且符合一种被激活的、理性的和一致的意识状态。四种根本能量／意识对应四"界"，后者由同样的能量系统所组成。

雅克·莫诺（Jacques Monod）认为宇宙中的生物有三种普遍的特点：[①]

- 复制的不变性
- 目的性
- 自主性的形态发生

———————————

① 雅克·莫诺（J. Monod）：《偶然与必然》（Le Hassard et la Nécessité）

根据上述分析，可知这些特性可延伸到所有的能量系统。在这一点上我认同德日进（Teilhard de Chardin）的看法，他认为矿物和活性物质并无区别。就微观层面来看，所有物质都是生命，只有在宏观层面上才能在两者之间建立起一种相对的不同。

在这个观点中，上述的三个特性就如能量物质的智能或意识特质：

- T ＝元气，原始的、生命之气 ＝不变的意识
- A ＝谷气 ＝具有目的性的意识
- C ＝清气，呼吸之气 ＝形态发生的意识
- G ＝精气，遗传的，祖先之气 ＝生成的不变意识

我们再看这些意识特点的定义，并与传统能量学上的数据做比较：

- T、不变的意识、在一切之前，是中心与无限，即道。
- G、不变的、生成的意识，是"复制一个有顺序的高级结构的能力，并保存特殊架构的规格"，此乃雅克·莫诺对"复制的不变性"所下的定义，相当接近于个体发生。
- A、目的性的意识，符合"为了初始计划的实现，将物种的不变特性从一代传到另一代，因而有方向性的、一致性的和建设性的活动"。此乃雅克·莫诺对"目的性"所下的定义，相当接近于种系发生。
- C、形态发生的意识，是建构的能力，无论是在不变的信息复制上，或是在目的性结构的架构上。我并未将雅克·莫诺对于"形态发生"所下的完整定义写出来，因为对我而言，我不够资格讨论"自主性的形态发生"，更别提"自然发生的构造"。再说，在这些专有名词的定义上需要有一个共识。

我们要知道，这些意识性质没有一个是完全纯正的，都与另外三个相关。若以"界"来取代"物种"，则大自然四界中每一界在智性上和意识上的特点便可被赋予定义，但也不排除其他方面的考量。

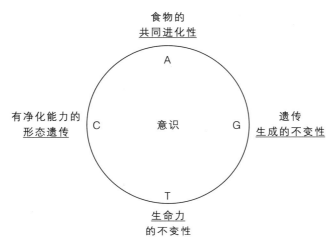

食物的
共同进化性
A

有净化能力的
形态遗传
C
意识
G
遗传
生成的不变性

T
生命力
的不变性

四种根本能量／领域在《易经》64 卦中已出现无数次，并说明了一些比例。在每个象限里，基本的根本能量对应相关象限的一半能量，其他根本能量则对应这些能量的六分之一。因此：

在象限 T 里，有　　　T=24 次　　　　在象限 A 里，有　　　A=24 次
　　　　　　　　　　　G=8 次　　　　　　　　　　　　　　C=8 次
　　　　　　　　　　　C=8 次　　　　　　　　　　　　　　G=8 次
　　　　　　　　　　　A=8 次　　　　　　　　　　　　　　T=8 次

此外，因时间里有极性的顺序，比如先是 T-A-C-G，然后是 T′A″C″G′A′T″G″C′……，以致四个根本能量／界的进化程度在一定的时间里将有所不同。这也解释了四界的补充性及它们的存在。它们是同一种能量系统的构件，但意识程度也有所不同而且有互补作用。

就我们看过的同一个生成法则而言，四界里每一界都会以让出其能量的方式来滋养另外三界，而这次是在一个"水平"层上。我们之前谈到生垢、逐渐中毒而导致死亡时也说过这点。

每一界都被视为一个完整的能量系统，也可说每界（兄弟系统）的各个构件被视为一个完整的能量系统，且将含有不同的层别：

● 第一层＝外围与中心的功能
● 第二层＝生成器本身

- 第三层 = 内部与外部功能

在"水平"层次上，由于外围的、中心的、内部与外部的功能都转向"周遭环境"（另外三界和同一界的其他构件），因此都有同样的脏腑与经脉作为载体。

这些脏腑与经脉因而有了两个功能性的方向——彼此对立却又互补：

- 第一层 – 外围与中心的功能方向
- 第三层 – 内部与外部的功能方向。

在大自然里，每界透过其内部与外部功能、地五行与天六气而对其他三界产生影响。中国人很自然地将它们对能量法则的知识应用在最为重要的系统里，也就是说天文系统。如此一来便产生了中国的宇宙起源说，其中有十天干——地的能量（关系到地的五行、阴与阳）和十二地支——天的能量（经由阴阳和天六气以特殊的方式形成其性质）[①]。

一种根本能量/界在另外三界上所起的作用将比该根本能量更为重要，且拥有更强的能量，被影响的根本能量将达到更为接近它的进化阶段：

进化最小的 G 对 C 的影响会越来越小，接着对 A、最后对 T。其以极性的顺序进行，即 4-3-2-1。确实，在宇宙中或是与我们更接近的银河系里，作为一个完整的能量系统，它包含了四界，我们可以下列方式来定义：

- 矿物　　　　＝　　　G
- 植物　　　　＝　　　C
- 动物　　　　＝　　　A
- 人类　　　　＝　　　T

同样地也可套用在
　　细胞的，
　　分子的，

---

① 琼·米歇尔·柯马岱克（Jean Michel de Kermadec）:《命运的八宫》（Les Huit Signes de votre destin）

原子的……各层。

坊间有许多有关中国的宇宙起源说的书籍，上述的研究只是一个综合性研究，我们仅对一些主要的方面加以说明。

当我们将四界与身心功能伴随的显现物质（或生命）联在一起时，天文学甚至西方星相学的类比关系便显而易见：[1]

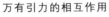

万有引力的相互作用

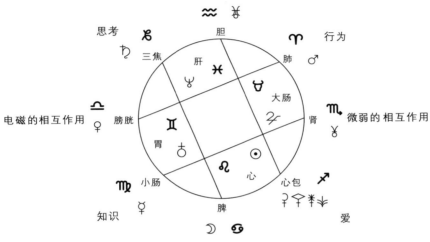

- T = 强烈的相互作用
- G = 微弱的相互作用
- C = 电磁的相互作用
- A = 万有引力的相互作用

有了这个生成器和物理学家所形容的相互作用，系统整体（星球和星座，或类比的脏腑与经脉）便以第十七章"三维空间的能量系统的制造"里所描述的方式，在空间里发展与进行组织。

---

① 见第二十八章"元素周期表"，以及第三十四章"宇宙的架构－太阳系与银河系"

第五部分
生命的想像

譬道之在天下，犹川谷之于江海。

老子

第二十四章

对《易经》的看法

很遗憾，我必须承认，我们刚刚所说的以及所论证的一切并不完全正确！

我们知道实际上能量是从阴摆荡到阳，并从阳摆荡到阴。因此，从一层到下一层的通道只能透过极性的反转来进行。

因此，从"外围与中心的功能"层来到"生成器"层，接着来到"内部与外部功能"层。在考虑到四种根本能量（图 66，小图 1）的同时，从中心向外围有：

- t g c a　　　　 = 外围与中心的功能（t 在南）
- T G C A　　　　 = 生成器（T 在北）
- t g c a　　　　 = 内部与外部的功能（t 在南）

在《易经》里，16 个序列与 8 个带极性的根本能量配合这些极性的反转，因而决定了下列的安排（图 66，小图 2）：

方位	外围和中心功能	生成器	内部和外部功能
南	序列 1 和 2 TT-TG	A″	序列 1 和 2 UU-UG
东南	序列 3 和 4 TC-TA	T″	序列 3 和 4 UC-UA

东	序列 5 和 6 GT-GG	C″	序列 5 和 6 GU-GG
东北	序列 7 和 8 GC-GA	G″	序列 7 和 8 GC-GA
西南	列序 9 和 10 CT-CG	C′	序列 9 和 10 CU-CG
西	序列 11 和 12 CC-CA	G′	序列 11 和 12 CC-CA
东北	序列 13 和 14 AT-AG	A′	序列 13 和 14 AU-AG
南	序列 15 和 16 AC-AA	T′	序列 15 和 16 AC-AA

- 所有 A″ 的激活会激活序列 1 和 2 的生成。后两者位于《易经》里生成器 A″ 的直径对立端。
- 所有 T′ 的激活会激活序列 15 和 16 的生成。后两者位于《易经》里生成器 T′ 的直径对立端。
- 所有 A″ 的抑制会抑制序列 1 和 2 的生成……
- 所有 T′ 的抑制会抑制序列 15 和 16 的生成……

　　所幸由于极性的反转，从一层到另一层，经由生成器（八脉交会穴）投射到外部功能的天线会以反向脉冲（激活或抑制）在生成器上发生作用；因此我们可以在同一种能量系统中加以吸收（图 57，第二十章）：

- TTT　　　　　　外围功能
- T′T′　　　　　　生成器，自行清空以利：
- UUU　　　　　　外部功能

　　　同样地

- AAA　　　　　　中心功能
- A″A″　　　　　　生成器，自行清空以利：
- AAA　　　　　　外部功能……

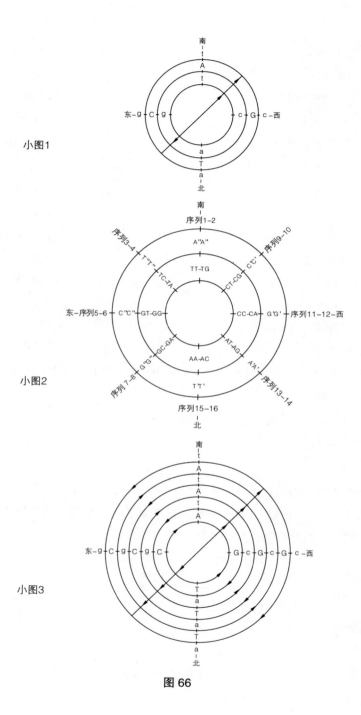

小图1

小图2

小图3

图 66

我们应将《易经》里的组合安排看作如下：

外围与中心功能	生成器	内部与外部功能
序列 1 和 2TT-TG	T′	序列 1 和 2UU-UG
序列 3 和 4TC-TA	A′	序列 3 和 4UC-UA
序列 5 和 6GT-GG	G′	序列 5 和 6GU-GG
序列 7 和 8GC-GA	C′	序列 7 和 8GC-GA
序列 9 和 10CT-CG	G″	序列 9 和 10CU-CG
序列 11 和 12CC-CA	C″	序列 11 和 12CC-CA
序列 13 和 14AT-AG	T″	序列 13 和 14AU-AG
序列 15 和 16AC-AA	A″	序列 15 和 16AC-AA

由此：

- 生成器某一构件的天线的激活会清空该构件的能量，并激活内部与外部功能里对应序列的生成；
- 生成器某一构件的天线的抑制会让该构件填满能量，并抑制内部与外部功能里对应序列的生成。

因此，我们可以看作：

- T′　　　　　　　生成了序列 1 和 2
- A′　　　　　　　生成了序列 3 和 4 等等。

接着，

冲脉	生成了脾	冲脉的八脉交会穴为公孙
阴维脉	生成了心包	阴维脉的八脉交会穴为内关
阴跷脉	生成了肾	阴跷脉的八脉交会穴为照海
任脉	生成了肺	任脉的八脉交会穴为列缺
督脉	生成了小肠	督脉的八脉交会穴为后溪
阳跷脉	生成了膀胱	阳跷脉的八脉交会穴为申脉
阳维脉	生成了三焦	阳维脉的八脉交会穴为外关
带脉	生成了胆	带脉的八脉交会穴为足临泣

然而，由于生成（从 T 到 A）和再生成（从 A 到 T）的关系，每一层会含有两阶（图 66，小图 3）：

- 下阶：　　　　从北到南

　　　　　　　　从微观到宏观

　　　　　　　　TGCA　　　　　（T 在北）

- 上阶：　　　　从南到北

　　　　　　　　从宏观到微观

　　　　　　　　tgca　　　　　（t 在南）

　　三层的每一层可根据：

- 它的下阶 TGCA（T 朝向北）的形式来定义
- 它的上阶 tgca（t 朝向南）的形式来定义（图 66，小图 3）

　　　　也就是说：

• 外围与中心功能	下阶 TGCA
	上阶 tgca
• 生成器	下阶 TGCA
	上阶 tgca
• 内部与外部功能	下阶 TGCA（或 UGCA）
	上阶 tgca（或 ugca）

　　各层的下阶为同一个记号（T 在南）

　　各层的上阶为同一个记号（t 在北）

　　再一次，我们可将下列各点视为正确的解释：

- TGCA "外围与中心功能" 生成了 TGCA "生成器"（T'A'G'C'G″C″T″A″）。
  - 确实，TGCA–外围与中心的功能、下阶（T 在北）生成了：
    - tgca–外围与中心的功能、上阶（t 在南），其生成了：
    - TGCA–下阶生成器（T 在北）
- TGCA "生成器"（T'A'G'C'G″C″T″A″）生成了 UGCA "内部与外部的功能"。
  - 确实，TGCA–生成器、下阶（T 在北）生成了：
    - tgca–生成器、上阶（t 在南），其生成了：

• UGCA– 内部与外部的功能、下阶（U 在北）

于是 tgca 的出现就像一种能量传送器，从 TGCA 到 TGCA（T′A′G′C′ G″C″T″A″）、从外围和中心功能到生成器，或从 TGCA 到 UGCA、从生成器到内部与外部功能。

生成器某一构件的外表天线的激活（八脉交会穴或关键穴），会完全发挥它的作用，如我们先前所述。

此外，有方向性的《易经》，在任何情况下可适用于一种能量系统的所有不同功能：

● 外围与中心功能：
  ● 3 个相叠的二爻卦（三联体）= 从 TTT 到 AAA
● 生成器：
  ● 两个相叠的三爻卦（二联体）= 从 T′T′ 到 A″A″
● 内部与外部功能：
  ● 3 个相叠的二爻卦（三联体）= 从 UUU 到 AAA，
  ● 或 6 个相叠的单爻 = 从阴 – 阴 – 阴 – 阴 – 阴 – 阴，到阳 – 阳 – 阳 – 阳 – 阳 – 阳

● 方位北 = 生成（T）
● 方位南 = 再生成（t）
● 方位北 + 方位南 =
  ● 含两阶的每一层的定义
  ● 以分裂生殖的方式进行复制。

根据先前的推理，我们必须记下两个论证系列：

能量系统 B 的整体同时与同步是：
● 外围与中心功能
  ● 下一种能量系统 A（被视如生成器）的外围和中心功能，
  ● 前一种能量系统 T（被视如生成器）的外围和中心功能；

- 生成器
  - 下一种能量系统 A（被视如内部与外部功能）的生成器，
- 再生成器
  - 前一种能量系统 T（被视如内部与外部功能）的再生成器；
- 外部与内部功能
  - 前一种能量系统 T（被视如生成器）的内部与外部功能，
  - 下一种能量系统 A（被视如生成器）的内部与外部功能；
- 复制器
  - 本身所属层里的复制器（经由前一个系统 T 和下一个系统 A 而来的生成与再生成）。

整种能量系统 B 含有三层，每一层同时与同步是：
- 外围和中心功能
  - 同一系统 B 或系统 A 的下一层（被视如生成器）的外围和中心功能，
  - 同一系统 B 或系统 T 的下一层（被视如再生成器）的外围和中心功能；
- 生成器
  - 同一系统 B 或系统 A 的下一层（被视如内部与外部功能）的生成器，
- 再生成器
  - 同一系统 B 或系统 T 的上一层（被视如内部与外部功能）的再生成器；
- 内部与外部功能
  - 同一系统 B 或系统 T 的上一层（被视如生成器）的内部与外部功能，
  - 同一系统 B 或系统 A 的下一层（被视如再生成器）的内部和外部功能；
- 本身所属层里的复制器（生成与再生成）。

在各阶方面，根据前者和后者的关系，将也是同样的情形。

一个整体就这样形成了完美和谐的一体……

由于生成与再生成是以分裂生殖的复制方式来进行：
- 一阶里阴的部分（tg）与前一阶里阳的部分（CA），加上下一阶的部分（CA）便形成了一个双重的能量系统。

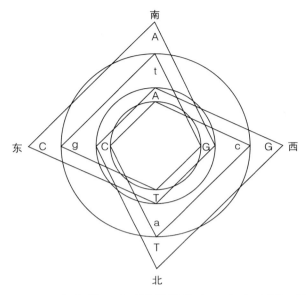

- 一阶里阳的部分（ca）与前一阶里阴的部分（TG），加上下一阶的部分（TG）便在同样的条件下形成了一个双重的能量系统。
- 阴和阳的部分相互作用，以便形成两个补充性的双重能量系统：

  阳（C）　　和阴（g）　　和阴（T）　　和阳（a）　　：两次
  阳（c）　　和阴（G）　　和阴（t）　　和阳（A）　　：两次

  有了三阶，我们就有了八个"生成器"的能量系统（图67）。我们在另一种形态下可再次看到三个垂直的轴。其决定了八面体（或内三焦），与奇经八脉（生成器）的模式同时进行。

  因此，从一种能量系统的三层起，以及在这三层里（图67），我们可得到：

- 6阶：
  - 3阶从微观到宏观 –TGCA（T 在北）
  - 3阶从宏观到微观 –tgca（t 在南）
- 20 种能量系统 TGCA，根据上述制定的关系而彼此交错在一起。

  的确，有了双重的三层，就有四乘以五个完整联结可能（TGCA）。

- 1个能量系统
- 3层
- 6阶
- 20种特性，其中3个为双联体=23

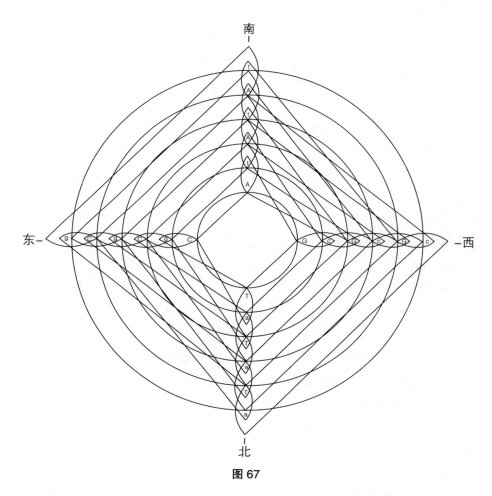

图 67

也正因为如此，从一种能量系统来看，另一个方法可让我们知道二十种特性，其中三种为双重性，内部与外部功能一共是 23 种能量；在遗传密码里，20种氨基酸最后成了 23 种。

第二十五章

双螺旋

一种能量系统 **T** 的极性分成 **T1** 和 **A1**，决定了（图 68）：

● 一个一维空间：从北到南的循环能量（小图 1）对应生成 **T-A**（联结链）。我们知道 **T=A**（中心 = 无限），因此可将直线 TA 视为一条弧线。

● 一个一维的 "系统"：循环的能量从南到北，与 **TA** 平行（小图 1 和 2），且对应再生成 **t-a**（联结链）。我们可将之视同上述的情形：**ta** 是一条弧线。

由于极性的反转，因此从 t 到 A，从 T 到 a，从 T 到 t，以及从 A 到 a 开始联合（小图 2）；于是出现了支撑线：**T-t/t-A/A-a/a-T**。其决定了一个周边 **TtAa**，也可说 **TGAC**，形成一个二维系统（小图 3）。

因为 **t-a** 出现了 90 度的旋转；所以 t 取西方的 **G** 值，a 取东方的 **C** 值。这个以四种根本能量组成的系统只能在一个水平且循环的位置上运行：由于支撑线与虚线的收紧，因而它们的空间缩至最小值，同时维持张力的平衡。

被生成的系统只有 "被再生成" 后才能运作，且同时间在一个水平面上产生第二个二维系统，与 **TGAC** 平行（图 4）：**tgac**，而 **t** 在南。

T-a-G-c-A-t-C-g-T 之间彼此联合，此乃因极性的反转：出现了联合的支撑线。我们看到了三维的架构正试图形成（图 4）。

然而该二维系统只有在似乎是一个水平面上才能运作：支撑线收至最小值，并维持张力的平衡。两者各产生了 22.5 度的旋转（图 5）：

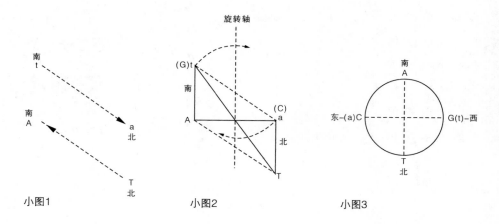

小图1 小图2 小图3

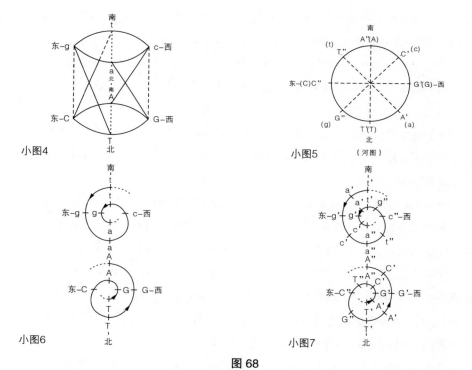

小图4 小图5 （河图）

小图6 小图7

图68

- T　　取 T′ 值　　　　在北
- G　　取 G′ 值　　　　在西
- C　　取 C″ 值　　　　在东
- A　　取 A″ 值　　　　在南

　　　　　　　而

- t　　取 T″ 值　　　　在东南
- g　　取 G″ 值　　　　在东北
- c　　取 C′ 值　　　　在西南
- a　　取 A′ 值　　　　在西北

联结各点的周边现在代表一条联结链。

生成从中心向外围、从北到南继续进行，但条件是再生成必须继续，从外围向中心，从南到北。

此外，我们以一个圆周的形状来呈现的，其实是一条螺线：**T′A′G′C′A″T″C″G″**，从中心向外部、从北到南，以及从天底到天顶，代表第一股线。这第一股线在 **t′a′g′c′a″t″c″g″** 中找到它的补足部分，代表的是从外围向中心、从南到北、从天顶到天底的第二股线。

如此一来，两股线便不受限于空间和时间（图 68，小图 6 和 7）。

由于极性反转的关系，介于 **t′A″/a′T″/g′C″/c′G″/a″T′/t″A′/c″G′/g″C′** 之间进行联合（支撑链）。两条螺线彼此吸引，**t′a′g′c′a″t″c″g″** 与 **T′A′G′C′A″T″C″G″** 两股线彼此反向，以螺丝旋转方式形成三维的双螺旋体（图 69）。

这两个旋转体试图将支撑链减至最小值，并平衡其张力，将 t′ 与 T′ 导向北方。

然而，我们看过本源、空无的 T 同时也是中心与无限的统一体，因而 **T** 的显现等于 "不可能"。因此，在符号相反（**T′a″-a″T′**）的带极性根本能量之间，它们的联结（支撑线）在任何情况下都无法以经过中心的方式来进行。

这意味着符号相反、带极性的根本能量不可能位于对立端。为了维持它们本身的方位及彼此的联结，而且让中心自由并符合先前的整体说明，于是有了一个 "双股" 的架构（图 70）。在这个架构里，双股带极性的根本能量有一个相对性的方位，以致联结它们的 "支撑线" 与令其联结的实际轴平行。

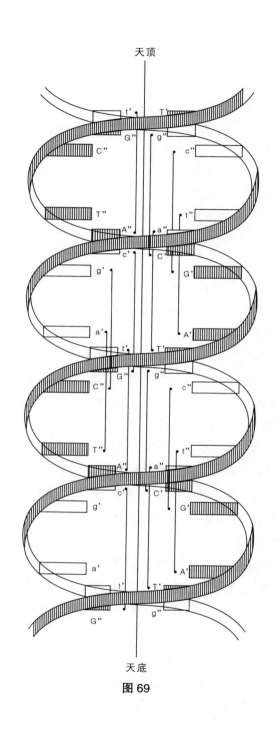

图 69

双股螺旋：
能量的实际架构

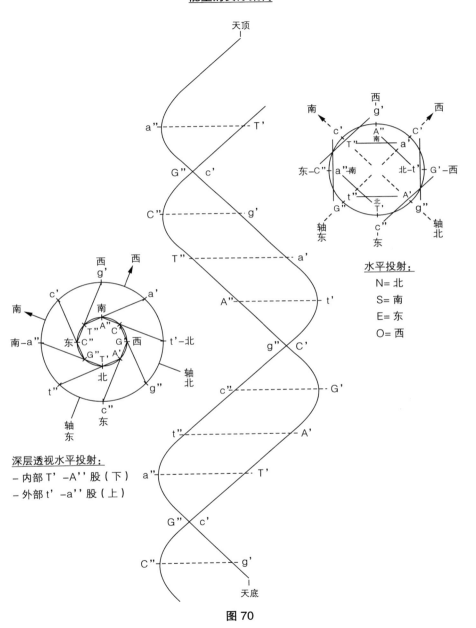

图 70

水平投影图可呈现出他们的各种形式（图 70）：

- "再生成"的股线 **t′a″** 在"生成"的股线 **T′A″** 里只"旋绕"90 度。
- 两股的构件（带极性的根本能量）有相对的方位，此乃因为它们的相反极性，而联结它们的"支撑线"有正确的导向；"支撑线"与令其结合的实际轴呈平行状态：
- **T′a″** 与　　　**t′A″**　　　（北 – 南）
- **A′t″** 与　　　**a′T″**　　　（北 – 西 / 南 – 西）
- **G′c″** 与　　　**g′C″**　　　（西 – 东）
- **C′g″** 与　　　**c′G″**　　　（南 – 西 / 北 – 东）。
- 北 – 南轴的北方出现在 **g″**（和 **A′**），即我们在看《河图》的生成过程时所确立的位置。北方确实偏向东方。同样地，北 – 南轴的南方以左旋方向偏离后出现在 **c′**（和 **T″**）。
- 我们需注意，反极而对立的根本能量只出现在同一股（**T′A″-A′T″**……**t′a″-a′t″**）。该股只能单独存在，因为它们无法透过中心来联结。

带有相同符号（**T′t′-A′a′**……）的根本能量、彼此偏离 90 度的此一双旋确实有绝对的必要性。

《易经》与它的 64 种变化 / 卦（图 57，第 20 章）依然是理论上的整体模式：64 卦符合了双股的水平投影图，只是加上了第三维：天底 – 天顶。

因此，这个架构是一个"圆柱体"内含有一个双螺旋。弧形的空间（T=A/中心＝无限）是一个三维空间的第一维 T（图 71，小图 1）。经由第二股来找到第一股的再生成，让我们看到了一个"复制"的现象。

然而，我们在谈到二维时，曾看过一个系统 **TGCA** 和 **T′A′G′C′G″C″T″A″** 只有在被生成后才能运作。

我们三维空间里的第一维从北到南、从天底到天顶，存在于一个圆柱体（双股）内。第一维空间将因从南到北、从天顶到天底的第二个圆柱体空间而变得完整。在两个平行的圆柱体内有了四股，是我们三维空间里的第二维，也就是该系统的根本能量 **T** 和 **A**（图 71，小图 2）。

生成与接续的再生成将令三维空间的第三维显现出来，即另外两个带方位

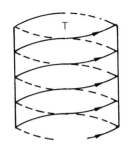

小图 1

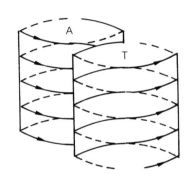

小图 2

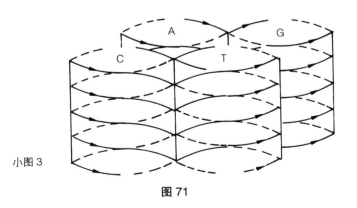

小图 3

图 71

的圆柱体 **C** 和 **G**:（图 71，小图 3）

- **C**，从天顶和北方到南方和天底
- **G**，从天底和南方到北方和天顶

各含有双螺旋的四个圆柱体，可以下列方式来说明：

- **T** 对应 T′-A′
- **G** 对应 G′-C′
- **C** 对应 G″-C″
- **A** 对应 T″-A″

最后，根据空间与时间的连续极性，我们可发现下列的结构：

- 一种根本能量乘以二（复制）= 两种根本能量，我们可根据一条直线将之视为弧形，因为 **T** 等于 **A**（中心 = 无限）：
  - 此乃一个一维空间（图 72，小图 1）
- 两种根本能量乘以二（复制）：在一个水平面上的四种根本能量：
  - 是一个二维空间的第一维（图 72，小图 2）
- 四种根本能量乘以二（复制）：在一个水平面上的八个带极性根本能量 = 一股：
  - 是一个二维空间的第二维（图 72，小图 3 和 5），它决定了螺旋体
- 一股（八个带极性根本能量）乘以二（复制）= 在一个竖面的圆柱体上的双股或双螺旋（弧面：T=A，中心 = 无限）可看作两种根本能量 T-A：
  - 是一个三维空间的第一维（**T**）：T= 天底 – 北 – 西 – 东 – 南 – 天顶（图 70 和 71，小图 1）
- 双股乘以二（复制）= 在一个竖面的两个圆柱体内的四股，可看作四种根本能量 =**TGCA**
  - 是一个三维空间的第二维（**T-A**）：
    - T= 天底 – 北 – 西 – 东 – 南 – 天顶
    - A= 天顶 – 南 – 东 – 西 – 北 – 天底（图 71，小图 2）
- 四股乘以二（复制）= 在一个竖面的四个圆柱体内的八股，可看作八个带极性的根本能量 =**T′A′G′C′G″C″T″A″**
  - 是一个三维空间的第三维（**TGCA**）：

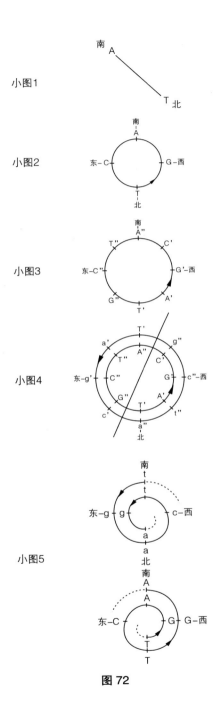

图72

- **T**= 天底 – 北 – 西 – 东 – 南 – 天顶，在北
- **G**= 天底 – 南 – 东 – 西 – 北 – 天顶，在西
- **C**= 天顶 – 北 – 西 – 东 – 南 – 天底，在东
- **A**= 天顶 – 南 – 东 – 西 – 北 – 天底，在南（图 71，小图 3）

　　连续的复制过程乃根据图 72 的小图 4 来进行，它代表的是《河图》的"被生成"与"再度被生成"。

　　我们还记得每股含有八个带极性方位的根本能量，而在四个圆柱体内共有八股螺旋，符合了《易经》64 个带极性的根本能量，因此也符合了一个完整的能量系统，或者说至少符合了它的外在形式……

　　我们的研究再次证明了《易经》可运用于上述的理论。

第二十六章

双水晶体

组成钻石、带有四个外围电子的纯碳，是元素周期表中第二周期的元素之一。第二周期的元素是物质的组成成分。下一个周期为塑化元素，也含有一个带有四个外围电子的元素，以及一个化合价 4：硅。硅本身含有类似的外围数学数据，但其排列的方式是为了让生命得以展现。我们不能忘了硅有一个特性，即在分子式 SiO_2 下能固定住 330 个水分子……因而变得"柔软"而得以运动。

我们已看过普世的基本法则，那就是极性的法则。钻石相当单纯，呈八面体；硅石形成的水晶（石英）则有双重性。当它接近完美时，形状为带有两个六面金字塔的六边角柱体。然而，这只不过是它的外表：我们可以想象在角柱体的内部，肉眼看不见的里面，有一个特殊的结构，也就是它的两个金字塔的神秘反映；它是内部的圣殿、隐室，是天也是地的中心策源地，它决定了其余的生成。水晶因此就像"双螺旋"，运用相同的数学骨架模式，架构出它的六边形角柱体（图 73）。

它在天生状态下，本身带有天与地；但两个顶点、双重的六个端点之间发展出中央角柱体的六个"棱边"，是万物显现的范例。

整体过程就像是这六个极点，即两个顶点和上下六个点，是奇经八脉的出口点。

我们来看看这个架构的形成方式。

我们根据时间和空间的条件并以一个八面体为例。在一种能量系统里，一

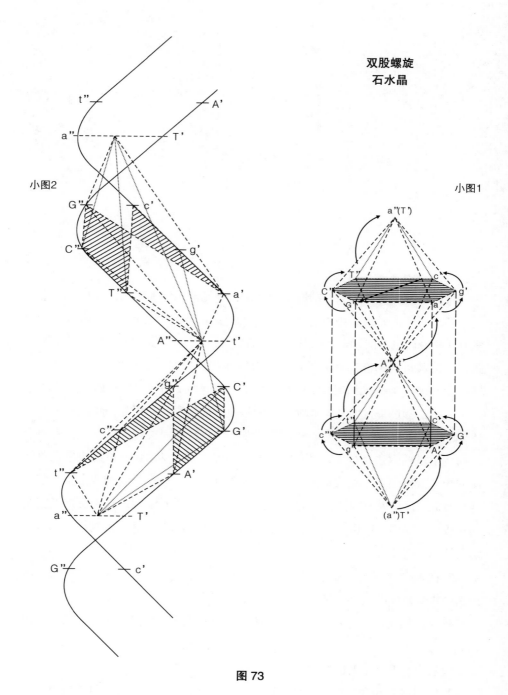

双股螺旋
石水晶

小图2

小图1

图73

生二（天顶－天底），二生四（北－南－东－西），第三个极性将它们联结在一起，并产生了彼此垂直的轴线；后者决定了八个四面体的金字塔（图 74）……这八个金字塔或八个带极性的根本能量相当于一个八面体；接着八面体决定了：

- 11 个面，其中有三个中心面，八个外围面，是内部功能的构件。
- 12 个棱边，是外部功能的构件。

我们也看过在极性的连续性里，八个带极性的根本能量相当于螺线的其中一股线。

因此，一个八面体在数学上相当于一股线，两个八面体相当于两股线（图 75-76-77）。

在一个圆柱体内有两个八面体。

实际上，一股线在初期属于"晶化"的过程，就像一颗处于原始状态的钻石：

属阴 C' 和 T' 合在一起，同样地，属阳的 A" 和 G" 也合在一起，这四点是从阴到阳（以及从阳到阴）的反转轴的四个通行点（图 75）。

带极性的根本能量的出现，只不过是"有机生命之前"的一种安排，因为该生命的架构是以双螺线的两股为基础而进行的，即两个八面体（图 76）。

随着时间，八个带极性的根本能量依靠八个重要的点，从金字塔和它们两个八面体各据的棱边开始"结晶"而越来越鲜明。一股线的内部架构因此变成了一个有六边形的双金字塔，因此两股线或一个圆柱体相当于两个顶点反向的六边形金字塔（图 73-76-77）。

理论上，这种结构相当于一个六边形的角柱体，由两个六面金字塔所组成，即天然状态的水晶（图 78）。

外部功能的 12 个构件与内部功能的 11+1 个构件依《河图》的生成周期而展开（图 78）。

我们需考虑到，只有植物和动物的有机物质才可因最后一个结构组织而开始发展。我们先前提过，八面体是纯碳晶化最常见的形状；由两个六面金字塔所形成的六边角柱体让我们来到了元素周期表的下一层，即塑化层加上硅。现只差氯化钠便可让有机生命出现。磷确保 DNA 的多核苷酸双链中不可或缺的联结。我们现在可以对图 76 到 78 和图 73 进行分析：

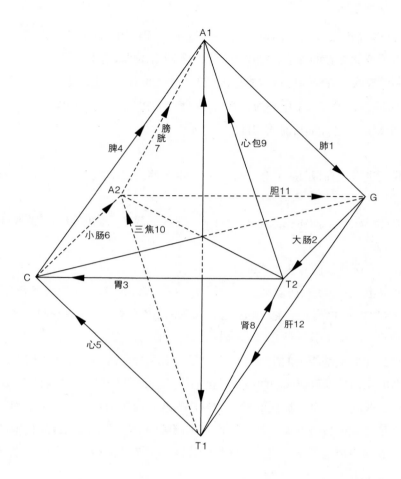

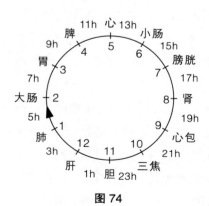

图 74

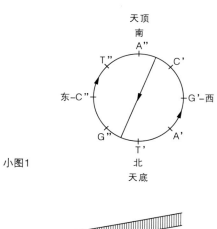

天顶
南
A"
T"   C'
东–C"   G'–西
G"   A'
T'
小图1   北
天底

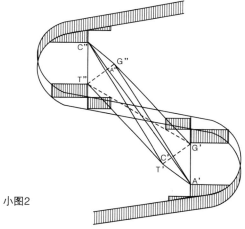

小图2

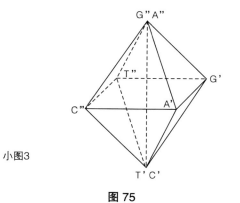

小图3

图 75

图 76：理论上的双八面体在一个也是理论上的双股线里。**C′** 和 **T′** 属阴，**A″** 和 **G″** 属阳，依然合在一起。

图 77：带极性的八个根本能量出现后，便完成了整个晶化的过程。

● 小图 2 是理论上六边形双金字塔的建构，源于"断裂"的一股线，上部半被倒置，以致 **A″** 相对于 **G″** 而言，在天顶的位置；

● 小图 3 显示了理论上同样的建构，但从正常的一股线开始建构。

图 73 的小图 1 和 2：两个六边形双金字塔在两股线（一个圆柱体）内；我们知道 **T′=A″**（中心 = 无限）；天底 **T′** 将位于 **T′** 和 **a″** 之间的圆柱体中心处，即 **A″** 和 **t′** 的中间。天顶则在 **a″** 和 **T′** 之间的 **a″** 里。

两个双金字塔由于顶点而呈对立方向。

图 78：天然状态的水晶是由两个六边形的双金字塔所构成，一方面透过其理论上位于中心的顶点而联结，另一方面也透过一个六边形的角柱体而彼此联结。

该角柱体的中心有内部功能的 11+1 个构件，并关系到内部金字塔理论上的 12 面（但心包不能形成架构）。12 个内部理论上的棱边相当于 12 条经别，负责建立起 11 个脏腑 / 内部功能构件 +1 与 12 条经脉 / 外部功能构件之间的关系。

外部功能的 12 个构件相当于水晶两端的六面金字塔的棱边。

他们根据《河图》的生成周期而展开：

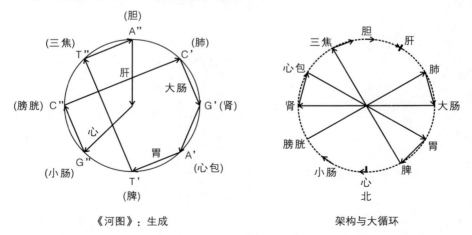

《河图》：生成　　　　　　　　架构与大循环

然而，极性的法则永远存在。我们可想象第一个"水晶"生成两个，接着

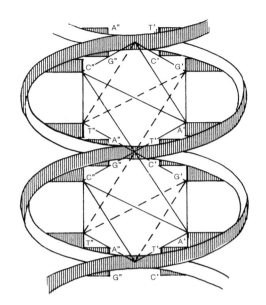

小图1

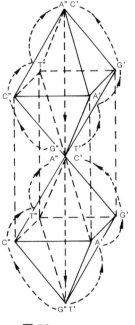

小图2

图 76

小图1

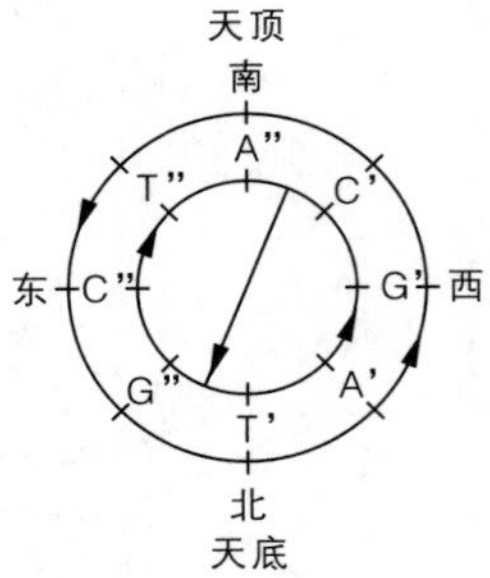

小图2
双金字塔理论
=1股《断裂》

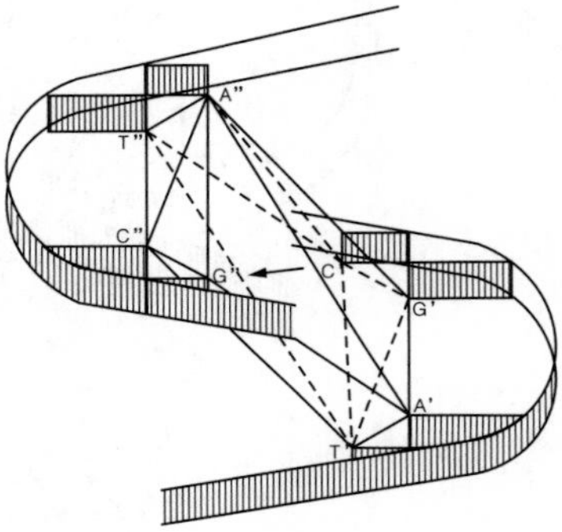

小图3

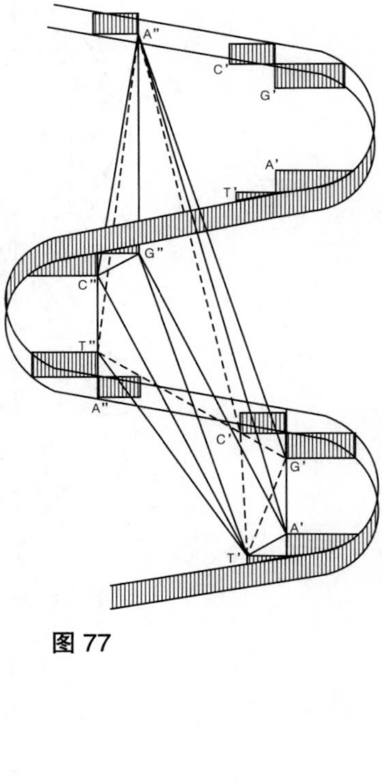

图 77

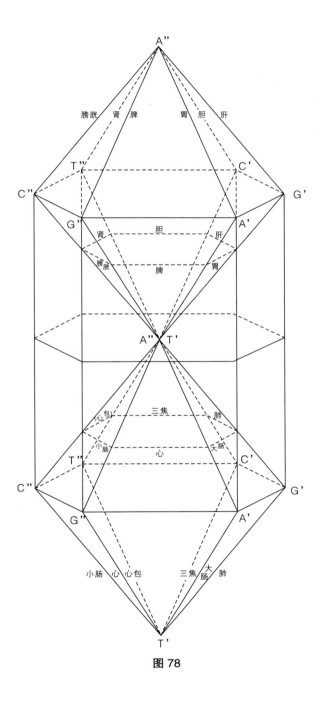

图 78

四个；这四个水晶就像四个方位的四种能量，因此他们有四个不同的方位（图79）：

- 第一个类似北方的能量，即元气 T，阴中之中，根据二元顺序而排列：天底 – 北 – 西 – 东 – 南 – 天顶；
- 第二个类似南方的能量，即谷气 A，阳中之阳，以颠倒的二元顺序来排列：天顶 – 南 – 东 – 西 – 北 – 天底；
- 第三个类似东方的能量，即清气，阳中之阴，以二元顺序来排列：天顶 – 北 – 西 – 东 – 南 – 天底；
- 第四个类似西方的能量，即精气，阴中之阳，以二元顺序来排列，与前者颠倒：天底 – 南 – 东 – 西 – 北 – 天顶。

这四个水晶带有外部的八个金字塔；因此，他们就像一个"生成器"，可以进行运作。试想，若机体的生命不是以这种方式组成：这四个水晶或形同一个机体的四个构件，在"数学"上确实有可能分裂成两个"实体"，两个水晶乘以二，其极性既相反又互补，雄与雌。两个实体各为一个生物单位（图80）：

- T，阴　　　　与 C，阳 = 雌　　　　（C 是阳中之阴）
- A，阳　　　　与 G，阴 = 雄　　　　（G 是阴中之阳）[1]

两个水晶（或两个圆柱体）相当于两个双股螺线或四股线，亦可说相当于带极性的八个根本能量的 32 个变化，其方向视我们看的是水晶 **T-C** 或是 **A-G** 而决定雄性或雌性。[2]

每个实体都可运从，因为它有三维空间（至少两股线），此外，它是由两个水晶所组成，因此有对称性（图80）；但每个实体需要有另一个才能拥有创造的单位，也就是说，四个根本能量 / 水晶或八个生成金字塔，各有八个带极性的根本能量；他们共有 64 个变化，即一个三维系统的第三维（图 79，80，81，82，83）。

图 79 仅显示经脉和带极性的根本能量：

---

① 若我们考虑到"能量 – 结构"的颠倒性，则：雌为阳的能量，雄为阴的能量。

② 见第十五章"元素周期表与调节 – 49 与 343 个变化"。

A=天顶-南-东-西-北-天底

2

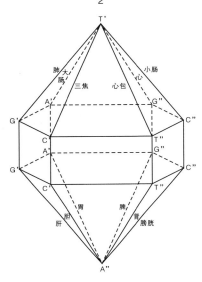

G=天底-南-东-西-北-天顶

4

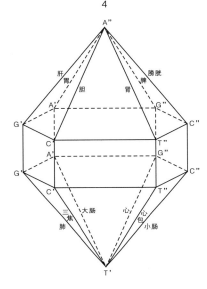

3

C=天顶-北-西-东-南-天底

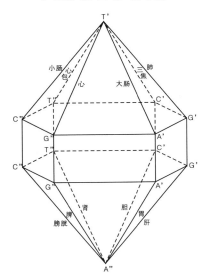

1

T=天底-北-西-东-南-天顶

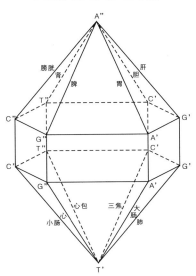

图 79

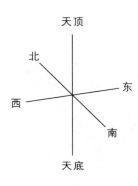

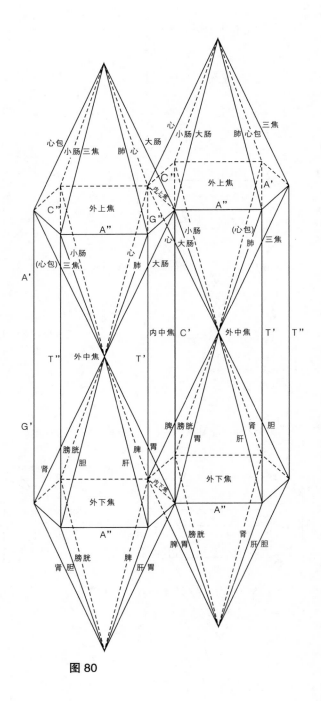

图 80

- **T** = 天底 – 北 – 西 – 东 – 南 – 天顶（阴之阴）
- **A** = 天顶 – 南 – 东 – 西 – 北 – 天底（阳之阳）
- **G** = 天底 – 南 – 东 – 西 – 北 – 天顶（阳之阴：来自 **A**）
- **C** = 天顶 – 北 – 西 – 东 – 南 – 天底（阴之阳：来自 **T**）

图 81：经脉的横向投射，经脉为外部功能的构件。

图 82：两两配对的水晶，分两个时程进行。

- 第一个时程，每个水晶顺着东 – 西轴而出现一个 90 度的旋转：
  - T 与 G 同一个方向
  - A 与 C 呈反方向

  T 与 C 联合，同时间 A 也与 G 联合，双水晶各呈横向位置，就像一只动物，四个金字塔如同动物的四足。

- 第二个时程，**T** 和 **G** 一旦与 **C** 和 **A** 联结后，便逐渐朝向天顶；此乃属正常，因为 **T** 和 **G** 一样，都有一个从中心向外围扩张的阴主导能量，因此倾向于将整体原有的位置反转导向天顶。双水晶从此各呈竖立之姿：现在已成人形，上部的两个金字塔为双臂，下部的两个金字塔为双腿（图 80）。

整体的就位安排上令双水晶 **T** 和 **G** 产生了一个 180 度的旋转，以便与另外两个 **C** 和 **A** 彼此联结。

图 80 和 83：属于外部功能的 12 个构件／经脉，以及内部功能的 11 个构件（在两个黏连并列的水晶 **AG** 或 **TC** 内）为图 80。上部的两个金字塔形同一个动物机体的上肢，下部的两个金字塔则形同下肢。

属于外部功能的 12 构件／经脉的横向投影为图 83，小图 3。

这些经脉有双侧对称性：

- 12 经脉，东边的外部功能构件，六个在上，六个在下；
- 12 经脉，西边的外部功能构件，六个在上，六个在下。

图 83（小图 1 和 2）：12 经脉的横向投影，是外部功能的构件，在 **G** 和 **T** 的 180 度旋转之后，位于四个水晶 **TACG** 内。

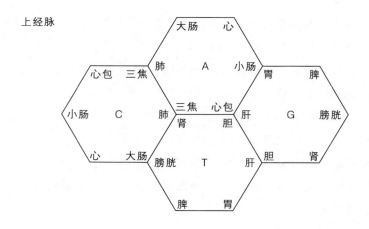

上经脉

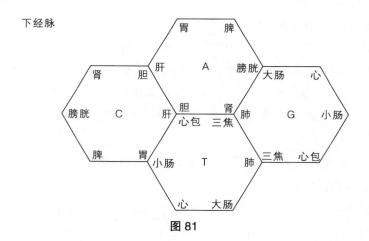

下经脉

图 81

因此，在两个水晶或圆柱体（一个实体）内含有外三焦和内三焦、奇经八脉、11+1 个内部功能的构件，以及 12 个外部功能的构件。

外三焦和内三焦

- 外上焦，是上部两个"双金字塔"各自的中心
- 外中焦，是两个水晶各自的中心
- 外下焦，是下部两个"双金字塔"各自的中心。

外三焦透过双侧的三条天线而显现于表层：

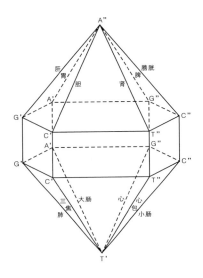

G=天底−南−东−西−北−天顶

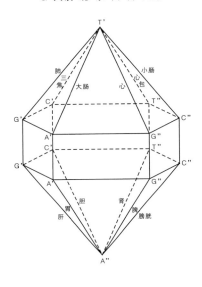

180°的旋转−根据东−西轴：

G=天顶−北−东−西−南−天底

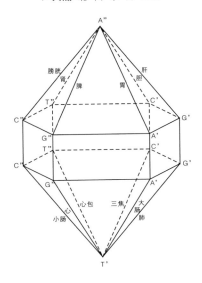

T=天底−北−西−东−南−天顶

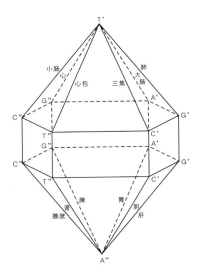

180°的旋转−根据东−西轴：

T=天顶−南−西−东−北−天底

图82

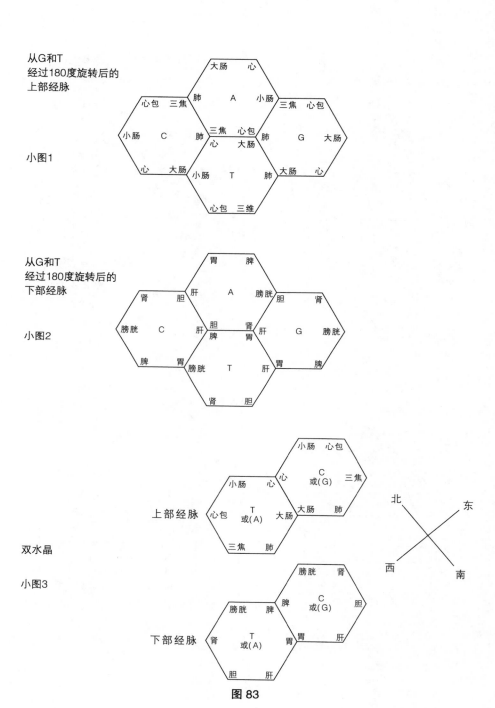

从G和T
经过180度旋转后的
上部经脉

小图1

从G和T
经过180度旋转后的
下部经脉

小图2

上部经脉

双水晶

小图3

下部经脉

图 83

- 三个在东方 （在左）
- 三个在西方 （在右）

针灸里双侧的穴位分别为：带脉、五枢、维道。
- 内上焦，是上部两个"双金字塔"的中心
- 内中焦，是"双水晶"的中心炉。
- 内下焦，是下部两个"双金字塔"的中心（炉）。

内三焦透过内部中间的三条天线而显现于表层。

针灸里任脉的穴位分别是：阴交、中脘、膻中。

当我们在分析外三焦和内三焦时，必须要考虑到《易经》里提到的覆盖区。

八个带极性的根本能量／奇经八脉（图 80，84，85，86）

由于双水晶的"发展"，八个带极性的根本能量／奇经八脉就相当于八个金字塔（内和外）体，并根据图 80 注明的布局而显现于表层，图 84 与 85 为它们的横向投影说明。

《河图》里从阴到阳、从阳到阴、从 C′ 到 G″ 以及从 A″ 到 T′ 的反转轴可决定介于两个水晶之间的联结（图 80 和 84）：
- 一是从水晶 T 到水晶 C
- 一是从水晶 A 到水晶 G

事实上，双水晶的上部是心经和大肠经开始的顶峰，由此可找到该轴。两经脉确实未含有任何八脉交会穴，而且它们的轴会以 C′ 到 G″，从任脉到督脉的纵切面呈现。接着自动引出了从 A″ 到 T′、从外围的带脉到中心的冲脉的内部联结。

从图 80、84、85 和 86 的研究中，可知在生成的顺序里：
- 生成小肠经与心脏的督脉 G″，集中于一根北方的纵轴并占了心和脾（中心 – 北方）之间的棱边，空出介于小肠和膀胱的棱边。
- 生成膀胱经和小肠与膀胱等器官的阳跷脉 C″，占了小肠和膀胱之间的棱边。
- 生成肺经、肺与大肠等器官的任脉 C′，集中于一根南边的纵轴并占了大肠

经脉–奇经八脉在双水晶里的关系

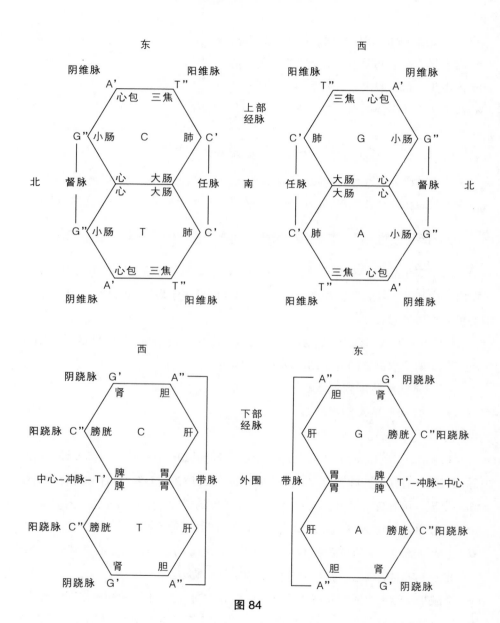

图 84

督脉–任脉=中线的奇经八脉，后天与先天
冲脉–带脉=奇经八脉，"中心"与"外围"

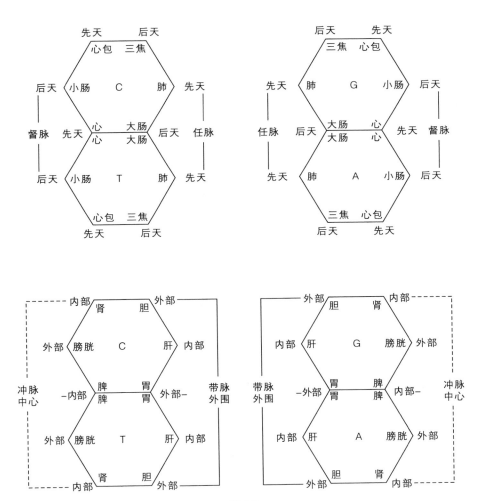

图85

与胃（中心 – 南方）之间的棱边，空出了肺和肝的棱边。

- 生成肾器官和大肠经的阴跷脉，以及生成肾经、无结构性的心包以及脾器官的阴维脉 **G′** 和 **A′**，两者被困于心包与肾的同一条棱边上。

- 生成脾经、心经、心包经、胃经的冲脉 **T′** 是内部的中心；它透过肺与肝之间的自由棱边（最接近中心 – 南方 **C′**）而显现：

  - 内部的阴 **T′**– 冲脉，只能在南面上（**G″**– 阳，是北棱边）；
  - 由于任脉（**C′**）已占了南边的纵轴，冲脉只好利用双侧的 11 个点来尽可能接近该轴。11 个点是主干部分与肾经的共有点，冲脉在双螺旋的运行中以碰撞的方来联结这 11 个点（见详图 86）。

- 生成三焦经 – 胆经、三焦和胃等器官的阴维脉 **T″**，占了三焦与胆之间的棱边。

- 生成肝经、胆和肝等器官的带脉 **A″**，占了六角柱体的外围，因而限定了三个横切面的范围；带脉 **A″** 只能利用胆经的双侧三点：各水晶的中心及双六角柱体的投影（见详图 86）。

冲脉 – 中心（**T′**）的出现就像来自内三焦的所有能量的"大门"：它是中心，只有它与其他能量有直接关系（图 80 和 86）。

另外，身为中心的冲脉以它的 11 个双侧点（与肾经共有）来控制内部功能的 11 个构件。它以位于胃经上的入穴 – 气冲来控制第十二个构件，即不具结构性的心包。

在外围的带脉由于它的位置关系，控制的是双侧的十二个棱边，因此带脉必须控制 12 经脉 / 外部功能的构件。此外：

- 以它上部的双侧点（带脉）来控制外上焦；
- 以它中部的双侧点（五枢）来控制外中焦；
- 以它下部的双侧点（维道）来控制外下焦。

内三焦被中间的、前半部的、垂直的任脉上的点所控制，在冲脉前半部中间的"交叉处"：

- 内上焦由膻中所控制
- 内中焦由中脘所控制
- 内下焦由阴交所控制

生成器
T'–A'' 细节
– 冲脉 –T'
– 带脉 –A''

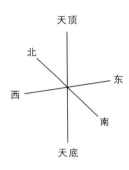

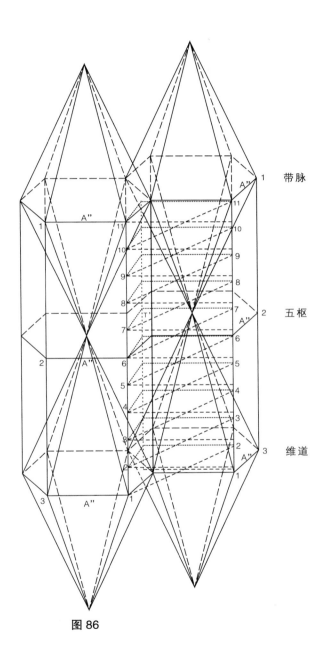

图 86

内部功能的 11+1 个构件，以及外部功能的 12 个构件。

内部功能的 11 个构件 +1，是金字塔的内面，透过外部的十个面及内部的中心面（两个角柱体共有）而显现。

十二经别相当于内金字塔的十二个双侧棱边（图 80）。就解剖学上来看，从大中心 – 心脏开始，内部功能的 11 个构件 – 器官 +1 以下列的方式形成：

- 大中心 / 心脏，脏 – 资源，生自 **G″** 督脉，仅有一个，但是双重的（右心和左心）和四重的（两个心房，两个心室）。它位于较偏东的位置（北方在生成里偏向东方），也就是说机体内的中心 – 左边的位置。

- 小肠，腑 – 工厂，生自 **C″** 阳跷脉，仅有一个，但照机体对称纵（矢状）切面来看则是双重的。

- 膀胱，腑 – 工厂，生自 **C″** 阳跷脉，仅有一个，但照纵切面来看则是双重的。

- 肺，脏 – 资源，生自 **C′** 任脉，是双重的，在东和在西；他们位于机体内的左边和右边。

- 大肠，腑 – 工厂，生自 **C′** 任脉，是中心，属金；仅有一个，但照纵切面来看则是双重的。

- 肾，脏 – 资源，生自 **G′** 阴跷脉，是双重的，在东和在西；他们位于机体内的左边和右边。

- 心包，生自 **A′** 阴维脉（不具结构性的功能），是唯一也是三重的，我们后续会讨论。它是中心，属相火。

- 胃，腑 – 工厂，生自 **T″** 阳维脉，是中心，属土；仅有一个，但照纵切面或身体对称横切面来看则是双重的；若加入两图的结构考量，则是四重的。

- 脾，脏 – 资源，生自 **A′** 阴维脉，是中心、元气、生命的大门。由于是中心，只能是一个。它位于东边（在生成里，北边偏向东），也就是说在左边。

- 三焦孤腑，生自 **T″** 阳维脉，是中心、属土、相火；它有一个单独和三重的结构，我们稍后会讨论。

- 胆，腑 – 工厂，生自 **A″** 带脉、外围，仅有一个，也只能是一个（中心 = 无限或外围）。它位于偏西的位置（在生成里，南偏向西），也就是在右边。

- 大中心肝，脏 – 资源，生自 **A″** 带脉，仅有一个，但开始显露双重（上二叶）

和四重（下四叶）的特性。它位于偏西的位置（在生长里，南偏向西），也就是机体内的右边。

关于 11 个脏腑和心包的功能，有几点需要说明：

- 中心脾（根据《易经》，其经由 A′ 来自 T），
- 外围胆（根据《易经》，其经由 A″ 来自 A），
- "大中心"[①] 心包和肝都是单一个，此乃属正常。

所有的阳腑（除了胆）皆为单一个，但根据纵切面来看是双重的。只有肺和肾是真正有两个。

"大中心"心脏为单一、双重（右心和左心）和四重（两个心房，两个心室），其各个结构都很完整：心在生成初始便已存在。

"大中心"肝为单一个，但已开始显露双重与四重的特性：肝为生成的"末期"，正在进行中。

三焦孤腑从未被归类为某一"腑 – 工厂"，而是被归类到脏腑的整体。此外，有一个器官也未被归为一个明确的构件：胰脏 – 外分泌腺。此乃因为针灸界对此依然有争议，至今未有结果。或许这个"器官"实际上是一个腺体，而不是三焦孤腑的实体化。

其实，当它是一个外分泌腺，负责将胰液排至十二指肠内时，它的活动就类似胆的活动，而后者是一个"腑 – 工厂"。不过它并不像其他的腑有一个储囊，它的内部结构反而比较接近脏的结构。但我们还记得内三焦有一个与心脏类似的能量（AGG-AGA=CG）[②]，只是方向不同。因此胰很接近心脏，但却不是一块肌肉，也因而没有心脏的所有特性。

胰可说是阳腑也是阴脏，并符合《易经》里的逻辑。此外，它的形体呈三重性：一个头、一个颈口、一个主体（又加上一个尾巴的形容）。然而，此一外在的结构正是两个以顶峰联结的双金字塔的结构，也就是内三焦，而且只有它有这种形体。

---

① 这些"大中心"在《河图》的生成中已被下过定义。见第十章。
② 见第十三章"地五行的生成，11 个构件 +1"

胰是否等于内三焦？这个问题有待研究。如果这种假设正确，我们就能找到外分泌腺胰和下列各项的关系：

- 谷气，即消化
- 清气，即呼吸
- 精气，即复制和成长。[①]

心包（及性征）是一个不具架构的脏，但其功能遍布整个机体，我们在《河图》生成的研究里已经做了说明。尽管如此，心包属于阴－相火，关联到属于阳、相火的三焦孤腑，并且与其各种不同的功能有关，尤其是血压的调节。我们可想象心包与津液整体有密切的关系，而所有的组织都浸润于津液之中。我们要记得这些津液有三种附加性形态：津液、脑脊液、血液和淋巴液。

在研究了内部功能（+1）的11个构件之后，我们接着讨论外部功能的12个构件。这12个构件就北－南纵切面来看，有双侧性和对称性（图80，84，85）。他们相当于外金字塔的双侧12个棱边。

这些经脉在手部与脚部上的分布，同样是根据生成的数据来进行（图87）。

手部的构件／上部经脉组织理应如下：

- 肺，　　　　架构的开始，是此一架构的主导者，在第一指：阴，内部与外部。
- 大肠，　　　随着生成紧接着出现，在第二指：阳，外部。
- 心，　　　　大中心必须在中央位置，因此在第三指：阴，内部。
- 三焦，　　　另一个相火，接着出现在第四指：阳，外部。
- 小肠，　　　最后出现在第五指：阳，外部。

然而有几点需要加以说明。心包未出现，心和小肠是分开的，而理不该如此，因为我们已看过这两个外部功能构件的一致性：UUG-UUA 和序列 CU 有同质性，只是方向不同。[②] 最后，大肠作为中心，理应接近阴、内部的性质。

---

① 至于内分泌胰腺，它被归类到内分泌的八组生成系统，见第三十三章"人－钻石的八个角柱体"……

② 见第十二章"天六气的生成－12 构件"。

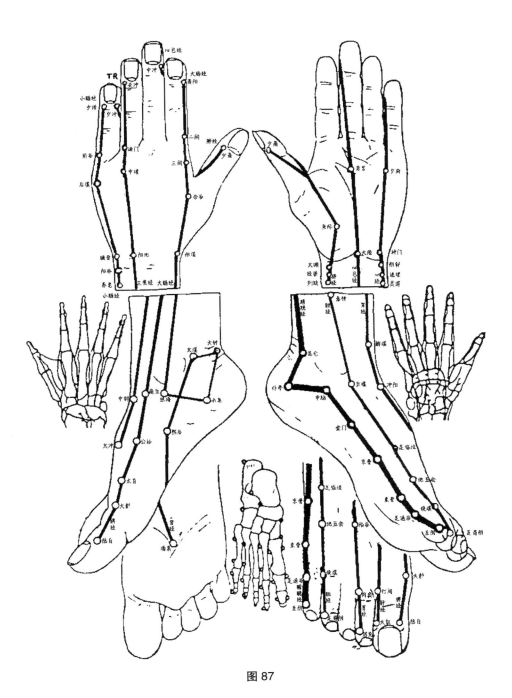

图 87

结果是：

- 心包，　　　　"心包及性征"取心在第三指的位置，阴，内部。
- 心，　　　　　接着插在三焦和小肠之间，在靠近第四指的第五指内侧，阴，内部。
- 大肠，　　　　中心，将偏离位置，在第二指的内侧，阴，内部。

最后我们得到了下列的分布情形：

- 肺　– 第一指　　　　　　阴，内部与外部
- 大肠 – 第二指　　　　　　阳，外部，但是中心，内部
- 心包 – 第三指　　　　　　阴，内部
- 三焦 – 第四指　　　　　　阳，外部
- 心　– 第五指近第四指侧　阳，外部
- 小肠 – 第五指对侧　　　　阳，外部

脚部的构件 / 下部经脉组织如下：

- 脾，　太阴经，与脾配对的另一个构件，在第一趾：阴，内部与外部。
- 胃，　阳明经，与大肠配对的另一个构件，在第二趾：阳，外部。由于是中心，胃就像大肠一样，应该在第二趾的内侧，阴，内部；但肝在未来的位置会将它推至外侧。
- 肝，　厥阴，与心包配对的另一个构件，理应在第三趾：阴，内部。但肝等于生成的结束（大中心），就像心是生成的开始（大中心）。
- 心，　由于从第三趾偏离到第五趾，肝将会从第三趾偏离到近第二趾的第一趾侧边（反向进行）。因此为外部，阳，介于脾和胃之间：肝经来自序列15-AC。不但如此，肝也是肺在水晶里的延续，因而确认了这个位置。
- 胆，　少阳经，与三焦配对的另一个构件，在第四趾，阳，外部。
- 肾，　少阴经，与心配对的另一个构件，理应在第五趾：阴，内部。但肾在生成里和心包位于大肠和胃两个中心之间。此外，它在水晶里也是心包的延续。最后，肾对肝而言，就像心包对心的关系[1]。由于心包占取了心

---

① 　心 – 肾 = 少阴，而肝 – 心包 = 厥阴。

在第三趾的位置，肾便取肝原应有的位置，在第三趾，阴，内部。但又有一个新的问题产生，肾在生成里最后会"试图往回走"，试图"找到中心"；因此肾经不能来到尽头，它的末端将位于脚板的中心。

- 膀胱，太阳经，与小肠配对的另一个构件，在第五趾，阳、外部。

最后，我们可得到如下的分布：

- 脾　－第一趾　　　　　　　　阴，内部
- 肝　－第一趾近第二趾侧　　　阴，内部，但是外部
- 胃　－第二趾　　　　　　　　阳，外部
- 肾　－脚板　　　　　　　　　阴，内部
- 胆　－第四趾　　　　　　　　阳，外部
- 膀胱－第五趾　　　　　　　　阳，外部

我们再回到整体的概念上，结论是所有在四个圆柱体（8 股线）或四个水晶体（8 个双重的六边形金字塔）之前的都有一个值：

$$TGCA=T'A'G'C'G''C''T''A''$$

《易经》里已包含了这一个整体。

至于复制本身，其将以两种方式进行：

- 一个带有四个圆柱体 / 水晶的完整系统：再生成的作用将如前述的义定进行，复制则以各圆柱体 / 水晶的双重性或分裂生殖的方式进行（图 72，小图 4）。
- 对于两个极性相反（雄体与雌体）的水晶体分裂两次的系统：在两个实体中进行有丝分裂（或减数分裂）以及两个半水晶体（或 1 股 +1 股）的接触。半水晶体的极性相反，以便复制出一个带有两个水晶的系统，等于是雄性或雌性方向（视阴 T-C 或阳 A-G 而定）的一个复制。

这一个整体又再次包含在《易经》里，并表现在 64 卦的变化形式里。

第二十七章

公理：
组织－调节－进化

在有关中国传统及含带的图表研究里，《河图》《洛书》和《易经》带出了一些适用于所有能量系统的公理，其中第一个就是：

物质、能量与意识实为"一体"：

能量是未分化的物质；

物质是分化的能量；

意识（就智性、记忆、意志的广义而言）是一切物质 / 能量的"性质"。

若我们依本华·曼德博（Benoît Mandelbrot）于 1975 年所建立的"分形"（fractales）理论来看人类或果蝇的基因组无论是任何基因组的基因、任何能量系统的基因，每一个基因所组成的一个完整能量系统，不正符合了《易经》及中国传统中的调节与功能法则？

"一个分形是一个数学上的物体，无论我们用何种大小的比例尺来观察，其首要特性是与其本身恒同；这就是自动相似性"[①]。我们在前几个章节中已发现这个特性！

---

① 本华·曼德博（B. Mandelbrot）：《分形物体－形体、偶然性与维度》（ Les Objets Fractals - forme，harsard et dimension）。出版社：Coll Champs - Flammarion。

根据曼德博本人的理论，这种横向的重复不能延伸到物质组织的各种不同层级：器官的、细胞的、分子的各种组织！所以是利用不同的能量或结构而进行的纵向分形，或性质与功能的分形。这些不同的能量或结构与各个层级相互配合，且在数学上可给予定义。

在这个假设中，我们得到的结论如下：

I.

- 所有的能量系统 **T** 都是能量的"生成器"，并将该能量给予一个"被生成"的新的能量系统 **B**。**B** 是 **T** 数学上的全然复制，且将 **T** 含入本身。

- 所有"被生成的"能量系统 **B** 变成了"生成器"，并将它的能量给予另一个"被生成的"新的能量系统 **A**，**A** 是 **T** 和 **B** 数学上的全然复制，且将它们含入本身[①]……

II.

- 所有正在"生成"中的能量系统 **B**，因有了前一能量系统 **T** 的给予而得以架构而成，系统里包括了：
  - 两种根本能量，模式：
    - 阴 – 阳，地 – 天，天底 – 天顶，**T1–A1**；单爻的方向性，以及从 T1 到 **A1**、从 **A1** 到 **T1** 的运动。
    - 阴 =**T1 ━ ━**，在天底
    - 阳 =**A1 ━━**，在天顶
    - **T1** 与 **A1** 在本源 **T** 的极性上相等，相当于一个流向另一个的能量。
  - 四种根本能量，**T1** 和 **A1** 的极化，模式：
    - 4 个两爻的方位，以及从 **T2** 到 **A2** 和 **A2** 到 **T2** 的运动。
    - **T2 ══** 元气，来自中心，是生命的能量。
    - **G ══** 精气，负责架构的完整复制与稳定性。
    - **C ══** 清气，负责燃烧，防卫、废料的排除以及系统的活动。
    - **A2 ══** 谷气，滋养功能，且代表燃料。我们需知道 A2 永远必须与 **T2** 联合在一起。

---

① 其完全符合了分形的理论。

- **八个带极性的根本能量，即辅助力量：T′A′G′C′G″C″T″A″，模式：**
  - 三爻（八卦）的方位（根据《河图》）以及从 T′ 到 A″ 和 A″ 到 T′ 的运动。
- 四个构件各十六个序列，共 64 种六爻卦。64 种变化中，有两种根本能量（单爻）、六个为一组的组合，四个基本能量（二爻）的"三联体"组合，和八个辅助力量（三爻）的"双联体"组合，模式：
  - 根据《易经》而来的 64 卦，以及从 T 到 A 和从 A 到 T，或从 T′ 到 A″ 和从 A″ 到 T′，也可以是从 TTT 到 AAA 和从 AAA 到 TTT 的运动。
- 由于自 T 中心、生成器、单位、本源开始 2-4-8-16-32-64 连续的极化，《易经》的 16 个序列（八阴八阳）便架构成七个疏水性的"小阴"和七个亲水性的"小阳"序列，再加上两个双重性的序列，各带有两个"小阴"和两个"小阳"的六爻卦。
  - 疏水性的"小阴"序列与六爻卦架构成外围的功能、收缩的阳，共三个层面。其功能是负责接收并"消化"来自前一种能量系统 T 的某些能量，模式：
  - 外三焦，是内三焦的外围部分
  - 外中焦，特别是能量 T 与 A
  - 外上焦，特别是能量 C
  - 外下焦，特别是能量 G
  - 《易经》中"小阴"三联体的方向。

  - 亲水性的"小阳"序列与六爻卦架构成中心的功能、扩张的阴，共三个层面。其功能是经由"三焦"的外围功能，进而吸收或转化来自前一种能量系统 T 的能量，并以本身的能量系统来制造可用的能量，模式：
  - 内三焦本身，是内三焦的中心部分
  - 内中焦，特别是能量 T 与 A
  - 内上焦，特别是能量 C
  - 内下焦，特别是能量 G
  - 《易经》中"小阳"三联体的方向。

- "小阴"与"小阳"16个序列，也就是说外三焦和内三焦本身，两者都有同一个控制模式，即利用含在空间里三个面的三个轴、带有方向性，彼此互相垂直：
  - 纵轴，天底 – 天顶，**T1–A1**
  - 横轴，北 – 南，**T2–A2**
  - 横轴，东 – 西，**C–G**

- 在外三焦和内三焦里的能量吸收与制造，使得八个带极性的根本能量得以开始运作。在生成器系统里，它们形成了能量的传送者。

  T'A'G'C'G''C''T''A''

  - 二维模式：
    - 八个三爻卦 / 带极性根本能量的方位（根据《河图》而来）；
    - 对应的双联体的方位（《易经》）
  - 三维里的控制模式：
    - 带方位的八面规则体，其中每个四面体金字塔等于八个三爻卦 / 带极性根本能量之一的方向；
    - 八个金字塔，其中四个在内部，带有六边形的双角柱体，由四个六面金字塔形成。

- 八面体的"生成"系统的架构在传送能量的方式上，是由八面体内部的三面（理论上的）来进行。该三面是将八个四面体金字塔及外部八个面分开的三个面。

  在初期，被生成的能量再次带有其专属序列的性质，以及疏水性"小阳"六爻卦的性质，但形态有所不同：这些序列及"小阳"六爻卦组成内部功能，即 11 个构件 +1、属扩张性的阴，特别是为了负责滋养能量系统，并在它内三焦的中心功能里，为下一种能量系统 A 订立能量的性质。
  - 二维模式：
    - 理论上的地五行的方位，

      11 个构件 +1

- 在《易经》里的"小阳"三联体的方位。
- 三维控制的模式:
    - 内部(理论上)的三个面和八面规则体外部的八个面,心包在其中为"不可能"而消失,因心包不具结构性,但依然分布于整个机体;
    - 中间共有的一面,以及六边双角柱体外部的十个面。

- 生成器系统在一个八面体内所含的十一个面的架构,于第二阶段里会在"被生成"的十二条棱边上制造张力,同时决定能量的循环方式,而位于 T1 的天底是能量的来源。

  每次方向的改变就代表一种能量。被生成的能量带有序列和疏水性"小阴"六爻卦的性质,但以新的形态呈现:这些序列及"小阴"六爻卦组成外部的功能,共有 12 个构件,属收缩性的阳,在其外三焦的外围功能里,主要是负责防卫能量系统、抵抗外来的侵袭、排除废料、订立下一种能量系统 A 的特质。

    - 二维模式:
        - 天六气 –12 构件在理论上的方位;
        - 《易经》里"小阴"三联体的方位。
    - 三维控制模式:
        - 八面规则体的棱边,能量来自 T1 的天底:
        - 双六边形角柱体的上部与下部金字塔的棱边。角柱体由四个六面金字塔所组成(双侧 12 个构件)。

  16 个序列也有一个球体的原型,它们在其中订定了一个与北 – 南轴垂直的循环架构。

  球体本身则是由晶状体循序发展而成。

- 2-4-8-16-32-64 逐渐架构而成,每个架构都有一个从 T 到 A 以及从 A 到 T,或从 T′ 到 A″ 以及从 A″ 到 T′ 的运动,代表的是时间的维度。

  能量的主要循环周期配合了昼夜周期,从凌晨三点开始在内部功能与外部功能中循环,每个阶段各有 28 分 48 秒,共有 50 个阶段。

  有一个次要的能量循环周期只关系到外部功能,同样是从凌晨三点开始,共有 12 个阶段，每个阶段的时长为两小时。

能量从凌晨三点开始进入：

- 五行的内部功能，属金（肺）的部位，GAA-GAG
- 六气的外部功能，序列 7 太阴（肺）的部位，GC

- 整种能量生成系统，图解上含有三层：
  - 第一层：外围与中心的功能
  - 第二层：生成器本身
  - 第三层：内部与外部的功能

III.

- 所有的能量系统，无论是它的整体或是每一层，都有一个"方向"。
- 带有方向的两个单爻、四种根本能量 – 双爻、八种基本能量 – 三爻和 64 种变化 – 六爻，都是由 **T1** 到 **A1** 所组成：
  - 属阴皆从北经西到南，为右旋方向（根据中国的术语而来）
  - 属阳皆从北经东到南，为左旋方向（根据中国的术语而来）

IV.

- 所有被生成的能量系统 **A** 试图滋养自身的系统，因此在它之前并包覆它的生成器系统 **B**：**A** 因此变成了再生成器 **t**，而 **B** 则变成了再度被生成的 **b**。
- 所有被生成的能量系统 **B** 试图滋养自身的系统，因此在它之前并包覆它的生成器系统 **T**：**B** 因此变成了再生成器系统 **b**，而 **T** 则变成了再度被生成的 **a**。
- 所有正在再度生成的能量系统，无论是 **b** 或 **a**，会靠前一种能量系统（**t** 或 **b**）所带来的能量而架构成类似正在生成的能量系统，后者的定义如 II 段中所述：
  - 外围功能与中心功能
  - 生成器本身
  - 内部功能与外部功能
- "再生成器"系统的方向在南（**t**），与"生成器"系统在北（**T**）的方向相反。
- 因此涉及的根本能量有：

- **t a** : 南，北
- **t g c a** : 南、东、西、北
- **t′a′g′c′g″c″t″a″** : 南，东南，东，东北，西南，西，西北，北

- 生成的过程是从中心向外围，从最小到最大。
  再生成的过程是从外围向中心，从最大到最小。

- 所有能量系统的性质同时是"被生成—生成器—再度被生成—再生成器"。
  由于生成与再生成的关系，一种能量系统的每一层都有双重性，且含有两个极性相反的平台。

V.

- 根据《河图》，一种能量系统的生成或再生成，是生成或再生成的周期，并根据洛书而形成被生成或再度被生成的能量系统相克周期（取得能量）。

- 根据《河图》，生成的过程（流失能量）从北方（T）开始，再生成则是从南方（t）开始，两者都以左旋方向进行（按中国术语）。

- 根据《洛书》，相克的周期以反方向进行，即右旋（按中国术语）。被生成的系统从北方开始，再度被生成的系统从南方开始。

- 被生成的相克周期是从外围向中心、从最大到最小。

- 再度被生成的相克周期是从中心向外围，从最小到最大。

VI.

- 所有"被生成—生成器—再度被生成—再成生器"的系统是以分裂生殖的方式产生，以使它所生成的和正在生成的系统得以成长。

- 所有能量系统的成长从它一诞生起（生成－再生成）即有其稳定性。

- 所有稳定的能量系统都会逐渐硬化，直到死亡。

- 扩张的阴、收缩的阳，它们的发展即为一例。

- 所有能量系统若可以生成却不生成另一个新能量系统，必会死亡。

- 所有能量系统若不再生成一个如生成它的能量系统，必会死亡。

VII.

- 根本能量 **T-A-C-G** 本身各代表一个完整的能量系统，同时也是另外三个系统的联合体，但从属于其中最重要的一个系统。

- 四种根本能量的方向和它们的生成／极性顺序是由下列因素来决定：

- 一个特定的"意识性质"：四界
- 四界各自的本身意识进化程度。

VIII.

根据时间与空间、生成和再生成的因素，所有能量系统从八面体到球体：

- 是在一个圆柱体 **T** 里进行。圆柱体是以两股线（**T** 和 **A**）所组成，每一股包含了八个带极性的根本能量（**T'A'G'C'G"C"T"A"**）；或是在晶体 **T** 里进行，晶体是由两个双六面金字塔所组成（**T** 和 **A**）。
- 是在两个圆柱体 **T** 和 **A** 里进行，圆柱体是由四股线（**TGCA**）所组成；或是在两个晶体 **T** 和 **A** 里进行，晶体是由四个双六面金字塔（**TGCA**）所组成。
- 是在四个圆柱体 **TGCA** 里进行，圆柱体是由八股线（**T'A'G'C'G"C"T"A"**）所组成；或是在四个晶体 **TGCA** 里进行，晶体是由八个双六面金字塔（**T'A'G'C'G"C"T"A"**）所组成。

IX.

两个单爻、六个一组的变化，四种根本能量/双爻三联体的变化，和八个带极性的根本能量/三爻二联体的 64 个变化整体，呈现了功能性、进化、调节与一切能量系统的全貌，其乃根据时间与空间而来：

- 进化与相互关联
  - 系统本身的生成或再生成
  - 以分裂生殖法来复制
  - 生成下一个系统
  - 前一个系统的再生成
  - 克前一个系统
- 功能与调节
  - 2–4–8–16–32–64 构件的架构方式
  - 四种根本能量 T-G-C-A 的三联体架构
    - 在"小阴"的外围功能
    - 在"小阳"的中心功能
  - 生成器系统本身八个带极性根本能量里的双联体架构方式
  - 六爻的架构方式，从两种根本能量 T1 和 A1 开始，在内部和外部功能里：

- 五行，11 个"小阳"+1 构件
- 六气，"小阴"的 12 个构件；
- 前一种能量系统的再生成系统架构：
  - 系统的内部与外部功能已转换成中心与外围功能
  - "生成器本身"的功能已反转
  - 中心与外围的功能已转换成内部与外部的功能
- 时间与空间里的能量循环。

X.
- 生命的能量 – 元气 T 来自中心，以直接的方向朝无限发展，从生成器到被生成，是第一条道路。
  - 生命的能量 – 元气 t 来自无限，以反向进行，从再生成器到再度被生成，是第二条道路。
  - 当双向道被开启时，从一端到另一端，无任何障碍，从阴到阳和从阳到阴，从中心到无限和从无限到中心，这时最完美的生命便得以显现。
  - 根据我们现在的观念，无论是无生命或有生命的结构，都会试图打开这两条道路。当不完美或不纯净（毒素）的事物阻碍了通道时，再生成或生成的过程便无法顺利达到尽头。
  - 这些不纯净的事物、这些毒素都与营养有关。后者是在一个"横"面上进行，与前一个呈直角关系，从一个机体到另一个机体，从一个细胞到另一个细胞、从一个分子到另一个分子……从一个生成器到另一个生成器、从被生成到再度被生成……
- 规则的八面体是最简单的数学与控制模式。当它的方向正确时，便能组成一种能量的生成器。
  - 球体代表的是这种寻觅现象的结果。
  - 由人类手中所建立的一切能量系统，若要达到最佳效果，便需具备下列的数学与控制模式：
    - 八面钻石体和其法则
    - 其所发展而来的球体
- 意识、能量与物质是一切能量系统里三种密不可分的形态。

大道泛兮、其可左右。

老子

第二十八章

元素周期表

从"周期性"[①]的研究中，我们知道一种能量系统的架构可根据 125 个"变化"而予以下定义。我们已注意到这 125 种变化与《易经》128 个六爻卦之间的对应关系 –64 个在中央、64 个在外围，其中"无意义"的三卦代表未显现的"三重中心"（图 88：针灸的能量结构）：

- 一个接收能量的三重结构：3
  - 外上焦
  - 外中焦
  - 外下焦
- 一个转换与制造能量的三重结构：3
  - 内上焦
  - 内中焦
  - 内下焦
- 八个配送能量的四重结构，是中心的分配功能：
  - 8 个四重的"神奇中心"，是四种基本能量的配送者：32
- 能量供内部使用的 11 个结构，其中四个具补充性且两个为一组，是内部调节的内部功能：

---

① 第十五章：周期性与调节

针灸：125 个变化
能量组织

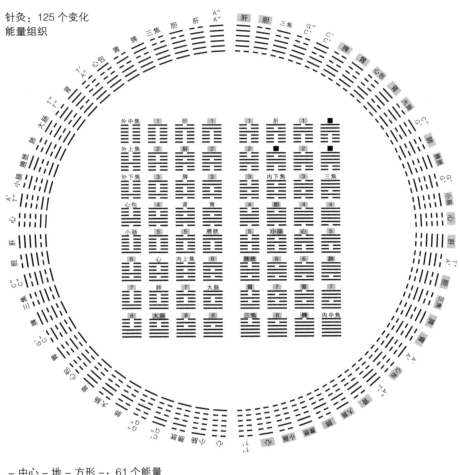

– 中心 – 地 – 方形 –：61 个能量
　– 外三焦与内三焦　　　　　　　　–6
　– 8 个四联中心（从 1 到 8）　　　–32
　– 11 个脏腑（灰底）　　　　　　　–11
　– 12 条经别　　　　　　　　　　　–12
　– 3 个无意义密码子：■

– 外围 – 天 – 圆周：64 个能量
　– 8 条双侧奇经八脉（从 T' T" 到 A' A"）　–16
　– 12 条双侧正经　　　　　　　　　　　　–24
　– 12 条双侧经筋　　　　　　　　　　　　–24

图 88

- 11 个"脏腑 – 功能"
- 能量供内部使用的十二个结构，两两互补，是内部调节的外部功能，即脏腑对外的天线：
  - 12 条双侧经别

这 61 种能量结构组成了系统的中心 –"地"（中央的方形）。接着我们可看到：

- 能量外部配送的八个双侧结构，是八个"神奇中心"的表层天线[①]：
  - 双侧的奇经八脉：16
- 能量供外部使用的十二个双侧结构，是脏腑的表层天线，即外部调节的内部功能：
  - 12 条双侧经脉：24
- 能量供外部使用的十二个双侧结构，是正经的表层天线，即外部调节的外部功能：
  - 12 条双侧经筋：24

这 64 种能量结构组成了系统的外围 –"天"（外部圆周）。

61+64 的总数等于一个完整能量系统的 125 种能量（方形 + 圆周）。

中央呈方形的 64 卦代表地、中心、但其中不显现的三个为"无意义"。外围的 64 卦代表天、无限。

构成《易经》的 128 个六爻卦似乎代表一个"万用排列"，而非只适用于针灸。

透过类比法，我们会发现这种排列适用于任何一种能量系统里的原子、分子、细胞、器官……各层面，由此应可证明中国传统能量学的准确性。当我在 1975 年写前一本书时，当时的元素周期表含有 104 个已知元素，我做了一个假设，即实际上有 118 个元素，其中氢（H）和氦（He）应有一个三重的"磁性"方向，钪（Sc）、铬（Cr）、钯（Pd）三者则有一个"磁性"的双重方向，因而数字上应有 125。

至今物理学家的发现已证实此一能量学上的看法，至少关系到 118 个元素：

"1999 年劳伦斯伯克利实验室的研究人员发布了有关 118 号元素的发现。

---

① 双侧，要考虑到督脉和任脉的左、右侧。

然而一年后这些发现被撤回，且出现了作假的质疑之声。2006年10月10日联合核研究所及劳伦斯利福摩尔国家实验室终于在苏联成功地合成了ununoctium（118号元素的现有名称）的三个原子。方法是通过锏（Z=98）和鈣（Z=20）的原子撞击。116号元素是经由锏（Z=98）和鈣的撞击而形成。"[1]

目前只有117号元素ununseptium尚无法被合成。

尽管如此，以化学元素所组成的原子物质在时间与空间里是由一些基本粒子所组成。

关于这点，物理学家的说法及对于宇宙进化的看法如何？时空的宇宙及其调节与物质、心灵的关系同步。当我们提到"粒子"与元素时，谈的正是这些原理。

我们依循琼·夏宏（Jean Charon）的理论来讨论这个主题…但从结尾谈起，即一颗星球的灭亡。在天体物理学及原子物理里，据说同一个时–空存在于某些星体中，正如其存在于某些基本粒子中。"最大"能让我们了解到"最小"，同样地，结束可让我们了解到初始。

一颗星球的灭亡过程概略说明如下。

一颗星球发生爆炸，接着超新星喷射出它外围物质的一部分。当它的主体减少到足够的程度时，会逐渐灭亡，最后形成一个温度还相当高的"白矮星"，其辐射减弱而转动加速。

当它的密度达到核物质的大小时，白矮星变成了一颗"脉冲星"，主体和我们的太阳一般大小，但直径只有几公里（太阳的直径：一千四百万公里）。

脉冲星快速自转，形成一个双极场且脉冲迅速。

当白矮星的转动变得太弱，以致其离心力与电磁压力无法抵销引力收缩的力量时，便会产生"引力崩溃"，最后产生"黑洞"。

为何是黑洞，而且如何下定义？

我们知道由于一颗星体的表面引力较大而使得空间弯曲。当白矮星达到它的最大密度时，其有如海洋中的一颗气泡，空间因此弯曲到自我封闭的程度。黑洞可说是与我们的宇宙并列的一个新宇宙，像是我们的宇宙产下的一颗蛋。

---

[1]　维基百科：http://fr.wikipedia.org/wiki/Ununoctium

只是这个新宇宙的特性和我们的宇宙有很大的不同；一切都无法出入其中，它是一个"封闭"的空间。此外，黑洞内部的时间与空间与我们的正好相反。

它的空间就像我们的时间：无法倒流。我们在这个空间里无法往回走，而必须永远往前，就像在我们的宇宙里，时间无法倒流，只能永远走向未来。它的定义是一根线性轴，是始与终的"极端"轴①。

它的时间就像我们的空间，有周期性，由一个圆柱轴来决定，即"中间状态"的轴。因此，空间透过时间才能显现。

根据相对论，黑洞里的时间是逆行的，与我们的时间方向相反。

琼·夏宏（Jean Charon）告诉我们"这意味着在我们的物质空间里，也就是我们所处的宇宙里，一个隔离的系统唯有流失其状态的信息才能进化（根据热力学的第二个原则：熵成长，即我们宇宙空间里的能量随着时间逐渐减少）。相反的，一个隔离的系统在黑洞的空间里，由于永远可获得更多有关其状态（熵降低或负熵成长）的信息，因而会进化。"

因此，黑洞的时空和不断增加信息（其"记忆"）的心灵有同样的特性。此外，我们已知它在一个封闭的宇宙里有一个圆柱状的时空，信息永远不会流失，而且会周期性地返回。记忆的机制即在于此，它让我们能够在当下的一瞬间回忆起过去的事物。

我们稍后会看到在一个电子里的情况和一个黑洞一样，因此我们可以认同心灵的"空间－时间"与物质的空间－时间有所不同。

看过一个星体的"灭亡"后，现在来看看我们的宇宙的"诞生"。

就 Jean Charon 的"复合相对论"而言，在"时间开始"之前，也就是大约在 150 亿年前，宇宙呈静止而无扩张的状态。

当时是一个球状的空间，有一道大小如银河的射线，无特殊物质，充满了"黑色"的电磁辐射（原子主体的光子气体等于 0），温度为六万度左右。

只有光主宰着一切。

有二、接着有三个参数决定了这个空间：

● 一个"宇宙物质"或"黑物质"让空间整体下弯；

①　见第一章"诞生－三元法则"。

- 一个"黑体辐射"或"黑能量"将它的温度给了宇宙；
- "开始"之后，一个"粒子物质"使得空间和其膨胀的局部呈现弯曲状态。

    我们要知道，这三个"阶段"的能量总体在代数法上为零。它意味着宇宙物质与黑体辐射相反，因此相互抵销；同样的，当温度因扩张而降低时，被强行制造出来的粒子物质与黑体辐射有相同的特征，而黑体辐射正在减弱，以便在代数上维持能量总数为 0 的状态[①]。

    自黑体辐射而诞生的空间里，出现了第一对……粒子：电子和正电子，一个为负（阴），另一个为正（阳），与开始扩张同时发生。

    接着诞生了中子（被强行制造而成），并很快地（不到十五分钟）转换成各种不同的粒子：

- 质子（由一个中子结合一个正电子所构成）
- 电子
- 反中微子

    质子和电子结合，形成了氢原子，它们聚集形成一个巨大云体，再碎裂成无数的云朵：原星系。接着每个原星系自行碎裂成千万滴：原恒星。构成原恒星的氢球状云体因引力收缩而更加凝结，以致其中心的温度上升。当温度够高时，会引发氢原子之间的热核聚变反应：星体开始发光，首先产生氦再产生越来越重的元素。这些元素自"太阳"被排出，并分裂成球状云体，然后逐渐凝结而形成星球。这些星球中有些会经过矿物、植物、动物和人类等四界的进化过程。

    扩张之后，紧接而来的是收缩……

    我们先回到粒子的主题，并检视主体大于零的粒子。这些粒子分成两组：

- 强子的特性是"强空间"的弯曲度，极为局部性，呈指示件形状（因此依然对我们的宇宙开放），无距离效应。中子和质子被归为这一类。
- 负责"强空间"的轻子有如将自身封闭于其中的空间，就像黑洞，无距离效应。电子（这类中唯一稳定的粒子）、正电子和负电子因而含有一个不同于

---

① "粒子物质"因而是"黑体辐射"的相反。

我们一般的时间 – 空间。

这个电子的微宇宙含有一个"黑体辐射",是一种光子气体,有各种速度与所有的方向,温度变化介于 7 千度到 6 千 500 亿度之间,依其膨胀或收缩的情况而定。

由于电子微宇宙呈"封闭"状态,因此拥有一个空间 – 时间,信息的内容不但不能减少,反而只能增加:负熵成长。

就电子层而言,我们有一个"封闭"的宇宙,其有着与黑洞相同的特性,换句话说,与心灵宇宙有相同的特性。它的空间 – 时间与我们的正好相反:
- 它的空间为线性
- 它的时间为圆柱性,且可逆行。

此外,电子(负与正)极为稳定,即几乎呈永恒状态。同样根据"复合相对论"[①],再过几十亿年,当我们的宇宙收缩期结束时,只有它们会继续存在,而中子已被排出、"产出",一如我们先前看到黑洞的形成原理。

若电子有一个"心灵",则那些与心灵有关的功能便应出现。我们知道就物理上而言,有四种功能,即四种能量类型,强度从大到小排列如下:
- 强相互作用
- 电磁相互作用
- 弱相互作用
- 引力相互作用

四个"灵性"的功能予以补充:
- 两个为成长的负熵:
  - 知识
  - 爱
- 两个为不变的负熵:

---

① 琼·夏宏(Jean Charon):《复合相对论》(Théorie de la relativité complexe)

- 思考
- 行为

这四个灵性功能会透过"自旋"辐射状态的变化而显现，即电子空间的光子旋转速度的变化。

新生的电子就像一只小鸟，首先会寻找一个"巢"，以便取得温暖，并"了解"周遭所发生的一切，同时确保它的"精神粮食"无虞。它会在一个化学物质中寻找这个巢，即不对称碳原子。后者的特点在于以自然而无须能量的方式去改变空间的地志学；不对称碳原子封住了空间的微小区域，电子在其中可以孤立，并找到在其体外的一道黑体辐射，但黑体辐射可回应电子，并且两者可以"对话"。

但一个电子同样也可以和另一个电子沟通并交换信息；这时光子会继续它奇特的舞蹈，就像蜜蜂们向蜂群指示一个花田的方向、距离和花粉性质：第一个电子的光子会与第二个交换彼此的知识，无论距离的远近，且不会流失它们先前的知识：这便是"爱"的灵性功能。

一旦获得了信息，电子便可对这些信息进行"思考"，而这一次光子的再次舞蹈是介于它们之间：这便是"思考"的灵性功能。

最后，电子可采取行动。它以本身的光子与外部辐射的光子的线性脉冲交换[1]，引发自身及围绕在四周的物质的运动：这便是"行为"的灵性功能。

然而为了要确定一个行为是一个灵性的、自由的行为，必须要证明它并非是刚才说明的唯独物理相互作用的结果，虽然它完全遵守了物理学上的宇宙法则。

琼·夏宏（Jean Charon）很明确地告诉我们，确实"在对称性的保持原则里，规定原物质应该无法分辨其左右，而我们观察了在弱相互作用的过程中，这项原则已被破坏……若对称性在弱相互作用中未受到保持，极有可能是因为我们直接参与了电子的心理干预"。

现在的我们、构成我们特性的是我们的心灵，因此心灵似乎整个被包含在

---

[1] 费曼（Feynmann）为诺贝尔物理学奖得主，谈到"虚拟光子的交换"。

无数的电子里，而这些电子是我们身体的一部分，至少这些电子可让身体作为我们意识的物质载体。

我们现在来看看这个"粒子"与功能性的整体，是否能在传统的能量组织里予以定位。图 89 是中国能量的系统组织。

接续的图表显示了连续的极性。我们在稳定的粒子（图 90）与身体、心理功能里（图 91）可理解这些连续的极性。

接着，后续的图表再度显示一种能量系统的一般性组织，一方面用于稳定的粒子（图 92），另一方面用于身心功能（图 93）：

- 图 92 显示从第二层（带有八个构件的生成器）来到第三层（内部与外部功能），我们从物理学来到了天体物理学（但天体并非是粒子的一个组合！）。图表当中的星球与星座乃根据中国的能量学来排列。[1]
- 图 93 显示了第三层的功能，包括内部与外部的关系、身体与心理的环境。这些功能是中国能量学上的功能，但它们能够补充"生成器"的八个功能，使之完整无缺。

有关粒子的讨论，我再次引用琼·夏宏（Jean Charon）[2] 的理论作为结尾：

在……的作用下，思考 – 我们的"有意识的我"有时毫无疑问地会变成一个短暂的瞬间，极易受到与心灵的交流的影响，而心灵包含在我们的"无意识的我"之中。这符合了我们的"有意识的我"在负熵部分的突然升高现象，因此一切带有我们的"宇宙的我"的电子也有负熵升高的现象（电子分享所有的"有意识的我"）。当我们的意识状态突然改变时，不就是先知、智者所说的思考（冥想）的结果？总之，意识部分的突然增强过程如能存在，再一次是爱的作用……因此，"内在的爱"的相互作用存在于我们体内的电子之中，紧邻着我们与他人的电子之间的"外在的爱"。

---

[1]　见第三十四章"宇宙的架构 – 太阳系与银河系"
[2]　琼·夏宏（Jean Charon）：《复合相对论》（L'Esprit cet inconnu）

中国能量系统架构

带脉

阳维脉 A″ 任脉
T″ C′
阳跷脉 C″ G′ 阴跷脉
G″ A′
督脉 T′ 阴维脉
冲脉

谷气
A

清气 C G 精气
（呼吸的） （祖先的）

T
元气

非
内上焦 内下焦
是 是
道
非 非
唯 唯
内中焦

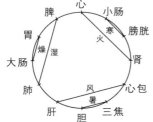

外部功能：经脉

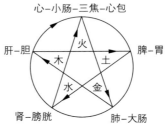

脏腑：内部功能

图 89

极性：稳定的分子

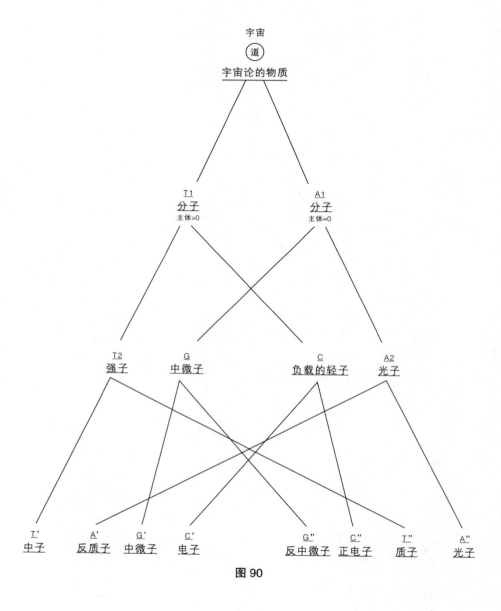

图 90

极性：物质与心灵功能

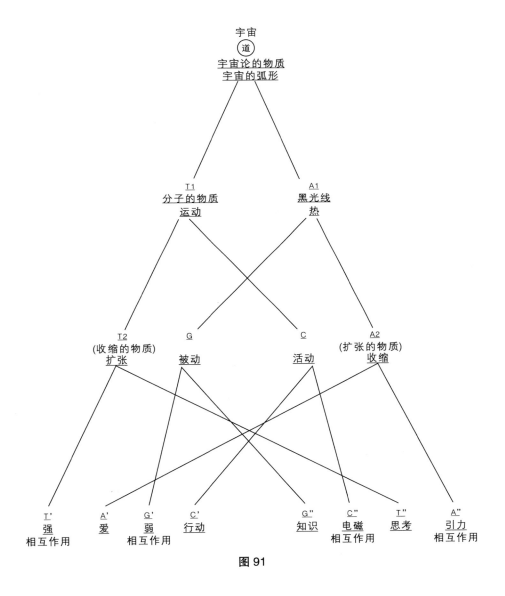

图 91

组织架构：
稳定的分子

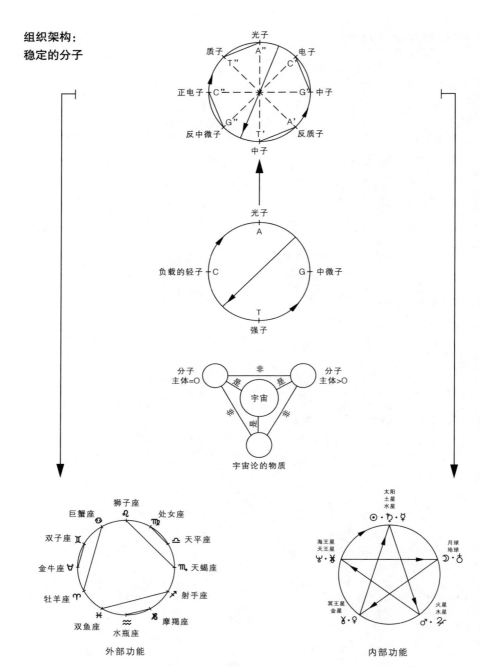

图 92

组织架构：
精神与物质功能

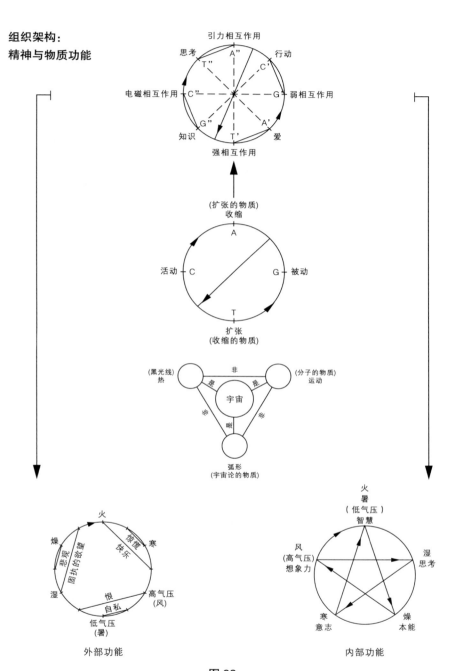

图 93

我们发现根据中国能量学的法则，爱与强相互作用配对（图93）的情形可解释心电感应及悬浮现象，因为它抑制了截然相反的引力相互作用。而引力相互作用则与思考配对。

思考、行为、知识、爱，都是灵性的功能。我们对他们的发现就像对电子的发现。实际上伊尼亚斯·德·洛约拉（Ignace de Loyola）在450年前的看法也是如此。他在他的《神操》手册里有四个句子：

- 专注（或创造的行为）
- 冥想（或思考）
- 静修（或知识）
- 敬仰（或爱）

换句话说，冥想就广义而言，正是千万粒子有着自由和自愿的方向，而这些粒子就是组成我们的"我"的粒子！

我们再回到"原子物质"上。继粒子的世界出现后，原子物质以氢和氦为基础架构而成。由于118个元素的定义使然，我们可在《易经》里的128个六爻卦和118个元素之间找到下列的对应。[①]

中央的64个六爻卦，代表中国传统里的"地"，对应的是周期表里的1-2-3-4-5/K-L-M-N-O（图94和95）。

被定为"无意义"的三个六爻卦肯定关系到粒子世界。粒子世界即一个"中心的世界"，有了它，原子才得以存在。

第一周期（或周期K）里的两个元素——氢（H）和氦（He）看来确实对应外三焦和内三焦。后两者为能量系统里第一层的两个平台。这两个元素理应各有一个三联性的形式，可以是：

- H 三联体 – 氢、氘、氚
- He 三联体 – 氦1、2与3，它们的电传导是依据的标准。周期2-3-4-5（或 L-M-N-O）的32个元素对应的是内三焦制造的能量在内部的分配功能，有

[①] 在能量学上，尤其对125个变化的研究里，一切都证明了应该有118个元素的存在，若将其中五个的特殊"方向"也列入考虑，则有125个。

元素周期表

以短线框成的元素源自其他元素的衰变
以点线框成的元素已被人工合成
117号元素当时尚未被发现

1 IA	2 IIA	3 IIIB	4 IVB	5 VB	6 VIB	7 VIIB	8 VIIIB	9 VIIIB	10 VIIIB	11 IB	12 IIB	13 IIIA	14 IVA	15 VA	16 VIA	17 VIIA	18 VIIIA
1 氢																	2 氦
3 锂	4 铍											5 硼	6 碳	7 氮	8 氧	9 氟	10 氖
11 钠	12 镁											13 铝	14 硅	15 磷	16 硫	17 氯	18 氩
19 钾	20 钙	21 钪	22 钛	23 钒	24 铬	25 锰	26 铁	27 钴	28 镍	29 铜	30 锌	31 镓	32 锗	33 砷	34 硒	35 溴	36 氪
37 铷	38 锶	39 钇	40 锆	41 铌	42 钼	43 锝	44 钌	45 铑	46 钯	47 银	48 镉	49 铟	50 锡	51 锑	52 碲	53 碘	54 氙
55 铯	56 钡	*	72 铪	73 钽	74 钨	75 铼	76 锇	77 铱	78 铂	79 金	80 汞	81 铊	82 铅	83 铋	84 钋	85 砹	86 氡
87 钫	88 镭	**	104 鑪	105 𨧀	106 𨭎	107 𨨏	108 𨭆	109 䥑	110 鐽	111 錀	112 Uub	113 Uut	114 Uuq	115 Uup	116 Uuh	117 Uus	118 Uuo

* 镧系元素

57 镧	58 铈	59 镨	60 钕	61 钷	62 钐	63 铕	64 钆	65 铽	66 镝	67 钬	68 铒	69 铥	70 镱	71 镥

** 锕系元素

89 锕	90 钍	91 镤	92 铀	93 镎	94 钚	95 镅	96 锔	97 锫	98 锎	99 锿	100 镄	101 钔	102 锘	103 铹

图94

32 个架构（图 96）。

周期 N 和 O 的过渡期里的 20 个元素，是透过周期 2-3-4-5（L-M-N-O）的前 32 个元素而生成，对应的是能量分配后的内部使用功能，有二十个结构，但其中有三个具有"磁性"的双重方向，因此总数为 23。

针对过渡的二十个元素的电子研究，我们确实可将它们分成两组，对应内部调节的内部功能（脏腑）与外部功能（经别）。它们表面的两层电子层[1] 所对应的脏腑和经别，是依《河图》的能量生成顺序而来。

周期 4/N 元素 21 至 30				11 个功能 / 脏腑	12 条经别
Sc	– 钪	3D1	4S2		心 – 小肠
Ti	– 钛	3D2	4S2		膀胱
V	– 钒	3D3	4S2		肺
Cr	– 铬	3D5	4S1	心 – 三焦	
Mn	– 锰	3D5	4S2	小肠	
Fe	– 铁	3D6	4S2		大肠
Co	– 钴	3D7	4S2		肾
Ni	– 镍	3D8	4S2		心包
Cu	– 铜	3D10	4S1	膀胱	
Zn	– 锌	3D10	4S2	肺	

---

[1]　引自《元素周期表》（Periodic Table of the Elements），作者：韦纳·梅耶（Werner Meyer），出版地：瑞士。

元素周期表

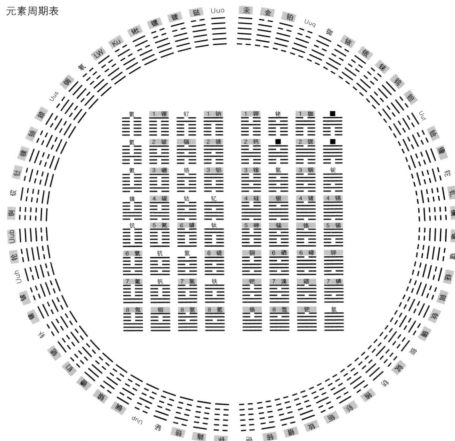

中心的64个六爻卦
- K–L–M–N–O/1–2–3–4–5周期
- 外三焦和内三焦：H（氢）与He（氦）三联体
- 前32个元素（从1到8）
- 20个过渡元素，其中3个有双向性：
- 内部调节的内部功能（灰底）
- 内部调节的外部功能
- 3个无意义 ■

外围的64个六爻卦
- P–Q/6–7周期
- 前16个元素
- 48个过渡元素（灰底）
- 外部调节的内部功能（阴）
- 外部调节的外部功能（阳）

图 95

周期 5/O 元素 39 至 48

Y	– 钇	4D1	5S2		胃
Zr	– 锆	4D2	5S2		脾
Nb	– 铌	4D4	5S1		三焦
Mo	– 钼	4D5	5S1	大肠	
Tc	– 锝 13	4D5	5S2	肾	
Ru	– 钌	4D7	5S1		胆
Rh	– 铑	4D8	5S1		肝
Pd	– 钯	4D10	5S0	胃 – 脾	
Ag	– 银	4D10	5S1	胆	
Cd	– 镉	4D10	5S2	肝	

（Tc– 锝 [①] ）

我们可发现其中九个元素在倒数第二个电子层比基本的八个电子多出了五或十个。可是我们在《河图》的研究中得知，在整个以八为基础的系统里，数字五和十有一个中心值，元素周期表正是这种情况。

我们可以假设这九个元素有一个中心值，也就是说一个形同九个功能 / 脏腑的数值。九个功能 / 脏腑里有两个为双向，因此一共是十一。另外十一个元素也因而有一个外围值，形同十一条经别，其中有一个为双向，因此一共是十二：

- Cr 与 Pd– 铬与钯为双向，同时和另外七个过渡元素与内部调节的内部功能联在一起，这七个过渡元素则依他们的电子结构而定，因此他们的数字为十一（图 97）。

- Sc– 钪为双向，同时和另外十个过渡元素与内部调节的外部功能联在一起，因此它们的数字为十二（图 98 和 99）。

———————————

[①] 锝为合成元素，自然不具结构性，近似心包 – 不具结构性的功能 / 脏腑。右肾与心包有密切的关系。

外围的 64 个六爻卦形成一个圆周，是中国传统上的"天"，对应的是周期 6（P）和 7（Q），此乃因为元素 105 到 118（图 94 和 95）现今已被确认。

周期 6（P）和 7（Q）的前 16 个元素，对应 16 个带有能量的外部分配功能的结构（图 100）。[①]

周期 6（P）和 7（Q）的 48 个过渡元素，是透过同一个周期的前 16 个元素而被生成，对应的是分配的能量在外部的使用功能的 48 个结构（图 101）。

- 24 个属于外部调节的内部功能（经脉）：二乘以十二
- 24 个属于外部调节的外部功能（经筋）：二乘以十二

对于这 48 个过渡元素的电子研究，再一次，我们可将之分成两组；它们表层的三个电子层如下[②]，可与《河图》中的能量生成顺序进行对比。

周期 6/P 元素 57 至 80 　　　　　　　　**与经脉的类比**

				右	左
La	-4f0（镧）	5d1	6s2		心
Ce	-4f2（铈）	5d0	6s2	心	
Pr	-4f3（镨）	5d0	6s2	小肠	
Nd	-4f4（钕）	5d0	6s2	膀胱	
Pm	-4f5（钷）	5d0	6s2	肺	
Sm	-4f6（钐）	5d0	6s2	大肠	
Eu	-4f7（铕）	5d0	6s2	肾	
Gd	-4f7（钆）	5d1	6s2		小肠
Tb	-4f9（铽）	5d0	6s2	心包	

---

① 只有 117 ununseptium 尚未被发现。

② 引自《元素周期表》（Periodic Table of the Elements），作者：韦纳·梅耶（Werner Meyer）。

Dy	-4f10（镝） 5d0	6s2	胃	
Ho	-4f11（钬） 5d0	6s2	脾	
Er	-4f12（铒） 5d0	6s2	三焦	
Tm	-4f13（铥） 5d0	6s2	胆	
Yb	-4f14（镱） 5d0	6s2	肝	
Lu	-4f14（镥） 5d1	6s2		膀胱
Hf	-4f14（铪） 5d2	6s2		肺
Ta	-4f14（钽） 5d3	6s2		大肠
W	-4f14（钨） 5d4	6s2		肾
Re	-4f14（铼） 5d5	6s2		心包
Os	-4f14（锇） 5d6	6s2		胃
Ir	-4f14（铱） 5d7	6s2		脾
Pt	-4f14（铂） 5d9	6s1		三焦
Au	-4f14（金） 5d10	6s1		胆
Hg	-4f14（汞） 5d10	6s2		肝

　　我们可注意到，这个周期的十二个过渡元素在倒数第二个电子层上没有任何多余的电子，这一层的电子有八个，已达饱和状态。但是，在研究河图时，我们已看过数字八对应的是一个生成器，因此这十二个元素有一个属阴、右边的中心值。其他十二个元素则有属阴、左边的外围值。

　　此外，**Re**–铼、**Au**–金，以及**Hg**–汞，三者各形同心包、胆和肝，且左边保存了一个中心值，因为它们比倒数第二个电子层多了五或十个电子，因而与它们的关系完全一致：胆在生成里负责回到中心，而心包–肝（厥阴）符合"消

周期L–M–N–O
从碱性到酸性，从T'到A"的元素
《内部生成器》
– 配对：T'A' –G'C' –G"C" –T"A"
– 对立：T'A" –A'T" –G'C" –C'G"

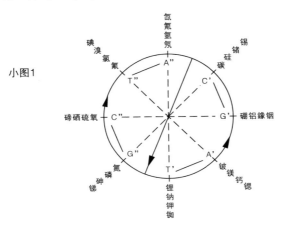

小图1

同功性

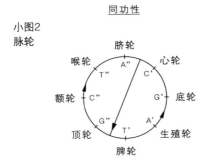

小图2
脉轮

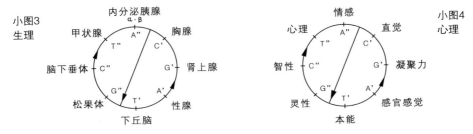

图96

亡中的阴"的性质，是天六气的最后一个，处于最深层。

周期 7/Q 元素 89 至 112　　　　　　　　与经筋的类比

				右	左
Ac	5f0（锕）	6d1	7s2	心	
Th	5f0（钍）	6d2	7s2	小肠	
Pa	5f2（镤）	6d1	7s2		膀胱
U	5f3（铀）	6d1	7s2		肺
Np	5f4（镎）	6d1	7s2		大肠
Pu	5f6（钚）	6d0	7s2	心	
Am	5f7（镅）	6d0	7s2	小肠	
Cm	5f7（锔）	6d1	7s2		肾
Bk	5f9（锫）	6d0	7s2	膀胱	
Cf	5f10（锎）	6d0	7s2	肺	
Es	5f11（锿）	6d0	7s2	大肠	
Fm	5f12（镄）	6d0	7s2	肾	
Md	5f13（钔）	6d0	7s2	心包	
No	5f14（锘）	6d0	7s2	胃	
Lw	5f14（铹）	6d1	7s2		心包
Ku	5f14（铲）	6d2	7s2		胃
Db	5f14（𨧀）	6d4	7s1		脾
Sg	5f14（𨭎）	6d5	7s1	脾	
Bh	5f14（𨨏）	6d5	7s2	三焦	
Hs	5f14（𨭆）	6d6	7s2		三焦
Mt	5f14（䥑）	6d7	7s2		胆
Ds	5f14（𨧀）	6d9	7s1		肝
Rg	5f14（轮）	6d10	7s1	胆	
Uub	5f14（Uvb）	6d10	7s2	肝	

　　我们可注意到这个周期的十二个过渡元素，在倒数第二个电子层上，如果不是没有任何多余的电子，就是多出五或十个。我们可假设如此一来，它们便有一个属阴、右边的中心值。其他十二个元素则有一个属阳、左边的外围值。

　　若理论上出现了 118 个元素，我们认为实际上应该存在 125 个（61+64），

调节：内部调节的内部功能
N与O周期

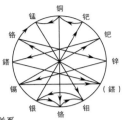

小图1
大循环与相克关系
12个过渡元素
N与O周期

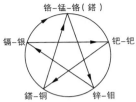

小图2
圈形的激活循环：生
抑制（五角星）循环：克
N与O周期

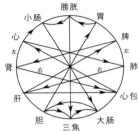

小图3
大循环与相克关系
12脏腑/功能

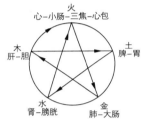

小图4
相生与相克周期
12脏腑—五行

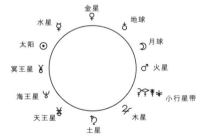

小图5
大循环
11个星球+小行星带

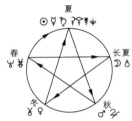

小图6
相生与相克循环
11个星球+小行星带
5季

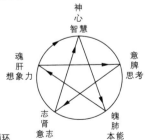

小图7
相生与相克循环
内部精神功能

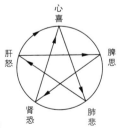

小图8
相生与相克循环
内部心理变化

图97

调节：内部调节的外部功能
12过渡元素
N与O周期

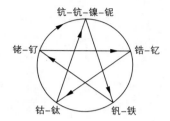

小图1
圈形激活循环：生
抑制循环：五角星

同功性
根据五行

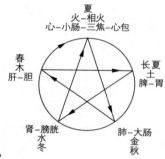

小图2
相生与相克循环
–五行
–五季
–12经别

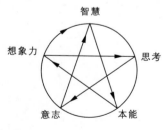

小图4
内部精神功能

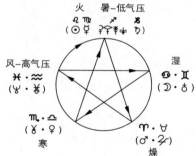

小图3
相生与相克循环
–六气
–12星座
–11个星球+小行星带

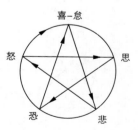

小图5
内部心理变化

图98

调节：内部调节的外部功能
12个过渡元素
N+O周期

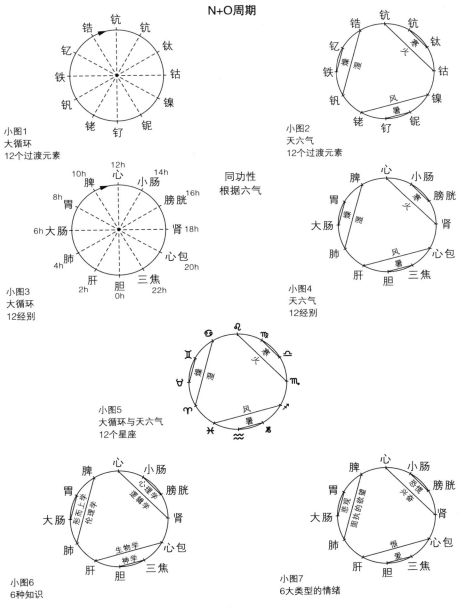

小图1
大循环
12个过渡元素

小图2
天六气
12个过渡元素

同功性
根据六气

小图3
大循环
12经别

小图4
天六气
12经别

小图5
大循环与天六气
12个星座

小图6
6种知识

小图7
6大类型的情绪

图99

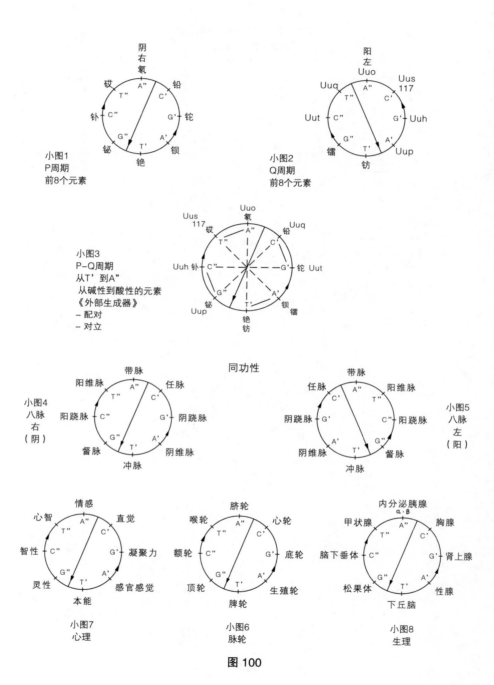

小图1
P周期
前8个元素

小图2
Q周期
前8个元素

小图3
P–Q周期
从T'到A"
从碱性到酸性的元素
《外部生成器》
– 配对
– 对立

同功性

小图4
八脉
右
（阴）

小图5
八脉
左
（阳）

小图7
心理

小图6
脉轮

小图8
生理

图 100

外部调节的内部功能
24个过渡元素（P周期）

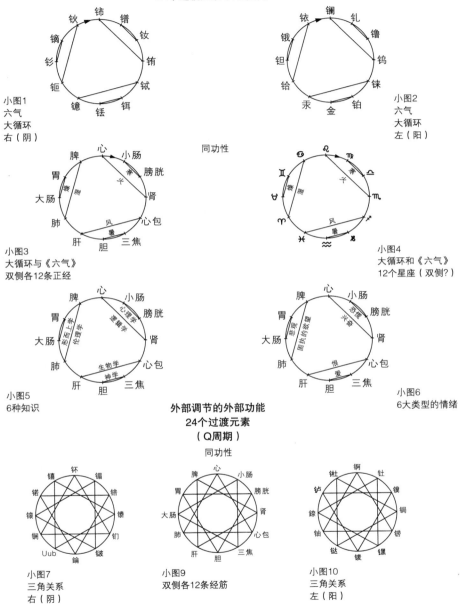

小图1
六气
大循环
右（阴）

小图2
六气
大循环
左（阳）

同功性

小图3
大循环与《六气》
双侧各12条正经

小图4
大循环和《六气》
12个星座（双侧？）

小图5
6种知识

小图6
6大类型的情绪

外部调节的外部功能
24个过渡元素
（Q周期）

同功性

小图7
三角关系
右（阴）

小图9
双侧各12条经筋

小图10
三角关系
左（阳）

图101

因为 H 和 He（+4）有三重方向，Sc-Cr-Pd（+3）则有双重的方向：

$$118+4+3=125$$

因此，介于元素与针灸里每种能量结构之间的对比值得我们留意，甚至分子、细胞、器官……各方面的能量结构都值得我们注意。当我们了解"生成"法则、"调节"法则与"关系"法则时，我们就可以将这些知识加以运用（图93 到 99）。

原子物理如运用在对抗疗法或顺势疗法，便可从中获益。

最后，我们可利用元素的组织并加入下列的因素，来订立个体的"主要体质类型"：[1]

- 碳（C），原子价 4，是有机物质的组织基础。它属于第二周期，即"成分"周期。第一有"碳"的类型，正如纯碳所形成的八面体"钻石"。[2]

- 硅（Si），原子价 4，从运动到物质，是生命的基础，属于第三周期，即"塑性"周期。第二有"硅"的类型，有如"晶岩"。晶岩为带有六个棱边的角柱体，由双六面金字塔所组成，成分为硅。

- 盐，NaCl（Na– 值 1，Cl– 值 7），同样也是生命的基础，属于第三周期。第三有"钠"的类型，就像以"钠泵"来控制神经。钠泵可借助于钾（K），而钾是第四周期的第一个元素。

这些就是我们从元素周期表中所得知的三大组织。

---

[1]　引自多明尼克·森（Dominique Senn）：《回归平衡——医学上的生物证据》（La Balance Tropique - Evidences biologiques de la médecine）。

[2]　见第二十六章：双水晶体

第二十九章

DNA 双螺旋与遗传密码

定义

蛋白质是氨基酸的线性聚合作用所构成的大分子。这个线性作用会形成一个多肽。一个蛋白质的形成是根据三种化学结合类型，将构成它的不同氨基酸进行联结而成。

●CH-CO　　　●CH-NH　　　●CO-NH

前两种类型的结合（CH-CO 和 CH-NH）可让原子能够自由旋转，"多肽"的纤维得以在自身上折合。而第三种类型（CO-NH）则相当于一种僵直性的结合。

基本的氨基酸胺基的自由基或称"氨基酸"存在于所有的生命里。他们形成亲水性和疏水性两大类[①]，共有 20 种：

9 个亲水性　　　　　**11 个疏水性**

1– 精氨酸 ARG　　　　1– 亮氨酸 LEU

2– 脯氨酸 PRO　　　　2– 组氨酸 HIS

3– 谷氨酸二 GLUN　　3– 丙氨酸 ALA

4– 赖氨酸 LYS　　　　4– 缬氨酸 VAL

------

① 关于此点，意见极为分歧，我采用了与中国能量一致的系列。

5- 谷氨酰胺 GLU   5- 酪氨酸 TYR

6- 天门冬胺酸 ASP   6- 色氨酸 TRY

7-SER 丝氨酸   7- 苏氨酸 THR

8-GLY 甘氨酸   8- 苯丙氨酸 PHE

9-ASPN 天冬酰胺   9- 异亮氨酸 ILEU

                              10- 蛋氨酸 MET

                              11- 半胱氨酸 CYS

我们要注意疏水性的氨基酸试图以释放水分子的方式汇集在一起，因为水分子会阻碍他们的接触。如此一来多肽纤维便可在自身上折合，以形成功能性的拟球蛋白的天然形态。亲水性的氨基酸应被视为一种拥有阴的扩张性能量，而疏水性的氨基酸则有一种阳的收缩性能量。

核苷酸是一种核苷酸体的线性聚合作用所形成的大分子。他们是由一种以含氮为基础的糖类及一种磷基所构成。磷基联结了前者与后者（结合链）多余的糖类，形成了一条多肽链。聚合作用则是通过磷基来进行。DNA（脱氧核糖核酸）含有四种氨基酸，因氮基的组成结构而有所不同：

- T 胸腺嘧啶

                        嘧啶

- C 胞嘧啶

- A 腺嘌呤

                        嘧啶

- G 鸟嘌呤

此外，在 DNA 的双螺旋里，一条链或一股线的腺嘌呤（A）试图与另一股的胸腺（T）形成一个无共价的结合[①]；鸟嘌呤（G）则与胞嘧啶（C）结合。

两条多核苷酸链所构成的 DNA 类似一个上旋梯的两个梯脚，形成杆条或

---

① 无共价结合：能量极弱的一种结合，且不含催化酶，与共价结合相反。后者能量极强，且含有一种催化酶。

"支撑链"：一股线的腺嘌呤与另一股的胸腺嘧啶联结，一条链的鸟嘌呤与另一条的胞嘧啶联结，一条链的胸腺嘧啶与另一条的腺嘌呤联结，一条链的胞嘧啶与另一条的鸟嘌呤联结。

对立但又互补的两条纤维形成了一种双螺旋。我们要知道两股（DNA1 和 DNA2）在遗传密码里是一起运作的，这也是我们接下来要研究的内容。

一个蛋白质的结构与特性是由多肽（氨基酸的线性聚合作用）里的氨基酸序列来决定。

该序列是由 DNA 纤维段里的核苷酸（氨基：T-G-C-A）序列来决定。

"遗传密码的规则是，一个特定的多核苷酸序列与一个特定的多肽序列相结合。DNA 的一股是真正决定氨基酸序列的因素：带有一股的多核苷酸里有基因的转录，称为信使 RNA，其中尿嘧啶碱基被胸腺嘧啶碱基所取代，其他三者则维持不变。"[1]

信使 RNA 的股线会利用转移 RNA 作为中介。后者也是带有一股的多肽，与信使 RNA 互补。[2]

四个核苷酸以这种方式决定了二十种氨基酸，不过是以"三联体"（三个一组）或密码子的排列方式来进行。接着根据排列的可能性（4^3=64 个可能 / 三联体 / 变化），同一个氨基酸将会由数个三联体来决定。

我们需要留意被称为"无意义"的三联体，因为他们不决定任何氨基酸，且被视如标点符号：

- UGA-UAG 和 UAA（信使 RNA）

  或

- ACU-AUC 和 AUU（转移 RNA）

  以下是我们刚提到的各种不同序列：

- DNA1　　　　TTT-TTG-TTC-TTA-TGT-TGG-TGC-TGA…

- DNA2　　　　AAA-AAC-AAG-AAT-ACA-ACC-ACG-ACT…

- 信使 RNA　　UUU-UUG-UUC-UUA-UGU-UGG-UGC-UGA…

---

① 雅克·莫诺（Jacques Monod）：《偶然与必然》（Le Harsard et la Nécéssité）。

② RNA– 核糖核酸。

- 转移 RNA　　　AAA-AAC-AAG-AAU-ACA-ACC-ACG-ACU⋯
- 氨基酸　　　　Phe　Leu　Phe　Leu　Cys　Try　Cys "无义意"⋯

在这个整体中，转移 RNA 含有：

- "一种氨基酸与特殊酶的接收基。特殊酶能辨识出一种氨基酸和特殊的转移 RNA，并促进氨基酸与转移 RNA 分子的共价结合。"
- "密码的每个三联体的一个补充序列，以使每个转移 RNA 能分布到信使 RNA 所对应的三联体中。其中，一个复合构件（核糖体）扮演了建立者的角色，将机制里的不同构件汇集在一起。"

核糖体从一个三联体到另一个三联体，逐步进行多肽链的制造。

在 "DNA-RNA 系统" 及能量学理论之间做比较的这种研究，对我们有极大的意义。

- 以核苷酸为基础的四个元素 H 氢、C 碳、N 氮、O 氧，有三种可能的结合类型：四个 "能量" 与三个 "三焦" 似乎出现在分子世界之前。

1– 两类核苷酸，根据他们不同的化学结构；阴与阳（图 102，小图 1）

- 嘧啶
- 嘌呤

2– 四个核苷酸（氮基），是系统里三焦的四种根本能量（图 102，小图 1）

- 胸腺嘧啶
- 胞嘧啶
- 腺嘌呤
- 鸟嘌呤

3– 反向结合（支撑链）：（图 102，小图 2）

- 胸腺嘧啶 – 腺嘌呤　　　　或　　　　腺嘌呤 – 胸腺嘧啶
- 鸟嘌呤 – 胞嘧啶　　　　　或　　　　胞嘧啶 – 鸟嘌呤

4– 一股线和另一股结合，因此第一股可被视为负值，第二股则是正值。换句话说，我们概略上有四个负核苷酸（第一股）T′-A′-G′-C′，以及四个正核苷酸（第二股）G″-C″-T″-A″。两者由支撑链相连（图103，小图1和2）："生成器"的八个辅助力量。

- 概略而言，DNA 相当于一个带有两股的双螺旋，每股含有：

  64 个可能性（三联体 / 变化）（x2=128）分成：

  - 16 个序列（x2=32）
  - 8 个区域（x2=16）
  - 4 个象限（x2=8）

  （图104和105– 每股的八个区域指示：T′-A′-G′-C′-A″-T″-C″-G″）

- 信使 RNA 则由一股所构成，含有：

  64 个可能性（三联体 / 变化）其中有三个为"无意义"，分成：

  - 16 个序列，8 个区域和 4 个象限

- 转移 RNA（理论上）由一股所构成，含有：

  64 个可能性（三联体 / 变化），分成：

  - 16 个序列，8 个区域和 4 个象限

  若我们将信使和转移 RNA 同时列入考虑，总数会形成：

  - 1 个理论上的双螺旋
  - 8 个象限
  - 16 个区域
  - 32 个序列
  - 128 种变化减去 3 个"无意义"，也就是说有 125 种变化（5^3）（图106：125 种变化）。

- 若我们考虑到每股与前一股反向，
  - DNA（DNA1）的第一股类似转移 RNA（在后者，尿嘧啶取代了胸腺嘧啶）
  - DNA（DNA2）的第二股类似信使 RNA（在后者，尿嘧啶取代了胸腺嘧啶）

- 若套用《易经》与它的 64 卦，便能完整地建立出这个整体（图 107），其中有：
- DNA 的第一股（或信使 RNA 的股线）的 64 种变化可能，其中三个为"无意义"（胸腺嘧啶被尿嘧啶所取代）：
  - 从中心算起的第五个圆周，即从 TTT 到 CTT（逆时针方向）

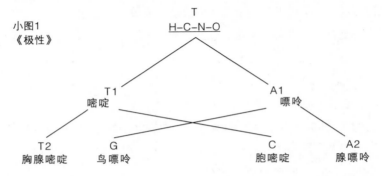

小图1
《极性》

T
H–C–N–O

T1 嘧啶　　　　　　　A1 嘌呤

T2 胸腺嘧啶　G 鸟嘌呤　　　C 胞嘧啶　　A2 腺嘌呤

小图2
《支撑链》
–胸腺嘧啶–腺嘌呤
–鸟嘌呤–胞嘧啶

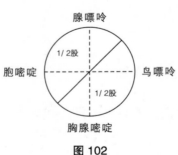

腺嘌呤

1/2股

胞嘧啶　　　　　　鸟嘌呤

1/2股

胸腺嘧啶

图 102

小图1

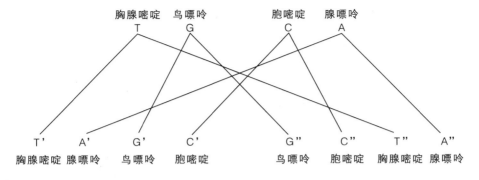

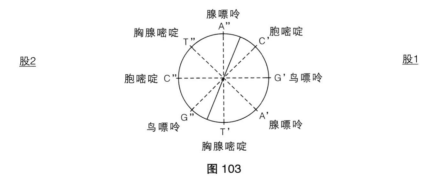

图 103

● 以三个二爻相叠所组成的六爻卦。下爻各决定了四个象限（第六个圆
  周）①。

　　　　　　　即 T　　胸腺嘧啶

　　　　　　　即 G　　鸟嘌呤

────────────────

　　① 　其完全吻合马丁·尚贝格（Martin Schönberger）博士在其关于《易经》的著作《隐藏的生命之钥》（Verborgener Schlüssel zum Leben）中的描述。

$\underset{}{=\!=}$　　即 C　　胞嘧啶

$\overline{}$　　即 A　　腺嘌呤

- 以双联体组成的这些六爻卦（两个相叠的三爻卦，第七个圆周），其值为：下卦各决定了八个区域。
- 转移 RNA 的 61 种变化可能，是信使 RNA 的相反。其决定了氨基酸，并可推论出"无意义"的三个三联体：
  - 第八个圆周，从 AAA 到 GAA（逆时针方向）减去"无意义"的 ACU–AUC–AUU。

- 若我们以横向投影的方式来看 DNA 的两股（或信使和转移 RNA 两股），会发现《易经》的阴区相当于半股，而阳区相当于互补的半股，两者以支撑链相连（图 108）：
  - 从 TTT 到 GAA 二分之一股（第一股：DNA1）
  - 从 AAA 到 CTT 二分之一股（第二股：DNA2）
  反之亦然，或是：
  - 从 UUU 到 GAA 二分之一股（信使 RNA 股）
  - 从 AAA 到 CUU 二分之一股（转移 RNA 股）
  反之亦然。

在这个整体里，信使 RNA– 转移 RNA 系统的 128 种变化，是带有 8 区或基本构件的直接生成器，他们生成了二十种氨基酸（图 104 和 105，内圆）：
- 9 个亲水性氨基酸分布在七个序列里：序列 3–6–8–10–11–14–16+ 序列 4 的二分之一（UAG-UAA）+ 序列 12 的二分之一（CAG-CAA）
- 11 个疏水性氨基酸分布在七个序列里：序列 1–2–5–7–9–13–15+ 序列 4 的二分之一（UAU-UAC）+ 序列 12 的二分之一（CAU-CAC）

在亲水性的 9 种氨基酸里，丝氨酸（Ser）和精氨酸（Arg）各由六个三联体来决定，分别在两个带有磁向或不同极性的序列里：

双股螺旋

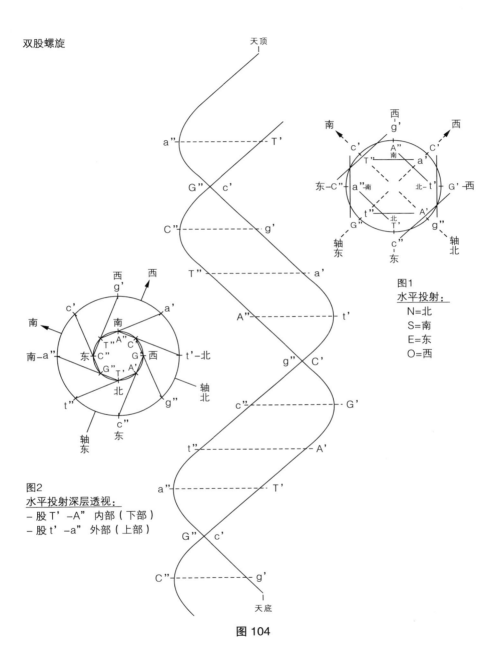

图 104

• 丝氨酸	在序列 3	TC	（阴区）
	在序列 14	AG	（阳区）
• 精氨酸	在序列 10	CG	（阳区的阴象限）
	在序列 14	AG	（阳区的阳象限）

在疏水性的 11 种氨基酸里，亮氨酸（Leu）由六个三联体来决定，分布在两个带有磁向或不同极性的序列里：

• 亮氨酸	在序列 1	TT	（阴区）
	在序列 9	CT	（阳区）

因此，亲水性的氨基酸理应有 11 个，而非 9 个；疏水性应有 12 个，而非 11 个。

十一个亲水性的氨基酸会有一个扩张性的、离心的内部功能（阴能量），相当于针灸里十一个脏腑 / 功能的系统。

十二个疏水性的氨基酸会有一个收缩性的、向心的外部功能（阳能量），相当于针灸里的十二经脉系统。

氨基酸和经脉之间还有另一个类比关系，相当有意思。

1974 年 8 月 7 日，在莫斯科的国际大会中有一场关于生命起源的交流，在有关"遗传密码的起源"的报告中，来自日本南河内橱木县"自治医科大学"的 Masahiro Ishigami 和 Kei Nagano 说明了实际上有两种氨基酸在他们初始的进化过程里，已被排除在原始的多肽之外（Yoshino 与其他人的前生物合成研究论文）：

- ● 蛋氨酸　　　　　Met
- ● 半胱氨酸　　　　Cys

然而他们在细菌里却有很可观的比例：

- ● 溶壁微球菌（根据 Sueoka 于 1961 年的报告）
- ● 蜡状芽孢杆菌（根据 Sueoka 于 1961 年的报告）

尽管如此，若与中国能量学进行类比：

- ● 蛋氨酸相当于三焦经
- ● 半胱氨酸相当于心包经，

双股螺旋
水平投影深度透视法
　– 内部（下部）T'–A"股
　– 外部（上部）t'–a"股
《连接链》：圆周
《支撑链》：实践
　N：北
　S：南
　E：东
　O：西

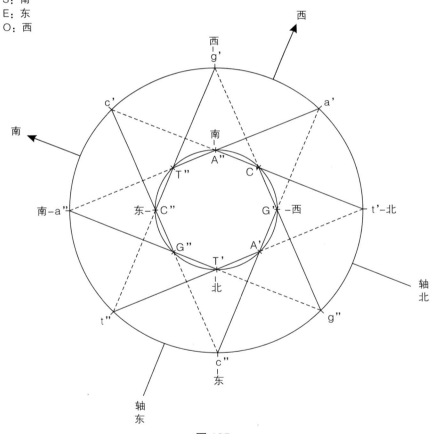

图 105

信使RNA
转移RNA

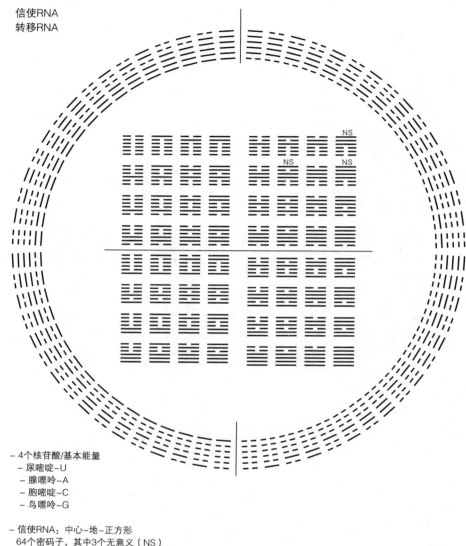

NS

NS   NS

– 4个核苷酸/基本能量
　– 尿嘧啶–U
　　– 腺嘌呤–A
　　– 胞嘧啶–C
　　– 鸟嘌呤–G

– 信使RNA：中心–地–正方形
　64个密码子，其中3个无意义（NS）
– 转移RNA：外围–天–圆圈
　64个密码子

–《生成》信使RNA、以阴为基础的32个密码子
　转移RNA、以阳为基础的32个密码子
–《生成》信使RNA、以阳为基础的32个密码子
　转移RNA、以阴为基础的32个密码子

图 106

DNA与《易经》（1）

DNA第一个序列：第6个圆周
转移RNA：第9个圆周
氨基酸：外圆周
　　–亲水性：灰底
　　–疏水性：白底

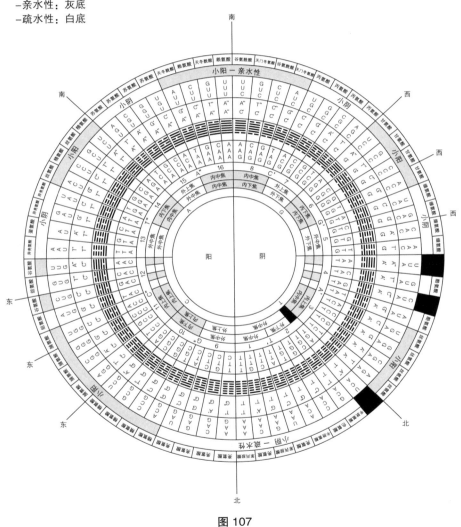

图 107

DNA与《易经》（2）

–水平投影的2个半股：
　–DNA双股螺旋：第6个圆圈
　–信使RNA–转移RNA：第9个圆圈
–氨基酸：外圆圈
　–亲水性：灰底
　–疏水性：白底

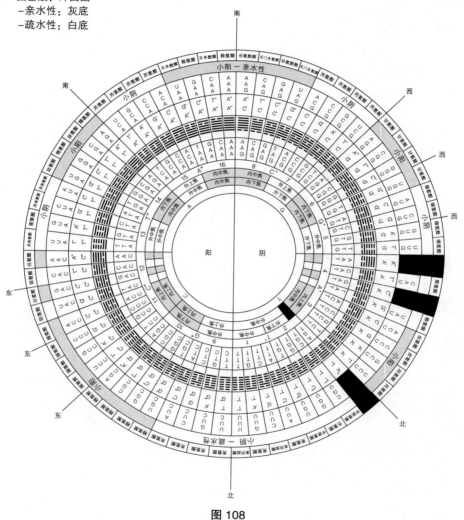

图 108

也就是说这两条经脉，是相火的天线：在氨基酸里，只有蛋氨酸和半胱氨酸在他们的化学式中带有硫原子。

我们不禁感到好奇：是否 11 个亲水性的氨基酸构成了中心的功能，即蛋白质世界的"地"，而十二个疏水性的氨基酸则是外围的功能，代表无限，"天"。

可是，我们知道亲水性的氨基酸是在蛋白质的外围，而疏水性氨基酸则是在中心，看似与前述有互相矛盾之处。但我们别忘了涉及的能量与结构正好相反：

- 亲水性氨基酸有扩张性的、离心的阴能量，因此能量会将他们推向外围。
- 疏水性氨基酸有收缩性的、向心的阳能量，因此能量会将他们推向深层、中心。

每一个蛋白质都像一个细胞：有一个磁场包围着它，有如一个细胞膜，有向心的能量，与亲水性的氨基酸呈相反值。后者有如细胞质，有一个离心的能量。

这个磁场与向心的疏水性氨基酸相同，类似一个细胞的细胞核。

传统能量学的法则可让我们在原子方面进一步了解遗传密码，并根据极为精确的标准来考虑操作方式，而非在不甚了解机件的情况下，进行带有风险的实验操作，只有在看到结果后才知道效果。

关于这点，我们要记得 DNA 所形成的基因被分配在人类基因组的 23 对染色体中，是一或数个蛋白质的密码，相当于机体运作的调节中的一个特定作用。就功能面来看，基因的序列是以下列的方式所构成：

- 中介，由基本的非编码序列所形成，未被转录在信使 RNA 里。
- 非编码基因列，由基本的序列所形成，同样为非编码，但被转录在信使 RNA 里。
- 编码基因列，由基本的序列所形成，转录在信使 RNA 里，以三联体方式运作。
  其负责蛋白质的合成本身，每个三联体有一个特定的氨基酸。

配合了中国的能量学，我们可以做出下列的假设：
- 区域 1/ 内三焦的外围形式：
  - 中介 – 形同外上焦（外上焦与内上焦：呼吸道）的外部与内部能量结构，中焦（外中焦与内中焦：上消化道）与下焦（外下焦与内下焦：泌尿生殖道）。
- 区域 2/ 内三焦的中心形式：
  - 非编码基因列 – 形同内上焦（外上焦与内上焦：呼吸功能）的外部与内

部能量结构，中焦（外中焦与内中焦：上消化功能）与下焦（外下焦与内下焦：泌尿生殖功能）。

- 区域 3/ 分配内三焦所制造的两大能量：

  - 八个力量隐藏在编码基因列之中 – 为数学实体，理论上无法察觉到这一层。由易经的两个三爻卦来决定。其形同奇经八脉，或 8 组内分泌腺。在这个层面上，我们可假设有八组酶发挥作用，就像 8 组内分泌腺的作用。①

- 区域 4/ 两个"隐藏能量"被分配后的使用 – 数学实体，由《易经》六爻卦的单爻（阴或阳）来决定，并表现于二十三种氨基酸，后者形同二十三个使用能量：

  - 11 个内部功能（9+2）：亲水性氨基酸 – 形同脏腑（以 30 个有效密码子为基础）。

  - 12 个外部功能（11+1）：疏水性氨基酸 – 形同经脉（以 31 个有效密码子为基础）

　　第四个区域是蛋白质的合成区域，相当于能量的运用。相关的基因尤其是其编码的基因列（形同奇经八脉、内分泌腺和脉轮）会对能量加以运用。在分析一种基因时，该区域与前三个密不可分，因是它是前三者的结果，就像在机体中，脏腑和经脉与奇经八脉和内三焦的中心与外围形式一样密不可分。

---

① 这一层不就像"开关"层，类似"后生的开关"？

第三十章

钻石人：
精神、能量与肉体

依传统的资料 ① 来看，所有的生命是以宇宙本身的整体意象组织而成，不仅是单一体，同时带有三重性和七重性。整个意识载体的呈现方式之一如下：

- 三重性灵魂：
  - "灵性"的灵魂有阿特密载体作为中介，其为宇宙意识的载体，与统一体的"意志力"面有关，依据点为顶轮。
  - "直觉性"灵魂有菩提载体作为中介，其为团体意识的载体，与统一体的"爱－智慧"面有关，依据点为心轮。
  - 智性灵魂有末那载体作为中介，其为星球意识的载体，与统一体的"主动性的智能"面有关，依据点为额轮。

- 三重性心智：
  - 智性的思考是"心智之子"，是"意志力"面的体现，依据点为枕骨轮。
  - "下层心智"是具象心智的载体，即个体意识的载体。它是"积极性智能"的体现，依据点为喉轮。
  - 情感的载体－"星光"载体，是自我意识的、情绪性的、动物性的意识

---

① 见第六章"瑜伽的能量结构"

载体。它是"爱－智慧"的体现，依据点为脐轮。

- 三重性物质体：
  - "上层以太"体是肉体感觉意识的载体，是"积极性智能"面的体现，依据点为生殖轮。
  - "下层以太"体是直觉意识的载体，是"爱－智慧"面的体现，依据点为脾轮。
  - "稠密"体是矿物性意识、物质凝聚的载体，是"意志力"面的体现，依据点为底轮。

随着时间的进展，西方、印度与中国等重要的传统都致力于对这些方面有进一步的了解，以及对他们的功能的认知，但往往成果却极为有限。这些相关的研究有时偏到针对一个载体不断地去分析它的特定功能，以致忽略了对整体的了解，这就像一棵树遮蔽了整座森林！

有鉴于此，西方科学几乎只对稠密载体进行研究。稠密体即"躯体"，是七个载体及九个意识特质显现的物体与物质工具；神经系统的内分泌腺具有负责调节它们的功能。

印度科学则强调七个意识载体与上层以太载体的进化程度。以太体是能量的上层工具，深植其中的九个脉轮吸收普拉那－生命力，并将之传送出去。这些能量中心同时也是在不同意识载体与物质体之间意识、"心理"传送的中介。

中国科学则认为下层的以太体是能量的下层工具。加上一方面透过脉轮而有不同载体的意识状态，另一方面因内分泌腺而有肉体的状态。下层的以太体是心理与身体、"精神"与"肉体"之间的联结。它是奇经八脉、经脉能量的工具，也是引导能量的针灸穴位的工具。

当我们了解了身体（稠密体）、心理（意识性质）和能量（下层和上层的以太体的能量）等三大功能后，剩下的就是对它们进行综合分析。

西方的科学分析对于物质、身体及其生理有无数的新发现。我们可将这些发现用最简单的方式来表达如下：

1. 生命的三大功能是整个生命的基础：
   - 呼吸与水合的功能
   - 食物与温度的功能
   - 遗传与压力的功能

2. 五大生理功能与机体内的五个基本周期循环：
   - 血液功能：镁－铁周期循环
   - 神经功能：钠－钾周期循环
   - 呼吸功能：氧－二氧化碳周期循环
   - 骨骼功能：磷－钙周期循环
   - 运动功能：糖原－葡萄糖周期循环

3. 六种生理变化，关系到温度、湿度与大气压力等气候参数。身体与周遭环境因而有直接关系。
   - 寒火
   - 燥湿
   - 风暑

4. 内分泌腺的八个特别结构，与神经系统密不可分。这八个结构将能量以神经与荷尔蒙的两种形态配送出去；这些能量负责功能的控制，让前三种形式达到一致性：
   - 胸腺
   - 性腺
   - 肾上腺
   - 下丘脑
   - 松果体
   - 脑下垂体
   - 甲状腺和副甲状腺
   - 内分泌胰腺

   印度以内心思考与冥想来了解意识的各个不同层面，其有四个基本面：

1. 精神生命的显现需要三株火与三个渠道：

- 摩擦之火 – 右脉　　　　：神性智能
- 电火　　　 – 中脉　　　　：神性意志力
- 太阳之火 – 左脉　　　　：神性的爱

2. 五大心理功能与五大循环周期共存，其关系到：

- 灵魂的功能　　　　　　普拉那（Prana）
- 以太的功能　　　　　　伟亚那（Vyana）
- 智性的功能　　　　　　乌达那（Oudana）
- 稠密肉体的功能　　　　阿帕那（Apana）
- 星光体的功能　　　　　萨玛那（Samana）

3. 六大意识层，加上第七层 – 思考层。后者介于上三层与下三层之间，与三个因素有关：意志、智能与爱。其根据这三者的进化及相互之间的和谐而作用于：

- 物质的凝聚层与稠密体及阿特密的灵性层，关系到"电火"
- 以太及末那载体的本能层与智性层，关系到"摩擦之火"
- 星光体和菩提载体的情感层与直觉层，关系到"太阳之火"[①]。

4. 八种能量与脉轮中心，加上中心关系的第九个。它们将普拉那和昆达里尼的能量传递出去，并负责先前三种形式的控制、运作和进化，以及相互的和谐：

- 底轮
- 脾轮
- 生殖轮
- 脐轮
- 枕骨轮
- 心轮
- 喉轮
- 额轮
- 顶轮

---

① 有关三株火的详情，请参阅先前引自 Alice Bailey 的著作内容。

因此，身体与生理由四个数目来决定性质：

- 三，是生命的数字、生命功能的数字
- 五，是地的数字、器质性生理的数字
- 六，是天的数字、适应环境的生理学数字
- 八，是主要中心的数字、整体调节的数字

同样地，意识与其功能由四个数字来决定：

- 三，精神生命的三株火的数字
- 五，地的数字、心理功能的数字
- 六，天的数字加上中心的一，一共有七个意识层
- 八，主要中心的数字加上中心的一，一共有九个中心

中国这方面则致力于对能量的理解，因而也关系到身体和意识。可分成四大方面，且有双重面，因为它在稠密体与意识之间、"肉体"与"精神"之间建立起关系：

1. 在生命、肉体和精神能量的显现上需要内三焦：

肉体的	**精神的**
• 内上焦：呼吸 （大气湿度）	• 内上焦：神－智性
• 内中焦：食物 （温度）	• 内中焦：魂－记性
• 内下焦：呼吸 （气压）	• 内下焦：魄－本能性 [①]

2. 内部五大肉体功能，以及共存的内部五个精神功能：

肉体的	**精神的**
• 火　－血	• 神　－智慧

---

① 魂－记性，是神的智性的内在反映；神－智性，是神的意志的内在反映；魄－本能性，是神性之爱的内在反映。见第三十二章"肉体——精神与器官的343种能量"。

- 土 －肉
- 金 －皮
- 水 －骨
- 木 －筋

- 意 －思考
- 魄 －本能
- 志 －意志
- 魂 －想象

3. 六种肉体的"气候"变化，以及六种精神的变化，加上第七个。它们第一与温度、湿度和气压等因素有关，第二与智性、记性和本能等因素有关：

肉体的

- 寒与火
- 湿与燥
- 风与暑

  （风与灼热）

精神的

- 恐慌与兴奋
- 固执的欲望与悲观
- 恨与爱

  ＋冷漠

4. 八种能量结构或奇经八脉将特定的能量传递出去，即营气和卫气，并负责先前三种形式的控制、运作和进化，以及相互的和谐：[①]

- 冲脉
- 阴维脉
- 阴跷脉
- 任脉
- 督脉
- 阳跷脉
- 阳维脉
- 带脉

下层以太体因而出现，有如能量最喜爱之处。它是不同意识性质与稠密体之间的联结，是精神与肉体的联结。经由它的中介，生理的各种变化创造了某种精神特质，而精神的变化则创造了某种生理特质。

若我们以人的整体性来考虑，可根据身体、能量和意识等功能的分配表格，

---

① 我们在后续会看到在一个中心层里，存在着穴位或"神奇中心"的两个系列，第一个系列为肉体性，第二个系列为精神性：参阅第三十二章"肉体——精神与器官的 343 种能量"。

建立起三种形式间的相互作用[①]。

介于稠密体与意识之间，奇经八脉与针灸成了接合点中的接合点。实际上，八组内分泌腺就像八个脉轮加上第九个。它们既是特定能量的分配者，也是五种功能及六种变化的调节者，本身就含有一个接合点的功能。

此外，我们在下一章里会看到，颈动脉体似乎只是一个简单的接收块，负责调节脑部里某些部分的动脉压。然而，我们发现它确实是一个内分泌腺，而且根据人类的人性进化结果，似乎会跟着发展，尤其是我们还记得它来自松果体同样的胚胎结构。经过证明，颈动脉体确实是一种内分泌腺。[②]

在这种情况下，任脉－督脉的中心流成了第九条奇经八脉。如同胎儿在诞生前与第一次吸气之前，它再次在胚胎里发挥同样的作用。炼金术之道的得道者在重新获得的统一体中，重新获得它的胚胎呼吸。[③]

稠密体	下层以太		意识
	（显现的能量）		
三种生命功能	内三焦		三株火
	肉体的	精神的	
－ 呼吸	－ 内上焦呼吸	－ 魂 － 记忆	－ 摩擦 － 右脉
（大气湿度）			（神性智能）
－ 食物	－ 内中焦食物	－ 神 － 智能	－ 电的 － 中脉
（温度）			（神性意志）
－ 遗传	－ 内下焦复制	－ 魄 － 本能	－ 太阳的 － 左脉
（气压）			（神性之爱）

---

① 正极和负极，阴和阳的能量，昆达里尼和普拉那－自然需要他们来发挥这些功能，同样地，基本上只有光才能"激活"这些功能。

② 基恩·利恩·摩尔（Keith Lean Moore），亚瑟·F·达利（Arthur F. Dalley），琼波·鲍提耶（Jean-Pol Beauthier）:《医学解剖学》（Anatomie Médicale），页 1019: 颈动脉体的角色。

③ 参阅赵避尘的相关著作的法译本《道教炼丹术与养生功》（Traité d'Alchimie et de Physiologie taoïste）

五种功能		五种功能	五种功能
生理的	**肉体的**	**精神的**	**精神的**
– 血液	– 火 – 血	– 神 – 智慧	– 普拉那 – 灵魂的
– 神经	– 土 – 肉	– 意 – 思考	– 乌达那 – 以太的
– 呼吸	– 金 – 皮	– 魄 – 本能	– 阿帕那 – 稠密肉体的
– 骨骼	– 水 – 骨	– 志 – 意志	– 萨玛那 – 星光的
– 运动	– 木 – 筋	– 魂 – 想象	

六种变化		六种变化	六个进化中的精神层 +1
生理的	**肉体的**	**精神的**	
– 冷	– 寒	– 惊慌	– 凝聚的
– 热	– 火	– 兴奋	– 灵性的
– 保湿	– 湿	– 固执的欲望	– 本能的
– 失水	– 燥	– 悲观	– 智性的
– 高血压	– 风	– 恨	– 感性的
– 低血压	– 暑	– 自私的爱	– 直觉的
	（热）	+ 冷漠	+ 思考

8 组	奇经八脉	8 个脉轮 +1
内分泌	**肉体 – 精神**	
– 胸腺	– 冲脉	– 脾轮
– 性腺	– 阳维脉	– 生殖轮
– 肾上腺	– 阴跷脉	– 底轮
– 下丘脑	– 任脉	– 心轮
– 松果体	– 督脉	– 顶轮
– 脑下垂体	– 阳跷脉	– 额轮
– 甲状腺 – 副甲状腺	– 阳维脉	– 喉轮
– 胰腺 χ - β - δ	– 带脉	– 脐轮
（+ 颈动脉体）	（任脉 – 督脉）	+ 枕骨轮

第三十一章

脊柱、针灸穴位与脉轮 ①

为了能够正确理解脉轮的"根"与脊柱的关系，我们有必要参考中国的针灸知识。这些知识可让我们较容易了解各意识载体的依据点与机体能量调节的关系。

头部与躯干，也就是整个椎骨特别是颅骨上，有一些穴位分布在督脉上，从尾骨尖到上牙龈，以及膀胱经的第一条"链"上的这些穴位，称为背俞穴②。

若考虑到颅椎、（在整骨疗法里视为有三节）、颈椎、胸椎、腰椎、骶骨和尾骨的结构，这些穴位似乎关连到脊柱上不同的曲度及其接合点。

- 颅椎，关系到
  - 第一节　　　– 印堂
    　　　　　　– 瞳子髎
  - 第二节　　　– 百会
    　　　　　　– 悬厘
  - 第三节　　　– 脑户
    　　　　　　– 头窍阴

---

① 与琼 – 皮耶·奎利亚尼（Jean-Pierre Guiliani）共同合作的研究结果。

② 背俞穴：若参考杨继洲的'《针灸大成》，可发现背俞穴除了其他功能以外，对机体的功能脏腑的能量有泻的作用。

- 颈椎，关系到
  - 第一节　　　　– 风府
  　　　　　　　　– 天柱
  - 第二节　　　　– 风池
  - 第三节　　　　– 哑门
  　　　　　　　　– 人迎
  - 第四节　　　　– 天牖
  - 第五节　　　　– 天鼎
  - 第六节　　　　– 天窗
  - 第七节　　　　– 百劳
  　　　　　　　膀胱经上无背俞穴

- 胸椎，关系到（图 109）
  - 第一节　　　　– 陶道
  　　　　　　　　– 大杼
  - 第二节　　　　– 风门（呼吸道的背俞穴）
  - 第三节　　　　– 身柱
  　　　　　　　　– 肺俞
  - 第四节　　　　– 厥阴俞
  - 第五节　　　　– 神道
  　　　　　　　　– 心俞
  - 第六节　　　　– 灵台
  　　　　　　　　– 督俞
  - 第七节　　　　– 至阳
  　　　　　　　　– 膈俞
  - 第八节　　　　– 无
  - 第九节　　　　– 筋缩
  　　　　　　　　– 肝俞
  - 第十节　　　　– 中枢

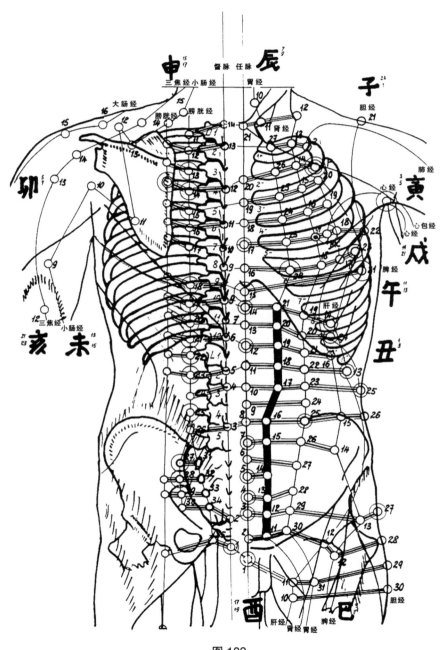

图 109

                                        – 胆俞
　　● 第十一节   – 脊中
                                        – 脾俞
　　● 第十二节   – 胃俞

● 腰椎，关系到
　　● 第一节   – 悬枢
                                        – 三焦俞
　　● 第二节   – 命门
                                        – 肾俞
　　● 第三节   – 气海俞
　　● 第四节   – 阳关
                                        – 大肠俞
　　● 第五节   – 关元俞

● 尾骨，关系到
　　● 第一节   – 小肠俞
　　● 第二节   – 膀胱俞
　　● 第三节   – 中膂俞
　　● 第四节   – 腰俞
                                        – 白环俞
　　● 第五节   – 无
● 尾椎，关系到
　　● 第一节   – 无
　　● 第二节   – 无
　　● 第三节   – 长强

　　这些在督脉上的每一个经穴在椎间里的椎骨下方，膀胱经和其他经脉的穴位则在这个空间的截面上。

整体的配置如图 110 的圆周，天底（尾骨）– 中心，和天顶（头颅）– 无限，两者合而为"一"，万物则显现于两者之间。头颅与尾骨之间的关系，就像"未显现的拱穿要冲"– 道。道划分出两个空间（可说是阴 – 阳的表现），如此一来便出现了椎间的 36 个空间，每个空间为十度，形成了一个 360 度的圆周。

脊中这个穴位对应的是第 11–12 胸椎的空间，对我们的研究特别有帮助。我们可发现，若以第 11 胸椎为中心或躯干的接合点，则第 7 颈椎（若属于胸椎而非颈椎则更为合理）和第 5 骶骨之间有：

- 23 块椎骨，包括第 7 颈椎和第 5 骶骨，因此第 11 胸椎是"中心椎骨"
- 20 个背俞穴，位于膀胱经的每一块椎骨上，但第 7 颈椎、第 8 胸椎、第 5 骶骨除外。

这 20 个背俞穴有：

- 9 个是功能性背俞穴（骨骼、呼吸道、厥阴……）
- 11 个是脏腑的背俞穴（肺 – 心 – 肝 – 膀胱 – 胆……）

我们也注意到了第八块胸椎骨上没有任何背俞穴，而且在颅骨与尾骨之间占了一个中央的位置，也就是说它是在颅骨 – 尾骨整体的中心位置。

因此，骨骼有两种不同的组织方式。

1. 若考虑到颅椎、颈椎、胸椎、腰椎、骶骨和尾骨：

- 由于有第 8 胸椎作为接合点（或轴），颅骨与尾骨在其中被视为天顶和天底，各对应三个"椎骨"
  - 颅骨 1，以印堂为主
  - 颅骨 2，以百会为主
  - 颅骨 3，以脑户为主
  - 尾骨 1–2–3，以长强为主

- 颅椎、颈椎、胸椎、腰椎、骶骨和尾骨整体，代表"天"（印堂）与"地"（长强）之间的"万物"。
- 中国的地五行决定了 35 块椎骨。由于五行的水是生命的源泉，只能与颅骨 – 尾骨相连，万物的显现就此开始，而且必须包覆将两者相连的"拱穿要冲"。

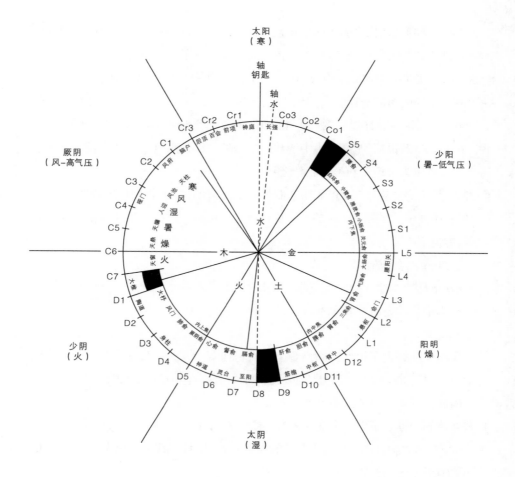

- 土：地五行的中心
- 太阳：天六气的外围
- 厥阴：天六气的中心
- 第8胸椎–系统的中心交接点
- 第8胸椎轴–钥匙：太阴–太阳轴
- 第11胸椎–躯干的接合点–阴阳属性的反转点

  颈椎：C1–C7

  胸椎：D1–D12

  腰椎：L1–L5

  骶椎：S1–S5

  尾椎：Co1–Co4

  颅骨：Cr1–Cr3

图 110

中心的土则必须位于躯干的中央。

- 水：第 5 骶骨＋尾骨＋（要冲）＋颅骨 　　　　七块椎骨
- 木：第 1 到第 7 颈椎 　　　　　　　　　　　七块椎骨
- 火：第 1 到第 7 胸椎 　　　　　　　　　　　七块椎骨
- 土：第 8 胸椎到第 2 腰椎 　　　　　　　　　七块椎骨
- 金：第 3 腰椎到第 4 骶骨 　　　　　　　　　七块椎骨

- 天六气决定了椎间的 36 个空间，包括"拱穹要冲"。由于"湿"（太阴）只能在中间位置的第 8/9 胸椎与系统的主要中心相连，以及在第 11/12 胸椎与躯干的中心相连，而后者是躯干的基部。

"天六气"的其他性质则根据通过第 11 胸椎和颅骨 3 的轴来插入。我们可看到他们的顺序如下：

- 厥阴，风，从颅骨 3 到第 6 颈椎 　　　　　-6 个椎间空间
- 少阴，火，从第 6 颈椎到第 5 胸椎 　　　　-6 个椎间空间
- 太阴，湿，从第 5 到第 11 胸椎 　　　　　　-6 个椎间空间
- 阳明，燥，从第 11 胸椎到第 5 腰椎 　　　　-6 个椎间空间
- 少阳，暑，从第 5 腰椎到第 1 尾骨 　　　　-6 个椎间空间
- 太阳，寒，从第 1 尾骨到颅骨 3 　　　　　　-6 个椎间空间

仅考虑躯干的椎骨，从第 7 颈椎到第 5 骶骨：

- 组织中有第 11 胸椎做为接合点（或轴）：前六节颈椎因而构成了颅骨＋尾骨与躯干之间的联结，并配合针灸穴位而对应天六气（如"天窗"的经穴名）：
  - 第 1 颈椎－天柱 　　　　　　寒
  - 第 2 颈椎－风池 　　　　　　风
  - 第 3 颈椎－人迎 　　　　　　湿
  - 第 4 颈椎－天牖 　　　　　　暑
  - 第 5 颈椎－天鼎 　　　　　　燥
  - 第 6 颈椎－天窗 　　　　　　火

- 从第 7 颈椎 / 第 1 胸椎到第 5 骶骨 / 第 1 尾骨，23 块椎骨与它们椎间的空间在中央处。它们划定了躯干的界限，并集结形同一个内三焦的系统，由膀胱经上对应的背俞穴来决定：
  - 内上焦：从第 7 颈椎到第 9 胸椎，有心和肺的背俞穴
  - 内中焦：从第 9 胸椎到第 2 腰椎，有肝 – 胆 – 脾 – 胃 – 三焦的背俞穴
  - 内下焦：从第 2 腰椎到第 1 尾骨，有肾 – 大肠 – 小肠 – 膀胱的背俞穴

- 然而，这其中有 23 个可能的位置，但却只有 20 个背俞穴，分成：
  - 9 个功能性背俞穴（骨骼、呼吸道……）
  - 11 个脏腑性背俞穴（肺、心……）

由于脏腑和经别（将脏联结到经脉）的对比很特殊，值得我们进一步研究。我们还记得 [①]：
  - 9 个脏腑，其中两个带有磁性双向，所以共有 11 个（如 DNA 所决定的 9 个亲水性氨基酸）。
  - 11 条经别，其中一个带有磁性双向，所以共有 12 个（如 DNA 所决定的 11 个疏水性氨基酸）。

- 我们可假设九个"功能"背俞穴是"功能 – 脏腑"的背俞穴，而 11 个"脏腑"背俞穴是"经别"的背俞穴。此外，我们可视没有膀胱经背俞穴的这三块椎骨或椎间，对应的是我们所缺的三个双向结构。如此一来便可建立起一个类比表：
  - 心包（脏腑经别），与三焦（功能 – 脏腑）所占的位置是系统的两端，一端在第 7 颈椎 / 第 1 胸椎，另一端在第 5 骶骨 / 第 1 尾骨；
  - 胃（功能 – 脏腑）会是在第 8/9 胸椎，即颅骨 / 尾骨系统的中心处。

心包 – 三焦 – 胃的位置当然只是一种理论，因为它们属于三个"不可能"，

---

① 见第十五章"周期与调节"

所以无法存在。然而，当膀胱经的穴位作为脏腑经别或"功能－脏腑"经别的背俞穴时，这个"蓄意的错误"可让我们了解到这些穴位的组织道理。

内上焦由第 7 颈椎到第 8 胸椎的椎骨来划定。后者相当于（心包）肺和心等经别的背俞穴，以及肾、肺、肝、心、脾和（胃）等功能－脏腑的背俞穴。

内中焦由第 9 胸椎到第 1 腰椎的椎骨来划定。后者相当于肝、胆、脾、胃、三焦等经别的背俞穴。

内下焦由第 2 腰椎到第 5 骶骨的椎骨来划定。后者相当于肾、大肠、小肠和膀胱等经别的背俞穴，以及大肠、小肠、膀胱、胆和（内三焦）等功能－脏腑的背俞穴。

椎骨	穴位	经别	功能－脏腑	类比
	第 7 颈椎……………………（心包）			
	第 1 胸椎	大杼	骨骼的背俞穴	肾
	第 2 胸椎	风门	呼吸道的背俞穴	肺
	第 3 胸椎	肺俞	肺	
上焦	第 4 胸椎	厥阴俞	厥阴的背俞穴	肝（心包）
	第 5 胸椎	心俞	心	
	第 6 胸椎	督俞	总体的背俞穴	心
	第 7 胸椎	膈俞	横膈膜和血液的背俞穴	脾
	第 8 胸椎	……………………………………………（胃）		
	第 9 胸椎	肝俞	肝	
	第 10 胸椎	胆俞	胆	
中焦	第 11 胸椎	脾俞	脾	
	第 12 胸椎	胃俞	胃	
	第 1 腰椎	三焦俞	三焦	
	第 2 腰椎	肾俞	肾	
	第 3 腰椎	气海俞	能量像海洋的背俞穴	
	第 4 腰椎	大肠俞	大肠	大肠
	第 5 腰椎	关元俞	屏障来源的背俞穴	小肠

下焦	第 1 骶骨	小肠俞 小肠		
	第 2 骶骨	膀胱俞 膀胱		
	第 3 骶骨	中膂俞 中央椎骨的背俞穴	膀胱	
	第 4 骶骨	白环俞 括约肌的背俞穴	胆	
	第 5 骶骨	⋯⋯⋯⋯⋯⋯⋯⋯⋯⋯⋯⋯⋯⋯⋯⋯⋯⋯⋯⋯⋯⋯	（三焦）	

此一整体考虑到了椎柱的各种不同曲度以及接合点：（图 111）

- 轴或中心的接合点在第 11/12 胸椎，是内中焦的中心。
- 带有中枢穴（中心轴）的第 10 胸椎，实际上不过是一个假性的对称轴。
- 在颅骨 3—第 1 颈椎上的寰椎，紧接着第 6—7 颈椎、第 8—9 胸椎、第 1—2 腰椎、第 5 骶骨—第 1 尾骨的接合点，由于曲线相反，因此与脊中、脾俞穴划定的第 11/12 胸椎空间呈 "对称" 形状。
- 在第 4 胸椎和第 1 骶骨的曲线高点以内上焦和下焦的中心性质出现。
- 颈椎的前六节就颅骨 – 尾骨而言属于对称性质，且在第 11—12 胸椎的空间出现一个反向点，是内中焦的中心及五行里土的中心。

三焦接下来的各个背俞穴特别有意义。如果我们以内下焦 – 内中焦 – 内上焦的顺序来看待内三焦，且从内三焦、外三焦和心包所代表的相火出发，可得到如下结果（粗体字为功能／脏腑的背俞穴）（图 112，小图 1）

- （内三焦）　　　　对内下焦，接着是

　　　　　　　　　　胆 – 膀胱 – 膀胱 – 小肠 – 小肠 – 大肠 – 大肠 – 肾

- （外三焦）　　　　对内中焦，接着是

　　　　　　　　　　胃 – 脾 – 胆 – 肝

- （心包）　　　　　对内上焦，接着是

　　　　　　　　　　肾 – 肺 – 肺 – 肝 – 心 – 心 – 脾 – （胃）

我们再度将这个序列（图 112，小图 2）呈现出来，会出现对应脏腑经别的背俞穴，以及功能 – 脏腑的背俞穴的联结路径，有全然相似性：

- 以位于第 5 骶骨的（内三焦）为起始，是躯干的基部，

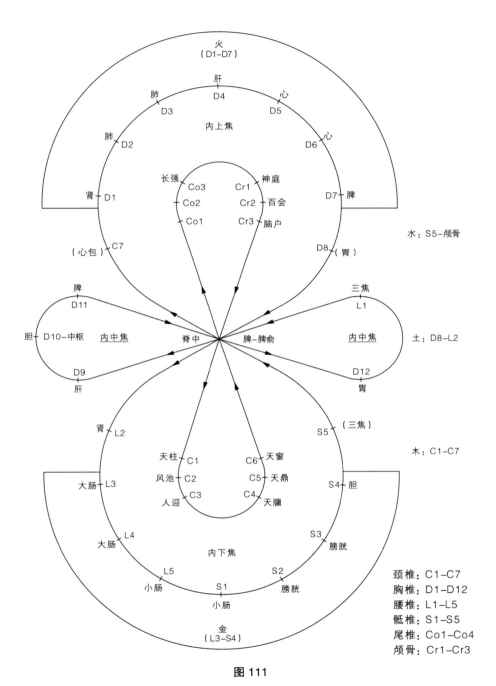

火
（D1–D7）

肝
D4

肺
D3   心
     D5

肺
D2   内上焦   心
              D6

长强 Co3 Cr1 神庭
肾 D1 Co2 Cr2 百会   D7 脾
      Co1 Cr3 脑户

水：S5–颅骨

（心包） C7   D8 （胃）

脾
D11   三焦
            L1

胆 D10–中枢 内中焦 脊中 脾–脾俞 内中焦   土：D8–L2

D9   D12
肝   胃

肾 L2   S5 （三焦）

天柱 C1 C6 天窗   木：C1–C7
风池 C2 C5 天鼎
大肠 L3 人迎 C3 C4 天牖 S4 胆

S3
大肠 L4 内下焦   膀胱

L5   S2
小肠   S1 膀胱
       小肠

金
（L3–S4）

颈椎：C1–C7
胸椎：D1–D12
腰椎：L1–L5
骶椎：S1–S5
尾椎：Co1–Co4
颅骨：Cr1–Cr3

图 111

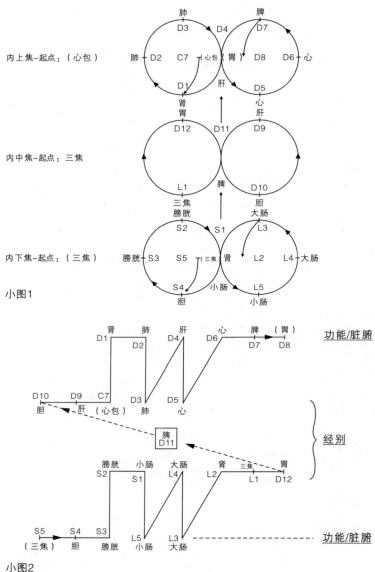

小图1

小图2
颈椎：C1–C7
胸椎：D1–D12
腰椎：L1–L5
骶椎：S1–S5
尾椎：Co1–Co4
颅骨：Cr1–Cr3

图 112

- 以位于第 11 胸椎的脾为"假性"对称轴①，是躯干的中心或轴，
- 以位于第 8 胸椎的胃作为结束，是颅骨 – 尾骨整体的中心或轴。

如此一个组织绝非出于偶然！希望神经科医师及"位变异构"的专家们针对此一现象，为我们提出生理学上的解释。

我们已看过，从颅骨到尾骨一共有 35 块"椎骨"，以及 36 个椎间。现在我们要将九个脉轮的"根"以精确的方式放置于其中（图 113）。

在颅骨方面，我们知道有三个主要的中心，叫作"头部中心"：
- 额轮　　　　在第 3 尾骨 / 颅骨 1
　　　　　　　根部在脑下垂体的位置
- 顶轮　　　　在颅骨 1/2 或颅骨 2/3，视头部是否处于休息或冥想的姿势而定，
　　　　　　　收下巴从后顶到前顶，通过百会
　　　　　　　根部在松果体的位置
- 枕骨轮　　　在颅骨 3—第 1 颈椎
　　　　　　　枕骨轮的根部位置应就顶轮的根部位置而与额轮的呈对称性。

颅骨的中心脉轮是顶轮。若额轮加枕骨轮与顶轮，我们视其为一体，即"合成体"，则共有七个脉轮，至少它们的根部共有七个，各分布于 35 个实体的椎间之中，也就是说七个空间各有一个轮脉：
- 顶轮　　　　在颅骨 1-2
- 喉轮　　　　在第 3-4 颈椎
- 心轮　　　　在第 1-2 胸椎
- 脐轮　　　　在第 6-7 胸椎
- 脾轮　　　　在第 11-12 胸椎（第 11 根左肋尖上联结）
- 生殖轮　　　在第 4-5 腰椎
- 底轮　　　　在第 4-5 骶骨

---

① 事实上这两条路径是一种"镜子"效应。

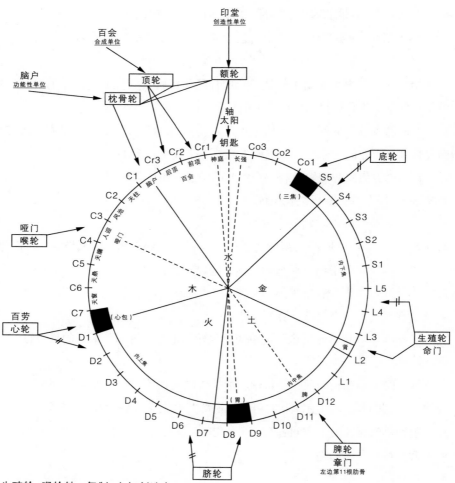

- 生殖轮–喉轮轴：复制–心智创造力
- 喉轮：《天六气》中心
- 脾轮：《地五行》中心
- 脾轮–枕骨轮轴：功能性单位
- 脐轮–额轮：创造性单位

颈椎：C1–C7
胸椎：D1–D12
腰椎：L1–L5
骶椎：S1–S5
尾椎：Co1–Co4
颅骨：Cr1–Cr3

图 113

然而，我们接下来要看的是几个例外的情形，此乃因脉轮的角色而导致的例外（图 113 和 114）。

脾轮将生命普拉那分配到其他的脉轮整体上。脾轮位于第十一根左肋尖上，因此与第 11/12 胸椎相连，是躯干的中心、五行属土的轴，也是中焦的轴，与脾俞（脾的背俞穴）及脊中在同一个高度。脾轮直接对应章门（位于第十根肋尖，是脾的募穴）。因此理所当然有一个通过第 11/12 胸椎与对立端颅骨 3/ 第 1 颈椎的对称轴。

在人的精神与灵性进化过程期间，脐轮是能量在脉轮间（下层脉轮和横膈膜之上的脉轮）的主要转移中心。因此脐轮必须占有一个中央的位置，也就是说在第 8 和第 9 胸椎之间，其中没有任何属土的经穴；理论上这个空间被定义成接续背俞穴里的胃。

此外生殖轮是脾轮的伸展，因而必须在属土的区域；最接近其理论上根部的位置是在第 2/3 腰椎，对应的是肾俞，特别是命门。有了脐轮，对称性便得以维持。

底轮的根部在第 4/5 骶椎，属金。其邻近第 5 骶椎 / 第 1 尾骨属水的位置，在接续的背俞穴里被定义成"内三焦"。底轮以它的"昆达里尼之火"而与肾上腺相连，是其囊托。昆达里尼不但是起始，而且也是三株火（电火、太阳之火、摩擦之花）的合成，不正形同灵性层上的内三焦？

心轮从对称的位置来到第 7 颈椎 / 第 1 胸椎，对应的位置是接继背俞穴所界定的心包，可说是火的主宰，百劳为相关的穴位。

顶轮的统一体 / 合成体（额轮－枕骨轮）在颅骨 1/2，与位于第 3/4 颈椎的喉轮呈对称位置，对称轴为第一颈椎。我们要记得第一颈椎没有棘突。

此外，我们知道顶轮、额轮和枕骨轮的能量以额轮为中心点，这些脉轮透过它而得以显现，它是一个头部磁场的"创造单位"。

在这种情况下，额轮是在颅骨 1/ 第 3 尾骨的位置，也就是说在整个颅骨－尾骨的对称轴上；该轴经过圆周上颅骨 1/ 拱穹要冲的空间，以及当头部呈休息姿势时，也会经过第 8/9 胸椎的椎间：额轮与喉轮以颅骨 3/ 第 1 颈椎的空间轴形成对称，而颅骨 3/ 第 1 颈椎位于枕骨轮，本身与脾轮形成截面对立。当头部呈冥想姿态时，其轴通过"拱穹要冲"，并与太阳经的轴及第 8 胸椎椎骨的轴混为一体。

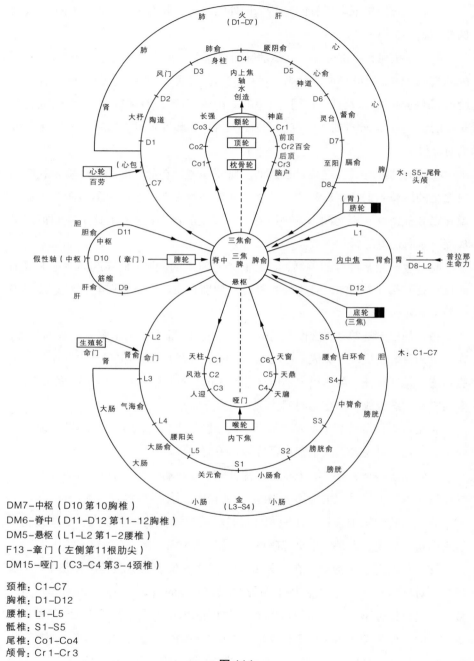

火
（D1–D7）
肺　　　　　　　肝
肺　　　　肺俞　厥阴俞　　　心
　　风门　D3　身柱　D4　D5　心俞
肾　　D2　陶道　　内上焦　神道　D6　督俞　　心
大杼　　　Co3　轴水　　Cr1　灵台　　心
心轮（心包）　D1　长强　Co2　创造　前顶　D7　至阳　膈俞　脾
百劳　　　　Co1　额轮　Cr2百会　　D8　　　　　水：S5–尾骨
　　　　C7　　顶轮　后顶　　　　　　头颅
　　　　　　枕骨轮　脑户　　　　（胃）
胆　　D11　　　　　　　　　　　L1　脐轮
胆俞　中枢　　　　三焦俞　　　　　内中焦　胃　土　普拉那
假性轴（中枢）D10（章门）脾轮　脊中　脾俞　　　　胃俞　D8–L2　生命力
筋缩　D9　　　　三焦　　　　　　　　L12
肝俞　　　　　　脾悬枢　　　　　　　底轮
肝　　　　　　　　　　　　　　　　（三焦）
生殖轮　　L2　　　　　　　　　S5　　木：C1–C7
命门　肾俞　命门　天柱　C1　C6　天窗　腰俞　白环俞　胆
肾　　L3　风池　C2　C5　天鼎　　S4
　　　　　人迎　C3　C4　天牖　中髎俞　膀胱
大肠　气海俞　　哑门　　　　　　S3　膀胱俞
　　L4　腰阳关　喉轮　　　　　S2
大肠俞　L5　内下焦　　　　膀胱俞
大肠　　　S1　　　　　　膀胱
关元俞　小肠俞
小肠　　　金　　小肠
（L3–S4）

DM7–中枢（D10 第10胸椎）
DM6–脊中（D11–D12 第11–12胸椎）
DM5–悬枢（L1–L2 第1–2腰椎）
F13 –章门（左侧第11根肋尖）
DM15–哑门（C3–C4 第3–4颈椎）

颈椎：C1–C7
胸椎：D1–D12
腰椎：L1–L5
骶椎：S1–S5
尾椎：Co1–Co4
颅骨：Cr 1–Cr 3

图 114

顶轮与百会有关联；额轮则关系到印堂，而且只有在印堂发挥作用时，额轮才会有真正的创造性活动；枕骨轮则与脑户有关联。①

图 114 很清楚地展现了上述内容，尤其是能将某些方面诠释得更仔细：

- 脾轮位于第十一根左肋尖上。
- 脐轮与底轮位于中心，第一个在第 8/9 胸椎，第二个在第 5 骶椎 / 第 1 尾椎。
- 心轮就横轴的位置与生殖轮形成对称。该横轴通过第 10 胸椎以及第 11/12 胸椎的空间。

现在，我们有了一个喉轮、底轮、脾轮、脐轮、枕骨轮、顶轮、额轮的轴。这根轴是两个离心脉轮的展现。一个是生殖轮，其主要功能是复制，另一个是心轮，具有爱与同情的性质。"水"轴与"土"轴垂直：生命 – 普拉那经由脾轮来渗入"水"中的额轮，而喉轮的创造性在水中的额轮里有一个中心点，以变成"创造"。

我们根据机制的调节与能量传送的周期，而对奇经八脉和八个脉轮进行同质研究，能让我们了解它们的意义。

八个脉轮和奇经八脉一样，是以连续的极性来进行它们的架构：1–2–4–8。这是适用于它们的阴 – 阳极性法则。②

这些极性会根据每个脉轮架构上的、数学上的、部位上的性质而循序渐进。此一进展也确认了它们各自被赋予的精神性或灵性的功能（图 115 和 116）。

从这个纯粹是同质性或部位比较的角度来看，我们发现：

1. 虚无（道或 T）的极性发生在

- T1 　　　　　 – 心轮 　　　　 – 躯干的顶点（地 – 阴）

  位于第 7 颈椎 / 第 1 胸椎

- A1 　　　　　 – 脐轮 　　　　 – 系统的整体中心（天 – 阳）

  位于第 8/9 胸椎

① 此一组织方式与传统的论据完全一致：莱比特（Leadbeater）著作：《人体内力量的中心》（Les Centres de force dans l'homme）。

② 见第八章"《易经》的变化"

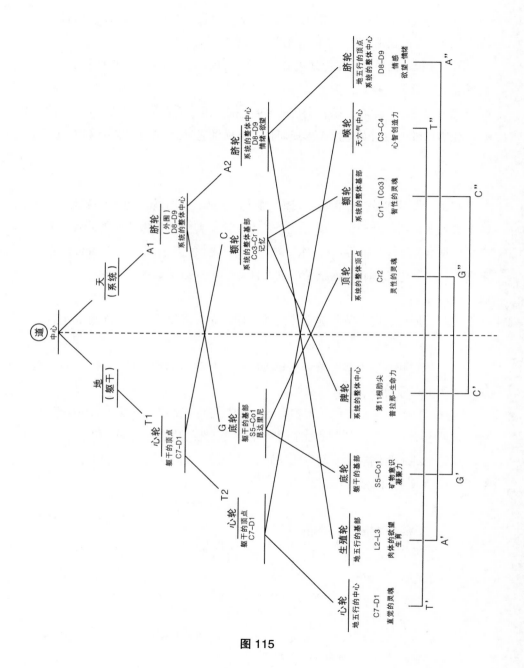

图 115

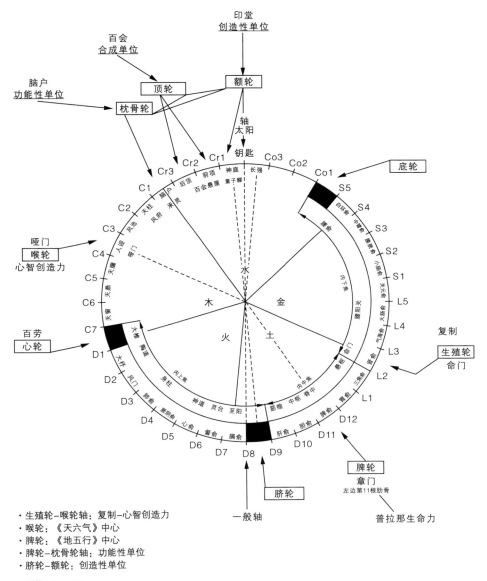

图116

- 生殖轮–喉轮轴：复制–心智创造力
- 喉轮：《天六气》中心
- 脾轮：《地五行》中心
- 脾轮–枕骨轮轴：功能性单位
- 脐轮–额轮：创造性单位

颈椎：C1–C7
胸椎：D1–D12
腰椎：L1–L5
骶椎：S1–S5
尾椎：Co1–Co4
颅骨：Cr1–Cr3

2. 心轮（躯干的顶点）的极性发生在

- **T2**　　　　　– 心轮　　　　　– 躯干的顶点

  位于第 7 颈椎 / 第 1 胸椎

  针灸里的元气，生命之气

- **C**　　　　　– 额轮　　　　　– 系统的整体基部

  位于第 3 尾骨 / 颅骨 1

  针灸里的清气，呼吸之气。

  – 脐轮（系统的整体中心）的极性发生在

- **A2**　　　　　– 脐轮　　　　　– 系统的整体中心

  位于第 9/9 胸椎

  针灸里的谷气。

- **G**　　　　　– 底轮　　　　　– 躯干的基部

  位于第 5 骶骨 / 第 1 尾骨

  针灸里的精气，祖先之气。

3. 心轮（躯干的顶点）的极性发生在

- **T'**　　　　　– 心轮　　　　　- "五行属土"的中心

  位于第 7 颈椎 / 第 1 胸椎

  针灸里奇经八脉的冲脉。

- **T″**　　　　　– 喉轮　　　　　- "天六气"的中心

  以及前六块颅椎。

  位于第 3/4 颈椎

  针灸里奇经八脉的阳维脉。

  – 脐轮（系统的整体中心）的极性发生在

- **A″**　　　　　– 脐轮　　　　　- "五行属土"的顶点，整体中心

  位于第 8/9 胸椎

  针灸里奇经八脉的带脉。

- **A'**　　　　　– 生殖轮　　　　　– 五行属土的基部

  位于第 2/3 腰椎

  针灸里奇经八脉的阴维脉。

－额轮（系统的整体基部）的极性发生在

- **C″**　　　　　　　－额轮　　　　　－系统的整体基部

  位于第 3 尾骨 / 颅骨 1

  针灸里奇经八脉的阳跷脉。

- **C′**　　　　　　　－脾轮　　　　　－普拉那－生命力中心

  位于第十根左肋尖

  针灸里奇经八脉的任脉。

  －底轮（躯干的基部）的极性发生在

- **G′**　　　　　　　－底轮　　　　　－躯干的基部，昆达里尼中心

  位于第 5 骶骨 / 第 1 尾骨

  针灸里奇经八脉的阴跷脉。

- **G″**　　　　　　　－顶轮　　　　　－系统的整体中心

  位于颅骨 1/2

  针灸里奇经八脉的督脉。

　　建立在极性与对立基部上的马耳他十字机构（Maltese Cross），可说明上述
内容（图 117）

- 心轮和脐轮呈截面对立，分别对应躯干的顶点（T′）和系统的整体中心（A″）。
- 生殖轮和喉轮成截面对立，分别对应"五行属土"的基部与"天六气"中心。
  枕骨轮为喉轮的双重性，被视为联结地与天的中心。
- 底轮和额轮呈截面对立，分别对应躯干的基部及系统的整体基部。
- 脾轮和顶轮呈截面对立，分别对应普拉那－生命力和系统的整体顶点。

　　此外，联结脾轮和顶轮的轴是一个对称轴，相对于该轴：

- 底轮和脐轮不对应任何穴位。
- 生殖轮和喉轮彼此互补。生殖轮是"复制"中心，穴位是命门。喉轮－枕骨
  轮是"心智的创造力"，穴位是哑门和脑户。
- 心轮和额轮彼此互补。心轮是灵性直觉的中心，位于 **T′**，穴位是百劳。额轮
  是创造中心、集中灵性能量的中心，位于 **C″**，穴位是印堂。

–对立：T' A'' –A' T'' –G' C'' –C' G''　　　　机械性架构：
–极性：T' T'' –A' A'' –G' G'' –C' C''　　　　–8个脉轮
–配对：T' A' –G' C' –G'' C'' –T'' A''　　　　–8条奇经八脉

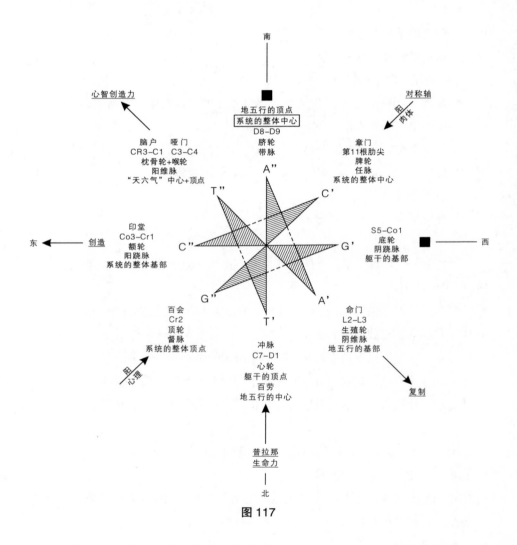

图 117

脾轮－顶轮（任脉－督脉）的轴本身代表身－心一体的两种形式：一种是物质的阳（脾轮），穴位是章门，并透过普拉那渗入其中；另一种是精神的阳（顶轮），穴位是百会。

最后，我们要知道，根据这根轴而形成的两个组别。

在属阴的第一组里，

- 心轮形同冲脉，关系到"内三焦"，同时也关系到"灵性普拉那的能量"。
- 底轮形同阴跷脉，关系到瑜伽的灵性"三株火"，同时也关系到昆达里尼传递的"地之火"。
- 生殖轮形同阴维脉，在"内三焦"与"三株火"之间建立起联结，以复制、生殖中心的性质来负责合成的工作。

在属阳的第二组里，

- 脐轮形同带脉，是心轮的相反，关系到"第三只眼"，此外，它也是下层精神能力的中心点：超感听觉、超感视觉－通灵能力－心理测量－预知能力[1]，这些是肉体五觉的反映，即听觉、视觉、味觉、触觉、嗅觉。
- 额轮形同阳跷脉，是底轮的相反，关系到"灵性的第三只眼"；此外，它也是上层精神能力的中心点：灵感（心灵感应）－秘象－媒介－创造力－预测。
- 喉轮形同阳维脉，是生殖轮的相反，也是心智能量所在：意志－想象力－整体智性－思考力－本能。它是下层精神与上层之间的联结。由于中心的枕骨轮所带来的作用，它同时也是从星光能力到灵性能力的进化发动器：
  由于受到思考力的抑制，超感听觉变成了灵感（心灵感应）；在本能的影响下，超感视觉变成了秘象；在意志力的影响下，通灵能力转变成媒介；在想象力的影响下，心理测量变成了创造力；在整体智力、智慧的影响下，预知能力变成了预测。

人类一开始会顺从于下层的精神能力，而这些本能的与情绪上的能力在一段时间里无法被控制，之后变成了上层"智性"的、灵性的精神能力，这时便可随着意志而自由地加以运用。

---

[1] 爱丽斯·贝利（Alice Bailey），如先前所引的著作中。

第三十二章

肉体与精神的 343 种能量

背俞穴与募穴

我们刚刚研究了膀胱经第一侧线上的背俞穴，且得到的结论是其中十一个相当于脏腑经别的背俞穴，而另外九个则是功能／脏腑的背俞穴。

相对地，任脉上的古典募穴则等同别脉（脏腑经别）①的募穴。我们不禁要问，哪些是功能／脏腑的募穴？传统中医与针灸在这方面似乎并未提及。②

我们知道功能／脏腑直接接收来自冲脉的能量。《灵枢》第 38 章里说明了营气与卫气势必得透过冲脉来到内三焦的出口，而正是冲脉负责将"气与血"配送到脏与腑中。

这么说来，冲脉的十一个腧穴便是十一个功能／脏腑的募穴，如此一来它们才能将气与血配送到脏腑之中。这些腧穴也应有木、火、土、金、水等性质的一个功能。根据《河图》的生成顺序，它们与各脏腑的关系如下：

● 冲脉　　1　　　－横骨　　　　－心

---

① 联结脏腑的经别

② 募穴：若我们参考杨继洲所著的《针灸大成》，可发现募穴除了它的功能，还具有一个作用，即补机体脏腑与功能的能量。

- 冲脉　2　　– 大赫　　– 小肠
- 冲脉　3　　– 气穴　　– 膀胱
- 冲脉　4　　– 四满　　– 肺
- 冲脉　5　　– 中注　　– 大肠
- 冲脉　6　　– 肓俞　　– 肾
- 冲脉　7　　– 商曲　　– 胃
- 冲脉　8　　– 石关　　– 脾
- 冲脉　9　　– 阴都　　– 三焦
- 冲脉　10　– 腹通谷　– 胆
- 冲脉　11　– 幽门　　– 肝

　　根据我们在《河图》生成里的发现①，我们必须在 11 个腧穴上再加上气冲，也就是冲脉的入穴。该穴也是心包（分布于整个机体中）的功能募穴。此一功能加在大循环中，介于肺与大肠之间。当我们对太阳系进行研究时，便能得到确认。它就像小行星带出现在火星与木星的轨道之间（第 34 章，图 134）

　　此外，自 1976 年初版的"能量学总论"②问世以来，我在临床上的研究结果显示，心包确实作用于内部功能，且对四个腧穴有所反应，我们在后续会提到使用的技巧：

- 气冲　　　　：肉体功能的募穴
- 胞肓　　　　：精神功能的募穴
- 鸠尾　　　　：脏腑经别在肉体能量上的募穴
- 百劳　　　　：脏腑经别在精神能量上的募穴

———————————

　　①　见第十章"《河图》，地五行的生成"；以及第二十章"五行，11 个构件 – 调节、关系与法则"。

　　②　《从龙到蛇——以中国传统为基础的能量学概论》（Du Dragon au Serpent - Essai de théorie générale de l'énergétique fondée sur la tradition chinoise）。

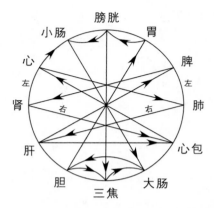

（图中标注：膀胱 胃 脾 肺 心包 大肠 三焦 胆 肝 肾 心 小肠　左 右 左 右）

若考虑到《河图》"生成"所定义的脏腑"大循环"，便可运用母－子法则与相克法则。

母子法则

心	（横骨）	激活	小肠	（大赫）
小肠		激活	膀胱	（气穴）
膀胱		激活	胃	（商曲）
胃		激活	脾	（石关）
脾		激活	左肺	（四满）
肺		激活	心包	（气冲）
心包		激活	大肠	（中注）
大肠		激活	三焦	（阴都）
三焦		激活	胆	（腹通谷）
胆		激活	肝	（幽门）
肝		激活	肾	（肓俞）
左肾		激活	心	（横骨）

相克、抑制法则

三焦	（阴都）	抑制	大肠	（中注）
膀胱	（气穴）	抑制	小肠	（大赫）
			+三焦	（阴都）
小肠	（大赫）	抑制	大肠	（中注）
大肠	（中注）	抑制	胆	（腹通谷）
胆	（腹通谷）	抑制	胃	（商曲）
			+三焦	（阴都）
胃	（商曲）	抑制	膀胱	（气穴）
心	（横骨）	抑制	肺	（四满）
右肺	（四满）	抑制	肝	（腹通谷）
肝	（幽门）	抑制	脾	（石关）
			+心包	（气冲）
脾	（石关）	抑制	肾	（肓俞）
右肾	（肓俞）	抑制	心包	（气冲）
心包	（气冲）	抑制	心	（横骨）

针对相克或抑制法则，此时不再是五角星相克循环里的一个"循环"，而是两个循环：一个是针对阴脏，一个是针对阳腑。为了要激活功能／脏腑的能量配

送，必须得先泻冲脉的这些募穴。将这些腧穴当作功能性募穴来运用，以及"大循环"的定义与相关法则，其结果符合中国能量学上的理论。膀胱第一侧线上的九个功能俞穴会回应这些募穴。三十年来的试验结果证明了其可依据性。

中央生成器

我们对五行及其构件与控穴上的研究，让我们得到一个观念，也就是"气与血"是经由冲脉配送到 11 个脏腑 / 功能 +1（不具结构性）。冲脉因此以"中央生成器"之姿出现，就像乐团的指挥，其不但是前身，同时也是奇经八脉系统的参与者。奇经八脉的系统本身则是 12 经脉的外部生成器。

因此，我们需要使用一个广义的能量系统，并以更深入的方式加以分析。

《易经》和它的变化是我们的分析之钥[1]。的确，《易经》的变化出现两个系列（61+64=125），其符合针灸上内部与外部的能量结构：（图 118）

61 种变化，代表机体内部能量的结构整体。其分配如下：

- 接收与预热能量的外围功能：
  - 外三焦
- 转换或加工可用能量的中央功能：
  - 内三焦
- 带有 8 个四联体构件的中央生成器，负责配送内三焦所制造的能量，是奇经八脉的前身：
  - 8 个四联体中心（8x4=32）
- 内部调节的内部功能，即针对 8 个四联体中心所分配的能量进行内部调节：
  - 11 个脏腑 / 功能
- 内部调节的外部功能，即针对 8 个四联体中心所分配的能量进行内部调节：
  - 12 别脉（脏腑经别），
- 联结脏腑与正经，
  - 一共有 61 种能量。

---

[1] 见第十五章"周期与调节"。

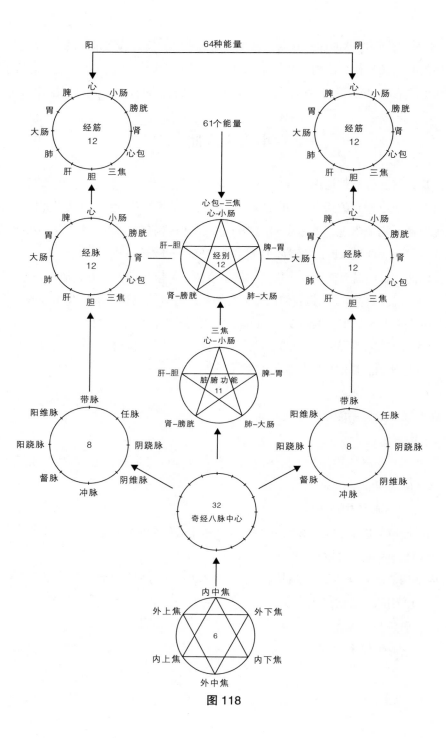

图 118

64 种变化，代表机体外部能量的结构整体。其分配如下：

- 带有 8 个双侧构件的外部生成器，负责分配内三焦所制造并由内部生成器来传送的能量：
  - 双侧奇经八脉 [①]　　　　　　　（8x2=16）
- 外部调节的内部功能，即针对奇经八脉所分配的能量进行外部调节：
  - 12 条双侧正经（经脉）　　　　（12x2=24）
- 外部调节的外部功能，即针对奇经八脉所分配的能量进行外部调节：
  - 12 条双侧经筋　　　　　　　　（12x2=24）
  - 一共有 64 种能量。

我们已经知道这些能量结构的整体，但似乎只有一个除外，即带有八个四联体构件的"中央生成器"，它是八条奇经八脉的前身。不过，我们根据古文献而做了一个假设：冲脉的 12 个腧穴负责将"气与血"分配到 12 脏腑 / 功能（11+1）。

若我们进一步从三焦所制造的能量分配系统来看，会发现冲脉与带脉是中心与外围的两个极端形式。而一个系统的两个极端，无论如何都形同地与天，万物在天地之间才得以显现。因此冲脉和带脉在同一个定义里殊途同归，并可被视为 8 条奇经八脉的外部系统的模具，八脉的雏形应已存在于其中。

因此，双侧各十六个腧穴共三十二个腧穴，直接关系到冲脉与带脉：

- 冲脉
  - 双侧各一个入穴，即气冲
  - 双侧各 11 个构成腧穴，从横骨到幽门，与肾经共用。
    一共有 12 个双侧腧穴
- 带脉
  - 双侧各一个入穴，即章门
  - 双侧各 3 个构成腧穴，带脉、五枢和维道，与胆经共用。

---

① 在这个功能里，我们必须考虑到任脉与督脉的左右侧。

一共有 4 个双侧腧穴

我们假设这双侧的 16 个腧穴是分配气与血的特定穴，是使用功能的直接生成器，其带有 11 个脏腑 / 功能 +1 和 12 条脏腑经别。

我们再来看脏腑 / 功能的生成顺序及对应冲脉的腧穴，并按《易经》里 16 个序列的排列而考虑到 12 经别的同步生成。每个冲脉和带脉的腧穴会有一个分配中心的性质，即一条奇经八脉的前身。因此，我们应该看作是这个整体将能量和血分配送到脏腑 / 功能与经别。八个中心各由双侧的两个腧穴、16 个构成"中央生成器"的腧穴来代表（表一）。

每个"分配中心"在冲脉上的位置与被生成的能量有直接关系，而且我们已经知道这些配置。[①]

此外，冲脉与带脉的入穴分别为气冲与章门。因它们接收功能的关系，因此相当于阴维脉的中心，一个生成了功能 / 脏腑的脾，另一个生成了心包（不结构性，分布于全身）。其他的定位也从中接续形成。

带脉的腧穴"带脉"，代表外上焦与呼吸的能量或清气（易经里的 C″）。其相当于阳跷脉的中心，并将其能量传送给功能性的小肠。

带脉的腧穴"五枢"，代表外中焦以及元气和谷气（易经里的 T″）。其相当于阳维脉的中心，并将其能量传送给三焦和胆的经别。

带脉的腧穴"维道"，代表外下焦以及祖先之气或精气（易经里的 G′）。其相当于阴跷脉的中心，并将其能量传送到大肠的经别。

这双侧的 16 个腧穴将根据"内部生成器"（由 16 个构件而组成）的法则来运作（图 119）。

表一
脏腑 / 功能、和脏腑经别的中央生成器
（脏腑 / 功能为粗体字）

带脉穴位	配送中心	被生成的能量	易经序列
● 章门	阴维脉	**脾**	3

---

① 见前述的"背俞穴与募穴"

● 带脉	阳跷脉	**小肠**	11
● 五枢	阳维脉	三焦－胆	13
● 维道	阴跷脉	大肠	5

冲脉穴位

● 幽门	带脉	**胆－肝**	16
● 腹通谷	带脉	肝	15
● 阴都	阳维脉	**三焦－胃**	14
● 石关	冲脉	脾－心	1
● 商曲	冲脉	胃－心包	2
● 肓俞	阴跷脉	**肾**	6
● 中注	任脉	**大肠－肺**	8
● 四满	任脉	肺	7
● 气穴	阳跷脉	**膀胱－膀胱**	12
● 大赫	督脉	小肠	9
● 横骨	督脉	**心**	10
● 气冲	阴维脉	**心包－肾**	4

属于同一个中心的对穴，以及属于对立中心的对穴如下：

- 大赫－横骨：督脉（对立）　　：中注－四满：任脉
- 带脉－气穴：阳跷脉（对立）　：维道－肓俞：阴跷脉
- 五枢－阴都：阳维脉（对立）　：气冲－章门：阴维脉
- 腹通谷－幽门：带脉（对立）　：商曲－石关：冲脉

各中心与对应的腧穴配对，形同奇经八脉的配对，方式如下：

- 冲脉－阴维脉　　：商曲－石关－气冲－章门
- 阴跷脉－任脉　　：四满－中注－维道－肓俞
- 督脉－阳跷脉　　：大赫－横骨－带脉－气穴
- 阳维脉－带脉　　：五枢－阴都－腹通谷－幽门

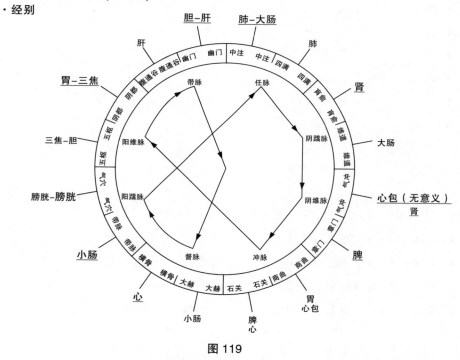

奇经八脉中心的腧穴
自冲脉和带脉起
中央生成器

・脏腑–功能：粗体(下划线)
・经别

图 119

冲脉的 12 个腧穴显而易见有两个不同的功能：

- 冲脉 – 带脉附属于"中央生成器"系统，以及系统的 16 个双侧构件，它们将"气与血"配送到功能 / 脏腑与脏腑经别。
- 当作募穴被单独看待，它们根据五行的法则负责将能量配送到 11 个脏腑 / 功能 +1，并予以调节，如我们在本章开头所述。

中央储存池

我们在"周期"的逐步分析研究中，发现一种能量系统由四大形式所组成：64–125–216 和 343 种变化。

在第一阶段中，64 种变化让我们能针对一种能量系统的每一层加以研究；接着 125 种变化让我们界定了内部功能（61 种变化）与同一系统的外部功能（64 个变化）的整体。

216 种变化显示了一个新的形式。我们可进一步分析组成这个形式的结构 / 能量。其组织可以如下方式来解释（图 120）：

- 152 种变化代表机体内部的能量结构整体。其分配如下：
  - 肉体的、生命的与精神的三种能量的固定为首要功能：3
  - 四种基本能量，即 **T-G-C-A**：4
  - 接收与预热能量的外围功能，即外三焦：3
  - 能量的转换、制造或加工等中心功能，即内三焦：3
  - 带有 16 个四联体构件的中央生成器，负责配送内三焦所制造的能量，是奇经八脉的前身：
    - 8 个四联体奇经八脉中心（冲脉、带脉）：8x4=32
  - 带有 8 个三联体构件的中央储存池，是奇经八脉的次要前身：
    - 8 个三联体奇经八脉中心（任脉）：8x3=24
  - 内部调节的内部功能，针对冲脉 – 带脉的 8 个四联体中心所配送的能量进行内部调节：
    - 11 个脏腑：11

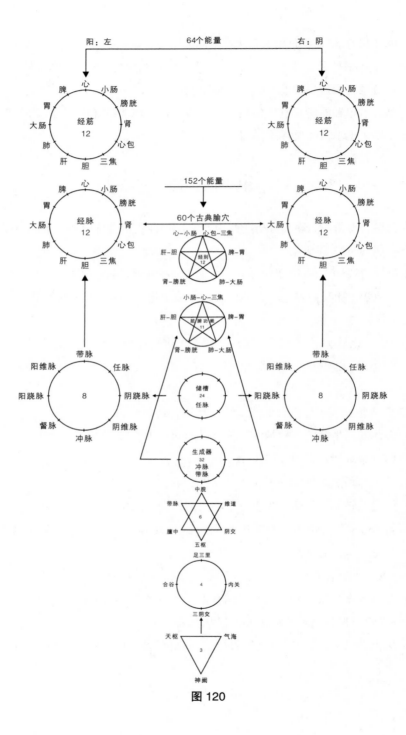

图 120

- 内部调节的外部功能，针对冲脉 – 带脉的 8 个四联体中心所配送的能量进行内部调节：
  - 12 条脏腑经别：12
  - 调节内部功能能量的外部天线功能：
    - 60 个五输穴（井 – 荥 – 输 – 经 – 合）：5x12=60

  总共是 152 种能量

- 64 种变化代表机体外部的能量结构整体。其分配情形如我们在 125 种变化中的界定：
  - 双侧各 8 条奇经八脉：8x2=16
  - 双侧各 12 条正经：12x2=24
  - 双侧各 12 条经筋：12x2=24

  总共是 64 种能量

在 216 个变化的整体中，出现了某些结构或新的能量：

固定身体 – 能量 – 意识等三种形式的首要功能，似乎与三个根本的腧穴有关：

- 气海，作为肉体能量的固定点
- 神阙，作为生命的能量点，是肉体与精神的接合点
- 天枢，作为"魄""魂"以及"灵长类"本能意识层、"三种记忆""学舌自动机"之府。[①]

四种基本能量似乎也对应四个阴与阳能量的控穴：

- 三阴交　　　　　　：元气
- 内关　　　　　　　：精气
- 合谷　　　　　　　：清气
- 足三里　　　　　　：谷气

外三焦与内三焦各有的控穴如下：

---

① 苏利埃·德·莫朗（Soulié de Morand）：《中国的针灸》（L'acupuncture chinoise）。见下述"心理现象与脏腑实体"。

- 外上焦　　　　　　：带脉
- 外中焦　　　　　　：五枢
- 外下焦　　　　　　：维道
- 内上焦　　　　　　：膻中
- 内中焦　　　　　　：中脘
- 内下焦　　　　　　：阴交

带有 8 个四联体构件的中央生成器，有冲脉和带脉双侧各 16 个腧穴作为载体，我们刚刚已看过。

带有 8 个三联体构件的中央储存池，有任脉的 24 个腧穴作为载体。确实，我们对《河图》及《易经》的研究结果显示，中央的能量储存池是由冲脉和带脉所构成。阴和阳的反转轴作为地与天，对于他们的共存有其必要性（该轴是两者的中介），同时确认了任脉的地位，即肉体能量的中央储存池（阴）[1]。

关于这点，任脉的 24 个腧穴是 8 条奇经八脉的"次要前身"；因此在任脉上各有三个腧穴或"奇经中心"与之对应（表二）。

在研究这些功能、名称、位置、各环节关系和各腧穴的症状学时，它们的类比关系也就跟着出现。

八个腧穴的三个系列依顺序（彼此之间的排列方法相同）从下到上（表二）：

任脉 – 阴跷脉 – 阳跷脉 – 督脉

阳维脉 – 阴维脉 – 冲脉 – 带脉

腧穴以三个为一组的排列，对应的是它们各自与内三焦的关系，下焦对应任脉第一到第八个腧穴，中焦对应第九到第十六个腧穴，上焦对应第十七个到第二十四个腧穴。

我们在特别讨论治疗的章节里会再次提到。

现在我们要继续对 216 种变化的研究：

11 个脏腑和 12 条经别已在前述的内容里下过定义。

60 个五输穴对应各位于 12 条经脉上的井 – 荥 – 输 – 经 – 合穴。与五行有

---

① 督脉则是精神能量的中央储存池；见下述"心理现象与脏腑实体"

关的内部功能的能量表层调节可利用这些五输穴来进行。未出现的原穴是阳的源泉穴，因为它们与前者相较属于次要性。

8 条奇经八脉与 12 条正经（经脉）以及 12 条经别都有双侧性，同样也在前述内容里讨论过其性质与功能。

精神现象与"脏腑"

人是存在于地与天之间的一个生命显体。人本身由一个身体和一个心灵所构成，而身体和心灵正如他本身宇宙的地与天；这两个极端之间的关系可用针灸里有关能量的知识来建立，同时运用"指挥和引导能量的艺术"。

此前我们已看过生理类型的各种能量，也就是内三焦制造能量或对能量进行加工，接着能量储存于任脉里的 8 个三联体中心，再由冲脉和带脉双侧各 16 个中心进行分配，最后供功能 / 脏腑以及脏腑经别使用，这是在内部方面的过程。而在外部，双侧各 8 条的奇经八脉将这些能量传送出去，供正经（经脉）和经筋使用。

而精神性质的能量又如何进展？

表二

任脉 – 肉体的中央储存池

	任脉	奇经八脉中心	腧穴功能
24	承浆	带脉	汇集任脉 – 督脉 – 胃 – 大肠
23	廉泉	冲脉	汇集任脉 – 阴维脉
22	天突	阴维脉	汇集任脉 – 阴维脉 – 脾
21	璇玑	阳维脉	汇集浑天仪能量
20	华盖	督脉	
19	紫宫	阳跷脉	
18	玉堂	阴跷脉	八个器官的症候群
17	膻中	任脉	上焦的募穴，汇集任脉 – 三焦 – 脾 – 肝 – 小肠
16	中庭	带脉	
15	鸠尾	冲脉	生命源泉中心募穴，与络穴，心包

14	巨阙	阴维脉	心的募穴
13	上脘	阳维脉	汇集任脉 – 胃 – 小肠
12	中脘	督脉	中焦与胃的募穴，汇集任脉 – 肺 – 三焦 – 胃，工厂
11	建里	阳跷脉	
10	下脘	阴跷脉	汇集任脉 – 脾
9	水分	任脉	
8	神阙	带脉	
7	阴交	冲脉	下焦的募穴，汇集任脉 – 胆 – 心 – 冲脉
6	气海	阴维脉	奇经八脉的募穴
5	石门	阳维脉	外三焦的募穴
4	关元	督脉	小肠的募穴，汇集任脉 – 脾 – 肝 – 肾
3	中极	阳跷脉	膀胱的募穴，汇集任脉 – 脾 – 肝 – 肾
2	曲骨	阴跷脉	汇集任脉 – 肝
1	会阴	任脉	入穴

若生理性的能量来自"地球上的"食物，包括固态、液态的食物以及我们呼吸的空气，可想而知，精神性的能量则来自"天的"灵性食物，换句话说，其不但来自知识与经验，同时也来自围绕着我们的"以太"及光芒。

精神性的各种能量有所不同，第一个不同点在于"情感"和"思想"；情感相当于深层的冲动、不由自主且或未经思考的反应，而思考则是针对现实而进行的推理。

西方的习惯是视人格有三个精神层面，即无意识、下意识和有意识等三层。传统中医也认为根本的精神层次有三层，与内三焦有同样的顺序：魄、魂和神。

第一焦以"魄"来代表，属于本能的、生命的深层。它取其发展所需，弃其所不适。这种选择的能力是自我里无意识的部分、欲望和排斥的前身，是"灵长类"、鬼魂、自身的影子、物质的及地球的心灵、血液的流露。此焦相当于生命力、精神上的阴①。

第二焦以"魂"来代表，属于遗传的或后天的记忆，包括无意识或有意识的，某种程度上而言相当于下意识。因此我们可将记忆分成三层：无意识的记忆－"自动装置"、有意识的记忆－"鹦鹉"，以及下意识的记忆。过去记忆所依赖的秩序与防卫是天的气息，相当于精神性的阳。过去与现在形成的对比诞生了思考。

第三焦以"神"来代表，属于真正的智性，即人"进化后"的智性、"来自天、穿过身"的智性，是判断的、理性的、理解力的最高层。"神"的合成性质使其能同时表现出精神性的阴与阳。

精神现象的三焦所形成的天的能量，透过身体来表现，且必须加入地的能量。精神性的三焦各自对应了三种形式或三个中心，所形成的九个中心负责分配或"生成"相对应的能量②。

九个中心里，有一个可说是其他八个的思考透镜。我们又看到了一个带有8个构件或8个中心的生成器系统，第九个确保他们的运作及内部的关系正常，以便精神与心灵因收集到的资讯储存大量增加，或有意识的经验而逐渐得到进化。现在我们可以讨论意识的七个载体。它们表现在九个层次上，与九个中心有关联，而这九个中心又形同奇经八脉：

内部联结中心
- 督脉－任脉：彼此关系的意识，能掌握抽象的事物、象征，并将它们联结到
  现实中。
- 督脉中心：　智性、灵性综合、生存意志上的整体意识。
- 阳跷脉中心：智力的、知识的意识，能掌握技巧。

---

① 有关"魄""魂"与"神"的详情，见苏利埃·德·莫朗（Soulié de Morand）：《中国的针灸》（L'acupuncture chinoise）。

② 这九个中心与瑜伽里的九个脉轮同功（但不相似）。针灸里的九个中心在下层的以太体内，而九个脉轮则位于上层的以太体。此外，就我所知，中国传统里并未解释这九个中心，至少不是以这种形式来解释；然而，他们在"能量上的"体现来自343种变化的研究结果，后续我们会看到。可参阅赵避尘的相关著作［法译本：《道家炼丹术与养生功》（Traité d'Alchimie et de Physiologie taoïste）］。

- 阳维脉中心：心智的、客观的、具体的意识。
- 任脉中心：　　选择的本能意识。
- 带脉中心：　　"情感的"自私意识。
- 冲脉中心：　　直觉的利他意识。
- 阴维脉中心：欲望和排斥的感官意识。
- 阴跷脉中心：分析的、凝聚的、生存意志等生命意识。

被分配出去的能量根据地五行的法则来调节安排：
- 魄 – 本能，但也是狡猾且不会感到不安的心理，直接来自第一焦，藏于五行的金。
- 魂 – 受限于一切遗传的秩序与防卫，或得自于我们的父亲，来自第二焦，表现与发泄的方法在想象力、欲望与梦境中。藏于五行的木。
- 意 – 思考、心灵的集中，因初始的本能与过去的信息与现实对比而诞生。藏于五行的土。
- 志 – 意志、领导的灵魂力量，能实现欲望、智性的企图执行力，藏于五行的水。
- 神 – 整体智力，藏于五行的火。

人的进化是透过五种精神性的功能来进行的。被动者本身只有魄，而在神、意、志的循序发展中，处于胚芽状态的魂与神逐渐变成了主动者。

然而在这段期间里，会出现压力与心情的调整，这些正是"情感的疾病"而导致功能失调的原因；这些原因相当于心理的外在形式，也就是我们种种关系的生活形式。

在生理层面上，我们会因火、寒、湿、燥、风、暑等大气变化而有所反应。同样的，在精神层面上，我们要面对六种"气氛"和其关系变化，就像前者与天六气的关系（图121，小图1）：
- 太阳，惊慌的气氛
- 少阳，爱与易感的气氛
- 阳明，悲观与懊悔的气氛
- 太阴，固执欲望的气氛

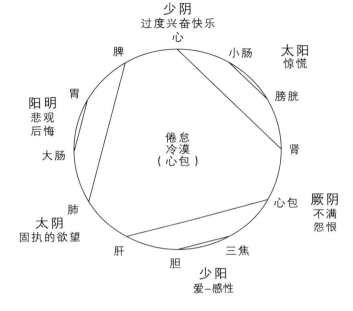

少阴
过度兴奋快乐
心

脾

小肠

太阳
惊慌

膀胱

胃

阳明
悲观
后悔

大肠

倦怠
冷漠
（心包）

肾

肺

心包

厥阴
不满
怨恨

太阴
固执的欲望

肝

胆

三焦

少阳
爱-感性

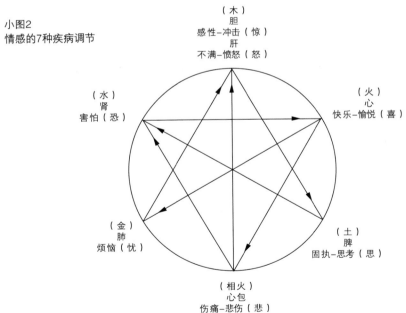

小图2
情感的7种疾病调节

（木）
胆
感性-冲击（惊）
肝
不满-愤怒（怒）

（水）
肾
害怕（恐）

（火）
心
快乐-愉悦（喜）

（金）
肺
烦恼（忧）

（土）
脾
固执-思考（思）

（相火）
心包
伤痛-悲伤（悲）

图 121

- 少阴，快乐而过度兴奋的气氛

- 厥阴，不满与怨恨的气氛

- 第七种气氛是一种中心的、根本的气氛，即倦怠与冷漠，直接经由心包而与厥阴相连。

如果我们要解释这些在精神层面上的"气氛"变化，那就是能量状态中有我们的五个内部心理功能，并与关系到它们的五个生理功能相互作用：（图 121，小图 2）

- 喜，快乐、喜悦，会减少心与火的能量，也能导致遗忘症，但能治愈悲伤、烦恼和悔恨。

  解药是恐惧。外在的表现是欢笑。

- 思，固执的欲望，会增加脾与土的能量，也能导致脾的充血，但能治愈恐惧。

  解药是不满。外在的表现是"一唱再唱"的歌曲。

- 悲，悲伤与哀悼、忧愁、倦怠，会增加心包、相火和肺的能量，也会降低性的能量，甚至会导致闭经、阳痿、鼻中带酸，但能治愈不满与恐惧。

  解药是欢乐。外在的表现是流泪哭泣。

- 忧与愁，烦恼与懊恼，会增加肺与金的能量，也可导致急促的喘息，但能治愈敏感性。

  解药是欢乐、喜悦。外在的表现是流泪哭泣。

- 恐，害怕，会减少肾与水的能量，也可导致能量的降低与清水性腹泻，但能治愈欢乐。

  解药是悲伤与固执。外在的表现是小便失禁与呻吟。

- 怒与恼，不满和发怒、生气，但也是憎恨，会增加肝与阴木的能量。能导致能量的上升、反胃与呕吐，但能治愈固执的欲望。

  解药是悲伤。外在的表现是叫嚷。

- 情，易感或爱，会减少胆和阳木的能量。能导致焦虑，并失去决定力 – 意志。

  解药是平日的习惯、烦恼与悔恨。外在的表现是同一首歌"一唱再唱"。

精神性的能量在三焦里被制造或加工后，再经由九个中心来配送，最后与地五行（内部）与天六气（外部）产生关联。

我们现在有了一个包括肉体与精神的能量整体，因此我们要确立这些能量结构，以便作为参考依据。

此一整体符合 343 种变化（7^3=343），四大系统的最后一个确立了一种能量系统，也就是我们刚刚提到的：

135 种变化，代表机体内"中心"能量结构的整体。（图 122）

他们的分布情形如下：

- 固定三种能量类型（肉体的、生命的与精神的能量类型）

初始功能：   3
- 接收和预热肉体能量的外围功能：肉体的外三焦：   3
- 接收和预热精神能量的外围功能：精神的外三焦：   3
- 针对肉体能量的转换和加工的中心功能：肉体的内三焦：   3
- 针对精神能量的转换和加工的中心功能：精神的内三焦 + 一个

中介能量：   4
- 带有 8 个四联体构件的中央生成器，负责配送肉体的内三焦所制造的能量，是 8 条奇经八脉在肉体上的前身：
  - 8 个奇经八脉四联体中心（冲脉 – 带脉）：   8x4=32
- 带有 9 个四联体构件的中央生成器，负责配送精神的内三焦所制造的能量，是 8 条奇经八脉在精神上的前身：
  - 9 个奇经八脉四联体中心（膀胱的第二连链与骶骨链）：   9x4=36
- 带有 8 个三联体构件的中央储存池，是奇经八脉在肉体上的第二前身：
  - 8 个奇经八脉三联体中心（任脉）：   8x3=24
- 带有 9 个三联体构件的中央储存池，是奇经八脉在精神上的第二前身：
  - 9 个奇经八脉三联体中心（督脉）：   9x3=27

一共有 135 种能量

144 种变化，代表机体"内部"的能量结构整体。（图 122）其分布如下：

- 脏腑 / 功能肉体性内部调节的内部功能：
  - 11 个功能性募穴（在冲脉上）   11

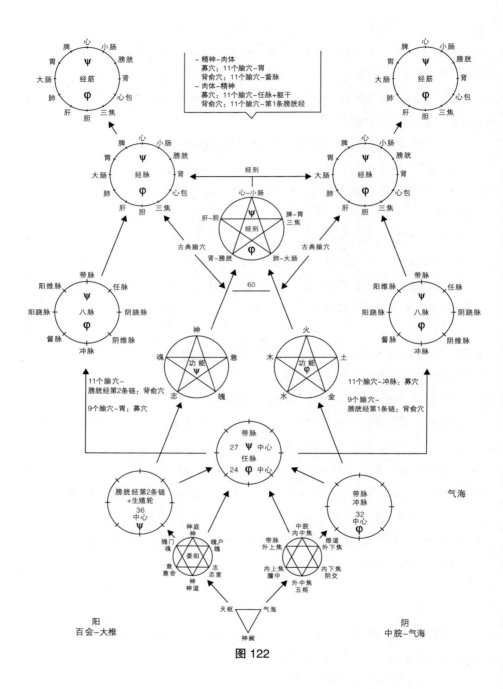

图 122

• 9 个功能性背俞穴（在膀胱的第一条链上）　　　　　　　　　9

● 脏腑 / 功能精神性内部调节的内部功能：

　　　• 9 个功能性募穴（在胃经上）　　　　　　　　　　　　　　　9

　　　• 11 个功能性背俞穴（在膀胱的第二条链上）　　　　　　　　11

● "脏腑经别"肉体性内部调节的外部功能：

　　　• 11 个"脏腑经别"的募穴（在任脉及躯干正面上）　　　　　11

　　　• 11 个"脏腑经别"的背俞穴（在膀胱的第一条链上）　　　　11

● "脏腑经别"精神性内部调节的外部功能：

　　　• 11 个"脏腑经别"的募穴（在胃经上）　　　　　　　　　　11

　　　• 11 个"脏腑经别"的背俞穴（在督脉上）　　　　　　　　　11

● 内部功能能量调节的外部天线功能（肉体与精神的）：

　　　• 60 个五输穴（井 – 荥 – 输 – 经 – 合）　　　　　　　　　60

　　　　　　　　　　　　　　　　　　　　　　　　一共有 144 种能量。

　　64 种变化，代表机体"外部"的能量结构整体。（图 122）其分布如我们在
125 和 216 种变化中所确立的分布情形：

● 双侧各 8 条奇经八脉：　　　　　　　　　　　　　　　　　　16

● 双侧各 12 条正经（经脉）　　　　　　　　　　　　　　　　　24

● 双侧各 12 条经筋　　　　　　　　　　　　　　　　　　　　　24

　　中心的 135 种能量结构，144 个内部的结构，以及 64 个外部的结构，等于
以"周期性"为基础而确立的 343 种变化。

　　然而他们的分配和组织似乎会偏离我们所确立的方式。此乃为了简化并更
易理解这个整体，所以我们并未沿用 87 的方案＋周期性的四乘以 64 种变化；
而且会令演算的过程更加繁复，对这项研究的后续也无实际的意义。

　　我们现在要分析刚才发现的结构：

● 一个主要的功能说明了三种能量，即肉体、生命和精神的能量。对应的控穴
　为气海、神阙和天枢。我们在研究 216 种变化时已说明。①

———————————

　　①　见同一章前述的 216 种变化。

- 肉体性的外三焦和内三焦负责这类能量的接收与加工。我们先前已看过可控制他们的六个腧穴。
- 精神性的外三焦和内三焦代表进化最初与最后时的功能，并负责这类能量的制造：
  - 被动者进化初始时的功能：
    - 外上焦：　　　　魂 – 魂门
    - 外中焦：　　　　神 – 神道
    - 外下焦：　　　　魄 – 魄户
  - 主动者进化到最后时的功能：
    - 内上焦：　　　　意 – 意舍
    - 内中焦：　　　　神 – 神庭
    - 内下焦：　　　　志 – 志室

  中焦 – 进化的功能，与"神"相连：神堂。

　　肉体能量的中心配送，以及对应的八个生成器中心的控制，是由冲脉和带脉双侧 16 个腧穴来负责。这些腧穴位于躯干正面与侧面，是地的阴能量主导区域。[①]

　　相对的，配送精神能量的腧穴位于中心同一层，在躯干背面，是天的阳能量主导区域，此乃属正常。然而，为了控制"生成器"的九个精神性中心，有膀胱经第二条链上侧边的 18 个腧穴，包括骶骨链上从上髎到秩边等腧穴，作为控制的腧穴。从承扶到委中等腧穴因其位于大腿背面而被排除。

　　会阳也被排除在外，但原因是它的特殊功能，即负责将膀胱各链上的阳能量会合在一起：

- 从大杼到肝俞 – 从上髎到下髎 – 从承扶到委中 – 从附分到秩边。

　　膀胱经第二条链上的五个"精神性"背俞穴，顾名思义，可知他们在传统上被赋予的定义：

- 魄户

---

① 见表一和图 123：肉体的中央生成器。

冲脉–带脉
肉体的中央生成器

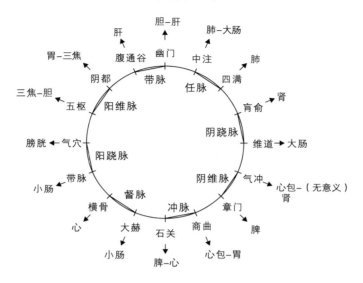

第2条膀胱链–生殖链
精神的中央生成器

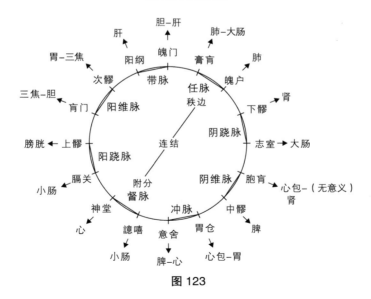

图 123

- 神堂
- 魂门
- 意舍
- 志室

这五个腧穴与脏腑经别（肺－心－肝－脾－肾）的五个背俞穴在同一层。因此我们可假设，它们是这些脏器的精神性生成器，由魄、神、魂、意、志代表其精神功能（器官实体）。此外，这个位置让我们知道了从附分到秩边以外，如何为其他腧穴的生成功能下定义；肓门（与三焦俞在同一个水平上，三焦俞是三焦的背俞穴）对应阳维脉，是三焦与胆的精神生成中心（《易经》的序13）[1]……

表三

精神的中央生成器

（脏腑／功能以粗体表示）

膀胱经 骶骨链的腧穴	同功脉轮	奇经八脉中心	被生成的能量	《易经》序列
上髎	额轮	阳跷脉	膀胱－膀胱	12
次髎	喉轮	阳维脉	胃－三焦	14
中髎	生殖轮	阴维脉	脾	3
下髎	底轮	阴跷脉	肾	6
会阳				

膀胱经 第二条链的腧穴				
附分	枕骨轮	联结督脉－任脉		
魄户	脾轮	任脉	肺	7

---

① 见表三和图 123：精神的中央生成器

膏肓	脾轮	任脉	肺 – 大肠	8
神堂	顶轮	督脉	心	10
譩嘻	顶轮	督脉	小肠	9
膈关	额轮	阳跷脉	小肠	11
魂门	脐轮	带脉	胆 – 肝	16
阳纲	脐轮	带脉	肝	15
意舍	心轮	冲脉	脾 – 心	1
胃仓	心轮	冲脉	胃 – 心包	2
肓门	喉轮	阳维脉	三焦 – 胆	13
志室	喉轮	阴跷脉	大肠	5
胞肓	底轮	阴维脉	肾 – 心包	4
秩边	枕骨轮	联结任脉 – 督脉		

此外，穴名与其所属的症状学，能让这些对应关系达到完整性；比如胞肓，是子宫的生命中心（心的主要膏脂包覆），对应阴维脉（功能性心包的精神生成中心）和肾经（《易经》的序列 4）。肓门（心的主要膏脂之门），对应阳维脉（外三焦和胆的精神生成中心，《易经》的序列 13）。

至于膀胱经骶骨链上的四个腧穴（从上髎到下髎），可以相同的逻辑来为他们各自的功能下定义。

肉体能量和精神能量相遇及综合后，它们的分配是在任脉 – 督脉的双重系统中进行。任脉 – 督脉是肉体与精神能量的中央储存池，能量会被配送到八条奇经八脉双侧的整体里：[①]

- 任脉带有肉体方位的 24 个腧穴。任脉透过各三个腧穴分别控制奇经八脉之一，共有 24 个腧穴（3x8=24）。我们在 216 种变化的研究中已看过。

- 督脉带有精神方位的 28 个腧穴。督脉透过各三个腧穴分别控制奇经八脉之一，再加上督脉 – 任脉的中心联结（接续而来），共有 27 个腧穴（3x9=27）。[②]

---

① 见表二与表四，以及图 124：任脉 – 督脉，肉体与精神的中央储存池。

② 中枢被排除在外，是它们的合成。

我们在有关"脊柱、针灸穴位与脉轮"的章节里已看过，督脉的对应腧穴和脉轮的对应根部。有了这个基础，便很容易界定督脉的腧穴为精神的中央储存池功能（8条奇经八脉的前身）。

传统上督脉包含了27个腧穴，而非28个。长强、哑门和龈交等三个腧穴被视为枕骨轮的代表，而枕骨轮理论上是督脉–任脉下、中、上的三重联结中心。（见脚注15）

督脉的另外24个腧穴以三个一组的方式，各对应八条奇经八脉之一，是奇经八脉的前身，形同另外八个脉轮。（表四）

任脉和督脉的腧穴就这样以三个为一组的方式出现，彼此的关系相当于内三焦的下、中、上等三层的关系。

冲脉和带脉将肉体的能量配送到功能/脏腑。因为有冲脉的11个功能募穴+1（气冲），以及膀胱经第一条链上的9个背俞穴，因而能调节这些能量。我们先前已做过说明。

膀胱经第二条链将精神能量配送到精神功能层，并由该链的11个功能性背腧穴+1（胞肓）和胃经的9个功能募穴负责调节这些能量。[①]

我们刚刚已看到了奇经八脉中心（精神能量的中央生成器）在膀胱经第二条链上的分布情形。精神功能的背俞穴（从魄户到志室＋胞肓）也自然分布而成。

胃经上的精神功能募穴（从气舍到气冲），分配方式和膀胱经第一条链上的肉体功能背俞穴（从大杼到白环俞）相同。

表四

督脉 – 精神的中央储存池

督脉		同功脉轮	奇经八脉中心	（腧穴功能）
28	龈交	枕骨轮	联结督脉 – 任脉	28– 联结督脉 – 胃 – 任脉
27	兑端			
26	水沟	底轮	阴跷脉	26– 联结督脉 – 胃大肠

① 见表五和图125：胃经和膀胱经第二条链上的精神功能募穴与背俞穴。

25	素髎			
24	神庭			24– 联结督脉 – 膀胱
23	上星	额轮	阳跷脉	23– 联结督脉 – 大肠
22	囟会			
21	前顶			
20	百会	顶轮	督脉	20– 联结精神的阳
19	后顶			
18	强间			
17	脑户	喉轮	阳维脉	17– 联结督脉 – 膀胱
16	风府			16– 联结督脉 – 膀胱
15	哑门	枕骨轮	联结督脉 – 任脉 和阴维脉 – 阳维脉	15– 联结督脉 – 阳维脉
14	百劳			14– 联结肉体的阳
13	陶道	脾轮	任脉	13– 联结督脉 – 膀胱
12	身柱			
11	神道			
10	灵台	脐轮	带脉	
9	至阳			
8	筋缩			
（7）	中枢	心轮	冲脉	
6	脊中			

5	悬枢		
4	命门		
3	腰阳关	生殖轮	阴维脉
2	腰阳关		
1	长强	枕骨轮	联结督脉–任脉	1–入穴 联结督脉–胆络

表五

精神功能的募穴与背俞穴

胃经：募穴	功能	膀胱经第二条链：背俞穴	功能
气舍	肾–水阴		
缺盆	肺–金阴		
气户		魄户	肺–金阴
库房	肝–木阴	膏肓	大肠–金阳
屋翳		神堂	心–火阴
膺窗	心–火阴	譩嘻	小肠–火阳
乳中	脾–土阴	膈关	膀胱–水阳
乳根		魂门	肝–木阴
不容		阳纲	胆–木阳
承满		意舍	脾–土阴
梁门		胃仓	胃–土阳
关门		肓门	三焦–相火
太乙		志室	肾–水阴
滑肉门	大肠–金阳	胞肓	心包–相火阴
天枢			

外陵	小肠 – 火阳
大巨	
水道	
归来	膀胱 – 水阳
气冲	胆 – 木阳

脏腑经别将深层的五脏联结到表层的经脉、将"土"联结到"天",反之亦然。经别是生理能量(地的能量)与精神能量(天的能量)相遇之处。这一部分涉及了经别的两个控制系统:

第一个为肉体 – 精神的系统,负责调节因精神因素而导致的生理功能失调:[①]

- 11 个募穴 +1(鸠尾),是脏腑经别的募穴,位于任脉上,在躯干正面。
- 脏腑经别的 11 个背俞穴,位于膀胱经第一条链上,在躯干背面。

第二个为精神 – 肉体的系统,负责调节因生理因素而导致的精神功能失调:[②]

- 11 个募穴 +1,是脏腑经别的募穴,位于胃经上,在躯干正面。
- 脏腑经别的 11 个背俞穴 +1(大椎,旧名百劳),位于督脉上,在躯干背面。

精神的脏腑经别募穴在胃经上的分布方式,和肉体的脏腑经别背俞穴的分布方式相同。后者分布于膀胱经的第一条链上。

我们刚刚已看过,奇经八脉中心在督脉上的分布情形,这些中心是精神能量的中央储存池。此外,督脉从"腰俞"到"陶道"腧穴所在的位置,各与膀胱经第一和二条链上的一个背俞穴同高度,也各与胃经上的一个募穴同高度。督脉上精神性脏腑经别的背俞穴分布,也因而自动形成。再则,百劳应被视为心包的背俞穴:齐翁氏神经(Cyon'snerve)为减压神经,它之所以在这个高度位置,看似有同样的意义。

---

① 见图 126,小图 1。

② 见表六和图 126,小图 2:脏腑经别里精神能量的募穴与背俞穴

肉体功能的募穴和背俞穴
冲脉的12个腧穴：功能募穴
膀胱经第1条链的9个腧穴：功能背俞穴

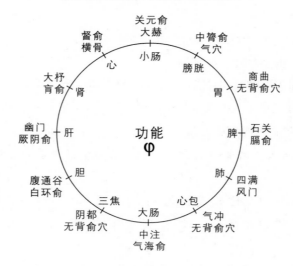

精神功能的募穴和背俞穴
胃经的9个穴：功能募穴
膀胱经第2条链的12个穴：功能背俞穴

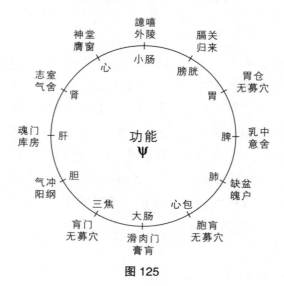

图 125

由于能量的生理和精神两个形态相遇，因此出现了两个不同现象的系列：

- **心理的功能运作**及它的功能失调，会引起生理上的某种色彩，换句话说，会给生理类型的能量带来某种性质。
- **脏腑的功能运作**及它的功能失调，相反地，会引起精神上的某种色彩，也就是给精神类型的能量带来某种性质。

在这个层面上，我们现在可根据夏乐·拉维尔·梅里（Charles Laville-Méry）的用词，针对五脏的心理现象和心理现象的生理学来谈"五神"：

- 肺藏魄
- 肝藏魂
- 脾藏意
- 肾藏志
- 心藏神

募穴（肉体 – 精神）与背俞穴（精神 – 肉体）也负责"五神"的调节。此外，《针灸大成》里也说明了"情感上的疾病应用募穴来治疗"。①

胃经的天枢穴不但是大肠的募穴，同时也是魄与魂相遇及所藏之处。天枢是该双重控制系统的中央联结点。

60 个五输穴负责的是表层与天六气的联结。

双侧的 8 条奇经八脉负责将精神与生理能量配送到外部的经脉与经筋。性质为半阳半阴的阳跷脉和阴跷脉，负责能量与生理的平衡；阴维脉和阳维脉负责节阳与阴，因为它们的角色更加关系到心理性质及体内平衡。

此外，12 经脉和 12 经筋也透过经别，接收有关**木、火、土、金、水**等"性质"的信息。

在络脉里有纵络与横络。横络从一条正经的络穴出发，来到反极性的另一条配对经脉。络脉负责全身的"灌溉"与营养供给。

---

① 见苏利埃·德·莫朗（Soulié de Morant）：在先前所引的著作中。

経別里肉体–精神能量的募穴和背俞穴

任脉和躯干正面的12个腧穴：募穴

膀胱经第1条链的11个腧穴：背俞穴

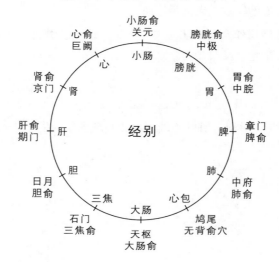

小图1

经别里精神–肉体能量的募穴和背俞穴

胃经的11个腧穴：募穴

督脉的12个腧穴：背俞穴

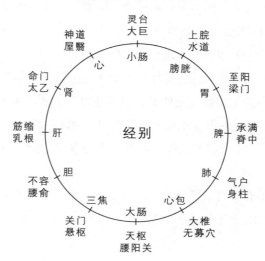

小图2

图 126

脏腑经别里的

心理生理的募穴与背俞穴

胃经：募穴	脏腑经别	督脉的背俞穴	脏腑经别
		百劳	心包
气舍		陶道	膀胱
缺盆			
气户	肺	身柱	肺
库房			
屋翳	心	神道	心
膺窗		灵台	小肠
乳中		至阳	胃
乳根	肝	筋缩	肝
不容	胆	（中枢）	
承满	脾	脊中	脾
梁门	胃		
关门	三焦	悬枢	三焦
太乙	肾	命门	肾
滑肉门			
天枢	大肠	阳关	大肠
外陵			
大巨	小肠		
水道	膀胱		
归来			
气冲		腰俞	胆

头部的腧穴 [1]

一个水果有皮、有果肉和果核。同样的，在我的人体能量结构分析中，有外围的控穴、上肢和下肢的控穴、手肘和膝盖等关节的控穴，然后我发现在躯干的正面与背面上，有深层的控穴。脑部和皮肤（与外围）一样来自胚层的外胚层，但同时也正好和外胚层相反。因此脑部应可直接收到指令；头部的腧穴会对一个特定的组织有所反应。

除了督脉和任脉（两者的角色为精神与肉体能量的中央储存池），六条阳经与双侧各 50 个腧穴为控穴：[2]

- 膀胱经，从睛明到天柱
- 胆经，两条链的腧穴分别为：
  - 从瞳子髎到本神
  - 从阳白到风池
- 三焦经，从翳风到耳门
- 小肠经，从颧髎到听宫
- 胃经，从头维到人迎
- 大肠经，从口禾髎到迎香

在这 50 个腧穴里，承光似乎有一个例外的角色，我们稍后再提。剩下的 49 个腧穴位于背面的督脉中线各侧，分配如下：[3]

- 膀胱经上的 9 个腧穴（从睛明到天柱，承光除外）
- 胆经上的 11 个腧穴（**阳白 – 头临泣 – 目窗 – 正营 – 承灵 – 天冲 – 浮白 – 完骨 – 头窍阴 – 脑空 – 风池**）

---

① 这部分的研究是与林成华（Régis Blin）共同合作而成。在西方，一直到 1970 年都使用腧穴的旧制编号，只有配合旧制编号才能对该图有所了解，因此我们保留了旧制的编号。当新旧编号有所不同时，则以粗体和括号加上目前的编号。

② 见图 127：头部的腧穴（图上的编号为旧制的编号）

③ 粗体为现今北京的编号。

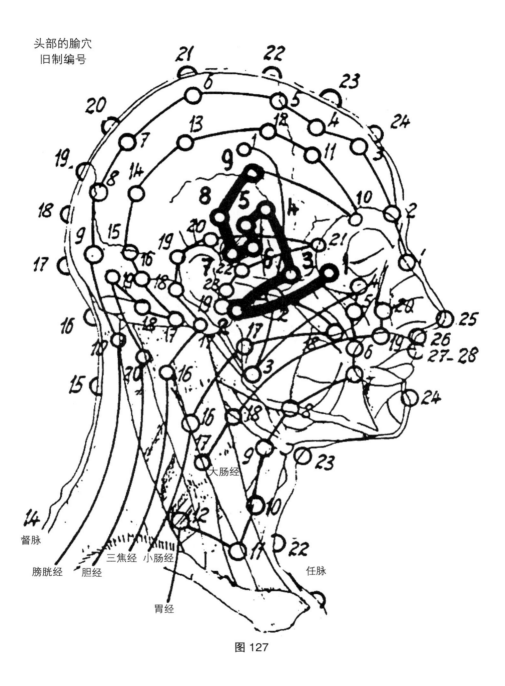

头部的腧穴
旧制编号

大肠经

督脉

膀胱经　胆经

三焦经　小肠经

胃经

任脉

图 127

头部精神–肉体的生成器
–9个胆经的腧穴

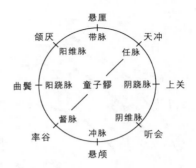

头部精神–肉体功能的募穴和背俞穴（内三焦）
–胃经与大肠经的11个腧穴：募穴
–膀胱经的9个腧穴：背俞穴

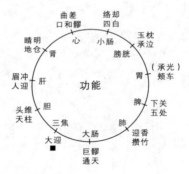

头部精神–肉体上经别的募穴和背俞穴（外三焦）
–三焦经与小肠经的9个腧穴：募穴
–胆经的11个腧穴：背俞穴

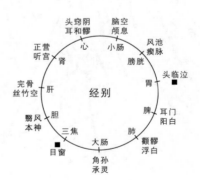

图 128

- 胆经上的 9 个腧穴（ 瞳子髎 – 听会 – 上关 – 颔厌 – 悬颅 – 悬厘 – 曲鬓 – 率谷 – 本神 ）

- 三焦经上的 7 个腧穴（ 翳风 – 瘛脉 – 颅息 – 角孙 – 丝竹空 – 耳和髎 – 耳门 ），以及小肠经上的两个腧穴（ 颧髎和听宫 ）

- 胃经上的 9 个腧穴（ 头维 – 下关 – 颊车 – 承泣 – 四白 – 巨髎 – 地仓 – 大迎 – 人迎 ），以及大肠经上的两个腧穴（ 口禾髎及迎香 ）。

此一配置方式似乎更非出于偶然，因为这些数目符合我们先前提过的一个组织方式：

- 九个奇经八脉中心，形同九个脉轮，负责配送精神 – 肉体能量：胆经，从瞳子髎到本神。这九个腧穴看来确实将头上部和背面的腧穴跟下部和正面的腧穴分开，而且一方面支配、"生成"背面的腧穴（从睛明到天柱，以及从阳白到风池），另一方面也支配、"生成"脸部正面的腧穴（三焦 – 小肠 – 胃 – 大肠 ）。

- 膀胱经上 9 个腧穴和胆经上的 11 个腧穴，是功能/脏腑的精神 – 肉体性背俞穴（从睛明到天柱），以及脏腑经别的背俞穴（从阳白到风池）。而在躯干背部、膀胱经第一侧线上，确实有 9 个功能/脏腑的背俞穴和脏腑经别的 11 个背俞穴。

- 胃经 – 大肠经上的 11 个腧穴和三焦经 – 小肠经上的 9 个腧穴，是功能/脏腑的精神 – 肉体性募穴（从头维到人迎，口禾髎和迎香），以及脏腑经别的募穴（从翳风到耳门，颧髎和听宫）。而在躯干正面、胃经上，确实有 9 个功能/脏腑的募穴和脏腑经别的 11 个募穴。

我们在谈到躯干的部分时已提过，9 个背俞穴经常对应 11 个募穴，而 11 个募穴对应 9 个背俞穴，此乃由于心包的腧穴（冲脉 –11 个募穴，膀胱经第一侧线上的 9 个背俞穴，或胃经的 9 个募穴和膀胱经第二侧线上的 11 个背俞穴）尚未介入。

肉体和精神的能量在躯干上被分开；头部的 49 个腧穴将这两种能量的形式聚集在一起，49 个腧穴是基本的控穴。[①] 这些腧穴的功能已昭然若揭：（图 128 ）

---

① 这里指的并非是"周期性"系统研究中 $7^2=49$ 种变化的根本显现！

- 胆经上从瞳子髎到本神 – 九个奇经八脉中心"生成器"，其排列顺序与精神的中心生成器（由膀胱经第二侧线所确立）的排列顺序相同，他们的确形同印藏能量讲的九个脉轮，也就是八条奇经八脉加中心的一条（表七）。

- 膀胱经上的九个功能 / 脏腑背俞穴（从晴明到天柱），其排列顺序和膀胱经第一侧线（在躯干部分）的腧穴排列顺序相同。尽管如此，承光似乎为多余的腧穴，就像第八节脊椎上没有任何的腧穴。我们已看过，理论上是功能 / 脏腑 – 胃的位置。因此承光与阳明同时对应胃（见表八）。就某种形式上而言，在易经的 64 种变化中也对应 TGA、T'A″。

- 胃经（从头维到人迎）和大肠经（口禾髎到迎香）上的 11 个功能 / 脏腑募穴排列，与脏腑经别在胃经躯干部分的募穴顺序相反（表八）。

- 胆经（从阳白到风池）上 11 个脏腑经别的背俞穴排列，与膀胱经第一侧线躯干部分的背俞穴顺序相同（表九）。

- 三焦经（从翳风到耳门）与小肠经（颧髎和听宫）上的九个脏腑经别募穴排列，与胃经在躯干部分的功能 / 脏腑募穴顺序相反（表九）。

表七
头部的精神 – 肉体生成器

胆经腧穴	同功的脉轮	奇经八脉中心
瞳子髎	枕骨轮	任脉 – 督脉联结
听会	生殖轮	阴维脉
上关	底轮	阴跷脉
颔厌	喉轮	阳维脉
悬颅	心轮	冲脉
悬厘	脐轮	带脉
曲鬓	额轮	阳跷脉
率谷	顶轮	督脉
本神	脾轮	任脉

表八

头部的精神 – 肉体功能的募穴和背俞穴

胃 – 大肠经：募穴	功能	膀胱经：背俞穴	功能
头维	膀胱	睛明	肾
下关	小肠	攒竹	肺
颊车	大肠	眉冲	肝
承泣	肾	曲差	心
四白	三焦	五处	脾
巨髎	胃	承光	胃 – 阳明
地仓	脾	通天	大肠
大迎	胆	络却	小肠
人迎	肝	玉枕	膀胱
禾髎	心	天柱	胆
迎香	肺		

表九

头部，精神 – 肉体的脏腑经别募穴和背俞穴

三焦经 – 小肠经：募穴	脏腑经别	胆经：背俞穴	脏腑经别
翳风	胆	阳白	肺
瘈脉	膀胱	头临泣	心
颅息	小肠	目窗	肝
角孙	大肠	正营	胆
丝竹空	脾	承灵	脾
耳和髎	心	天冲	胃
耳门	肝	浮白	三焦
颧髎	肺	完骨	肾
听宫	肾	头窍阴	大肠
		脑空	小肠
		风池	膀胱

第三十三章

八个四面体金字塔
克氏循环与地五行的十一个构件

　　谈到钻石的八个"四面体"，就等于谈到一切能量个体的"生成器"系统，其形同针灸里的奇经八脉或人体内的八组内分泌腺[1]；同时，也等于谈到激活他们的七个"意识层"。这七个意识层赋予前者九个"依据点"，也就是瑜伽里所说的脉轮。我们还记得他们的对应形式如下：

四面体	奇经八脉	内分泌腺体	脉轮	意识载体
T′	冲脉	胸腺	心轮	直觉
A′	阴维脉	生殖腺	生殖轮	感官
C′	阴跷脉	肾上腺	底轮	凝聚
G′	任脉	下丘脑	脾轮	本能
G″	督脉	松果体	顶轮	灵性
C″	阳跷脉	脑下垂体	额轮	智性
T″	阳维脉	甲状腺	喉轮	思考
A″	带脉	内分泌胰腺	脐轮	感情
中心联结				
督脉 – 任脉	颈动脉体		枕骨轮	理解力

---

　　① 内分泌腺：内分泌腺体，不同于外分泌腺，后者透过一个排泄渠道来排出其制造物。

在该整体中，内分泌腺构成了一个人体主要功能的调节器，一方面涉及每个个体的心理状态，另一方面也关系到其生理现象。正因为如此，假使我感到害怕，我的肾上腺会制造一种特殊的激素，即肾上腺素，进而导致我的血压上升，同时会试图有所反应、或开始感到愤怒……

内分泌腺是如何运作的？我们以室外温度的降低来作为例子。首先神经系统会对此一信息产生反应。系统为了争取时间，会先引发表面的血管收缩，也就是说让毛细孔收缩。

接着轮到内分泌腺，特别是甲状腺的介入。甲状腺激素被释放到机体中，并导致新陈代谢加速，换句话说，以燃烧的方式来增加体内的温度。信息与激素反应的交替进行方式如下：

- 透过神经系统发出警讯。
- 下丘脑作用于松果体上，以制造某种激素性的物质作为反应。
- 轮到松果体产生一种激素，对甲状腺有特定作用。
- 甲状腺制造另一种激素，会在"目标器官"上发挥作用，也就是说器官或细胞组会释放该激素。

从持续不断的信息掌控机制中，可以知道制造了什么。作为制造者的腺体对本身的产物极为敏感，会受到产物的抑制。反之，缺乏则会促使它的生成，此乃"反馈效应"。因此，原则上没有激素囤积的现象，只有持续性制造，在量方面为非恒常性；量乃根据季节周期、天周期、内部温度、湿度、压力等变化而来，和外在环境的条件一样……

在激素调节方面，我们概略上知道它的循环过程：神经系统－下丘脑－内分泌腺－激素物质的制造－血液中流量值下降－促进制造以便恢复平衡。

每一组内分泌腺都各有其特定的制造，其中下丘脑为内分泌腺整体的"总指挥"。我们现在要以奇经八脉所订立的"生成"顺序为基础，并针对各个腺体进行比较。

下丘脑　与其"中心核"分泌所谓的"释放因子"，并在腺垂体上发挥作用而释放出相关的激素。此外，垂体后叶并不制造其所传送的激素。这些激素来自于下丘脑。下丘脑腺垂体复合素掌管整个内分泌系统；自主神经系统和它的肾上腺素能纤维及胆碱能性纤维相连，以便调节各种反应。

我们之前提到，脾轮是普拉那渗入及分配的中心，而冲脉是奇经八脉的总指挥。脾轮、任脉与下丘脑之间的关系，需要做一个说明。实际上脾在人体中扮演了一个极为特殊的角色。

- 在免疫系统方面，脾因其"巨噬细胞"而有一个吞噬细胞的功能，而脾的组织是由一个接通到血液循环的滤网所组成；此外从抗原的捕捉里可获得免疫的信息。不但如此，脾的某些区域充满了 T 细胞或由骨髓产生的 B 细胞。
- 在血液动力学方面，脾有一个储存血液的功能，及调节肝内动态的压力。
- 在凝结方面，脾会分泌第八因子，即抗血友病因子，因此扮演了一个凝血的产物净化角色。
- 在血液里出现的要素控制方面，脾能以选择性的方式抑制异常的红血球。此外，血小板有三分之一在脾里，同时也控制血液里三类成熟要素的释放：红血球－白血球－血小板。

由此看来，在下丘脑于内分泌系统里的血液循环中，脾似乎是一个"总指挥"。就印藏能量学而言，我们还记得普拉那是从脾轮里被分配出去，一部分经由血液，另一部分则透过神经系统（粉红色普拉那）。此外，血液是其输送工具以及分配荷尔蒙的工具。再者，血液也是矿物盐的运载工具，并根据黏度、毛细血管压及渗透压等三个参数，来进行"钠泵"的运作，负责机体内所有电的制造，即"神经液"。

不可否认地，脾与下丘脑之间有一种紧密的联结性，换句话说，"下丘脑－脾"复合素以"总指挥"之姿，作用于各内分泌与血液系统上。这些系统关系着一个同样的目的，也就是调节机体内的一些重要功能。

松果体形同督脉，在脑部近中央的位置。它一边呈现萎缩，另一边则含有一个腺性部分，在青春期之后出现钙质的沉积，而造成严重的退化。

松果体制造一种抗胜肽刺激神经元的因子，即 FAG，经由脑下垂体在生殖器上产生抑制效果。此外，它所制造的血管紧张素原（AGT），能够经由肾上腺皮质来提高醛固酮及褪黑激素（MT）的制造。后者具有让皮肤色素消失的作用。

最后，同样也是由松果体所分泌的松果体肽类激素极可能具有降血糖的特性，对甲状腺也能产生抑制作用。

某些作者试图将松果体纳入一个下丘脑–松果体的系统中。该系统组成了一个活性物质的储存与分泌器官。

脑下垂体　形同"阳跷脉"，由两个部分所组成：垂体后叶及垂体前叶。

垂体后叶的主要功能是由抗利尿激素（ADH）来完成。抗利尿激素来自下丘脑，作用于肾，支配水分再吸收的一部分，进而达到水合矿物的平衡作用。其同时也具有血管收缩及血管紧张的作用。此外，催产素对整个生殖器包括乳腺，具有一种刺激作用，对膀胱、肠与较次之的胆也同样有刺激作用。

垂体前叶有一个多重作用：对于生长、发育、几个主要内分泌腺的调节、新陈代谢、乳腺分泌……

我们先前已看过，下丘脑的各中心分泌释素，而释素负责调节垂体前叶的各种分泌。下丘脑–脑下垂体的一个整体因而构成了重要的交叉口，有着多重的影响及植物性或有意识的延伸性神经联结。

垂体前叶大部分的活动为促激素的活动，对所有其他内分泌腺有直接或间接的影响。

垂体前叶所分泌的有七大主要激素：

- 促甲状腺素（TSH），促进甲状腺的分泌。
- 生长激素（STH），亲躯体的激素，作用于内脏、骨骼生长及乳腺；过剩时会引发高血糖及脂类的活动。
- 促黑激素（MSH），作用于黑色素的生成，即皮肤上的色素沉着。
- 促肾上腺皮质激素（ATCH），促进肾上腺皮质的制造，并抑制甲状腺制造甲状腺素。
- 两种促性腺激素：促卵泡生成激素（FSH），与黄体激素（LH），或称促间质细胞激素（ICSH），促进性腺的制造。
- 催乳激素（LTH），促进乳腺的制造功能。

追根究底，脑下垂体的活动关连到或从属于下丘脑各中心的活动。下丘脑是来自肉体性或植物性神经系统的冲动汇合之处。下丘脑–脑下垂体系统代表了最高级的植物性整合的"拱穹之钥"：它在最复杂的平衡关系之间进行协调，并以肉体性的系统建立起了无数的关系。[①]

胸腺　形同冲脉，在人体中成长直到青春期为止，之后便承受某种程度的退化，无疑是受到性激素的类固醇所影响。

胸腺对于免疫系极为重要，不但参与淋巴器官的构造，同时也与脾及淋巴结相互作用。此外，它还会制造并分泌一种因子，能刺激那些由淋巴形成的器官，因此会产生促淋巴细胞增多因子（LSF）。淋巴细胞增多症便是由此而来。

肾上腺　形同"阴跷脉"，包含了两个部分，一个是肾上腺髓质，另一个是肾上腺皮质。后者就如一个外壳包住前者。

肾上腺髓质分泌肾上腺素和去甲肾上腺素，两者再造交感神经的刺激作用：中央血管的收缩、心搏加快、抑制肠蠕动、支气管扩大、高血压、高血糖等。

基本上肾上腺髓质参与所有交感神经系统的活动。其不但融入其中，而且必须被同化：

- 血压调节，
- 血糖调节，
- 温度调节，
- 配合施力：在运动肌部分令腔壁局部扩张，在内脏部分维持收缩。如此便能将血液送到有需要的区域。

肾上腺皮质含有三个部分，分别为肾小球带、束状带与网状带。

肾上腺皮质激素的活动关系到若干不同的血液失衡：

- 醛固醇，为盐皮质类固醇类，在肾小管上主要对钠进行再吸收。
- 皮质酮与皮质醇，即糖皮质激素，作用于电解质的平衡：
  - 由皮质醇来控制肝所进行的葡萄糖制造、减少其外围使用、调整蛋白质的新陈代谢、增加脂肪的储存、影响水合矿物的平衡、控制循环中的白血球数量。

---

①　马尔梅雅克（Malmejac）著作：《生理学的元素》（Eléments de Physiologie）

- 雄激素，属于性激素的类固醇，作用是建立肾上腺皮质与性腺之间的关系。

肾上腺皮质以下列方式来进行调节：

- 脑下垂体控制糖皮质激素与雄激素的分泌：ACTH 对于他们的制造有刺激作用。
- 醛固醇的分泌不受脑下垂体的控制，而是由血钠及循环血容量来决定，因而受到下丘脑和松果体的直接影响（AGT）。

性腺　形同阴维脉。女性的雌激素是由黄体内的格拉夫卵泡及黄体酮所分泌。

在男性方面，睪丸素与精母细胞的产物乃受脑下垂体激素所控制：

- 在女性方面，有 LTH-LH（ICSH）-FSH
- 在男性方面，有 LH（ICSH）-FSH
- 无论是男性或女性，脑下垂体的 ACTH 都作用于肾上腺皮质，以便制造雄激素，而雄激素与性腺所制造的激素会相互影响。

甲状腺　形容阳维脉。其分泌含碘激素，在碘的循环里至为重要。另一方面其分泌低钙血激素，即甲状腺降钙素，有助于维持钙的生理常数稳定性。

甲状腺体会截取循环中的碘，并将之浓缩，以富含碘的甲状腺球蛋白形式予以储存，再以含碘激素（三碘甲状腺胺酸和甲状腺素）的形式逐渐释回循环中。这些激素会提高细胞之间的呼吸交换，并提高基本的新陈代谢进度，同时会令葡萄糖更快速地渗入细胞中。

甲状腺在碘循环周期里的活动受到垂体前叶的影响。后者如前所述，会分泌促甲状腺素或甲状腺垂体激素（TSH）。

甲状腺激素会抑制脑下垂体的活动，因而会调节其本身的制造；下丘脑同时也会作用于脑下垂体，以便调节 TSH 的分泌。

生热作用和摄入的碘会改变甲状腺的活动，寒与缺碘则会导致活动过度。

甲状腺降钙素（低钙血激素）的分泌不受脑下垂体的控制；其与甲状旁腺激素的分泌相连。后者源自副甲状腺，为高钙血；后者本身受制于血钙含量及维生素 D（阳光），同时也似乎受到脑下垂体促激素的影响。

副甲状腺激素对肾与骨骼的初步影响已经过证实：

- 控制磷的肾分泌：副甲状腺激素过高时，会引发磷酸盐过多尿及血磷酸盐过多；
- 刺激破骨细胞的形成及活动，因释放过多的骨钙：副甲状腺激素过高时，会引发血钙过多。

内分泌胰腺 形同"带脉"，其包含了"胰岛"，主要是 α、β 及 δ 细胞。β 细胞分泌胰岛素，是降血糖与亲脂性的激素。α 细胞分泌胰增血糖素，是一种升高血糖的激素。δ 细胞则制造生长抑制激素。内分泌胰腺同时也利用协助肝糖原储存而分泌迷走兴奋素，能维持副交感神经的张力；总之，抗脂肝激素具有亲脂特性，亦即有利于脂类。胰腺与甲状腺以及肾上腺皮质醇之间的相互作用，是胰腺的调节基础，肾上腺素同时也在这个组合之中。胰腺本身则受脑下垂体的促肾上腺皮质激素（ACTH）控制。

内分泌胰腺与副交感神经的关系可以很密切，不仅由于它是迷走兴奋素的分泌因子，而且也是胰岛素的分泌因子。当脑血糖过多时，迷走神经本身也会分泌胰岛素。

至于其与枕骨之间的关系，爱丽斯·贝利（Alice Bailey）提到了颈动脉腺[1]。

左、右"**颈动脉体**"位于颈内的颈动脉分叉点上，郝令（Hering）神经便是自它而来，并经由第九对颅神经联结到延髓；其属于感觉神经，作用于心肌自律神经的控制。颈动脉体同时也作用于全身动脉血压的调节，但主要是对脑血压的调节。

当氧气不足时，颈动脉细胞上的离子通道（名为 BK 通道）活动会减弱，并发送信息以提高呼吸量。桑迪尔·E.J. 威廉（Sandile E.J. Williams）和他的同事们发现氧气的探测分子为血红素加氧酶 2。[2] 在正常的情况下，该酶会利用氧

---

[1]　爱丽斯·贝利（Alice Bailey）：《神秘学的痊愈法》（La Guérison Esotérique）

[2]　"Hemoxygenase-2 is an Oxygen Sensor for a Calcium-Sensitive Potassium Channel." 由桑迪尔·威廉（S.E.J. Williams）、吴桐（P. Wootton）、马颂（H.S. Mason）、坎谱（P.J. Kemp）、博尔德（J. Bould）、艾尔斯（D.E. Iles）和 皮尔斯（C. Peers）等人于英国利兹市利兹大学的发表；里卡尔迪（D.Riccardi）、马颂（H.S. Mason）和坎谱（P.S. Kemp）等人于英国卡迪夫大学的发表。2004 年 11 月 5 日《科学》期刊引述该文。

气作为基质，并制造一氧化碳，对通道而言是一个重要的催化素。当氧气薄弱时，该酶会减少一氧化碳的制造而堵住通道，并发送增加呼吸量的信号。

在内分泌学方面，由于我们的知识极为有限，因此针对某个激素以及就传统能量学来诠释某种能量，目前几乎不可能将两者建立起一个直接的关系。

尽管如此，我们可知道就一般情况而言，激素的相互作用如助长、抑制、促进、延缓或反馈等作用，与中国传统提到的"筋、血、肉、皮、骨"等人体五大机能有若干对应关系。正如相生与相克循环：

- 血糖含量与"筋"和五行的"木"（肝、胆）特别有关，主要是调节胰岛素及胰增血糖素（内分泌胰腺）。
- 免疫性、血管收缩性及镁／铁（叶绿素和血红蛋白循环），与"血"及五行的"火"（心–三焦–心包–小肠）特别有关，似乎关系到肾上腺素和乙酰胆碱（肾上腺）的调节。
- 钠／钾与"肉"及五行的"土"（脾与胃）有关。主要关系到醛固醇和ADH（肾上腺皮质和下丘脑–垂体后叶）等调节。
- 细胞的呼吸、黑色素的生成及免疫系统，与"皮"及五行的"金"（肺和大肠）特别有关。其主要关系到抗脂肝激素、STH（生长激素）、MSH（促黑激素）和褪黑激素的调节，以及甲状腺素和LSF（内分泌胰腺–垂体前叶–松果体–甲状腺–胸腺）等调节。
- 血钙含量与"骨"和五行的"水"（肾与膀胱）特别有关。其主要关系到甲状腺钙素和副甲状腺激素（甲状腺与副甲状腺）。

上述第三点有关钠–钾的说明，乍看之下似乎不易理解，然而我们要记得：
- 胆固醇的形成需要脾所制造的胆固醇基。后者是所有细胞的基本成分；
- 所有细胞的电位活动都有"钠泵"作为主导，其中我们知道钾的作用，细胞就此构成了生物电子链。若无该生物电子链，任何的神经活动也就不可能实现。
- 我们之前提过，在印藏的知识里，脾关系到整体的神经系统，其中包括了"神经液"，特别是包括了下丘脑。

由此，我们可了解"肉"一词的真正意义，在中国能量学里，其结合了土与脾。该词概括了细胞、电位、神经液等整个运作整体。

我们要记得在内部五大功能里，必须加上相火。而外部六大功能主要是为了适应周遭的环境。

我们知道热调节与血压等现象主要关系到甲状腺激素、肾上腺素和乙酰胆碱的调节。除此之外，对于我们所处的大气温度、湿度与压力的变化，所知甚少。

因此，我们有必要回过头来检视下列的整体对照表，以便为这些激素界定对应关系。该表从《河图》及《易经》里的生成法则推论而来，我们可从中了解到各个内分泌腺的相关激素，无论是已知或有待发现的激素。

1– 我们知道八面体钻石乃由八个四面体所构成，而主要的八组内分泌腺各形同八个四面体的其中一个，或形同奇经八脉的其中一条。此外，这些内分泌腺各为双重性，正如《易经》里的八个区块各含有两个序列：

T′	胸腺	肾上腺素纤维和胆碱能纤维
A′	生殖腺	雄激素和雌激素
G′	肾上腺	肾上腺皮质与髓质
C′	下丘脑	来自两个上皮管型
G″	松果体	萎缩部分和腺状部分
C″	脑下垂体	垂体后叶与前叶
T″	甲状腺	甲状腺和副甲状腺
A″	胰腺	胰岛的 α、β 及 δ 细胞

2– 我们还记得在《易经》里：

- T′ 区（胸腺），生成：

  - 脾经
  - 心经
  - 心包经
  - 胃经

- A′ 区（生殖腺），生成：
  - 脾，功能脏腑
  - 肾经
  - 心包，不具结构性的功能脏腑
- G′ 区（肾上腺），生成：
  - 大肠经
  - 肾，功能脏腑
- C′ 区（下丘脑），生成：
  - 肺经
  - 肺，功能脏腑
  - 大肠，功能脏腑
- G″ 区（松果体），生成：
  - 小肠经
  - 心，功能脏腑
- C″ 区（脑下垂体），生成：
  - 小肠，功能脏腑
  - 膀胱经
  - 膀胱，功能脏腑
- T″ 区（甲状腺），生成：
  - 三焦经
  - 胆经
  - 胃，功能脏腑
  - 内三焦，功能脏腑
- A′ 区（胰腺），生成：
  - 肝经
  - 胆，功能脏腑
  - 肝，功能脏腑

这说明了内分泌腺组、激素或特定并运行中的能量被分泌后传送出去，以便在各器官或其表层的天线中引发"生成""架构"与"活化"功能。我们可概略地将这些不同的结构视为相关激素／能量的一种强化作用。

上述各点运用于内部与外部的功能上，便产生了图129。

我们可归纳出几点结论：

- 下丘脑并不直接作用于内部五大功能，只在外部的六大功能上发挥作用。
- 作用于内部五大功能的激素乃受地五行的影响：
  - 相生循环的促进与减缓法则
  - 相克循环的抑制与助长法则。
- 促进或减缓或反馈（相生循环）关系到激素的制造及循环。
- 抑制或助长（相克循环）关系到每个激素的特定作用，后者会因另一个激素而助长或受到抑制。
- 作用于外部六大功能的激素则受到天六气法则和大循环的影响，也就是说阴－阳整体的法则：
  - 母子法则的促进与减缓作用；
  - 子午流注午夜和夫妻法则。

胆碱能和肾上腺素纤维可代表其最简明的图解。

在激素方面，我们要记得内分泌腺之间的纯内部调节，符合了奇经八脉的配对与对立法则：

配对：

- T' 与 A' 配对　　＝胸腺与生殖腺配对
- G' 与 C' 配对　　＝肾上腺与下丘脑配对
- G'' 与 C'' 配对　　＝松果体与脑下垂体配对
- T'' 与 A'' 配对　　＝甲状腺与内分泌胰腺配对

对立：

- T' 与 A'' 对立　　＝胸腺与内分泌胰腺对立
- A' 与 T'' 对立　　＝生殖腺与甲状腺对立
- G' 与 C'' 对立　　＝肾上腺与脑下垂体对立
- C' 与 G'' 对立　　＝下丘脑腺与松果体对立

内分泌腺
脏腑与经脉

小图1
内部功能

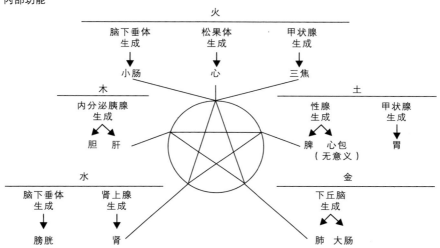

下丘脑

小图2
外部功能

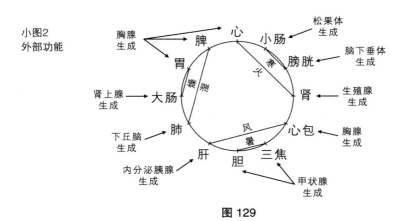

图 129

由于配对法则为一种相互支持的法则，配对的内分泌腺便有某种类似的激素制造。

对立法则为一种相反的法则，对立的内分泌腺便有某种反向的激素制造。

若从这个角度来研究，下列各点有待我们去发现：

• 阴或阳在五行方面的关系，就像内分泌的制造各控管着天六气；

• 内分泌组及其用于本身调节而分泌的各激素，本身存在的阴或阳的关系；

• 一切未知、但能根据《易经》生成而予以定义的激素，以及相关的分析。

在内分泌系统的基础上，我们应该可找出：

• 负责内分泌腺八组内部调节的八组激素

• 十六组激素，其中有：

    • 具有"亲水"方向的激素组，其对应 11 个脏腑 / 功能 +1，为内部功能的构件。

    • 具有"疏水"方向的激素组，本身又分成 12 小组，对应 12 经脉，为外部功能的构件。

至于内分泌的进化与研究，配合上人类心理与精神的进化，则肯定是抑制－促进的法则，或相生相克的实践法则，正如我们先前所看过的内容[①]。

根据刚发现的结果，且为了更能理解人体主要功能的调节周期，我们现在要利用 11 个脏腑（内部功能的载体）的循环周期，进入分子化学的层次。散布于整个机体的心包不在此列。

若我们认同 11 个脏腑的大循环假设，则从大循环中，我们可以看到他们在时间与空间里循序渐进的关系，并推论出各个脏腑的所属功能所对应的特定心理－化学反应。

我们以克氏三羧酸循环来进行类比，可从中得到一些珍贵的补充信息，并有助于了解这些不同的功能。克氏循环里有十个渐进阶段，我们已知其中的细

———————————

① 见第十六章"周期与进化"

节。[1]（图 130）

在一个乙酰辅酶 A 分子和一个草醋酸分子的初始凝结后，进入或参与该循环（H_2O-HS– 辅酶 A– 正磷酸盐 –GDP）的物质便处于中心，从周期循环中脱离的物质（辅酶 A-H_2O-2H– 三磷酸鸟苷 – 巯基）则在外围的圆周上。

如中间的圆周上所示，这个周期本身与前述各脏腑在大循环中的顺序有同类型的关系，主要的酶介于循环的两个阶段之间，是细胞内的能量制造者。

正磷酸盐加上 GDP（二磷酸鸟苷）穿过介于琥珀酰 – 辅酶 A 和琥珀酸之间的循环，以便产生一个 GTP（三磷酸鸟苷），并放弃二氢和一氧的路径，等于是水分子 H_2O；我们因而可视为一个 H_2O 在琥珀酸之前渗入循环中。因此共有四个 H_2O 进入循环。

此外，在异柠檬酸盐、α – 酮戊二酸盐、琥珀酸和苹果酸之后所产生的四对氢立刻与 O_2 结合而形成水。由于 H_2O 是产生在柠檬酸盐之后，因此总共有五个水分子加上两个碳从循环中脱离（该结合中所必要的四个氧原子，理论上可以自草酰琥珀酸和 α – 酮戊二酸盐之后产生的两个 CO_2 中减去）。

总之，克氏循环的起始与结束如表格十所示。

有几点须要注意：（图 130 和 131）

1. HS+R（辅酶 A）在琥珀酰之前便已进入循环中。乙酰基形同五脏的心，且在琥珀酰之前，而琥珀酰形同内三焦，我们已知这些结构在能量学上的关系：同一能量，在生成循环中却有两个不同的"磁性"方位。

2. 水（H_2O）在柠檬酸（形同膀胱）、异柠檬酸盐（形同脾）琥珀酸（形同胆）和苹果酸（形同肾）之前便进入了该循环。然而，就《河图》的生成循环（八卦 / 针灸的奇经八脉）而言，膀胱是经由东边的阳跷脉而生成，脾经由北边的冲脉而生成，胆是经由南边的带脉而生成，肾经由西边的阴跷脉而生成。换句话说，这三个 H_2O 就某个角度而言各符合四大方位的四大根本能量（图 131）。

3. "HS+R（辅酶 A）"整体看似整个循环的中央发动机。乙酰辅酶 A 与草醋酸是最初始的极性，即"天"与"地"；乙酰辅酶 A 是初始，而草醋酸是苹果酸

---

[1]　哈洛德·哈珀（Harold A. Harper）:《生物化学概论》（Précis de Biochimie）

克氏三羟循环

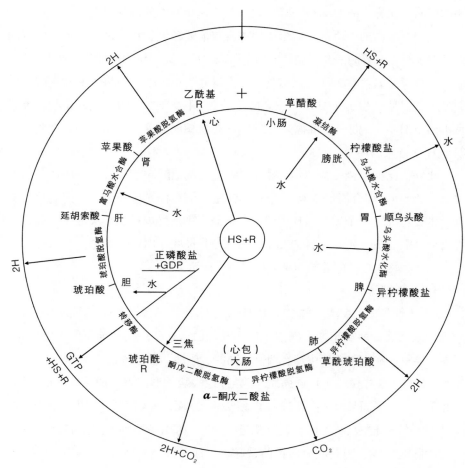

图 130

R =辅酶 A
GDP=二磷酸鸟苷
GTP=三磷酸鸟苷

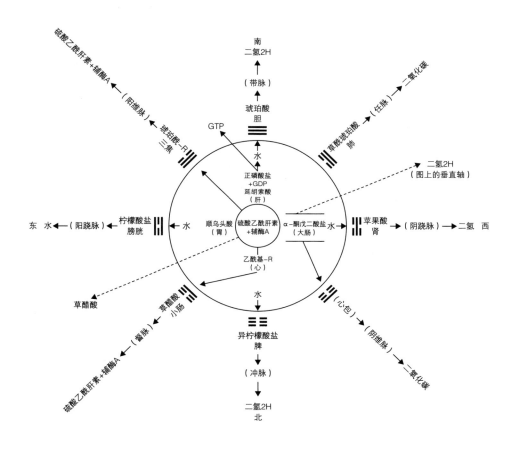

图 131

- 对称轴 ＝ 东-西
- 透过位于附近的心包（未体现），α-酮戊二酸盐（大肠）根据生成循环而生成二氧化碳，
  并根据和其他10个结构图呈垂直的轴线而生成二氢，因其位于中心。
  　R ＝ 辅酶A
  　GDP ＝ 二磷酸鸟苷
  　GTP ＝ 三磷酸鸟苷

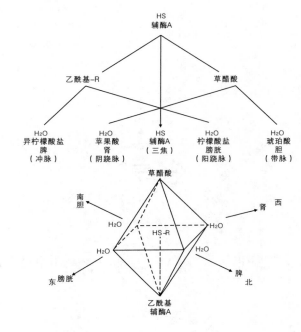

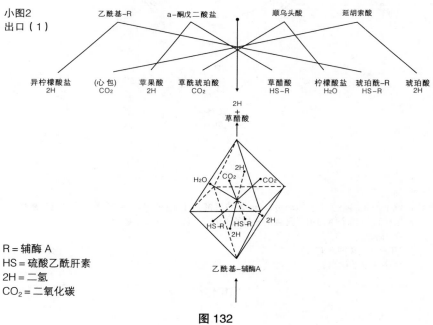

R = 辅酶 A
HS = 硫酸乙酰肝素
2H = 二氢
CO_2 = 二氧化碳

图 132

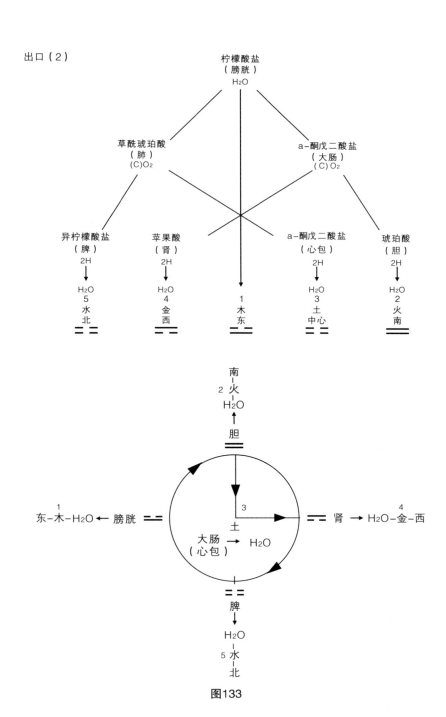

图133

脱氢作用后的结果，相当于醋酸在上一个循环过程中完全氧化后的循环结尾。介于第一个与最后一个、介于"地"与"天"之间，四个 H_2O 于循环之前已存在。后者渗入循环中，让"万物"得以产生（图 132，小图 1，开端）。

4. 继草醋酸（形同小肠）和琥珀酰 – 辅酶 A（形同三焦）之后，HS+R（辅酶 A）退出循环。其中，我们已知火（小肠）和相火（三焦）（图 131）之间的五行关系。

5. 继柠檬酸盐（形同膀胱）后，水（H_2O）退出循环。由于膀胱的功能（图 131），这种现象乃属正常。

6. 此外，继草酰琥珀酸（形同肺）和 α – 酮戊二酸盐（形同大肠）之后产生了 CO_2，同样也很合理，因为肺和大肠在氧化作用里关系到"金"的功能。我们要知道，继大肠之后的 CO_2 经由非物质化的心包被排出，而根据生成循环，心包就位于附近（图 130 和 131）。

7. 最后，继异柠檬酸盐（形同脾）、α – 酮戊二酸盐（形同大肠）、琥珀酸（形同胆）和苹果酸（形同肾）之后产生了 2H。此外，氢的四对原子立即与 $2O_2$ 组合，以形成水（H_2O）。由于 2H 继大肠之后产生，此乃由于它位于中央的位置，与氢的另外三对相反，后者是在其他十个架构模式中根据垂直轴而产生（图 130 和 131）。

若我们将整个循环、十个阶段的各种产物，会发现其运作方式正如一个带有八个构件的生成器。其包围着一个带有双重生成的中心（图 131）：

1. 在北	=2H	同冲脉，继异柠檬酸盐之后
2. 在南	=2H	同带脉，继琥珀酸之后
3. 在东	=H_2O	同阳跷脉，继柠檬酸盐之后
4. 在西	=2H	同阴跷脉，继苹果酸之后
5. 在中心	=2H	在垂直轴上，继 α – 酮戊二酸盐之后
6. 在西北	=CO_2	同阴维脉，继 α – 酮戊二酸盐之后，透过不具结构性的心包
7. 在东南	=HS+R	同阳维脉，继琥珀酰 –R
8. 在东北	=HS+R	同督脉，继草醋酸之后（以及乙酰基 –R）
9. 在西南	=CO_2	同任脉，继草酰琥珀酸之后

10. 无限：　　　　　　　　循环结果产生了草醋酸，位于垂直线上。

表格十

克氏循环			
起　始	**阶　段**	**结构式**	**脱　离**
（R）辅酶 A+HS	1） 乙酰辅酶A	CH_3　　　COOH CO+ 草醋酸　CO S–R　　　　CH_2 　　　　　COOH	（R）辅酶 A+HS
H_2O	2） 柠檬酸盐	COOH C → OH ↘ CH_2–COOH CH_2 COOH	H_2O
	3） 顺乌头酸	COOH C–CH_2–COOH CH COOH	
H2O	4） 异柠檬酸盐	COOH CH–CH_2–COOH CH COOH	2H
	5） 草酰琥珀酸	COOH CH–CH_2–COOH CO COOH	CO_2
	6） α–酮戊二酸盐	CH_2–CH_2–COOH CO COOH	CO_2+2H
（R）辅酶 A+HS	7） 琥珀酰辅酶A	COOH CH_2 CH_2 CO S–R	（R）辅酶 A+HS

起　始	阶　段	结构式	脱　离
（正磷酸盐+GDP）			GTP
H_2O	8）琥珀酸	COOH CH₂ CH₂ COOH	2H
	9）延胡索酸	COOH CH₂ CH₂ COOH	
H2O	10）苹果酸	COOH CHOH CH₂ COOH	2H
—————— 2 辅酶 A 2HS $4H_2O$			—————— 2 辅酶 A 2HS 2C $5H_2O$
	>>> 草醋酸	COOH CO CH₂ COOH	

从东向西（图 131）出现了一条对称轴。我们因此可以假设中央的 2H 联结 CH+CO+S+ 辅酶 A，以便形成一个新的乙酰辅酶 A 分子。由于草醋酸（无限）继苹果酸之后出现，使得整个循环可在这个新宇宙的"地"与"天"之间重新启动。（图 132，小图 2，结尾）

如果我们只考虑 CO_2、2H 以及 H_2O 的产生，从中理论上存在着 $5H_2O+2C$，这些是被产生的五种性质不同的"水"，因为一个 H_2O 来自东方的柠檬酸盐（膀胱），2H 来自南方的琥珀酸（胆），2H 来自中心的 α–酮戊二酸盐（大肠），

2H 来自西方的苹果酸（肾），以及 2H 来自北方的异柠檬酸盐（脾）（图 133）。

此一顺序为地五行的生成顺序，其可根据"周期法则"定义为：木（东）-火（南）-土（中心）-金（西）-水（北）。

此五种"水"各对应五行的其他同功物质，其中四种有一个特殊的磁性方位。来自中心的第五个则有一种"合成"的特质，因为它是第五个精华，即"第五元素"。

尽管如此，我们要知道，对于此一循环的生化分析，在不知内部能量的奥秘时，只能察觉到外围的形式。为了能够了解其中出现的关系，并与能量学结合，我们有必要考虑到"五行"轴线的偏离，因为根据《河图》的理论，其乃生成的根本；因此，我们将《河图》的编码，以及生成周期的极性反转列入考虑后，所得到的对应结果如下：[①]

乙酰基 -R	α - 酮戊二酸盐	顺乌头酸	延胡索酸

乙酰基-R（01 ☰）
异柠檬酸（水1）　草醋酸（水8）
2H　HS+R

α-酮戊二酸盐（10 ☰）
苹果酸（金4）　（心包）（金6）
2H　CO₂

顺乌头酸（5 ☰）
柠檬酸（木3）　琥珀酰-R（木7）
2H　H₂O　HS+R

延胡索酸（010 ☰）
琥珀酸（火2）　草酰琥珀酸（火9）
2H　CO₂

HS+R（辅酶 A）来自乙酰 -R，继草醋酸之后脱离循环；来自 α - 酮戊二酸盐的 CO_2 则根据心包 - 金（位于 6，不具结构性）的方位而脱离循环。

---

① 见第十章"河图 - 天六气与地五行的生成"。

第三十四章

宇宙的构造
太阳系与银河系

三焦和四个方位的四大根本能量，是一切组织、所有生命的基础。

这些能量各有一个"能量上的"特殊性，能够胜任其所必须完成的工作，亦即各有一个带有活动、逻辑和谐调的意识状态。

先前我们已做过假设，大自然的矿物、植物、动物和人类等四界，在宇宙中依其意识等级而各代表了四大根本能量之一。

- T　– 人类　　　　元气
- A　– 动物界　　　谷气
- C　– 植物界　　　清气[1]
- G　– 矿物界　　　精气[2]

这四界各有一种能量单位，与其他三个互补。每界进化程度在特定时期与另外三界的进化程度有所不同，因为其透过内部与外部的功能（五行与六气）对其他三界产生影响，无论是整体或个体。

因此，在天文学的领域里，矿物界（以及恒星、行星的主体为其表象）对其他各界有所影响。特别受到影响的某一界，其进化程度会更接近矿物界的进

---

[1]　空气中的氧气正是来自叶绿色的功能！

[2]　所有的机体内只存在元素周期表里的元素，而无其他。

化。矿物界对植物界的影响会越来越小，接着是动物界，最后是人类。

作为一个完整的能量系统，我们的银河系是一个离我们很近的宇宙，因此在"能量结构"方面可定义成一个机体，或一颗钻石，只是规模有所不同。

由于银河系呈螺旋形态，其各种能量系统的"生成器"的三焦与八个构件，必须像 DNA 双螺旋一样存在于其中。对我们而言，更明显的是我们自己的太阳系（九个行星加上太阳和月球），换句话说有十一个天体，以及记录周期性时间流的十二个星座。

这十一个天体不就相当于我们人体内的十一个脏腑／功能？十二个"星座"不正是他们的表层天线？他们就像针灸中的十二经脉，是内部功能的天线。

自从数千年以来，星相学家们都肯定上述理论。然而，西方的星相学并非是一门精准的科学！我们已看过，四界中某一界对其他三界的影响乃根据他们各自的进化程度而定，换句话说，是按照意识的程度或脱离物质影响的程度。

我们先前透过《河图》与《易经》的理论而得知十二个脏腑的大循环（包括不具结构性的心包），也从各种传统中医著作中得知了外部天线的大循环及 12 经脉。

我们刚刚看了宇宙里也存在着 11 个具结构性的星体，加上第十二个散布却不具结构性的星体，即小行星带，而 12 个星座是他们的外围天线。此一同功关系是如此的明显，以致无法忽略它。

我们先从星宿或称为"星座"①说起。第一个是牡羊座，相当于大自然中生命能量于春分时的升起；其形同生命能量于太阳时间的清晨三点来到肺经。接着在宇宙能量进展的年周期里，从牡羊座到双鱼座（中国的右旋周期，即反时针方向）逐一进行，正如生命能量进展中的昼夜周期，从肺经到肝经的循环：

---

① 黄道 12 宫或 12 "星座"定位于季节的周期上，在星相学上的使用和 NASA（美国国家航空航天局）的天文星历表相同。

- 牡羊座 ♈　金牛座 ♉　双子座 ♊　巨蟹座 ♋　狮子座 ♌　处女座 ♍
　　肺　 – 　大肠　 – 　胃　 – 　脾　 – 　心　 – 　小肠

- 天秤座 ♎　天蝎座 ♏　射手座 ♐　摩羯座 ♑　水瓶座 ♒　双鱼座 ♓
　膀胱　 – 　肾　 – 　心包 – 　三焦　 – 　胆　 – 　肝

我们会发现经脉与星座象征之间的关系极为密切：各星座与针灸经脉之间肯定有对应的同功性质。

星座与经脉

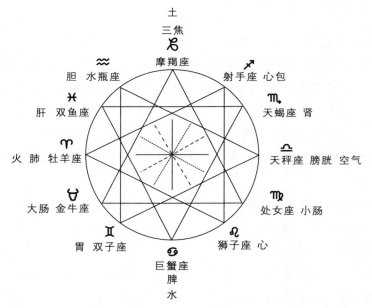

现在我们来看看各星球与其组织的方式。我们已看过，无论是在在中国能量学还是胚胎形成里，脏腑的形成有一定的顺序，接着按照大循环有了从心到肾的功能，其中心包位于肺与大肠之间，而心包不具结构性。至于我们太阳系的运作，从太阳到冥王星，各个星球都位于一个轨道上，而且离太阳（中心）越来越远，其中有小行星带，即不具结构性的星体，以谷神星、智神星、婚神星和灶神星作为代表。这四个星体介于火星与木星的轨道之间。

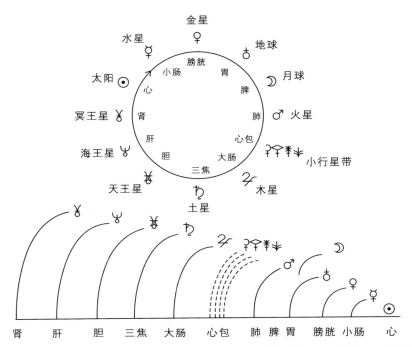

看来星座与经脉、脏腑与星球之间存在着一种同功性，是极为合理的看法。他们的运作功能各按照下列的顺序来排列：

太阳 ☉　水星 ☿　金星 ♀　地球 ♁　月球 ☽　火星 ♂
心　－　小肠　－　膀胱　－　胃　－　脾　－　肺

小行星 ⚳⚴⚵⚶　木星 ♃　土星 ♄　天王星 ♅　海王星 ♆　冥王星 ♇
心包　－　大肠　－　三焦　－　胆　－　肝　－　肾

再一次，我们看到了一个明显的现象：脏腑与星体之间有异曲同工之妙。小行星带为不具结构性的星体。谷神星、智神星、婚神星和灶神星，这四个分布于火星与木星轨道之间的主要小行星形同心包，就像太阳形同心，月球相当于脾⋯⋯

现在我们只需将星体与星座结合起来，而星座是外围的天线。由于有了脏腑－经脉的直接关系，我们可从中得知每个星体的宫位，换句话说，就是每个星体所掌管的星座。在传统星相学里，大部分星体的宫位不变。一个星座对应一个星体，一个星体对应一个星座，此乃符合常理。①

星球		脏腑	经脉	星座	
太阳	☉	心	心经	狮子座	♌
水星	☿	小肠	小肠经	处女座	♍
金星	♀	膀胱	膀胱经	天秤座	♎
地球	♁	胃	胃经	双子座	♊
月球	☽	脾	脾经	巨蟹座	♋
火星	♂	肺	肺经	牡羊座	♈
小行星带	⚳⚴⚵⚶	心包	心包经	射手座	♐
木星	♃	大肠	大肠经	金牛座	♉
土星	♄	三焦	三焦经	摩羯座	♑
天王星	♅	胆	胆经	水瓶座	♒
海王星	♆	肝	肝经	双鱼座	♓
冥王星	♇	肾	肾经	天蝎座	♏

　　继这个发现之后，我们需要做一些补充说明：谷神星、智神星、婚神星和灶神星是小行星代的主要代表，掌管射手座，木星因而掌管金牛座。至于地球，其掌管的是双子座。在星相学上，地球正如在天文学上的位置，与太阳呈直线对立。根据传统的星相学来看，在其他星体中，唯一有重要改变的是每个星座只有一个主宰星。

　　在此顺带一提，在炼金术里，铅是土星的金元素，形同中国能量学里的三焦。不但如此，铅也是古埃及神祇托特（后成为希腊神祇赫耳墨斯）的金属，将一与二联结起来，形成了三位一体，即上帝的三种形态：阿蒙－太阳神拉－卜塔。透过图塔蒂斯，传统在其多样性与统一体中呈现它的美丽！

---

　　① 有关黄道 12 宫的能量组织细节，请参阅仁表（J.Piaoux）的著作：《龙之灵魂：能量星相学与秘传星相学概论》（L'Ame du Dragon，précis d'astrologie énergétique etésotérique）。

将西方星相学（火、土、风、水等四种元素）和中国传统能量学（五行与六气）进行比较研究，能够为我们带来宇宙中与人体里能量变化的补充信息[①]。

我们已看过天六气对应的经脉，从心和少阴经开始：

性质		正经
少阴	火	心 – 肾
厥阴	风	心包 – 肝
太阴	湿	肺 – 脾
太阳	寒	小肠 – 膀胱
少阳	暑	三焦 – 胆
阳明	燥	大肠 – 胃

阴、属火的少阴经解析如下：
- 心，来自中国五行的火，对应狮子座，在西方星相学里的元素为：火
- 肾，来自中国五行的水，对应巨蟹座，在西方星相学里的元素为：水

属阴的三大正经所对应的关系分别如下：

配对

性质		经脉	星座	西方元素
火	心	– 心经	狮子座	火
	肾	– 肾经	天蝎座	水
风	心包	– 心包经	射手座	火
	肝	– 肝经	双鱼座	水
湿	肺	– 肺经	牡羊座	火
	脾	– 脾经	巨蟹座	水

---

① 有关中国星相学的研究（不在我们的讨论之列），请参阅琼 – 米歇尔·德·柯马岱克（Jean-Michel de Kermadec）著作：《关系您命运的八个生肖：中国生肖运用入门》（Les huit signes de votre destin, Introduction à la pratique de l'astrologie chinois）。

奇特的是每条阴正经的第一个构件对应的是西方星相学的火，而这些正经的第二个构件对应的是西方星相学里的水。

属阳的正经里，中心（全属土）以大肠经的"生成"而出现。①

每条阳正经的第一个构件对应西方星相学里的土，而第二个对应的是风：

配对

性质		经脉	星座	西方元素
寒	小肠	– 小肠经	处女座	土
	膀胱	– 膀胱经	天秤座	风
暑	三焦	– 三焦经	摩羯座	土
	胆	– 胆经	水瓶座	风
燥	大肠	– 大肠经	金牛座	土
	胃	– 胃经	双子座	风

同样的，火与水在阴之中以对立的形式而产生互补，土和风在阳之中对立而互补。

得到的结果如下列图表：

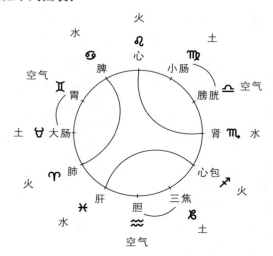

---

① 见第十章：《河图》– 天六气的生成。

根据河图的生成周期原理，其顺序如下：

心 – 小肠 – 膀胱 – 肺 – 大肠 – 肾 – 心包 – 胃 – 脾 – 三焦 – 胆 – 肝

♌ ♍ ♎ ♈ ♉ ♏ ♐ ♊ ♋ ♑ ♒ ♓

我们所知的黄道带上的星座生成顺序，理论上同样如上。

此一西方系统所连带的法则为：

- 从中心算起 60 度角（六合、六分），
  - 介于属火与风的构件之间
  - 介于属土与水的构件之间
- 从中心算起 120 度角（三合、三分），
  - 介于属火的构件之间
  - 介于属土的构件之间
  - 介于属风的构件之间
  - 介于属水的构件之间

  这些角度形成了他们彼此的互相支持

- 介于属火 – 土 – 风和水之间的 90 度角（正方形）和 120 度角（对立）形成了他们彼此之间的张力，而在对立（180°）的情况下，他们同时也带有互补的性质。

  我们还记得中国的"地五行"是：

五行	脏腑或功能
火 – 相火	心 – 小肠 – 三焦 – 心包
土	脾 – 胃
金	肺 – 大肠
水	肾 – 膀胱
木	肝 – 胆

心是生命的首要分发者，类似太阳，是火的构件，在生成的过程中第一个出现；其他十个构件接着得以在它的四周"移动"，同时间随着自身的轴旋转。

在脏腑的生成顺序里，我们将西方星相学传统的数据（11 个星球 +1 个不具结构性）加入后，会发现下列的同功对比关系：[1]

脏腑	星球	
心	太阳	☉
小肠	水星	☿
膀胱	金星	♀
肝	火星	♂
大肠	木星	♃
肾	冥王星	♇
心包	小行星带	⚴ ⚵ ⚶ ⚷
胃	地球	♁
脾	月球	☽
三焦	土星	♄
胆	天王星	♅
肝	海王星	♆

理论上，这是太阳系与西方星相学的星球的生成顺序（图 134，小图 1）。架构与功能的先后顺序也顺理成章（图 134，小图 2 和 3）。不具结构性的小行星带此时介入，分布在火星与木星轨道之间，其与心包有同功性质。

在此要提醒的是，形同土星 ♄ 的三焦和心一样是由同一种能量所形成，而心与太阳 ☉ 同功；胃和脾也是同样的情形，各与地球 ♁ 及月球 ☽ 同功，其有相似的能量。

在天文学里，地球的公转与自转周期以十二星座为背景，决定了两个明显的活动：

---

① 见第八章"《易经》的变化－生成"。

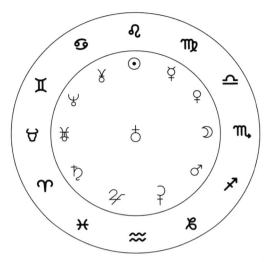

- 根据地球的自转而存在着一个昼夜循环，即十个其他星球与十二个星座逐一从东方向西方显现。
- 根据地球的公转，以及其他围绕着太阳的各星球的公转，在十二个星座为背景的情形下，存在着十个星球（包括太阳、月球＋一个不具结构性[①]）的方位、合相的年周期，其中不包括地球。

　　在西方星相学里，各星球与十二星座之间的明显关系，决定了下列的主要力流：

- 和谐流：六分－三分相位（60度角和120度角）
- 不和谐流：正方形－反向对立（90度角和180度角）
- 根据相关星球的性质而形成的和谐流或不和谐流：合相（0度）。

　　这些力量同样影响着大个然的其他三界，如我们先前所见。

　　由此，西方星相学与中国传统能量学之间的关系并不难建立：星相学的术语套用在五行或六气的图表上，可让我们借着此一能量的法则，从中推论而做

----

　　① 不具结构性的球体：四个主要小行星为代表，分别是谷神星－智神星－婚神星－灶神星。

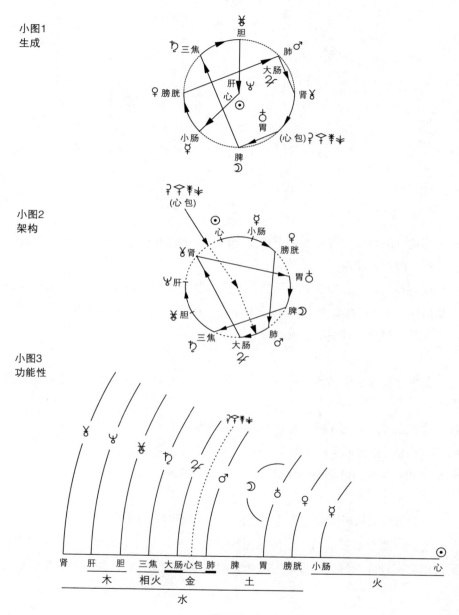

太阳系

小图1
生成

小图2
架构

小图3
功能性

图 134

出一个诊断（至少是潜在的：星球会指引方向而不会强制），甚至相应的治疗。

因地球 ♁ 处于中心位置的关系，十天干（地的十种能量）与西方星相学的星球及脏腑对应如下[①]：

五行		脏腑	星球		天干
木	阳	胆	天王星	♅	甲
	阴	肝	海王星	♆	乙
火	阳	小肠	水星	☿	丙
	阴	心	太阳	☉	丁
土	阳	三焦	土星	♄	戊
	阴	脾	月球	☽	己
金	阳	大肠	木星	♃	庚
	阴	肺	火星	♂	辛
水	阳	膀胱	金星	♀	壬
	阴	肾	冥王星	♇	癸

胃因五行属"土"而不出现，因为其他脏腑看似围绕在其四周，正如其他十个星球似乎围绕在地球的四周；心包与不具结构性的小行星也同样不出现。

三焦同时属土和相火，我们之前已研究过。三焦对应五行的土、属阳。

地支（十二个天的能量）与针灸十二经脉及十二星座的同功关系如下：

经脉	星座		地支
心经	狮子座	♌	午
小肠经	处女座	♍	未
膀胱经	天秤座	♎	申
肾经	天蝎座	♏	酉
心包经	射手座	♐	戌

---

① 胃与心包不在此列，相对的，位于中心的地球及不具结构性的小行星带也不在此列。

三焦经	摩羯座	♑	亥
胆经	水瓶座	≈	子
肝经	双鱼座	♓	丑
肺经	牡羊座	♈	寅
大肠经	金牛座	♉	卯
胃经	双子座	♊	辰
脾经	巨蟹座	♋	巳

还有很重要的一点需要加以说明。

继三焦之后，冲脉是能量的大门。接着从冲脉到督脉，这些能量会经由生成器的整体而分送出去。外环的督脉主要控制了十二经脉，而后者是天六气的载体。冲脉控制了 11 个脏腑 +1，似乎可在太阳系的结构中以及与脏腑的类比中得到肯定。

若我们考虑到各星球在一个圆周上的构成顺序，则从太阳开始，各星球的顺序有必要加以说明：

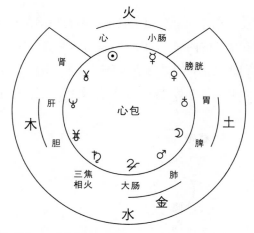

- 根据《河图》的理论，"生成"的顺序为：
  1– 心 /2– 小肠 /3– 膀胱 /4– 肺 /5– 大肠 /6– 肾 /7–（心包）– 胃 /8– 脾 /9– 三焦
  /10– 胆 /11– 肝

- 大肠是第一个"中心"，位于 G 象限，继心之后出现，与属火的心 – 小肠对立。
- 肾在第六个位置，就大肠 / 心 – 小肠（火）轴而与膀胱呈对称位置（肾与膀胱属水）
- 接着胃与脾出现在膀胱与肺之间的位置；三焦、胆、肝则介于大肠和肾之间；大肠形成了上述的对称轴。
- 对于五行中，土 – 金 – 相火 – 木的标示结果，这四者可以说被包含在水之中。此乃极为符合《河图》的逻辑。唯一一个从整体中浮出的是火（心 – 小肠）。
- 若我们进一步来看五行（天六气的周期、内部功能的外部天线）的形式，会发现天六气的载体 – 正经的形成，就大肠 / 心 – 小肠的轴线来看，完全呈对称性。确实，我们还记得散布在整个机体内、不具结构性的心包，在《河图》里继肾（试图折回大肠无效）之后，出现在中心"不可能"的位置。将心包置于大肠的旁边，整体因而呈现和谐的状态。

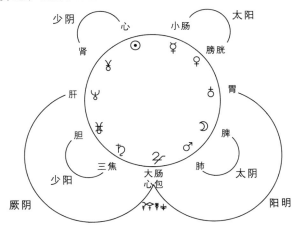

　　在这种情况下，大肠与木星 ♃ 的关系明显易见，进而推断出小行星位于火星 ♂ 与木星轨道之间的位置、介于肺与大肠之间，符合了五行里心包作为"不可能"的构件，是"不可能"的星球，其无法架构成形；在此一整体中，心包 – 小行星（♀♀✶↯）因而与心 – 太阳 ⊙ 呈现既对立又互补的关系。

　　当我们进一步研究十一个星球 + 小行星带 – 冲脉的 12 个腧穴（功能 / 脏腑的生成顺序）时，结果如下：

冲脉上的募穴			脏腑功能	星球	
横骨	第一腧穴	心	火	太阳	☉
大赫	第二腧穴	小肠	火	水星	☿
气穴	第三腧穴	膀胱	水	金星	♀
四满	第四腧穴	肺	金	火星	♂
中注	第五腧穴	大肠	金	木星	♃
肓俞	第六腧穴	肾	水	冥王星	♇
气冲	入穴	心包	相火	小行星带	♃ ⚴ ⚶ ⚳
商曲	第七腧穴	胃	土	地球	♁
石关	第八腧穴	脾	土	月球	☽
阴都	第九腧穴	三焦	相火	土星	♄
腹通谷	第十腧穴	胆	木	天王星	♅
幽门	第十一腧穴	肝	木	海王星	♆

冲脉控制 11 个脏腑 +1，并将来自三焦的能量分送给他们；也正因为如此，组成天蝎座 [1] 的 11 个星体和双子座 [2] 的一个星云形同冲脉，控制着太阳系的 11 个星球 +1 个不具结构性，也控制着其来自我们银河系里三焦的能量。[3]

内部与外部功能的系统综合研究，让我们微微开启了一扇知识的大门。这门知识和关系中国、埃及法老王的知识一样古老。努特（Nout）带着她的展开的双翅出现，高举的双手捧着"拉神的太阳之火"，是知识渊博的古老象征（图 135）；亦可能是在天狼星王座上的伊西斯（Isis）将创造的智能之光转传到大地上！星

---

[1] 天蝎座形同肾经，后者与冲脉有 11 个共用的腧穴。冲脉的第十二个腧穴（气冲）出现在胃经上，后者形同双子座。

[2] 也许是双子座里的星云 IC443。

[3] 见爱丽斯·贝利（Alice Bailey）的著作《神秘学上的星相学》（Astrologie ésotérique）："天蝎座联结着大犬座的天狼星"，呈直线对立；根据一些古老的传统，天狼星是地球上最重要的生命分配者的一颗恒星。

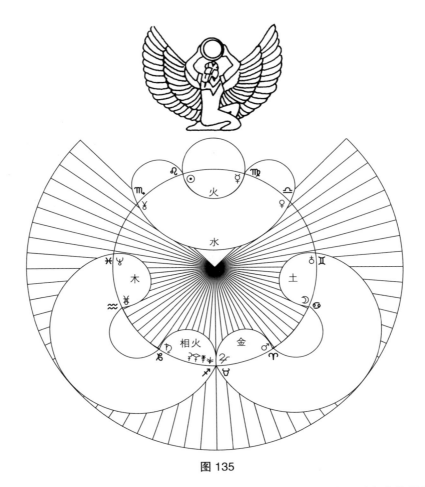

图 135

球的同功关系还有一个形式极有意思，值得我们去了解，其关系到印藏能量学的九个脉轮。若我们生活在其中的地球是离我们最近的星球，则冥王星是与我们距离最远的星球。因此人类的进化可说是在地球、天底与冥王星之间进展。

若从这个角度来看，有九个"星体"引导着我们的脚步，带给我们灵魂的经验，即灵魂在生命的无数循环里所萃取的精华。

从底轮到顶轮，从物质的生存意志到成为给我们生命的神性意志，这九个星体影响着我们的生命节奏与吸入流（图 136）的节奏。三位一体的身体、三位一体的心灵、三位一体的灵魂与星球共振，身、心、灵因而得以成长、学习，最后达到和谐的境界。

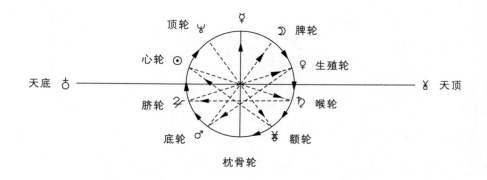

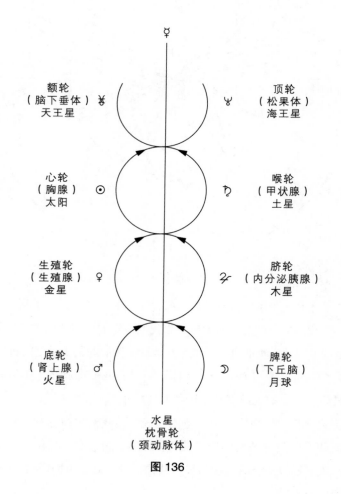

图 136

	阿特密	灵性	顶轮	海王星 ♆
三位一体–灵	末那	智性	额轮	天王星 ♅
	菩提	直觉	心轮	太阳 ☉
	中间的心智	理解力	枕骨轮	水星 ☿
三位一体–心	具象心智	思考力	喉轮	土星 ♄
	星光体	情感	脐轮	木星 ♃
	上层以太体	感官	生殖轮	金星 ♀
三位一体–身	下层以太体	本能	脾轮	月球 ☽
	稠密体	机械性	底轮	火星 ♂

关系着星座的这九个星球，其相互之间的形式在无际的空间与永恒的时间里，记录了我们共同的寻觅阶段[①]。然而这只是星球与脉轮相关性之间的其中一个可能。[②]

[①] 见第十六章"周期与进化"。

[②] 关于这部分，请参阅爱丽斯·贝利（Alice Bailey）的著作：《七道光概论》（Traité sur les sept Rayons）

第三十五章

柏拉图的"五种元素"与炼金术

我们在前一章看了中国能量的五行—木、火、土、金、水，以及西方相星学的四种元素—火、土、风、水。两者的功能如下：

中国的五行关系到整种能量系统的内部功能；在我们的银河系里，五行掌管着太阳系的 11 个"星体"，它们中心参考点为土。

西方的四种元素关系到整种能量的外部功能；在我们的银河系里，它们掌管着 12 个星座，或称黄道 12 宫。

然而，自柏拉图起，西方也有了"宇宙的五行"，但它们的中心参考点为天的无限：

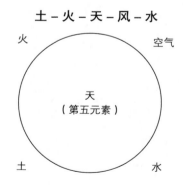

土 – 火 – 天 – 风 – 水

炼金术士将"天"这个第五元素定为大宇宙的"精华",就中宇宙而言,称之为"哲学家之石",换句话说,是其他四种元素的合成。

根据炼金术的代表作《科尼利厄斯》(Cornelius Petroeus)于十七世纪所写的《哲学家的森林》(Sylva Philosophorum)手稿,他们与中国五行的同功对应关系极为明显,分别如下:

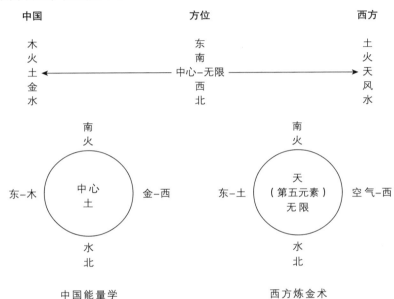

中国能量学　　　　　　　　　　　　　　西方炼金术

西方的土是春天与萌芽的象征,正如中国五行中的木。西方的风与中国的金性质相同,代表秋天与呼吸功能的氧化作用。水和火则保留了彼此的相互关系。

让我们再回到柏拉图的理论。他配合了埃及的传统,认为从地的火经由风来到天的水,五个天然的多面体相当于"宇宙的五个元素"的形态。[①]

在埃及传统里,努特(Nout)是"营养的天水",其夫盖布(Geb)是"地与地之火的主宰",而舒(Shou)则是"干燥与明亮的风",并将前两者结合在

---

① 柏拉图:《对话录》(Le Timée)。下一页的说明是达文西(Léonard de Vinci)为卢卡·帕丘里(Luca Pacioli)的著作《神圣的比例论》(De Divina Proportione)所画的插图。米兰(Ambrosienne)图书馆藏书。

一起。

柏拉图的五种元素

- 火　　　　相当于四面体，有四个三角形的表面。
- 土　　　　相当于六面立方体，有六个四边形的表面。
- 风　　　　相当于八面体，有八个三角形的表面。
- 天　　　　相当于十二面体，有十二个五边形的表面。
- 水　　　　相当于二十面体，有二十个三角形的表面。

二十面体–水

努特

十二面体–天

八面体–风　　　　**舒**

六面体–土

盖布

四面体–火

- 带有四个三角形表面的四面体，元素属火，代表四大根本能量。
- 中国传统中五行的土、木，对应带有六个正方形的六面体或立方体，是中医里外三焦和内三焦的总和，掌控着生命的孕育、蜕变与充分发展。

- 元素里的风，即中国五行里的金，对应带有八个三角形的八面体，是中国传统八卦（三爻卦）里西方的象征，是埃及传统里的八个"地点"，是确保生命能量传送的钻石，是所有生成的原型。[①]
- 元素里的天，即中国五行里的土，是炼金术士的精华，是带有十二个五边形的十二面体，象征天体的黄道 12 宫，是中国传统里十二个天的能量（"地支"）。
- 带有二十个三角形的二十面体，元素属水，象征宇宙里的二十种能量，其中有九个为内部功能，十一个为外部功能，是遗传密码中二十种氨基酸的原型，其中三个为双向。

对于此一整体中不同阶段的研究，《哲学家的森林》（Sylva Philosophorum）炼金术手稿图（从一到八）中已做了说明。（图 137）

让我们再回到中国能量学传统中的其他象征上。从上帝、道家的空，以及上帝统一体中的八个辅助力量，到回归于统一体、精华或哲学家之石，这些"图文"一一显示了内在能量的进展。

---

① 见第十七章：三维能量系统的制造工作。

图 137

引自《哲学家的森林》(La Forêt des Philosophes) 的部分文字说明。该著作存放于享誉盛名的伊萨克·沃西宇斯（Isaac Vossius）的图书馆内。"园丁"告诉我们："当圣神学说存在于某处，漠视哲学家有何用处？"[①]

---

① 见图 137 右下角。该手稿存放于莱顿市 Rijk 大学的图书馆内。原稿复制。

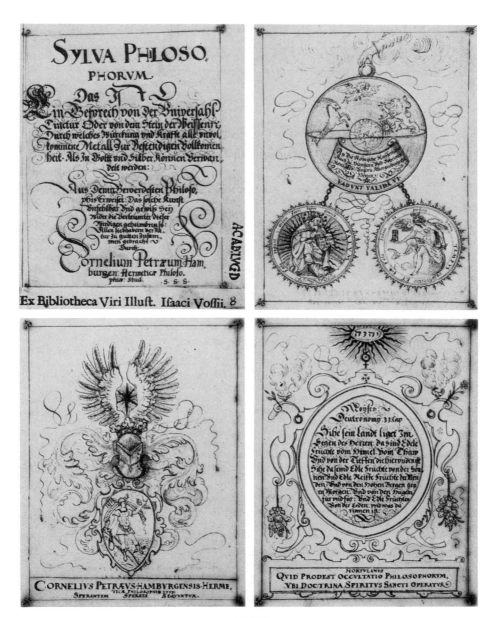

图 137

图 137–1

"上帝是三位一体和统一体，而一切都在一切中。"

上帝是圣父、圣子与圣神，三者皆为圣。

然而圣父并非圣子，圣子并非圣神，圣神亦非圣父。

"上帝是三位一体中的统一体，是统一体中的三位一体。"

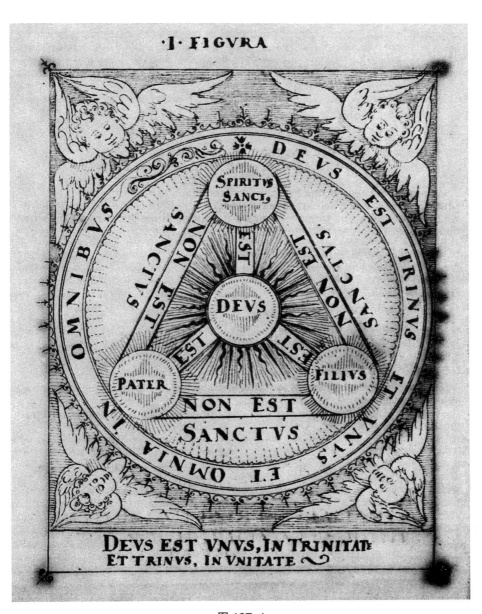

图 137-1

图 137-2 "大宇宙"：上层的世界

"物质，是宇宙法则的第一条。

混沌，是形态中的混乱体。"

- 四大根本能量象征着四种元素，

  水 – 土 – 火 – 风：

  - 水和土相容。

  - 土和火相容。

  - 火和风相容。

  - 风和水相容。

- 然而水与火、风与土之间彼此对立而不相容。

  - 水为被动性与水溶性。

  - 土为被动性，且成分为石。

  - 火为主动性，且成分为石。

  - 风为主动性与水性。

尽管如此，这四大元素是"精华"，且精华于其统一体中为四联体。

"创世纪第一章：上帝说：我们要照我们的形象、按照我们的样式来造人。"

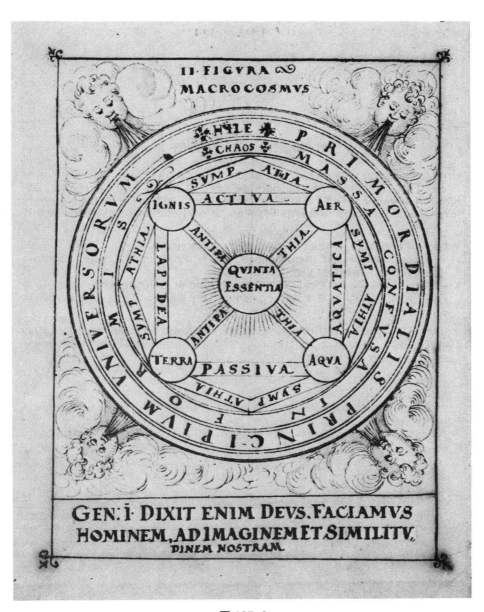

图 137-2

图 137–3

根据周期：水 - 寒 - 土 - 燥 - 火 - 暑 - 风 - 湿，为一种元素 - 象征和一种性质的"无压力总和"。八个辅助力量朝向围绕在中心的空间与时间发展，中心的第九个力量是精华，接着是他们的组合：

- 水与火"完全相反"
- 土与水"显然相反"
- 寒与暑之间"不可能结合"，正如燥与湿之间也不可能结合。
- 寒与燥或寒与湿之间"有可能结合"。暑与燥或暑与湿之间同样也有可能结合。

"创世纪第一章：确实，上帝说：你们要生养众多，并填满这个大地。"

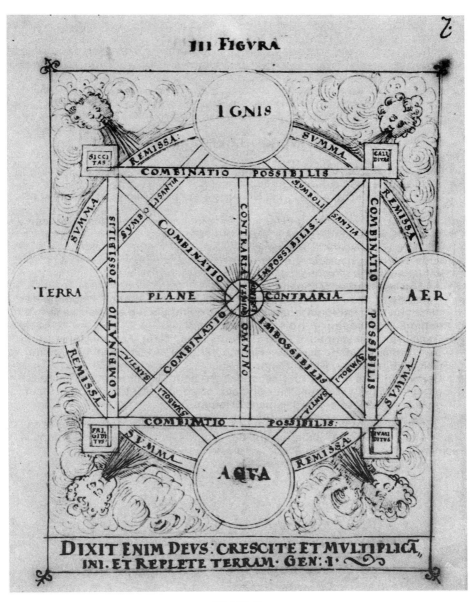

图 137-3

图 137-4

"无尽的边线，是分散的亚当红土。"

人是灵魂、身体和心灵。

但灵魂并非身体，身体并非心灵，心灵也并非灵魂。

尽管如此，此三者皆为人，而人在其统一体中为三联体。

人是水、土、火和风。

- 水为被动性与阴性。
- 土为被动性与阳性。
- 火为主动性与阳性。
- 风为主动性与阴性。

四大"根本能量"是人，而人是四联体；他也因此是五联体，因为他同时是一与四，正如他是七联体，同时是三与四。

人是四个元素：水、土、火、风，也是四种"主要情绪"：冷静（粘液）、伤感（黑色胆汁）、愤怒（黄色胆汁）、勇敢（血液）。

八个"辅助力量"是人，因而人是八联体。但八与一、八与三，八与四变成九、十一与十二，同样也是人。

创世纪第一章：（确实，上帝又说了：）"大地长出绿草，绿草生成种子，大地长出树木，树木根据其种类而长出水果，其种子本身就在大地之中。"

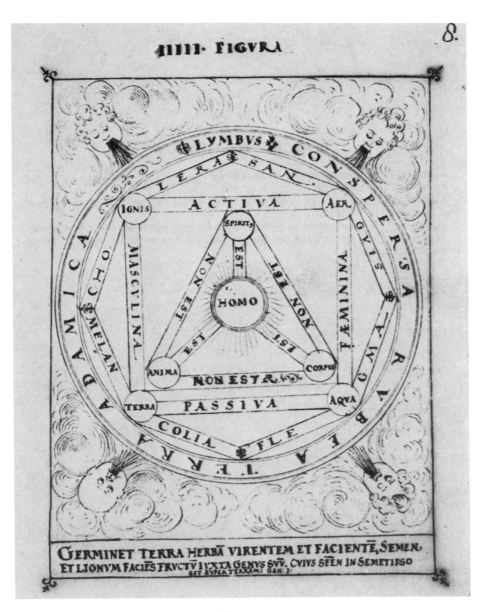

图 137-4

图 137–5

"上帝与大自然不做无谓之事。"

- 大自然是植物、矿物和动物。
- 但植物并非矿物、矿物并非动物，而动物也并非植物。

尽管如此，三者皆为大自然，而大自然在其统一体中为三联体。

"大自然是一个无尽之物，从类似物中制造出类似之物。"

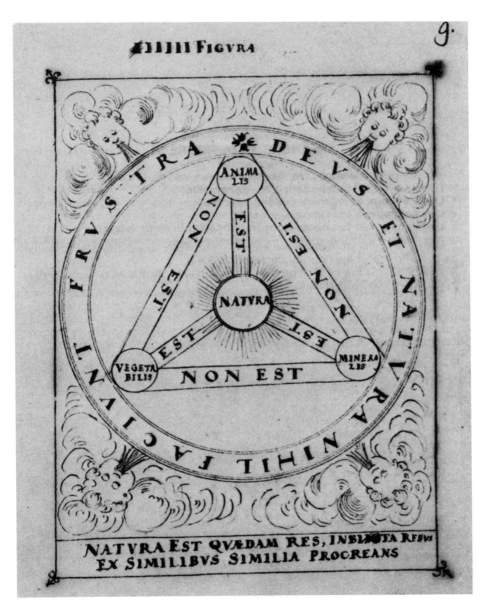

图 137-5

图 137–6

"万物来自统一体。万物归向统一体。"

- 灵魂有植物性、有感觉、有理性。
  - 矿物与花草为植物性。
  - 动物与鸟有感觉。
  - 人与天使有理性（具有理性）。

然而，三与六皆为灵魂，而灵魂在其统一体中为三联体与六联体；但九也等于它。

伯恩哈德（Bernhard）："万物在大自然中，会自然地或人工地生产出其类似物。"

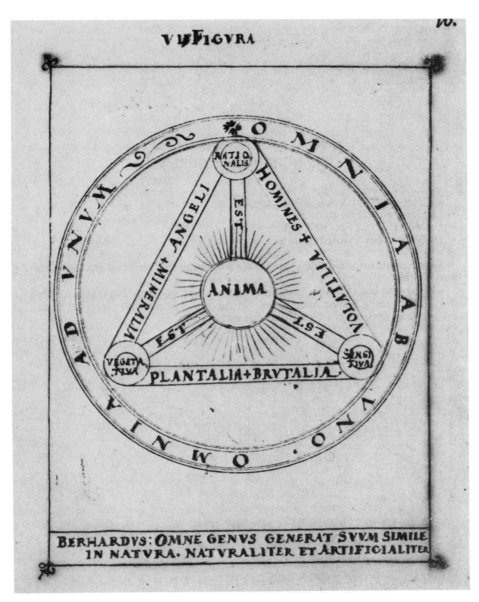

图 137-6

图 137-7

"万物都在整体中。"

- 种子是硫、汞和盐。
  - 硫是自然之火
  - 汞是非自然之火
  - 盐是反自然之火

然而，这三种火都是种子，而种子在其统一体中是三联体。

"雷蒙·卢勒（Raymond Lulle）：一切的生成无论是石子或人，皆由自然之火而来。复制乃从非自然和反自然之火而来。"[1]

---

① 我们会谈到"电火"、"太阳之火"和"摩擦之火"：见爱丽斯·贝利（Alice Beiley）的相关著作：《宇宙之火论》（Traité sur le Feu cosmique）

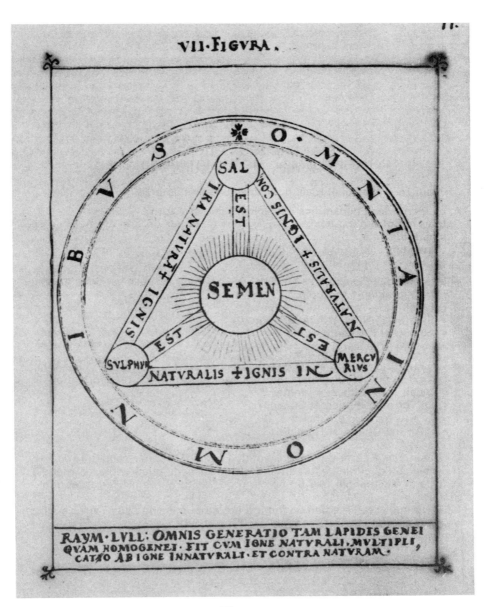

图 137-7

图 137-8 "中宇宙" - 中间的世界

"（我存在是）为了大家，但为了某些人，我发出光芒。"

- 哲学家之石是太阳、月球和氮。
- 然而太阳并非月亮，月球并非氮，而氮也并非太阳。

　　尽管如此，三者皆为哲学家之石，而哲学家之石在其统一体中为三联体。

- 哲学家之石是水、土、火和风；因此石子是四联体、五联体和七联体。
  - 水与土为被动性
  - 水与风由汞所形成
  - 火与风为主动性
  - 火与土由硫所形成

- 四种元素与四种性质是哲学家之石，因此石子是八联体；但九、十一和十二也等于石子。
  - 水是寒与湿
  - 土是寒与燥
  - 火是燥与热
  - 风是热与湿。

　　"罗莎（Rosa）：从阳性与阴性中画出一个圆形（一个球体），然后从中画出一个四角形（四面体），并从四角形中里出一个三角形。接着从三角形中做出一个圆形：如此你将会有哲学家的石子。"[1]

　　无论从北方到南方的大地，或从东方到西方，炼金术与传统实为一体。[2]

---

① 见第三十三章"克氏循环与制造"。

② 见 570 页表格：中国能量学与西方炼金术。

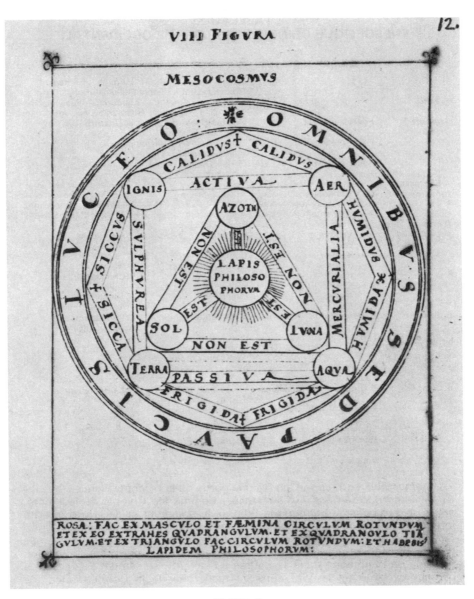

图 137-8

中国能量学与西方炼金术

中国能量学		西方炼金术

统一体 – 　　道　　　　　上帝 – 人 – 大自然 – 动物 – 种子

　　　　　　　　　　　　　精华 – 哲学家之石

极性　　　　阴　　　　　　阴性 – 水 – 汞 – 被动 – 物质

三重性　　　阳　　　　　　阳性 – 矿物 – 硫 – 主动 – 混沌

　　　　　　上焦　　　　　圣灵 – 心灵 – 氮 – 盐……

　　　　　　　　　　　　　反自然之火

　　　　　　中焦　　　　　父 – 灵魂 – 太阳 – 硫……

　　　　　　　　　　　　　自然之火

　　　　　　下焦　　　　　子 – 身体 – 月球 – 汞

　　　　　　　　　　　　　非自然之火

四大根本能量　T– 元气　　– 土　　土　　：被动性　– 矿物性（阳性）

　　　　　　　G– 精气　　– 水　　水　　：被动性　– 水性（阴性）

　　　　　　　C– 清气　　– 火　　火　　：主动性　– 矿物性（阳性）

　　　　　　　A– 谷气　　– 天　　风　　：主动性　– 水性（阴性）[1]

八种辅助力量　T'– 地　地（图 137-3）– 地（图 137-4）

　　　　　　　A'– 山　寒　　　　　– 伤感

　　　　　　　G'– 水　水　　　　　– 水

　　　　　　　C'– 风　湿　　　　　– 冷静

　　　　　　（中心）（精华）　　　– 人

　　　　　　　G"– 雷　燥　　　　　– 愤怒

---

　　① T 和 A 是中国能量学上的地与天。两者在中焦里混合在一起，就像西方的土与风在自然之火中混合在一起。

中国能量学			西方炼金术	
	C″– 火 火		– 火	
	T″– 泽 暑		– 血	
	A″– 天 风		– 风	

5 行	五行	11 "脏腑"	五种元素	11 个 "星体"
	木	肝 – 胆	土	♇ ♅
	火	心 – 小肠	火	☉ ☿
	土	脾 – 胃 – 三焦	精华（哲学家之石）	☽ ♆
	金	肺 – 大肠	风	♂ ♃
	水	肾 – 膀胱	水	♀ ♄

六气	六气	12 经脉	六气	12 星座
		（图 137-4）	（图 137-6）	
	寒	小肠 – 膀胱	伤感 – 植物	♍ ♎
	暑	三焦 – 胆	血 – 人	♉ ♒
	燥	大肠 – 胃	愤怒 – 天使	♈ ♊
	湿	肺 – 脾	冷静 – 冲动	♈ ♋
	火	心 – 肾	阳性 – 矿物性	♌ ♏
	风	心包 – 肝	阴性 – 鸟类	♐ ♓

　　此一整体符合了西方炼金术士所隐瞒的一部分知识，正如一些中国专家利用一种令人费解的符号体系，目的在于保留知识并完好无损地传给后代。

　　唯有看来较为浅显、科学性也较低的星相学能够在这段期间流传，因为星相学不会干扰人类的正常进化过程……只会在生命的循环路途上、在寻找知道、爱与光的道路上给予帮助。

第七部分
生命的疗愈

无有入无间，吾是以知无为之有益。

老子

第三十六章

饮食、生物电子学与生物疗法

每个人的形成是由他所吃的、所想的、所呼吸的空气，以及他祖先所传给他的基因来决定；从第一个元素——氢，到第 118 个元素，人体内的各种成分和矿物、植物和动物界的成分相同。原子物理的法则可套用在人体上，分子或细胞化学法则同样也适用。

因此，一个人若想了解一个机体、机体的失调和病理，并建立起一种生物疗法，就有必要考虑到这些法则和基本的生物学概念，也不能忽略了生理与心理之间的根本关系。

在宇宙中的一切都是"能量"，物质本身则是凝聚的能量。由能量学法则的研究（以《显而易见的传统》作为基础），可知每个心灵个体的诊断方法与生物治疗，以及他们的互补性。

以"体质"（不论好坏）的观念，找出疾病的根本原因与治疗方法，对"成疾"的病人是首要的进行方式。

就治疗方面而言，饮食依然是考量的重点，且需根据每个病人的情况，以不同的角度来研究并实践适当的饮食法。

顺势疗法可排除机体的障碍，并透过内部、中心的途径来调节各种不同的功能。因此使用的是稀释药物，使其在电子交换方面发挥作用。[①]

---

① 见图 142，于本章结尾处。

针灸里的"能量引导术"也是同样的道理，其利用针灸 [①] 和按摩的方式，采用外部、外围的途径。

除此之外，还有两个疗法可补充上述三种疗法：温热疗法与整骨疗法。前者运用在肌肉的能量上和细胞的燃烧，后者运用在筋骨的能量，以及骨架的晶化上。

因此，在生物学上，天地之间一共有五种彼此互补的疗法，平常的说法则是对抗医疗与心理治疗。后两者在症状与物质周期方面，以及心灵进展方面都有特别的迹象（图138）。

人类依存于其所处环境，是环境的一种产物，是他生活于其中的一种转变。人类靠吸收的食物来消耗能量。组成人体的细胞不断死亡又再生，同样是透过食物而产生的现象。人体内的血液也是外在环境的一种转化，尤其是透过食物的转换。血液接着转变成能量，负责细胞与器官整体的运作。所以说食物的性质决定了血液的性质，即能量的性质，也因此决定了个体的整个生理与心理性质。

既然我们身处于气候性的环境，就必须重视四季，并外加一季，也就是五季／五行，同时顾及与其同功的食物"味道"：

● 春天 肝的性质　　　与木的性质　　酸
● 夏天 心的性质　　　与火的性质　　苦
● 长夏 脾的性质　　　与土的性质　　甘
● 秋天 肺的性质　　　与金的性质　　辛
● 冬天 肾的性质　　　与水的性质　　咸

因此，食物里的五味会根据季节的改变而轮流略居主导的地位。

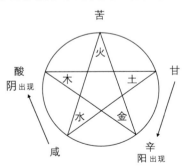

---

① 灸：经过干燥处理的艾柱，置于某些穴位上，与皮肤接触，在燃烧的过程中释放出热能。

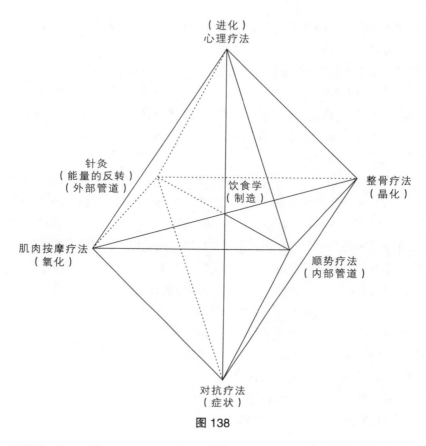

图 138

尽管如此，正常的盐可滋养肾、补心、助肝、造血，属阴的能量，能促进血液的循环、维持体温、有助于激素的分泌：盐是阴能量的生命动力。

盐不足会导致衰弱。盐过盛也会引起发炎或感染的病症。同样地，动物性产品过盛会："将热封在体内并使之集结"①。

正常的甘可滋养脾与胃、帮助肺的运作、使阴阳能量循环正常、有助于阳能量的发展及身体的成长：甘是阳能量的生命动力。

甘不足的情形相当少见，因为谷物含有足够的糖类。甘过盛会出现脾与胃的紊乱；甘抑肾补肺，因而会出现感冒、肺结核、骨脆或蛀牙。

---

① 西泽道允的《中医学治疗概论》（Traité général de médecine chinoise）。

我们利用针灸来调节能量时，首先由阴与阳及天六气的表层开始，接着调五行。同样地，在饮食上，初期先利用咸与甘的搭配来调节阴 – 阳，即结构上最初始的阳与阴。咸是深层阴能量的来源，而甘则是表层阳能量的来源：煮熟的咸谷物是基本的治疗。

在第二阶段里，我们根据促进和抑制的法则，使用五味来调节五行 / 功能 / 脏腑，同时也视不同的季节与病症而定。

唯有在五味达到和谐的状态时，我们才能有效地运用维生素与热量的理论。关于此点，生物学家雅克·洛布（Jacques Loeb）曾经进行了一个有关"水蚤"的实验。

水蚤是一种端足类甲壳纲的小型生物，生活在自来水里，亦可在处理过的海水中生活，条件是水中必须含有五种海盐：

$$NaCI\text{-}KCI\text{-}MgCI_2\text{-}SO_4Mg\text{-}CaCI_2$$

我们又再次碰到了五行，而且可根据五种盐的味道与属性，和五行进行类比：

- 木　　　　　SO_4Mg　　　　硫酸镁（酸）
- 火　　　　　$MgCI_2$　　　　氯化镁（苦）
- 土　　　　　$CaCI_2$　　　　氯化钙（甘）
- 金　　　　　KCI　　　　　氯化钾（辛）
- 水　　　　　$NaCI$　　　　　氯化钠（咸）

若我们除去氯化镁，水质就变得有毒性。接着若我们逐一除去硫酸镁、氯化钙，最后除去氯化钾，只留下氯化钠，水质的毒性会逐渐增加，直到无法忍受。

无论这五种盐的除去顺序为何，结果都一样。既然水蚤习惯生活在淡水中，因此并不需要这些盐来维持生存。然而当它在海水里时，却需要每一种盐来维持其他四种的平衡。

经过了这些观察和整体实验后，雅克·洛布（Jacques Loeb）发表了下列的法则：

"1 所有含单一种盐的溶液都有毒性，哪怕该种盐被认为是无害的氯化钠。

"2 所有以一价正离子（Na+K+）的盐混合而成的溶液，以及以二价正离子的盐混合而成的溶液都有毒性。

"3 这些有毒性的溶液，比如含一价正离子盐的溶液，若在其中加入一点二价正离子盐溶液，则毒性会减轻。如果五种不同的盐水混合液比例正确，则会变得完全没有毒性，这时溶液取得了平衡性。所有的不平衡都等于是一种毒性。"

中国人向来都很讲究五行和五味的和谐性。

我们将这两种思考方式综合起来，便可能将这种矿物平衡的必要性延伸到整个生物界。而这种带有五个构件的矿物平衡是透过食物与能量，以及机体的协调运作而表现出来。

相同的，一价和二价正离子的盐里看似有阴阳的组合。

就像西泽道允在其《中医学治疗概论》（Traité général de médecine chinoise）中所说的，我们不能忘了"大中心（称之为"无"）分成阴与阳；阴与阳在五行上有所不同，而五行则化为阴与阳，后者又回到大中心……

在治疗技巧的运用上，可以大胆地超越五行的一般性理论，实际运用泻与补的基础，将中国的实践规则种类放在一边，尝试一些任何文字语言都无法表达的神奇做法。我们可以用剑术家作为比喻。一个剑术家在练够了某些派别的剑道后，便能够超越这个框架而表现出个人特有的剑术……

柳生剑道派的最大秘密就是"不带剑"欲成为大师者，在超越竞争的理论与五行的挑战的同时，必须坚信"无针"的事实，才能成为真正的大师……

"大师最大、最自由的秘密就在于阴阳与五行理论本身的原则。"

三种粮食可做如下的定义：

1. 天 – 属阴的供给

空气、太阳的热力，宇宙流里带有天六气的"以太"

- （少阴）　　　火
- （太阳）　　　寒
- （太阴）　　　湿
- （阳明）　　　燥
- （厥阴）　　　风
- （少阳）　　　暑

2. 心 – 心灵的供给

六种性质 / 理解力和六组情绪：

- （少阴） 逻辑 过度兴奋
- （太阳） 心理 慌张
- （太阴） 精神 固执的欲望
- （阳明） 玄学 悲观
- （厥阴） 生理 恨、易怒
- （少阳） 神学 爱

五大心理功能与内部精神紊乱：

- （木） 想像 愤怒
- （火） 智慧 快乐
- （土） 思考 焦虑
- （金） 本能 悲伤
- （水） 意志 恐惧

3. 地 – 属阳的供给

经由口腔进入的固体和液体，且含五味形式的地五行：

- 木 酸
- 火 苦
- 土 甘
- 金 辛
- 水 咸

天的供给在进入血液时转化成能量；对于另两类食物的转换也不可或缺，其必须纯净无损。我们先前已看过，天的供给中含有天六气。

心 – 心灵的供给是由无数的感受所构成，形成我们的控制机器的信息。这些感受将作为我们思想及思想素质和其他的原料，尤其在内分泌方面会产生影响。就人类目前的进化状态而言，情感的主要来源即来自这些感受。

地的供给和其他两者一样重要。所有这类的阴－阳失衡会在血液的性质上产生影响，也就是我们要用到的能量会受到影响。

我们可参考碱中毒和酸中毒的情形，并列出下表：

碱中毒控制了阳能量的营养，其 pH 值（酸碱值）高于 7.35，一个 CO_2 下降，碳酸氢盐上升，因而：[1]

1－ 植物性食品（物理为阴，则能量属阳）[2]

负责离心力量与扩张作用，阳能量从中诞生：

• 五味水果：酸、苦、甘、辛、咸

• 五味蔬菜：酸、苦、甘、辛、咸

• 五味谷物：酸、苦、甘、辛、咸

2－ 矿物性食品

负责离心与向心的力量，能调和扩张与收缩两种作用：

• 五味油：酸、苦、甘、辛、咸

• 五味水：酸、苦、甘、辛、咸

• 五味盐：酸、苦、甘、辛、咸

3－ 动物性食品（物理为阳，则能量属阴）

负责向心力量与收缩作用，阴能量从中诞生：

• 五味禽类：酸、苦、甘、辛、咸

• 五味鱼类：酸、苦、甘、辛、咸

• 五味牲畜：酸、苦、甘、辛、咸

至于酸中毒，其控制了阴能量的营养，pH 值低于 7.35，一个 CO_2 上升，碳酸氢盐下降。

这三种食物使得整体阳较多或较少，或是阴较多或较少，换句话说会改变内部的介质，即"体质"，在某种意义上特别是酸中毒或碱中毒。

---

① 西泽道允：在前引著作中。

② 见后续：体质与生物电子学

我们知道阳会吸引阴，阴会吸引阳。我们越是阳，就越被阴所吸引，反之亦然。当我们使用阴与阳的食物接近平衡点时，所受到的吸引力就越不强烈。

每个人都应根据个人的体质来进食。由于世界上没有两个人是一模一样的，阴与阳的比例在每个人体中都有所不同，因此我们应以谷类为基础，寻找和采用最适合我们的粮食，从中吸收我们的生命力及活动所需的量。此外也要考虑到气候、季节、时间、性生活……

为何以谷类作为基础？道理很简单，因为种子是能量的源泉。连最小的种子都含有一切的生命力。一粒种子的生命力是如此的强，以致种在土里时，可让其他无数的种子诞生，而这些诞生的种子所含的生命力和第一粒相当。若我们播种大白菜或萝卜的一粒种子，它便会从中向外伸展，将它生命的集中度扩散出去。①

谷物中产生的种子与再产生的种子都有力量的浓缩；蔬菜和水果有扩散的力量。因此苹果籽可生长出一棵苹果树，接着开花结果，而水果正是适合种子、让种子（籽）发展的肥料，因此这种情况确实是生命力的浓度流失！

如果我们将谷类、水果、肉类搁置一边，水果和肉数日后便会腐烂，只有谷类得以保存。

所以我们最好只吃可保存久一点的食物，其生命能量最高。

至于配菜则视其与五味的关系，以达到生理与能量的调节，特别要视季节性而定。

我们可看到下列的概略对应关系：

• 冬天 – 水　　– 咸　　– 豆类
　　　　　　　　　　　– 牲畜产品

• 春天 – 木　　– 酸　　– 果蔬
　　　　　　　　　　　– 发酵过的动物肉劣质品

• 夏天 – 火　　– 苦　　– 绿色蔬菜

---

① 见樱泽如一（Georges Ohsawa）:《蔬食生活》（Le Livre de la Vie Macrobiotique）

- 长夏 – 土　　 – 甘　　 – 谷类
- 秋天 – 金　　 – 辛　　 – 根茎类

　　一般而言，我们可将谷类联结到五行中的土，即它的多元性。每一种谷类主要相当于五味之一，因此对应五个脏腑 / 五行之一：

- 木　　 – 酸　　 – 燕麦，黍稷
- 火　　 – 苦　　 – 小麦，黑麦
- 土　　 – 甘　　 – 大麦，玉米
- 金　　 – 辛　　 – 米
- 水　　 – 咸　　 – 荞麦

　　五味在其他食物各类别里居主导地位，但无论如何，烹煮方式依然会影响及改变其性质。

　　根据这些理论，我们又如何看待维生素？维生素可归类成阴或阳，比如根据它们在不同溶剂里的溶解度而定：若将水 – 油脂 – 酒精依顺序来看，水是最阳的溶剂，最重；酒精是最阴的溶剂，最轻。因此水能溶解最阴的维生素，而酒精能溶解最阳的维生素，于是产生了如下的结果：

	阳		阴
维生素	D	E，A，B1	B2，C
溶剂	酒精	油脂	水

　　维生素 K1、K2、维生素 B3、B12、叶酸乃由肠道菌群所合成。[1]

　　下列产品也含有其他维生素：

- D　　 $C_{28}H_{44}O$　　　　 鱼干、蔬菜；皮肤日晒作用
- E　　 $C_{29}H_{50}O$　　　　 谷类和植物油
- A　　 $C_{20}H_{30}O$　　　　 深绿色蔬菜
- B1　 $C_{12}H_{18}N_4O_5$　　　 谷类

---

　　① 见凯泽（Kayser）著作：《生理学概论》（Physiologie）

- B2　　$C_{17}H_{20}N_4O_6$　　　　谷类 + 几种绿叶蔬菜
- C　　　$C_6H_8O_6$　　　　　水果、绿叶与白叶蔬菜、海带。

　　维生素 C、B2 与 B1 属阴，可补充属阳的大量肉食。

　　维生素 E 和 D 属阳，可补充属阴的水果与生蔬饮食；而且，常吃水果或生食者，通常是在阳光下活动最多者！

　　就另一种形式来看，我们可以说碳水化合物（谷类……）较多的饮食会需要属阳的维生素，而含较多动物蛋白质的饮食则需要属阴的维生素。

　　这些足以说明凯泽（Kayser）在其著作《生理学概论》（physiologie）中的理论：

　　"我们对每种维生素的需求量，完全由不含维生素的营养物与日需食物之间的平衡来决定。所有份额的改变，甚至糖类、脂类、蛋白质与盐的性质改变，会反应在维生素的需求上。太过会反而会导致营养缺乏。"

　　在此顺带提醒：

- 100 克瘦肉　　　　　　含 165~180 卡路里
- 100 克肥肉　　　　　　含 380~500 卡路里
- 100 克干蔬菜　　　　　含 326~441 卡路里
- 100 克乳制品　　　　　含 74~109 卡路里
- 100 克黄油　　　　　　含 760 卡路里
- 100 克谷类　　　　　　含 330~385 卡路里
- 100 克糖　　　　　　　含 370 卡路里

　　然而，量却可以改变质！

　　关于此点，我想引述马颂森（R. Masson）的杰出研究。[①]
根本的三大饮食真相：

- 不变性食物
- 饮食有节制
- 饮食平衡

---

　　①　马颂森（R. Masson）:《让大自然来照顾您》.（Soignez-vous par la nature）

"一旦脱离了这些基本观念,所有抑制性或排他性的方法都是有害的……因为机体先前从食物中得到而保留的元素将会耗尽,这时便会出现营养缺乏的严重病症。"①

似乎只有免去肉类不会引起任何问题,前提是必须进食蛋类与奶酪。

假使进行了食疗,在禁食了一段严格的时期后,必须在一段期间内扩大饮食制度,接着回到一个更加严谨的饮食制度:就像大自然一样,必须采取活动与休息的循序渐进式循环。

一年当中,季节性周期极为重要。那些大型宗教制定了斋戒日与封斋日,并非单纯地为了"赎罪"的乐趣而随时随意进行!春天的斋戒特别能够清除冬天所积累的毒素,尤其是因猪肉而产生的毒素。这种做法本身就是一种食疗,并不是前所未有的新概念!

体质和生物电子学②

传统中医认为疾病可以有两种形态:

• 内伤

• 外邪

我们还记得内伤是因营养中的质或量太过或失衡所造成,以及因体劳或房劳而引起。此一整体与地五行及内部功能的脏腑有同功关系。③

至于外邪,其乃因内伤使得机体的防卫机制不足而造成。外邪关系到天六气与外部功能的六大正经。因此,没有内伤,任何外邪便无法侵入。

从阴与阳、食物五味的研究中,我们可了解到碱中毒或酸中毒的pH值变化,因而有了"体质"的观念。

尽管如此,我们还要考虑到机体的生物电子里的另外两个参数:氧化还原

---

① 马颂森(R.Masson):同前引著作。

② 本研究与琼·迈耶(Jean Maillé)合作完成。

③ 见第五章"能量的病理"。

与电阻率。这三个参数可借由路易－克劳德·文森（Louis-Claude Vincent）所发明的"生物电子检测仪"而测得。[①] 测量的结果相当于"体质"的和谐状态与否，进而决定了外邪是否得以入侵。

这三种变化涉及了三种机能：

1. 磁作用，由 pH（电离）来决定。当氢离子增加时，体内的介质呈酸性；就如我们在调制酸醋酱汁时多加了醋。当 OH– 离子增加时，体内的介质呈碱性，就如我们在酸醋酱汁中增加了油的比例。

此一作用可形成性质上的变化，酸性相当于生理性的阳（为阴的能量），而碱性相当于生理性的阴（为阳的能量）。

植物性食物与味甘食物属阴，是阳的能量来源，因此是碱中毒的来源；动物性食物和味咸属阳，是阴的能量，因此是酸中毒的来源。

2. 电作用，由 rH_2 来决定。当 H_2 分子氢增加时（经由电子的固定：2H+ 与 2e-= 分子 H_2），便有了"还原"，就如我们在酸醋酱汁里多加了盐，使得醋的味道变强。当分子 O_2 增加时（电子流失，得到正电子）就会"氧化"，正如酸醋酱汁里盐的比例减少，因而减少了醋的味道。

此一作用可形成量的变化，"还原"相当于（电子的）能量为"实"，氧化相当于能量为"虚"。

植物性食物与味甘为"虚"的氧化作用，并促使磁作用进入其阳的能量；动物性食物与味咸对阴具有"实"的还原作用，因而促使磁作用进入其阴的能量。

3. 电介质作用：由 Rho 来决定。当电解液中的分子集中增加时，电阻率会降低（传导性提高），就如酸醋酱汁中的香料草被绞成碎屑，才能使酱汁绵细柔和。当电解液中的分子集中减少时，电阻率会提高（传导性降低），就好比酸醋酱汁中，有几根过粗的香料草卡在喉咙里，因而突显了粗涩的感觉。

最后一个机能是前两个机能的必然结果，而且密不可分。实际上，它是经由一个热力方程式而与 pH 和 rH_2 的变化产生关系，而该方程式唯有在系统只服

---

① 路易－克劳德·文森 （Louis-Claude Vincent）:《生物电子学》（Bio-électronique）–人类学期刊，第一期，1956 年 7 月，巴黎如芙（Jouve）书店。

从熵制造的情况下才能发挥作用。矿物盐的比例会根据它们隔绝或传导的性质而起作用。

总之，当 rH_2 值相同时：

- 在酸性介质中，极性较弱，因此电流通过较强：正电子较少，因为它们已被带正电的电离化介质（H+ 离子）所吸收。
- 在碱性介质中，极性较强，因此电流通过较弱：带负电的电离化介质（OH–离子）提供了更多的正电子。

rH_2，或氢分子压力的余对数 –H_2 可利用毫伏测出其氧化还原平衡值；pH，或酸碱平衡，相当于溶液的特定状态；Rho– 电阻率，可知溶液的电解质平衡状态。

我们要知道，老化是因电阻率减弱，以致传导性更高，而电解质偏高。

图 139：总览表

- 在横坐标上，pH 从酸到碱的性质变化。
- 在纵坐标上，rH_2 从还原到氧化量的变化。

在一个健康人体的血液中，pH 的平均值为 7.35，rH_2 为 22.5。

（Ménétrier）所提出的特异质

第一种特异质为过敏型体质，如关节炎之类的问题，受锰的催化调节素所影响，酸度及还原作用为其特性；可称之为氢特异质。

第二种特异质为衰弱型体质，如结核性关节炎之类的问题。锰－铜为催化调节素，在氧化－还原与酸－碱性之间接近平衡，可视为氢与氧分离。

第三种特异质为张力障碍性体质，如硬化性之类的问题，催化调节素为锰－钴，特性为还原作用弱及碱中毒，新陈代谢中氧和氢的结合使得碱中毒更为严重。

碱中毒表现在第四种无应性的特异质，氧化现象明显，如结核性关节炎之类的问题，催化调节素为铜－金－银。

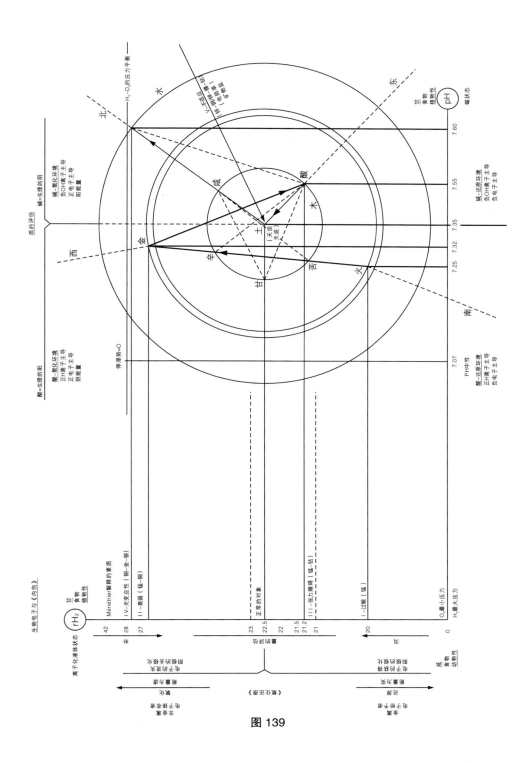

图 139

第五种特异质为内分泌失调，催化调节素为锌－镍－钴或锌－铜，特性有"一个会影响其他任何四者之一的综合征"，通常会加上内分泌功能失调之类的问题，尤其是脑下垂体的失调。[1]

综观结果如下（图 139 和 140）：

1. **锰**   pH=7.25-rH$_2$=20   酸性－还原介质
                   = 过敏性体质

2. 锰－铜   pH=7.32-rH$_2$=27   氧化酸性介质
                   = 衰弱体质

3. 锰－钴   pH=7.55-rH$_2$=21.2   碱性－还原介质
                   = 张力障碍体质

4. 铜－金－银 pH=7.6-rH$_2$=28   碱性－氧化介质
                   = 无应性体质

5. 锌－镍－钴或锌－铜：Rho 电阻率变化，在与前四者垂直的一条轴上，与前四者重叠：

第五个特异质关系到内分泌的失调，因电流通过太多（锌－铜），或不足（锌－镍－钴）。

针灸的五行与内伤与上述五种特异质的同功性质如下：

1. 火   －过敏型
2. 金   －衰弱型
3. 木   －张力障碍型
4. 水   －无应性
5. 土   －失调。

在水、火、金、木、土的相克循环中，第四（水）与第一（火）特异质之间，以及第二（金）与第三（木）之间有"还原－氧化"与"酸性－碱性"的变化；而第一（火）与第二（金）特异质，以及第三（木）与第四（水）之间只有"还

---

[1] 梅内提耶（Jacques Ménétrier）:《素质》(Les Diathèses)

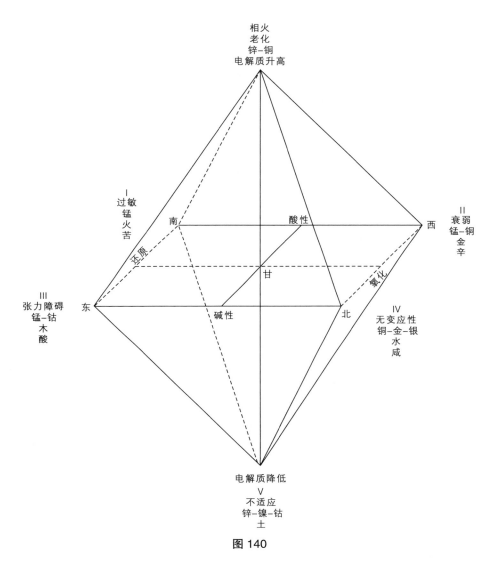

图 140

原－氧化"有所变化。

至于木－火－土－金－水的相生循环，则是第三（木）与第一（火）之间，以及第二（金）与第四（水）之间有"酸性－碱性"的变化。中心－土，这时代表第三种特异质的变数，即电阻率 Rho、电解质，是所有转化的发动者，也是晶化与死亡的主使者。

第五种"失调"特异质的症候群在生理学上，有物理化学的变化特征，因此不在电解质的电动力学法则之内。其可带来一个三维系统的视角：前两维代表能量、电磁（rH^2 与 pH）的转化；第三维则代表生理学，Rho 是渗透压的相反，因此只能透过中心通向第三维空间。

与 pH、rH_2 和 Rho 三种参数有关的饮食控制，会呈现出动物性食品与植物性食品之间的关系。动物性食品能导致酸中毒与还原，植物性食品则会引起碱中毒和氧化作用，而矿物盐决定了电阻率（图 140，空间图示）。

尽管如此，如果说"咸"与"甘"各主导了阴和阳的能量，我们还不能忘了在动物、植物与矿物性食品的每个类别里，关系到五行的五味必须和谐一致，才能维持整个运作的正常：酸能控制甘，辛却能控制酸，苦控制了辛，咸控制了苦，而甘控制了咸。

此外，每一味都成了失衡的一个治疗工具。比如在衰弱型体质（锰 – 铜 – 五行的金）上主要使用辛，咸则适用于无应性特异质（铜 – 金 – 银 – 五行的水）……

图 141：生物电子学与外邪

1. 下页的十二经脉"大循环"图上，标示了五种特异质、《伤寒论》的六阶段，以及从太阳经到厥阴经的进展：[1]

   - 第一阶段　　　排泄　　　　太阳
   - 第二阶段　　　反应　　　　阳明
   - 第三阶段　　　抗沉积　　　少阳
   - 第四阶段　　　抗浸润　　　太阴
   - 第五阶段　　　抗退化　　　少阴
   - 第六阶段　　　抗肿瘤　　　厥阴

---

　　① 根据雅克·马丁·哈慈（Jacques Martin Hartz）与仁表合著的：《玉龙针灸图文集》（Le Dragon de Jade）。

生物电子学和"外邪"

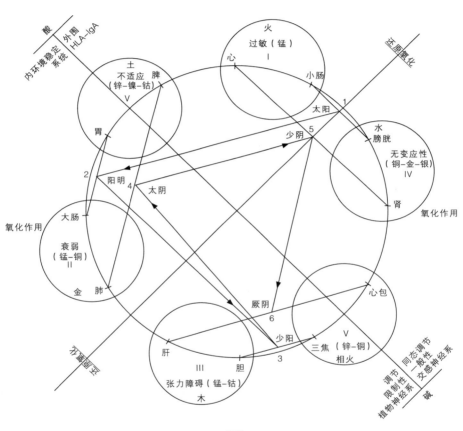

根据Jean MAILLE而制成的图表
Menetrier提到的素质（I到V）
Reckeweg的同类毒物学（1–6）

图 141

2. 第一根轴是 Rho 轴，以第五种特异质、土、脾－胃，以及相火、心包－三焦来定位。心包－三焦因而取中心值－土。这种特异值的两种形式为锌－镍－钴（青春）及锌－铜（老化）对应关系为：

相火对应的是心包调节一般性的体内平衡，也对应三焦调节有限性的体内平衡：锌－铜。

土似乎对应外围的体内平衡，即脾与胃调节 HLA 和 Iga 的机制：锌－镍－钴。

3. 第二根轴与第一根轴垂直，界定了四个象限，以及还原与氧化、酸性与碱性的转变：

- 第一种特异质   酸性－还原   即阴－实（火）
- 第二种特异质   酸性－氧化   即阴－虚（金）
- 第三种特异质   碱性－还原   即阳－实（木）
- 第四种特异质   酸性－氧化   即阳－虚（水）

这些特异质因 rH_2 与 pH 而关系到其特定的量（电子的）与质（磁的）的双重状态。[①]

4. 为了要了解机制的演变，我们必须从电子学转到生理学，换句话说，就是加入电解质的电阻率所测得的"时间"向量。第五种失调型特异质成了另外四种以及六阶段的协调者。外邪六阶段只有继内伤，即特异质的病症后才会出现。

- 第一阶段为太阳－排泄，位于 REDOX 轴，有膀胱（碱性－氧化）与小肠（酸性－还原）。
- 第二阶段为阳明－反应，这时处于酸性介质中，但带有氧化作用：大肠和胃。
- 第三阶段为少阳－抗沉积，又回到了碱性、还原的介质里，有胆和三焦。

　　[①] 季节性的脉搏特性的确与这些关系有一致性；但特异质和其病症只有在他们的特性（质与量）变得极端时才会产生。

- 第四阶段为太阴－防浸润，再一次经过酸性、氧化介质－肺，以及还原介质－脾。

- 第五阶段为少阴－防退化，位于中性轴上，酸性与还原－心，碱性与氧化－肾。电离与极性同时改变。

- 第六阶段为厥阴－抗肿瘤，先是停留在碱性介质，心包氧化，接着肝产生还原作用。

因相邻的关系，甚至因氧化还原反应（REDOX）轴上电离和极性反向的情形，第一阶段可能会直接转到第五阶段。

第二阶段和第三阶段就同一轴来看呈对称性，因此从第二阶段来到第三阶段也是同样的情形。

我们可以发现失调的动态症候群轴（第五种特异质）在土和相火的位置，应被视为与其他四种特异质和六阶段的图呈垂直的角度。Rho－电阻率，相当于电解质里的浓缩值，但依然与离子运动相关。在这些条件下，失调的症候群以发展因子出现，是前四种特异质和表层阶段的移转主使者及协调者。天底－天顶轴是一根关系到老化的生物时间轴，即血液中的电阻率下降，电解质里的浓度上升，体内平衡压上升，与相火有关。

从体液（血液或阴能量）的深层来到针灸腧穴层和表层（阳能量），出现了一种反转。八个八脉交会穴和经脉（毫无八脉交会穴的经脉）的四个络穴[1] 的电阻率升高，因而呈现老化的现象。

有了这些测量，我们便可以制作出一张机体于特定期间的电磁状态图表，因为 Rho（或其反向，即表层的电阻率）关系到 pH 值与 rH_2 值。

我们对于图表的观察，有助于理解疾病的变化，以及决定采用的治疗方式[2]。

---

[1]　心、大肠、胃与肝的络穴。

[2]　有关该研究的细节，请参阅雅克·马丁－哈慈（J. Martin-Hartz）与仁表（J. Pialoux）的合著：《玉龙针灸图文集》（Le Dragon de Jade）。

顺势疗法和能量疗法
（几种药剂分类论文）

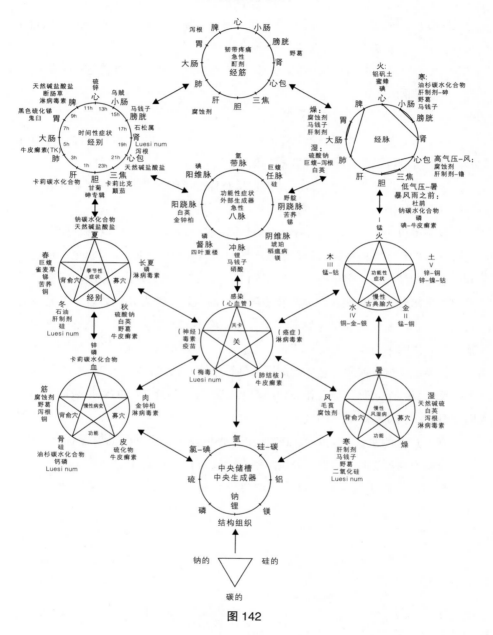

图 142

第三十七章

针灸能量学

一般性治疗方案

根据我们研究的人体中能量组织关系，治疗的方法应符合某些基本的规则。

- 所有"外邪"或"内伤"的急性或亚急性病症皆有（按顺序）：
  - 精神感觉的症状
  - 功能性症状
  - 脏腑或病变的症状

- 痊愈并恢复健康的顺序则相反：
  - 脏腑或病变的障碍消失
  - 功能性障碍消失
  - 精神感觉的障碍消失

- 痊愈的进展永远相同：
  - 从中心向外围
  - 与生病的形成前后相反：最后产生的障碍最先消失。

- 没有内伤，"外邪"便无法入侵，但外伤或中毒除外。外邪经过治疗后，便应进行内伤的治疗。

- 没有疾病，只有病人。这句话意谓着每个人的遗传资本，加上在子宫内期间和出生至今的生命整体，形成了一个特殊、独一无二的个体，因此治疗上将不会与任何人、甚至最亲的家人完全相同。

- 所有的疗法应参考前述重点，以及能量结构的整体"控制面板"及其能量。（图 143）

我们已建立了关系着生理与心理的三大能量层：

- 中心层：是能量的制造与中央移转功能。这些功能有三种结构作为其载体：

  外三焦与内三焦

  - 中心生成器，能量制成后的分配者：
  - 冲脉 – 带脉 / 膀胱，第二条链及骶骨链

    这些能量的中央储存槽：

    任脉 – 督脉

- 深层或中间层 – 内部功能，负责能量的使用。这些功能有三种结构作为其载体：

  - 带有 11 个构件的五大功能 / 脏腑
  - 12 条内部脏腑经别
  - 66 个五输穴（古典穴）– 井、荥、输、原、经、合。双侧性，是最外围的表层天线。

- 表层 – 外围功能，负责能量的分配和使用。这些功能有四种结构作为其载体：

  - 8 条奇经八脉，双侧性
  - 12 条经别，属于外部
  - 12 条经脉，双侧性，另外应加上络脉
  - 12 条经筋，双侧性。

一般而言，急性病症与表层有关；季节性的亚急性与慢性病与中间层有关；深层或体质上的疾病则与中心有关。

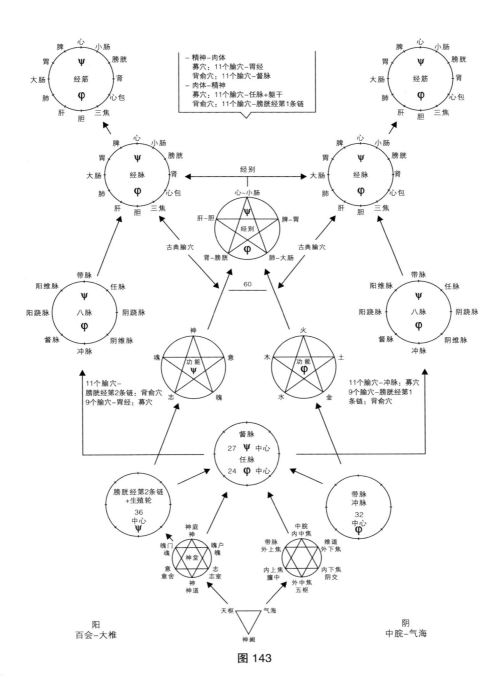

图 143

现在我们以相反的顺序来看从表层到中心，各能量结构与症状学的关系，以及可控制他们的腧穴。[①]

● 在表层上 – 从表面到深层：

  ● 12 条经筋组成了卫气在最外围的使用机制，对外来的邪气入侵形成第一道防线。透过其汇合穴与井、输、经等穴来控制；

  ● 12 经脉是营气与卫气的使用机制。在症状上有四种形式要加以参考，以便获得控制。

在深入研究以前，我们要记得经脉的运行可从两种不同的角度来讨论：[②]

  ● 对于昼夜循环和温度、湿度及气压的适应力，以及对"天六气"相关能量的使用：寒、火、燥、湿、暑、风（低气压或高气压）。

  ● 关系到外三焦（三焦的外围功能）的调节，以便维持机体的完整性，并为四大根本能量的转化做准备，进而透过内三焦制造出营气与卫气；亦即确保"水谷之道"的正常运作。

因此，我们可知经脉正经关系着：

1. 根据六阶段而产生的症状。[③] 病症各阶段关系到排泄、反应、抗沉积、防浸润、防退化、抗肿瘤等功能；经脉是外三焦（内三焦的外围形式）的能量载体。在这种情况下，可利用适当的补穴或泻穴、八脉交会穴和交会穴来控制经脉。

2. 根据外邪的天六气而产生的症状。可利用入穴、出穴、补穴、泻穴、郄穴来控制经脉。五输穴则根据其"能量涌出、放大、涌流"等功能，或五行里对应水、金、土……的寒、燥、湿……等性质而发挥作用。

3. 与 15 个络脉相关的症状，可透过 15 个对应的络穴来控制。

---

① 一切有关治疗的措拖，请见后续:《各层的治疗法》

② 见第五章和第十章。

③ 雅克·马丁–哈慈（Jacques Martin-Hartz）结合了张仲景（150–219）的《伤寒论》和德国巴登巴登市雷克韦格（Reckeweg）医生的《同类毒物学》（Homotoxicology），说明了六经的运作方式。详情见《玉龙针灸图文集》（Le Dragon de Jade）。

- 与外部的 12 条经别相关的症状为时辰性，可从中得知外部功能受损，可说是 "前器质性"。可透过合穴与经穴来控制。我们后续会进一步谈到。
- 八条奇经八脉构成了生成器的整体，负责配送外部的能量。通常涉及急性的功能性病症。外邪的六个阶段经常与其有关，可利用八脉交会穴与合穴来控制。

- 在深层或中间层方面，我们可控制的方式是从表层向深层进行：
  - 五输穴（井、荥、输、经、合）可控制关系到五行的内伤，而内伤有急性或亚急性的特点。雅克·梅内提耶（J.Ménétrier）医生在催化医学中所研究的特异质，对应的就是这一层。
  我们可以看到，根据五输穴在外邪（影响六正经）与内伤（影响五个功能 / 脏腑）之间所建立的关系。关联到五行与情感群组的 "情感性疾病" 也附属于这方面的治疗。

  - 12 条脏腑经别联结了经脉与脏腑。我们刚刚看过了表层末端（外部经别）受到侵袭时，会出现时辰性症状。在与脏腑直接联结的这一层上，我们可发现其致病时会出现季节型的症状。控制的方法有两种：
  1. 因生理因素而导致的精神症状：
  - 胃经的 11 个募穴
  - 督脉的 11 个背俞穴
  2. 因心理因素而导致的肉体症状：
  - 任脉的 11 个募穴，位于躯干正面。
  - 膀胱经第一侧线上的 11 个腧穴。

  - 功能 / 脏腑因内伤而致病时，会有一种慢性病的症状。对于他们的控制，需考虑到两大因素：
  1. 心理因素，控制的腧穴为：
  - 胃经的 9 个募穴
  - 膀胱经第二侧线上的 11 个背俞穴 +1

2. 身体因素，控制的腧穴为：

• 冲脉的 11 个募穴 +1

• 膀胱经第一侧线上的 9 个背俞穴。

我们在深层或中间层的这个整体与内伤上，还要加上 18 个 "关" 穴，并根据情况，让这些关穴解除脏腑经别或功能 / 脏腑方面的关卡[①]。

● 中心层与每个个体的根本构成有关。每个人除了受到遗传或先天的影响之外，还受到因过劳或营养而产生的影响，无论是在精神或生理方面。这些都是内伤的来源。我们可利用三大机制来控制，从表层到深层：

  ● 督脉的 27 个腧穴（中枢除外）和任脉的 24 个腧穴，构成了能量的中央储存槽。后者关系到八脉的慢性病和功能性症状。储存槽的 51 个腧穴以三个为一组，能控制它所包含的 "奇经中心"，后者有两种形态：心理性 – 督脉的 27 个腧穴，肉体性 – 任脉的 24 个腧穴。

  ● "中央生成器" 带有心理和身体的双重性。它接收来自三焦系统的能量，并负责直接配送到心理或肉体功能的部位，以及送至脏腑经别。因此这两方面应配合 "体质上的" 疾病症状而列入治疗的方案：[②]

  1. 心理形式，膀胱经双侧第二侧线及骶骨链的 18 个控制穴。这 18 个腧穴（两个一组）对应心理的九个奇经中心，以及其阴阳形态。

  2. 身体形式，冲脉和带脉双侧的 16 个控制穴。这 16 个腧穴（两个一组）对应生理的八个奇经中心，以及其阴阳形态。

在这一层上，心理的中心汇合穴为会阳，是阳的汇合，而生理的中心汇合穴为会阴，是阴的汇合。

  ● 制造能量的三焦系统是由外三焦与内三焦所组成，类似前者的二元性，

---

② 多明尼克·森（D. Senn）著作《回归平衡——医学上的生物证据》（La Balance Tropique - Evidences biologiques de la médecine）

即心理与生理。然而这里要考虑到四个形式：

1. 心理形式，控制穴有督脉的两个腧穴，以及膀胱经第二侧线上的五个心理性背俞穴。其分布如下：

- 对于"承受者"，有三个腧穴形同外三焦：
  - 外下焦：魄户
  - 外中焦：神道
  - 外上焦：魂门

- 对于"行动者"，有三个腧穴形同内三焦：
  - 内下焦：志室
  - 内中焦：神庭
  - 内上焦：意舍

神堂穴能够逐渐建立起两个极端的联结，让个体的进化与神、意、舍上三层陆续得到发展。

2. 身体形式，控制穴有带脉的三个腧穴（各对应外三焦），以及任脉的三个腧穴（各对应内三焦）
  - 外下焦：维道
  - 外中焦：五枢
  - 外上焦：带脉
  - 内下焦：阴交
  - 内中焦：中脘
  - 内上焦：膻中

3. 身心形式，是整体的来源，也是生命最初三种形式的合成。三个控制穴为：
  - 第一个：气海，联结到内下焦。后者负责肉体的生成及复制功能。
  - 第二个：神阙，对应内中焦。后者负责天地之间的万物生命。

- 第三个：天枢，是内上焦的腧穴，初始的魄与魂所在。

4. 阴－阳形式，是最原始的振动，也是地与天、人的身体与心灵。控制穴
有督脉的两个腧穴，以及任脉的两个腧穴：
- 地的阴：

中脘（血的整体阳）

气海（血的整体阴）
- 天的阳：

百会（能量的整体阳）

大椎（能量的整体阴）

5. 不能忽略了中心点，原始能量（元气）即是从中心而来：命门。

这里提到的脏腑与生理解剖上的脏腑或经脉相同，后者在外围和中心、内部
和外部等功能上作为解剖或能量的载体。因此，这些脏腑与经脉有两个不同的功能：
- 经脉：
  - 外围功能，负责能量的接收和预热－外三焦；同时间根据伤寒论所述的
    疾病六阶段，以六种功能来维持机体的完整性。
  - 外部功能，根据天六气的环境气候变化而负责营养、防御、排泄、适应
    等功能。
- 脏腑：
  - 中心功能，负责能量的制造与加工－内三焦。
  - 内部功能，根据地五行而负责营养、防御与内部的适应。

他们的合成在颅骨部分，整体的治疗分为两层：一层是头部的精神－肉体
生成器，另一层是"功能脏腑"与"经别脏腑"，是中心与外围功能的载体。这
一层分别有内三焦与外三焦。

我们在研究头部双侧的 50 个腧穴时，曾使用过一个比喻，即带核的水果。
这些腧穴相当于"果核"，而内部功能就像"果肉"（在躯干上的控制穴），外部

功能则是"果皮"（四肢的控制穴）。

果核是果肉与果皮的相反，而内三焦和外三焦则是内部与外部功能的相反！头部的腧穴相当于"中央"的中心功能。这时只有配合旧制的编号穴位，我们才能了解这一层关系。[①]

我们可视先前研究的不同结构，而利用精确的方法来调节内三焦与外三焦。以下是头部对应的腧穴：

- 带有九个构件的心理 – 身体生成器，其控制穴为九个奇经中心（胆经的瞳子髎到天冲共九个），形同印藏能量的九个脉轮，其中八个对应八条奇经八脉；
- 十一个募穴（胃经的承泣到人迎共九个，大肠经的口禾髎及迎香），以及九个背俞穴加一（膀胱经的睛明到天柱共十个），是功能／脏腑的心理 – 身体控制穴，此一整体是内三焦的载体；
- 九个募穴（三焦经的翳风到丝竹空共七个，大肠经的扶突和口禾髎）和十一个背俞穴（胆经的浮白到风池共十一个），是脏腑经别的心理 – 身体控制穴，此一整体是外三焦的载体。

治疗法的最后一环刚刚补齐。现只剩使用的技巧需要针对各层的结构而加以说明。

各层的治疗法

说到治疗，就必须先说明气血的阴阳和虚实的整体调节；表里、寒热需要达到和谐状态。我们已看过四大基本规则：

- 阳有余，则泻之。
- 阴有余，则补阳（阳受阴滋养），但绝不能泻阴，因为阴是生命的能量。
- 阴不足，则补阴。
- 阳不足，则补阳和阴；因阳受到阴的滋养，因此需要补阴。

---

① 见第三十二章"身体与心理的 343 种能量"。

能量有阴或阳的性质，无论是正常、不足或有余，因此我们要考虑其性质的虚或实。从内三焦产生的营气和卫气，到经脉的功能－脏腑能量，所有的能量都会回应质与量的调节。我们可看到四种情况：

- 实证，且阴主导（阴过盛、阳正常的实症）
- 实证，且阳主导（阳过盛、阴正常的实症）
- 虚证，且阴主导（阳不足而阴正常）
- 虚证，且阳主导（阴不足而阳正常）

这四种能量的形式是最根本的形式，特别是涉及整体的能量，即血。后者是深层的、生命的能量，属阴，具有离心和扩张性，是营气的表现；气是最表层的能量，属阳，具有向心和收缩性，是卫气。因此，气血各有质与量的考量。

我们可利用某些特定的腧穴来调节气、血的量与质：

- 血量：三阴交
- 气量：足三里
- 血阴：气海
- 血阳：中脘
- 气阴：大椎
- 气阳：百会
- 阴经气量：内关
- 阳经气量：合谷。

接着从表层到深层进行治疗，并根据需求，逐一调节各层能量。

- 经筋的治疗

经筋行于体表，其痹症如其名，特别会在肌腱韧带及循行路线上出现疼痛。经筋可令经脉正经的分布面积加倍。不过经筋以三条为一组，位于躯干或头部的特定处。

为了避免邪气进入机体内部或散布到其他经脉中，首先必须刺激经筋的相关汇合穴：

- 颧髎区：胃、胆或膀胱经
- 本神区：大肠、小肠或三焦经
- 中极区和关元区：脾、肾或肝经
- 渊腋区：肺、心或心包经
- 接着刺激同一条经筋末端的井穴。
- 最后刺激经筋的输穴和经穴，令卫气阻挡并驱走邪气。

- 正经的治疗

相对于经筋而言，经脉正经位于深层，治疗的方式乃根据疼痛的范围来运用特定的控制穴：

- 出、入穴
- 郄穴：紧急状况或调节时
- 一般性的补穴或泻穴
- 络穴或输穴，使用方法视主－客关系法则而定：
  - 若阳经不足且配对阴经过盛，则补阳经的输穴，并泻阴经的络穴
  - 若阴经不足且配对阳经过盛，则补阴经络穴，并泻阳经络穴。我们先前看过，阴经的输穴无法提高对应经脉的能量，只能从三焦的深层着手。因此以目前这个例子而言，我们无法使用输穴。

我们要记住阳经上的原穴与阴经上的输穴有类似的功能。

天六气

就性质而言，经脉两两配对，形成一条"正经"，负责防御及适应大气的变化：

- 膀胱经与小肠经构成太阳经，主"寒"，可适应放射热力的火。
- 心经与肾经构成少阴经，主"火"，可适应寒。

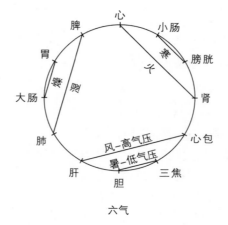

六气

- 三焦经与胆经构成少阳经，主"暑"（低气压），可适应风（高气压）。
- 心包经与肝经构成厥阴经，主"风"（高气压），可适应暑（低气压）。
- 大肠经与胃经构成阳明经，主"燥"，可适应湿。
- 肺经与脾经构成太阴经，主"湿"，可适应燥。

当然，如果其中一条经脉本身的能量变空，则外来的邪气便有可能入侵，进而引发一些特殊的病症：病人会说他受了寒，或说即将要下雨了……

因湿、因寒、因风而来的外邪，能形成风湿病最常见的三种类型：

- 因湿而导致的风湿症：组织经常肿胀，伴随着钝痛，夜间加剧，麻痹；疼痛可因活动及晨操而获得改善。
- 因寒而引起的风湿症带有剧烈的、尖锐的疼痛，密集且集中，活动时疼痛加剧，较常出现在白天；遇热可缓减疼痛。
- 因风而引起的风湿病有一种特殊性的疼痛，即带有"游走性"的疼痛，时而发生在关节，时而在肌肉。

这些病症随着时间可转变成"热"，进而形成密集的疼痛，使得患者无法忍受触碰，同时会出现红斑、热症、偶有发烧；这些疼痛遇寒可获得缓解。

在治疗方面，我们要顾及下列的规则，并根据"六正经"的虚症或实症而采用"根结"技巧。

根补穴与根泻穴						
经脉	太阳 寒 小肠－膀胱	少阳 暑 三焦－胆	阳明 燥 大肠－胃	太阴 湿 肺－脾	少阴 火 心－肾	厥阴 风 心包－肝
补	至阴	侠溪	解溪	大都	复溜	曲泉
泻	束骨	阳辅	厉兑	商丘	然谷	行间

六经	太阳 小肠－膀胱	少阳 三焦－胆	阳明 大肠－胃	太阴 肺－脾	少阴 心－肾	厥阴 心包－肝
根结穴	睛明	瞳子髎 或 听会 （部分学者认同）	头维 或 颧髎 （部分学者认同）	中脘	廉泉	玉堂

● 能量为虚，但无邪气存在

当一条经脉能量呈虚，同时对寒、暑、湿……对应的性质变得敏感时，可用下列的方法来治疗：

- 首先，补相关正经的季节性"根补穴"，亦即视情况而补所在的穴位：足太阳经（膀胱），或足阳明经（胃），或足少阳经（胆），或足太阴经（脾），或足少阴经（肾），或足厥阴经（肝）

- 其次，泻互补正经（火对寒、燥对湿……）的季节性"根泻穴"，亦即位于足部的对应穴位。

- 最后，若需加强治疗，则泻相关正经的"根结穴"。

示例：若某一患者对湿敏感，则补大都（根据"母子法则"，其为引入能量之补穴）和泻厉兑（可强化互补能量之穴位，燥被引向脾经）。必要时可泻头维和中脘（根结穴）。

● 经脉呈现邪气的实症

这种情形会引起功能性疾病，因而需要以下列的方法来治疗：

- 寒症可用火治
- 火症可用寒治
- 湿症可用燥治
- 燥症可用湿治

　　这些方法为"发热""冷凉""干化""加湿"法，应根据实际情况来使用；也可使用"发汗"或治风的方法来治疗。[1]

　　除非是因风而引起的病症，否则我们可用下列的方法：

- 补对应互补正经的根穴（与邪气的性质／五行相反）
- 泻该正经的根穴（与邪气的性质／五行相同）
- 最后，补该正经的根补穴，以便恢复其能量；或是补与邪气性质／五行相反的穴位，

　　因此，万一受到邪气的入侵：

- 太阳经：先补少阴经（火），接着泻寒的邪气，然后补太阳经；
- 阳明经：先补太阴经（湿），接着泻燥的邪气，然后补阳明经；
- 少阳经：先补厥阴经（风），接着泻暑的邪气，然后补少阳经；
- 太阴经：先补阳明经（燥），接着泻湿的邪气，然后补太阴经；
- 少阴经：先补太阳经（寒），接着泻火的邪气，然后补少阴经；
- 厥阴经：先补少阳经（暑），接着泻风的邪气（高气压），然后补厥阴经。

　　示例：湿过盛（邪气），补厉兑（根穴，金：燥），并泻太白（根穴，土：湿）；最后补大都（脾的根补穴，同时也是火穴，能让湿蒸发）。

六经根补穴性的质／五行					
经脉	太阳 小肠－膀胱	少阳 三焦－胆	阳明 大肠－胃	太阴 肺－脾	少阴 心－肾	厥阴 心包－肝
木：风	束骨	足临泣	陷谷	隐白	涌泉	大敦
火：暑	昆仑	阳辅	解溪	大都	然谷	行间

---

① 见安德雷·佛贝（André Faubert）:《针灸教学大纲》(Traité didactique d'Acupuncture)

土：湿	委中（秩边）	阳陵泉	足三里	太白	太溪	太冲
金：燥	至阴	足窍阴	厉兑	商丘	复溜	中封
水：寒	足通谷	侠溪	内庭	阴陵泉	阴谷	曲泉

为了补充上述治疗方法，有必要时，我们可泻该正经的根结穴，以便让根部的能量顺利通向枝干。

● 奇经八脉的病症与六经传变的治疗

六正经的症状经常与《伤寒论》的六阶段相提并论。从这些阶段中，我们将研究可采取的治疗，以便进行调节。根据这些阶段所产生的症状，考虑的治疗方法也有所不同。一个症状的产生可能只关系到正经，亦有可能是来自奇经八脉的问题。

若只关系到正经，治疗则依上述的方法进行。若涉及奇经八脉，则应考虑到下述的条件：

"地支的诞生原因就在《河图》中。十二地支（天的能量）与十天干（地的能量）密不可分，两者同时诞生。地支的结果就在《洛书》之中。"①

我们应知道，《河图》是根据伏羲的八卦所组成，形同能量分配系统的奇经八脉。就整体而言，从这个分配系统中，诞生了六大正经（或12经脉）。六经形同地支，而五个功能/脏腑（或10个脏腑+1，即三焦）则形同天干。

至于《洛书》，其乃根据文王的八卦而来，代表了能量的接收；六经与五个功能/脏腑便是在此一接收系统中"灭亡"。

因此我们可说，当一条经脉配合奇经八脉而充满能量时，它的能量来自《河图》，后者被视同奇经八脉的分配系统；为了保持生命的继续，必须维持《河图》的生成顺序，换句话说，就是奇经八脉之间的配对与对立的顺序。

相对的，当一条经脉配合奇经八脉而耗尽能量时，它的能量则被传送到《洛书》中，后者被视同奇经八脉的接收系统。

因此，为了遵照《河图》的意义，有必要在分配系统上直接作用，也就是说泻奇经八脉的交会穴（组成奇经八脉的腧穴）。此举能促使能量被分配出去，

---

① 西泽道允：《中医学治疗概论》。同时请参阅有关《河图》的第十章。

并让经脉"诞生"。补八脉交会穴则能准确地将被释放的能量引向特定经脉。

乔治·苏利埃·德·莫朗（George Soulié de Morant）大师也说过，当奇经八脉"满盈"时，建议使用交会穴。也因此某些特定症状与奇经八脉有关。[①]

反之，若奇经八脉呈"虚"症时，泻八脉交会穴能使经脉中过盛的能量流向特定的奇经八脉。

因此，在大部分的情况下，当奇经八脉的能量有余时，便会出现一种特定的症状。一般症状关系到：

- 督脉或任脉有余 – 脊柱僵直或绞窄疼痛，以及躯干正面疼痛。
- 冲脉或带脉有余 – 呼吸不顺畅，腹部剧烈刺痛，腰部冰冷感。
- 阴跷脉或阳跷脉有余 – 运动障碍与嗜睡，上肢或下肢虚弱，膀胱炎与失眠。
- 阴维脉或阳维脉有余 – 精神不稳定，忧伤，心前区疼痛，或间歇热，畏寒、怕热，游走痛。

由于奇经八脉的对立法则，以及其扮演经脉生成者的角色，一般而言，奇经八脉与经脉之间的能量关系如下：

• 小肠虚	– 督脉实	– 任脉虚	– 肺实
• 小肠实	– 督脉虚	– 任脉实	– 肺虚
• 膀胱虚	– 阳跷脉实	– 阴跷脉虚	– 肾实
• 膀胱实	– 阳跷脉虚	– 阴跷脉实	– 肾虚
• 三焦虚	– 阳维脉实	– 阴维脉虚	– 心包实
• 三焦实	– 阳维脉虚	– 阴维脉实	– 心包虚
• 胆虚	– 带脉实	– 冲脉虚	– 脾实
• 胆实	– 带脉虚	– 冲脉实	– 脾虚

但也会有下列情形：

• 肺虚	– 任脉实	– 大肠实
• 肺实	– 任脉虚	– 大肠虚

---

① 只有冲脉除外，因为冲脉也有虚症。

- 脾虚　　　　　– 冲脉实　　　　　– 胃实
- 脾实　　　　　– 冲脉虚　　　　　– 胃虚
- 小肠虚　　　　– 督脉实　　　　　– 心实
- 小肠实　　　　– 督脉虚　　　　　– 心虚
- 胆虚　　　　　– 带脉实　　　　　– 肝实
- 胆实　　　　　– 带脉虚　　　　　– 肝虚

　　我们后续研究络脉（通道）时，根据可行性，将任脉（列缺）和冲脉（公孙）的八脉交会穴搭配络穴，以及督脉（后溪）和带脉（足临泣）搭配输穴的做法。

　　先前提过疾病的第一阶段太阳－排泄，可因紧邻关系而直接进入第五阶段少阴。但是第二阶段阳明－反应，则无法直接进入第五阶段－防退化，首先需经过包围它的第四阶段太阴－防浸润。第三阶段少阳－抗沉积，可因紧邻关系而直接进入第六阶段厥阴－抗肿瘤。

　　这些阶段的进展因而有两种不同的趋势：一种为自发性，另一种可在刻意治疗的影响下而产生。

　　自发性的进展可因正常的联结中断而实现，这些联结因其连续性而在经脉之间维持某种平衡性。

　　治疗的方法主要是试图回到原点，让机体恢复到先前的遗传状态，也就是说，在第二阶段是为了恢复某些体质，在第一阶段是为了其他。

　　因此，在治疗上首先要为体质做准备，将某些通道打开，使得过盛的能量能够排出，且让不足的能量得到补充；接着再释放过盛的能量。

　　我们千万要记得，泻就是最大的补；而且必须先补不足之处，再泻过盛之处。

　　在这两种情况下，我们要考虑从一个阶段到另一个阶段的可能性，并针对每个阶段而采用各个防御层的八脉交会穴，同时要考虑到它们的配对与对立关系。

- **第一阶段**　　　　　– 排泄 – 太阳
  防御层：
  - 阳跷脉，　　　　八脉交会穴：申脉
  - 督脉，　　　　　八脉交会穴：后溪

- **第二阶段**　　　　　　　– 反应 – 阳明

  防御层：

  无，

  但阴 – 阳平衡与联结

  - 足三里，能量控制 + 陷谷（输穴）
  - 合谷，阳的汇合 + 三间（输穴）
- **第三阶段**　　　　　　　– 抗沉积 – 少阳

  防御层：

  - 带脉，　　　　　八脉交会穴：足临泣
  - 阳维脉，　　　　八脉交会穴：外关
- **第四阶段**　　　　　　　– 防浸润 – 太阴

  防御层：

  - 任脉，　　　　　八脉交会穴：列缺 + 照海（配对）
  - 冲脉，　　　　　八脉交会穴：公孙 + 内关（配对）
- **第五阶段**　　　　　　　– 防退化 – 少阴

  防御层：

  - 阴跷脉，　　　　八脉交会穴：照海 + 列缺（配对）
- **第六阶段**　　　　　　　– 肿瘤 – 厥阴

  防御层：

  - 阴维脉，　　　　八脉交会穴：内关 + 公孙（配对）

在各阶段的相叠部份与特异体质[1] 中，其防御层如下：

- **以五行的水算起：**
  - 水 / 火半阶段：膀胱 – 三焦 – 肾 – 心包（第四种与第五种特异质）

  防御：

  - 阴跷脉　　　八脉交会穴：照海 + 列缺（配对）
  - 阴维脉　　　八脉交会穴：内关 + 公孙（配对）

---

[1]　见第三十六章"特异质与生物电子学 – 图 141"。

- 水／土半阶段：膀胱－胃－肾－脾（第四种与第五种特异质）

  防御：

    - 阳跷脉　　　八脉交会穴：申脉
    - 阴跷脉　　　八脉交会穴：照海＋列缺（配对）
    - 冲脉　　　　八脉交会穴：公孙＋内关（配对）

- 水／金半阶段：膀胱－大肠－肾－肺（第四种与第二种特异质）

  防御：

    - 阳跷脉　　　八脉交会穴：申脉
    - 阴跷脉　　　八脉交会穴：照海＋列缺（配对）
    - 任脉　　　　八脉交会穴：列缺＋照海（配对）

- **以五行的木算起：**

  - 木／火半阶段：胆－三焦－肝－心包（第三种与第五种特异质）

    防御：

      - 带脉　　　　八脉交会穴：足临泣
      - 阳维脉　　　八脉交会穴：外关
      - 阴维脉　　　八脉交会穴：内关＋公孙（配对）

  - 木／土半阶段：胆－胃－肝－脾（第三种与第五种特异质）

    防御：

      - 带脉　　　　八脉交会穴：足临泣
      - 冲脉　　　　八脉交会穴：公孙＋内关（配对）

  - 木／金半阶段：胆－大肠－肝－肺（第三种与第二种特异质）

    防御：

      - 带脉　　　　八脉交会穴：足临泣
      - 任脉　　　　八脉交会穴：列缺＋照海（配对）

- **以五行的火算起：**

  - 火／相火半阶段：小肠－三焦－心－心包（第一种与第五种特异质）

    防御：

      - 督脉　　　　八脉交会穴：后溪
      - 阳跷脉　　　八脉交会穴：内关

- 阴维脉　　　　　八脉交会穴：内关＋公孙（配对）
- 火／土半阶段：小肠－胃－心－脾（第一种与第五种特异质）
防御：
  - 督脉　　　　　八脉交会穴：后溪
  - 冲脉　　　　　八脉交会穴：公孙＋内关（配对）
- 火／金半阶段：小肠－大肠－心－肺（第一种与第二种特异质）
防御：
  - 督脉　　　　　八脉交会穴：后溪
  - 任脉　　　　　八脉交会穴：列缺＋照海（配对）

当不涉及奇经八脉时，我们要记得后溪同时是八脉交会穴和输穴，足临泣也是同样的情形。如此一来便很容易针对小肠经和胆经，以及他们的互补经脉（心经和肝经）进行调节，方法是根据主－客（输－络）法则来运用互补经脉的络穴。

列缺既是八脉交会穴，也是络穴，公孙也是同样的情形。因此太阴（肺－脾）和阳明（大肠－胃）的调节方法也一样简单，但这一次使用的是后者的输穴，遵循的法则同样是主－客法则。

- **络脉的治疗方法**

根据"中国十二时辰"，从阴经到配对的阳经，或从阳经到配对的阴经的能量循环里，其各自附属的络穴可出现特定症状。络穴是络脉的控制穴，位于各经脉上。除此之外，还有四个络穴作为前 12 者的补充：

- 长强
- 鸠尾
- 大包
- 虚里（胃的大络）

络脉受到侵袭时，需根据主－客（输－络）法则，利用对应的络穴来治疗络脉的虚症或实症。[①]

---

① 有关经脉、经筋、经别的特别症状，见仁表（J. Pialoux）著作：《古典针灸入门》。

上述四个补充络穴里，长强可控制督脉的络脉；鸠尾控制任脉的络脉；大包控制络所有络脉整体；而胃的大络 – 虚里，则控制全身整体。

- **组络**

  四个组络可分别同时对三条经脉进行调整：

  - 上半身的三条阳经（大肠经、三焦经、小肠经）　　　　：三阳络
  - 上半身的三条阴经（肺经、心包经、心经）　　　　　　：间使
  - 下半身的三条阳经（膀胱经、胆经、胃经）　　　　　　：悬钟
  - 下半身的三条阴经（肾经、脾经、肝经）　　　　　　　：三阴交

  因此，我们可利用补其不足、泻其有余的方法，将一侧的能量转到另一侧：

  - 在上半身的阳脉与阴脉之间，反之亦然
  - 在下半身的阳脉与阴脉之间，反之亦然
  - 在上半身的阳脉与下半身的阳脉之间，反之亦然
  - 在上半身的阴脉与下半身的阴脉之间，反之亦然
  - 在右侧的络脉与左侧的络脉之间，反之亦然

  例如，针对刚发生不久也太不严重的踝关节扭伤，其涉及膀胱经、胆经、胃经分布的区域。如果治疗在发生扭伤后几个小时内进行，便可消除能量受阻的问题，并恢复正常的能量运作，其步骤如下：

  - 补患侧三阳络
  - 泻患侧三阴交
  - 补对侧悬钟
  - 泻患侧悬钟

  疼痛及水肿症状将迅速消失，踝关节运动功能得以恢复。

  对于某些半身不遂的治疗法，我们可根据能量的诊断结果，利用组络的这种特性来治疗。

  - 左侧半身不遂（松弛无力型）
    - 补右侧的三阳络及悬钟

- 泻左侧的间使及三阴交

通过以上的方法，我们便能治疗身体阳侧（左侧）里有余的阴性能量（被动－弛缓，于阴脉中），同时治疗右侧阳脉里气不足的情形。

- 左侧半身不遂（挛缩型）
  - 补右侧的间使及三阴交
  - 泻左侧的三阳络及悬钟

如此一来，我们便能治疗身体阳侧（左侧）有余的阳性能量（主动－痉挛，于阳脉中），同时治疗右侧阴脉里气不足的情形。

- 右侧半身不遂（松弛无力型）
  - 补左侧的三阳络及悬钟
  - 泻右侧的间使及三阴交

如此一来，我们便能治疗身体阴侧（右侧）有余的阴性能量（被动－弛缓，于阴脉中），同时治疗左侧阳脉里气不足的情形。

- 右侧半身不遂（挛缩型）
  - 补左侧的间使及三阴交
  - 泻右侧的三阳络及悬钟

如此一来，我们便能治疗身体阴侧（右侧）有余的阳性能量（主动－痉挛，于阳脉中），同时治疗左侧阴脉里气不足的情形。

- **经别的治疗**

经别联结十二正经与相关的脏腑，其起于肘膝关节的保护区，接着阳经别合于原经脉，阴经别合于相表里得阳经脉。[①]

一般而言，经别的症状对应一天中特定的时段，每天在同一个时段里发生或加剧，而且呈单边性，与对应脏腑的病理现象一致。

因此，经别的诊断相对来说较为容易。经别循行路线中也会出现紧张或局

---

① 见第三十九章，图 157。

部性疼痛的一些症状。此外，经别受到外邪的侵袭，通常很快便出现在颈项或头部。

经别的调节需要一种特定的方法：

1. 在患侧的对侧补正经的井穴，详情见下列的表格。

2. 在患侧泻合穴、经别所入之穴及汇合穴，及表里经脉的合穴（阴 / 阳：肝与胆，或大肠与肺等等。）

经别	井穴
肺	补对侧的少商
大肠	补对侧的商阳和少商
胃	补对侧的厉兑
脾	补对侧的曲骨
心	补对侧的少冲
小肠	补对侧的少泽
膀胱	补对侧的至阴
肾	补对侧的涌泉
心包	补对侧的中冲
三焦	补对侧的关冲和中冲
胆	补对侧的足窍阴和至阴
肝	补对侧的大敦

经别	合穴	所入穴	汇合穴
肺	尺泽	中府	扶突
大肠	曲池	肩髃	扶突
胃	足三里	气冲	睛明
脾	阴陵泉	冲门	睛明
心	少海	极泉	睛明
小肠	小海	臑俞	睛明
膀胱	委中（秩边）	委中（秩边）	天柱
肾	阴谷	阴谷	天柱

经别	合穴	所入穴	汇合穴
心包	曲泽	天池	天牖
三焦	天井	百会（后顶）	天牖
胆	阳陵泉	环跳	瞳子髎
肝	曲泉	蠡沟	瞳子髎

例如，胆经产生病症时，会于 23 时至凌晨 1 时（太阳时间）出现右侧胸闷、咳嗽及出汗：

1. 补左侧的足窍阴和至阴

2. 泻右侧的阳陵泉、环跳、瞳子髎，并泻曲泉和蠡沟。

我们研究了表层能量各个不同结构的治疗，现在要谈到深层的"根"，更明确的说法是受五行法则影响的内部功能。

"根"

五行的治疗

当内伤产生时，内部功能层也会受到影响，五行的治疗必须逐步进行：

- 先准备出口，即能量排出的通道；
- 释放能量，使之重新正常流通。

A. 外部的屏障

我们在第 13 章和第 14 章已看过生成的三个法则，即相生、相克和"能量汇总"循环，并根据其木、火、土、金、水的性质加以运用五输穴。

由于五行各对应一个季节，因此可有几种不同的治疗技巧，特别是本间祥白和柳谷素灵大师所创的方法：[①]

---

① 安德雷·杜宏（André Duron）于 1961 年出版的针灸学社期刊第 42–4 期里引述该文（五行各角色：君、母、子、臣、敌）

- 本间祥白的治疗技巧

  a）五行中某一元素为实症（在其所属季节：君）：

  - 泻敌与君同属性的穴位：实施能量汇总法则。例如，秋天若肺经出现实症，则泻肝经的经穴（金）。

  b）五行中某一元素为虚症（在其所属季节：君）：

  - 补臣与君同属性的穴位。例如，春天若肝经出现虚症，则补肺经的井穴（木）。

- 柳谷素灵的治疗技巧

  a）五行中某一元素为实症（在其所属季节：君）：

  - 补臣的本穴，并补君同臣属性的穴位。例如，秋天若肺经出现实症，则补心经及肺经的荥穴（火）。

  - 泻子的本穴，并泻君同子属性的穴位。例如，若秋天肺经出现实症，则泻肾与肺的合穴（水），

  b）五行中某一元素为虚症（在其所属季节：君）：

  - 补母的本穴，并补君同母属性的穴位。例如，春天若肝经出现虚症，则补肾经与肝经的合穴（水）。

  - 泻臣的本穴，并泻君同臣属性的穴位。例如，春天若肝出现虚症，则泻肺经和肝经的经穴（金）

B. 内部的屏障

外部的屏障与五输穴是调节外围的能量，且较为温和；反之，内部的屏障与背俞穴及募穴的使用，是直接在肉体性脏腑－经别，以及精神性脏腑－经别上进行调节。因此，对于能量的掌控手法必须十分谨慎，否则会造成严重的后果。就像一头被放在屋里的狮子，若找不到逃出的大门或窗户，将会破坏其所经过之处。

柳谷素灵的技巧若套用在内部的屏障与脏腑及功能经别上，效果会极为明显：

a）五行中某一元素为实症（在其所属季节：君）：

- 补臣的募穴；
- 泻子的背俞穴；

- 泻君的背俞穴。

b）五行中某一元素为虚症（在其所属季节：君）：

- 补母的募穴；

- 补君的募穴；

- 泻臣的背俞穴。

这种在不同各层的治疗方法如同"缓冲"机制，不同于用炸药把障碍直接炸掉，而是逐一打开闸门：闸门会渐渐吸收过剩的能量，不但稳定，而且无突发性的代偿失调风险。

我们之前研究过四组不同的背俞穴及募穴，现把刚看过的治疗规则运用到这些腧穴上：

- 肉体性脏腑－经别的背俞穴和相关募穴；（季节性，亚急性）

- 精神性脏腑－经别的背俞穴和相关募穴；（季节性，亚急性）

- 精神性脏腑－功能的背俞穴和相关募穴；（慢性）

- 肉体性脏腑－功能的背俞穴和相关募穴。（慢性）

我们先前也提过：

- 因精神性意外而造成的季节性肉体疾病，可运用任脉上及躯干正面的"脏腑经别"的 12 个募穴（脏腑的古典募穴），以及"脏腑经别"的 11 个背俞穴（位于膀胱经第一侧线上，是脏腑的古典背俞穴）[1]

若要补肉体性脏腑－经别能量，需补任脉上及躯干正面的募穴（脏腑的古典募穴）。若是泻，则需泻膀胱经第一侧线上的背俞穴（脏腑的古典背俞穴）。

- 因身体意外而造成的季节性精神疾病，可运用胃经上"脏腑经别"的 11 个募穴，以及督脉上"脏腑经别"的 12 个背俞穴：[2]

- 若要补精神性脏腑－经别能量，需补胃经的募穴。若是泻，则需泻督脉的背俞穴。

---

[1] 见图 126 及第三十二章"肉体与精神的 343 种能量"。

[2] 见图 126 及第三十二章"肉体与精神的 343 种能量"。

- 无季节特性的肉体慢性疾病，可运用冲脉上的 12 个功能性募穴，以及膀胱经第一侧线上的 9 个功能性背俞穴（功能性古典背俞穴）：[1]
- 若要补肉体性脏腑 – 功能，需泻冲脉的腧穴。若是泻，则需泻膀胱经第一侧线上的腧穴（功能性古典背俞穴）。
- 无季节特性的精神慢性疾病，可运用胃经上的 9 个功能性募穴，以及膀胱经第二侧线上的 12 个功能性背俞穴（精神性古典背俞穴）：[2]
  若要补精神性脏腑 – 功能，需补胃经的腧穴。若是泻，则需补膀胱经第二侧线上的腧穴（精神性古典背俞穴）。

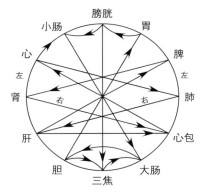

上述的规则属于母子法则，是生成的法则，其乃根据圆形的循环及相克法则而来，并根据类似相克的内部循环而来，后者可运用在这个大循环上。

有关上述能量的或功能，这些法则可分别运用在四个募穴和背俞穴系列上：
- 肉体性腑病 – 经别能量（脏腑性古典背俞穴）。
- 精神性脏腑 – 经别能量（胃经上的募穴，督脉上的背俞穴）
- 肉体性腑病 – 功能（募穴：冲脉，以及膀胱经第一侧线上的功能性古典背俞穴）。
- 精神性脏腑 – 功能（胃经上的募穴，膀胱经第二侧线上的精神性古典背俞穴）。

---

① 见图 125 及第三十二章 "肉体与精神的 343 种能量"。
② 见图 125 及第三十二章 "肉体与精神的 343 种能量"。

发生急性病症时，我们可根据五角星基本图来使用古典穴位。涉及亚急性或慢性病时，则根据脏腑或功能经别的大循环图（脏与腑：见附图）来运用募穴和背俞穴。

在这个整体中，募穴理所当然地被视为补穴，背俞穴则被视为泻穴，其符合了乔治·苏利埃·德·莫朗（George Soulié de Morant）根据《针灸大成》的教学理论。

关穴与阻挡穴

由于接种疫苗、疾病感染（已发或未发）、某个时期吃下的毒素、先天遗传等因素，使得机体内可存在一些阻挡层。据言，中医针灸里有 18 个腧穴因这些不同原因而被归类为"关"穴或阻挡穴，且关系到一个特定的能量生理"层"：

● 头部，关系到先天阻挡层：

   ● 下关   下部的关卡（脸颊）

● 躯干背面，关系到呼吸道的阻挡层：

   ● 腰阳关   阳的关卡

   ● 关元俞   关卡之始的背俞穴

   ● 膈关   上横膈膜的关卡

● 躯干正面，关系到消化道的阻挡层：

   ● 关元   关卡之始

   ● 神阙   进化的关卡

   ● 下脘   下胃的关卡

   ● 中脘   中胃的关卡

   ● 上脘   上胃的关卡

   ● 巨阙   大关卡

   ● 石关   石关卡

   ● 关门   关卡之门

- 下脘　　　　　　　下横膈膜的关卡

● 四肢，关系到因接触和疫苗而形成的阻挡层：
　- 关冲　　　　　　关卡的冲击
　- 外关　　　　　　阳的关卡
　- 内关　　　　　　内部的关卡
　- 髀关　　　　　　关节的关卡
　- 膝阳关　　　　　膝盖外部的关卡
　- 膝关　　　　　　膝盖的关卡

　　多明尼克·森（Dominique Senn）在顺势疗法里有关阻挡层的研究，对于此一分类的建立极为珍贵。①

　　除了"瘴气"的顺势疗法理论，以及中、西传统的资料外，还有一个值得我们注意的假设。

　　顺势疗法之父哈内曼（Hahnemann）曾提到机体的三种根本浸润：

● 梅毒的浸润，关系到梅毒及骨质问题（药方为 luesinum）
● 疥癣病的浸润，关系到结核病与皮肤问题（药方为 psorinum）
● 须疮的浸润，关系到癌症、风湿症、退化或组织与细胞增生（药方为 medorrhinum）

　　传统里提到湿的三大疾病，有梅毒、结核与癌症，再加上另外两个疾痛，即心血管与神经的疾病。后两者在一开始时，似与感染性疾病及毒素有关，进而扩大关系到疫苗。

　　若我们重新检视五行与机体的内部五大功能，会发现某些惊人的相似处：

● 水
　- 肾－膀胱－骨骼与遗传功能，即"骨"。
　- 梅毒第一阶段。

---

① 见多明尼克·森（D. Senn）:《回归均衡》（La Balance Tropique）

- 梅毒的浸润，特别是伴有夜间骨痛。
- 金
  - 肺－大肠－呼吸功能，即"皮"。
  - 结核第一阶段。
  - 疥癣（疥疮）的浸润，及皮肤问题，伴有精神上的症状，如悲伤及忧郁。
- 土
  - 脾－胃－细胞神经功能（电制造：钠泵），即"肉"。
  - 癌症－风湿症。
  - 须疮的浸润，带有退化或组织和细胞增生，以及精神焦虑症。
- 火
  - 心－小肠－三焦（心包）－血液功能（心血管），即"血与血管"。
  - 发烧、高血压或低血压、过敏。重则梗塞……。
  - 与炎症及其第一阶段有关的浸润。
- 木
  - 肝－胆－活动（神经：使用）功能，即"筋"。
  - 酸痛、抽筋、癫痫、瘫痪。
  - 与毒及疫苗有关的浸润，第一阶段。

我们分析后会发现，这五大浸润一旦引发某些"关卡"时，会根据症状表而演变，与五行相生、相克循环息息相关。

结果是，感染性疾病如麻疹，会反应在温度上（五行的火），接着在喉咙（咽炎）与皮肤（出疹）上。在某些情况下，副作用可能随着时间而出现，比如神经系统与活动方面的疾病，从轻微的抽搐到癫痫发作（五行的木），甚至演变成脑炎（风）。

这时所要采取的措施就是解除关卡。

同样地，随着时间因新的浸润产生，并关系到内部五大功能之间的关系，使得原来的某一浸润发生变化。

前述的五行调节方法（古典穴位－脏腑或功能经别的募穴和背俞穴）只能达到暂时的镇静效果，治疗了 21 至 22 日后，症状会再度出现，因为遇到了关卡。

我们可根据五行法则与下列关系而采用这些"关"的穴位：

- 木
  - 肝　　　膝关 – 膝部的关卡
    症状：内膝 – 咽炎。
  - 胆　　　膝阳关 – 膝盖外部的关卡
    症状：外膝 – 风湿（毒液 – 虫咬 – 疫苗）。
- 火
  - 心　　　巨阙 – 大关卡
  - 小肠　　关元 – 关卡之始
    症状：结核 – 蛋白尿 – 腹泻 – 脾或肾虚 – 膀胱过盛 – 妇科病。
- （土的）相火
  - 三焦　　关冲 – 关卡的冲击
    症状：肘 – 口干 – 咽炎 – 霍乱。

    　　　　外关 – 阳的关卡
    症状：手与肘 – 发烧 – 妇科病 – 着凉后头痛。
  - 心包　　内关 – 内部的关卡
    症状：肘 – 风湿 – 眼部发炎 – 心前区痛 – 腹痛兼胸胀 – 妇科病。
- 土
  - 脾　　　膈关 – 横膈膜的关卡
    症状：大量分泌唾液 – 无法吞咽口水与液体 – 胸胀 – 排便频繁 – 尿色深黄。
  - 胃下关（脸颊）– 下部的关卡，关系到腹部的下脘。
    症状：半身不遂 – 齿槽脓漏 – 牙根暴露 – 面部神经痛。

    　　　　关门 – 关卡之门，关系到中脘。
    症状：发烧伴随哆嗦 – 厌食症 – 腹泻 – 尿失禁。

    　　　　髋关 – 关节的关卡，关系到上脘。
    症状：失去知觉且膝、足冰冷 – 下腹部疼痛，向喉部放射。

    　　　　下脘（上腹）– 下胃的关卡，关系到下关。
    症状：消瘦 – 胃痉挛 – 脾虚 – 胃因阴而扩大 – 呕吐 – 尿色极红 – 血尿。

    　　　　中脘 – 中胃的关卡，关系到关门。

症状：发烧伴随腹泻，以及腹部疼痛 – 霍乱 – 红白痢疾 – 胃癌 – 肾炎。

上脘 – 上胃的关卡，关系到髀关。

症状：害怕 – 癫痫 – 结核 – 食物中毒 – 霍乱 – 梗塞。

- 金
  - 肺　　神阙 – 进化的关卡

    症状：中风性晕厥 – 癫痫 – 打鼾 – 腹泻。
  - 大肠　　腰阳关 – 阳的关卡

    症状：膝关节炎。
- 水
  - 肾　　　石关 – 石关卡

    症状：眼内角发炎疼痛 – 大量分泌唾液 – 心脏下方鼓胀 – 便秘 – 尿色深黄 – 血液循环不良。
  - 膀胱　　关元俞 – 卡关之始的背俞穴

    症状：痢疾 – 肾着风 – 循环障碍与妇科病。

下表配合了五行法则，在关穴的使用上看似可对应两层的治疗：

- 第一层的治疗较为一般性，采用五行整体，且必须在关卡位于"内伤"的精神感觉和功能层，适用于季节性亚急病：
  - 木　　– 肝　：膝关

    　　　– 胆　：膝阳关
  - 火　　– 心　：巨阙

    　　　– 小肠：关元
  - 土　　– 脾　：膈关

    　　　– 胃　：上脘
  - 金　　– 肺　：神阙

    　　　– 大肠：腰阳关
  - 水　　– 肾　：石关

    　　　– 膀胱：关元俞

● 第二层的治疗为中心的治疗，特别是五行属土的部份。只有在关卡位于"内伤"受损层时方能使用。适用于无季节特性的慢性病：

- 土之木　　　　－阴　：关门
　　　　　　　　　－阳　：中脘

- 土之火　　　　－阴　：内关
　　　　　　　　　－阳　：外关

- 土之土　　　　－阴　：膈关
　　　　　　　　　－阳　：关冲

- 土之金　　　　－阴　：髀关
　　　　　　　　　－阳　：上脘

- 土之水　　　　－阴　：下关
　　　　　　　　　－阳　：下脘

在五行属土这一层上的层级表，极似脾经与胃经上的五输穴（井、荥、输、经、合）。

我们还需要进一步的实验，才能肯定此一假设，并确认这些穴位与关卡的关系。

根据上述的关系，有一点非常值得我们注意：婴幼儿感染疾病的出现，就像是一种必要的出口，以便排出五行中木－火－土－金－水里过盛的能量。[1]，这些疾病根据结构，其中一或数种会以较明显的方式出现，因此可发现下列的同功性质：

● 麻疹可让火过盛的能量排出，但也可因疏通而引发严重的心血管疾病，如心肌炎、内心膜炎、心绞痛，甚至梗塞或脑炎……

● 水痘可让木过盛的能量排出，但也可因疏通而引发带状疱疹、疱疹、神经炎、脊髓炎……

---

[1] 此处所指的当然是火在木、火、土、金、水里过盛的能量。

- 腮腺炎可让水过盛的能量排出，但也可因疏通而引发睪丸炎、卵巢炎、腹膜炎……
- 百日咳可让金过盛的能量排出，但也可因疏通而引发气肿或慢性支气管炎……
- 风疹可让土过盛的能量排出，但也可因疏通而引发风湿病，甚至癌症（已经发表的假设）[1]。

我们可留意到这些疾病都是病毒性疾病，只有五行里金（肺、大肠）的疾病除外，其来自细菌。百日咳的形态看似与肠病毒感染有关，也许关系到肠杆菌可能发生的突变。[2]

此外，"金"所感染的疾病几乎都属于细菌所引起的疾病，如白喉与百日咳。

"须根"

中央能量储存槽的治疗：任脉－督脉

督脉是由 27 个腧穴 +1 个精神能量的中央储存槽所构成，而任脉则是由 24 个代表肉体能量的腧穴所构成。[3]

当奇经八脉的功能性症状出现在慢性病中时，可根据配对与对立法则，以及上、中、下等三焦致病层，在肉体与精神两层上采用这 51 个腧穴来治疗。

例如在任脉上，肉体的"奇经中心"（阳维脉的先驱）对应石门（下焦）、上脘（中焦）、璇玑（上焦）；在督脉上，精神的"奇经中心"（阳维脉的先驱）对应风府（下焦）、脑户（中焦）、强间（上焦）……

---

① 圣摩理兹市的小型动彩兽医大会（瑞士，1981 年 3 月 29 日至 4 月 5 日：泰伦（G.H.Theilen）教授任职于美国加州戴维斯（Davis）大学的研究报告。

② 见多明尼克·森（D. Senn）：《回归平衡：医学上的生物证据》（La Balance Tropique, Evidences biologiques de la Médecine）

③ 见第三十二章"肉体与精神能量的 343 个腧穴"，表四和图 124。

能量"生成中心"的治疗

精神和肉体两个层面应分别看待：

- 对精神功能（魂、神、意、魄、志）以及经别的能量分配，是由膀胱经第二侧线及骶骨链双侧的 18 个腧穴来负责进行，从上髎到下髎，从附分到秩边。这 18 个腧穴代表精神能量的中心生成器。[1]

  精神的九个"奇经中心"各对应阴、阳形式的两个腧穴。因此根据奇经八脉的配对与对立法则，这些穴位可用于调节该中心生成器。而这些奇经中心是这一层的先驱。

  我们还记得，依个体的精神进化程度，秩边和附分两个穴位可以控制督脉－任脉的中心能量流，会阳穴是分配后的精神能量的汇合穴。

  伴随该生成器而出现的病症关系到患者的根本"体质"，尽管其属于奇经八脉的范围，但还是"先天的"精神疾病。[2]

- 对功能／脏腑（木、火、土、金、水）及相关的脏腑经别的能量分配，是由冲脉和督脉双侧的 16 个腧穴来负责进行。这 16 个腧穴代表肉体能量的中央生成器。[3]

  肉体的八个"奇经中心"各对应阴、阳形式的两个腧穴。因此根据奇经八脉的配对与对立法则，这些穴位可用于调节该中心生成器，而这些奇经中心是这一层的先驱。

  伴随该生成器而出现的病症也是与患者的根本"体质"有关，尽管其属于奇经八脉的范围，但这次是关系到肉体层；奇经八脉的病症所显示的是"先天的"肉体疾病。

外三焦与内三焦的治疗

在第十八章里，我们提过外三焦与内三焦彼此控制，只有外下焦除外。外

---

① 见第三十二章：表格三与图 123。
② 见多明尼克·森（D. Senn）：如前引文。
③ 见第三十二章"肉体与精神能量的 343 个腧穴"，图 123。

下焦不但不会激活内上焦，而且也不会受到后者的抑制。^①

但有一种情形例外：外三焦任何一焦的刺激作用能调节内三焦，反之亦然。

外下焦的运作需要内三焦的合成。外下焦相当于遗传能量的传递，无论是为了"生成""再生成"，或是"生殖"，因此对于机体而言，等于是一种生命能量的流失。

遗传能量（祖先的）只能被激活、被传递，但绝不能被增加或替换。因此，治疗上应该考虑到这个通用的法则，并使用前述的控制穴。

我们要记得另外三层的治疗可让我们在外三焦与内三焦上加以运用：

- 外三焦：
  - 一般情况下为表层，由三焦经与胆经构成的正经（少阳）
  - 中间层：
    - 带脉的八脉交会穴：足临泣

      与阳维脉的八脉交会穴配对：外关
  - 深层：
    - 外三焦的肉体性脏腑 – 经别背俞穴：三焦俞

      以及其募穴：石门
    - 外三焦的精神性脏腑 – 经别背俞穴：悬枢

      以及其募穴：关门

- 内三焦：
  - 一般情况下为表层，由脾经与肺经构成的正经（太阴）
  - 中间层：
    - 冲脉的八脉交会穴：公孙

      与阴维脉的八脉交会穴配对：内关
  - 深层：
    - 三焦的肉体脏腑 – 功能募穴：阴都
    - 三焦的精神脏腑 – 功能背俞穴：盲门。

---

① 第十八章"外三焦与内三焦"。

我们可利用三个根本穴位来进行任何个体的精神肉体基本控制，形式有三种：

- 精神形式：　　　天枢
- 中间形式：　　　神阙
- 肉体形式：　　　气海

同时要记得阴、阳两种形式（地与天的），受控于督脉与任脉的各两个腧穴：
- 天的阳：
  - 百会，阳性的能量（气）
  - 大椎，阴性的能量（气）
- 地的阴：
  - 中脘，血的阳性能量（血）
  - 气海，血的阴性能量（血）

头部穴位的治疗

如果说外三焦和内三焦的有一个整体的治疗，相对的，我们也有一个更具分析性的治疗方法。我们先前已探讨过从外三焦到脏腑有经别作为载体，依靠的是头部的穴位。肉体与精神的形式彼此相连（图144）。我们要记得此一头部整体只有配合旧编制穴位，才能理解个中的道理。[①]

对内三焦的功能/脏腑和外三焦头部经别的能量配送，是由胆经的头九个腧穴来负责（从1到9），其中八个有实效。的确，我们要记得这九个腧穴中，瞳子髎乃根据每个人的精神进化程度，进而控制督脉－任脉的中心能量流。其他八个腧穴可根据奇经八脉的配对与对立法则而运用于"中央"的"中心生成器"的调节，两者有同功性质。[②]

---

① 临编制的使用直到1980年：苏利埃·德·莫朗（Soulié de Morant）/杜宏－拉维乐·梅里－波萨海洛（Duron-Laville Méry-Borsarello）/倪博耶（Niboyet）/尚弗罗（Chamfrault）……

② 见第三十二章：表七和图128。

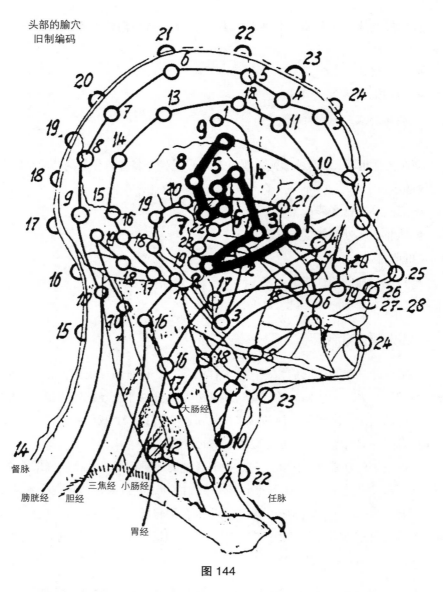

图 144

该生成器伴随而来的症状关系到患者的根本"体质"，而且与内三焦到外三焦的关系更为密切。内、外三焦对应的是受到影响的"奇经中心"。

功能 / 三焦脏腑的调节是由其募穴和背俞穴来负责进行：①

- 募穴：胃经的 11 个腧穴（1 到 9），以及大肠的腧穴
- 背俞穴：膀胱经的 9 个腧穴（1 到 10，承光穴除外）。②

这些穴位配合五行的生成（大循环的圆形周期）和抑制法则（相克的内部循环），以及根据三焦相关的病症，便可运用于"三焦的功能 / 脏腑"调节。

外三焦头部经别"的调节是由募穴和背俞穴来负责进行：30

- 募穴：三焦经的 9 个腧穴（17 到 23）
- 背俞穴：胆经的 11 个腧穴（10 到 20）

根据五行的生成法则（大循环的圆形周期）和抑制法则（相克的内部循环），以及外三焦相关的病症，这些腧穴可运用于"外三焦头部经别"的调节。

---

① 见第三十二章：表格八 – 九，以及图 128。
② 见第三十二章：膀胱经 1 到 10，以及表格八。

第三十八章

精神上的治疗

当我们谈到精神上的治疗，其指的是精神与心灵的进化，以及在这一层的能量调节，不仅是治疗方法，同时也要考虑到患者本身。

尽管如此，我们身处一个万象世界，一个幻象与幻想的世界。因此，我们要知道，一切真相都只是局部与相对的。关于此点，海伦娜·布拉瓦斯基（Héléna Blavatzky）在其著作《秘密教义》(The Secret Doctrine)中提到佛祖的话："我们不能只因为一件事被说出来而去相信它，也不能因为传统是从古代流传至今而照单全收；传闻不能相信；不能光因为是智者写的文字就完全相信；我们不能相信自己的幻想，即便我们认为这些幻想是上帝的启示；也不能相信随意下的结论；不要相信师长权威性的言论。唯有透过自己的理性与意识去确认被说出来的话、被写出来的文字，才能去相信。因此，我向你们讲过，不要只因为别人对你说了什么而去相信他。可是，当你的意识与信仰结合在一起时，你就可以照着这个信仰而行动自如。"

也因为如此，某些事实相当于一种层次上的理解，比如情感，而这些事实的呈现就像局部的真相，如果我们不靠心智的纯理性去分析，他们甚至可以是一种错误；反之亦然。

精神上的治疗（心理治疗）能反映出这些法则或真相，带有很大的相对性，而且会因治疗师的认知程度而出现各种不同的类型。我指的并非是修身养性的研究，或是精神分析法，而是所谓的"神秘学"上的精神疗法，因为这些疗法并不等于一般科学的标准。

五大类别值得我们去了解：[①]

1. 普拉那治疗或磁疗

2. 心理治疗（或精神本身）

3. 透过信仰而来的治疗

4. 心灵治疗

5. 神性治疗

● **普拉那治疗或磁疗法**

在这个疗法中，治疗师将生命能量或称普拉那（生命力或动物性磁力）传送到患者体内或发病部位，由此来刺激受损组织，使其得以对抗疾病，并将污浊的能量排出。通常是在患者的病痛区域使用手印法。

治疗师健康的光晕（即其以太体）会在病人的物质体（以太）上发挥作用。

● **心理治疗法（或精神本身）**

"精神治疗是由治疗师以心理能力来进行，让生病的器官在病人的念力控制之下恢复健康……"

"精神或心理治疗究竟是怎么一回事？"

瑜伽修行者（Yogi Ramacharaka）在其著作《精神疗愈科学》（The Science of Psychic Healing）中如此解释：

"治疗师试着在患者的心灵里建立起正常的心理条件。一旦这种心态建立起来，将可预防疾病。"

"当我们为病人治疗时，会试着逐步达到一个高频率的振动，以使这些振动能够传到病人的心灵中。病人心灵里复制的振动能够让病人有所反应，而且在细胞、各器官、受损的部位上发挥作用，进而让机体在正常的条件下恢复健康。"

● **透过信仰的治疗法**

"这种治疗方式是让病人变成一个工具，让宇宙的痊愈力量透过这个工具，在脱离肉体的灵魂的帮助下，或心灵引导的帮助下发挥作用。"

---

① 引自杰姆·利考寇（Jaime Licauco）的文章《不药而愈》（Guérison sans Médecine）。该作者为菲律宾马尼拉的科技新闻记者。

英国治疗师戈登·特纳（Gordon Turner）（心灵治疗师全国联盟会会长）继续解释道：

"神秘学治疗师深信他所使用的治疗方法是受到神的启示，与他个人的意识完全无关。不仅是他所传递的力量，就连他的行动有时也完全受到他自身以外的智慧所控制。许多病人坚信在治疗的过程中，除了治疗师以外，还有其他的实体存在，而且也亲口证实。"

在菲律宾透过信仰来治疗的治疗师与精神外科医生即属于这一类。同样的，乔治·夏普曼（Georges Chapman）治疗师也固定与朗（Lang）医师配合。

前两种类型（磁力治疗与心理治疗）的治疗师在内心深处总能感觉到一些可供使用的力量。

透过信仰与祈祷来进行的治疗，除了治疗师之外，还有来自外界的运作力量。

● **心灵治疗法**

"心灵治疗"是另一种特殊的治疗形式。

"在这种治疗方法里，治疗师试图让病人的身体细胞年轻化。他透过心灵或意识所控制而由手指发出的电磁能量，来为病人进行微妙的能量补充，以减轻他们在宇宙泉源的振动。"

我会说这只是心灵治疗的其中一种形式。另一种可由所谓的"放射"法，让治疗师和病人两者的灵魂和光晕同时运作[①]。这种疗法是建立在认同人体有七个意识载体的结构基础上。当不同的各层载体因人的精神与灵性进化之间出现张力时，疾病便会出现在肉体中。

雷诺索（Reynosso）工程师兼马尼拉菲阿蒂大学（FEATI University）教授，以及一个心灵治疗集团的负责人）说道："简言之，我们不进行任何治疗，只是引发病人的反应。治疗只是其次，并非我们的目的。最重要的是身体的再生，靠的是人的所有载体的和谐性，即各层与上帝之间和谐性。一旦实现了和谐性，就能找回幸福与健康。是病人让自己痊愈！"

心灵治疗的逻辑性关系到我们研究的七个意识载体和脉轮。我们先前已提

---

① 光晕在此处应理解成不同的各层：以太 – 星光 - 心智 - 灵魂等各层。

过透过"磁性"和"放射"来进行的两大治疗方式。第一个是运用生命的普拉那，与肉体能量的调节有比较直接的关系。第二个则是让灵魂帮助人在进化的过程中，精神能量达到和谐的状态，换句话说，就是各个意识载体的和谐性。

但是，在这两种模式里，治疗师必须以较为精确的方式来控制要传给病人的能量流。

伊迪斯·凡·赖克福塞尔（Edith van Rijckevorsel）于1952年在其著作《无针无灸的针灸术》（L'Acupuncture sans aiguilles ni moxas）：

若我们在他人的治疗穴位上施予我们的磁力，若我们根据针灸规则而选择这个治疗穴位，若我们在中国的穴位上施以磁力，则人类的磁力会根据每个穴位的电接收力而灌入"给予者"的能量。

乔治·苏利埃（George Soulié）大师在该书的前言里，肯定了作者发现人类磁力的"电离作用"，并得以对怕针的病人施予治疗。

这种"能量的灌注"是一种真正的无针无灸的针灸术，治疗师本身展开了必要的精神结构之后，便能将能量传送出去。但有一点需要知道：只有持续的苦行生活才能让治疗者逐渐获得一种内蕴的理解力，并将各个意识载体与宇宙意识结合起来，而能量与生命的力量即来自宇宙意识。

然而，只有在以治疗为目的的情况下，这些能量、这些力量的结构、载体与物质工具才能被适当地运用，并发挥应有的功效。

"能量跟着念力走"是我们不能忘记的一个事实。但念力必须要"正确"，才能有正确的能量！

基本上，每个人是身、心、灵合为一体，透过七个意识载体而呈现出来。因此，这些载体的和谐性直接关系到九个脉轮，而后者是上层以太体的接触点。

就目前人类进化的情形来看，大多数的人（即我们之中的每一个人）主要是在情感、本能（包括感官）与具象的下层心智等意识载体上努力达到和谐性，也就是说带有依据点的脐轮、生殖轮与喉轮。这三个载体相当于我们所称的"人格"，原则上所有人都是由"人格"所组成。

每个治疗师都应该逐步达到此一"人格"的上层控制；这种控制必须根据一个三重关系来进行：在他神性整体中的灵魂、心轮（传送灵魂之爱的能量中心）和"人格"本身（情感、本能与心智），而人格是头脑的表达工具。

有些接触能够帮助我们实现这种内在控制，冥想是它的根本。一来这些接触能调节相关的脉轮与作为依据点的意识载体；二来他们的灵性活力关系到奇经八脉和同功的内分泌腺；最后在治疗的方向上，能够做出正确的能量诊断，进而在"有需要"的针灸穴位上进行治疗。

这类治疗有三个要素：治疗师，普拉那能量，以及病人。治疗师透过他的双手将普拉那能量引导至需要治疗的穴位上与穴位里。在心理上创造了一根以普拉那－生命力形成的针时，就能达到补（金色）和泻（银色）的作用。治疗师可根据他想要的效果，让针在选定的穴位上进行治疗，并予以视觉化。

关于治疗师的内在和谐、他和宇宙以及病人等三者之间的关系，在这方面，心灵治疗的第一种形式直接反映了印藏能量的法则；另一方面，在治疗层上使用的针灸术则反映了传统中医的能量法则。

在这一层上，"磁力"治疗如"气功"可治好疾病，亦可让病情恶化，全视治疗师的知识与他谦逊的程度而定。

心灵治疗的第二种形式同样也需要达到"人格"上层的控制，此乃依灵魂、头脑和心的三重关系来决定。但治疗上使用的工具是与病人的关系，而非治疗师的双手，是治疗师与病人同步运作的"光晕"[①]。不但如此，是治疗师的灵魂能量激活了病人的灵魂能量，以使"必要的"脉轮或"致病"的能量中心达到和谐的境界。

在任何情况下，治疗师的意志力都不应介入，否则将会对病人和治疗师本身造成风险。治疗师要运用的不是他的意志力，而是爱。他的灵魂会"施展力量，由于治疗师放射的光晕含有其灵魂充沛的能量，病人的灵魂会透过自己的光晕反应而予以回应。"[②]

以"放射"法来进行的治疗，是建立在六大规则与十条"痊愈法则"之上，第一条毫无疑问地也是最重要的一条：

"所有疾病都会使灵魂的生命里产生一种抑制，且不论物种的形态与领域。治疗师的艺术是在于释放灵魂，让它的生命得以透过机体的集合体而扩展开来。"

---

① 有关这方面的完整研究，请参阅前述爱丽斯·贝利（Alice Bailey）的相关著作。

② 爱丽斯·贝利（Alice Bailey），在先前所引的著作中。

在心灵治疗方面，我无法以更详细的方式来介绍使用的技巧。确实，在谈到这些治疗时，有必要先学习并深入了解有关生命的一切，了解出生与死亡的对立又互补的形式、化身与回复、渐进的消除与整合；至少，我们应试着去了解。我们也应该知道来自本身、来自人类、来自我们所属地球生命的疾病原因。[①]

只有在理解、同情与爱的基础上，痊愈的一切规则与法则才会适用于治疗上。

● **神性治疗法**

此一疗法只有极为进化的人才能完成。菲利普·德·里昂（Philippe de Lyon）大师绝对是其中一位，相距的年代也不久远[②]。但毫无疑问地，最伟大的治疗师绝对是耶稣，而且根据不同的文化，祂也名为：菩萨，弥勒菩萨，或是马赫迪伊玛目。

---

① 见第七章：神秘学病症，以及前述爱丽斯·贝利（Alice Bailey）的相关著作。

② 勒妮·葆拉·吉佑（Renée Paule Guillot）著作：菲利普·德·里昂《Le Maître Philippe de Lyon》大师传记

第三十九章

从几个重要传统的角度来看
宇宙中与人体中的能量

　　无论是人或是宇宙，是一辆车子或是一家工商企业，这些都是一个完整的能量系统。无论如何，我们要知道一共有三层功能，有点像是从制造到消费……这三层相当于一个工业组织，不管是制造（第一层）或是分配（第二层）或是产品的使用（第三层），都有完善的管理。

　　原物料的转换是为了制造可商业化的产品，或制造成能量，以便分配并予以使用。我们以一辆车作为例子，汽油、空气、电火花，全都在一个变压箱里，才能制造出运转所需的能量。该能量经由活塞、曲轴……传送出去，接着由车轮来驱动。

　　但既然是能量，就会有一个根本的问题浮现：能量是什么？就科学的角度而言，能量是建立在元素与物质之间的一种相互作用或力量。在物理学上，我们知道有基本的四个类型：强核与弱核作用，电磁作用，以及引力作用。每一个作用都由一个信使制造出一个波动场（一种振动）来负载；这种振动的特性在于它的频率（每秒振荡次数）、振幅（强度）和方向（它来自何处？去向何处？）①

　　至于中国传统中的生命之"气"，特性在于性质（类似频率性质，但也有形态的观念）、数量（它的振幅、强度），以及一个作用点（本身关系到它的来源，

────────────

　　① 最后一种形式－方向，本身是电磁场及引力场的功能。

即方向）。此外，就传统的观念来看，能量与功能两者经常密不可分，甚至合为一个定义。因此在穴位的名称上经常可看出能量的附属功能。

制造：第一层

我们马上会想到一个问题：是什么让人能够活下去并继续存在？首先，我们要知道生命能量的存在。在大自然里，生命能量是确保每一界与每一个物种的存在，无论是植物界、动物界，或是人类；接着，出现了另一个形成每个个体的能量，并负责传递家族的遗传特质；再者，有吃的、喝的，也就是各种形式的食物；最后，有呼吸的空气。

中国传统里有四大根本的、"潜在的"能量供人使用，这些能量在三焦中预热和转化：（图 145）

元气，是原始之气、生命的火花、能量中最初始之气，负责物种特质（系统发育）的延续性。表现在命门穴的元气，是生命之气，"超验性"的元气无处不在，且永远存在。

人：
四大能量
三大双重功能

元氣
原始之气
超验性
集中于命门穴位
负责种系生成

清氣　　　**穀氣**　　　**精氣**
呼吸之气　　食物之气　　祖先之气
助燃　　　　　　　　　遗传
　　　　　　　　　　　（个体发育）

三焦

外围功能　　　　　　中心功能
外三焦　　　　　　　内三焦

图 145

精气，是先天、既有之气，负责遗传特质的传递。精气是"祖先"的遗传（个体发育）之气，来自下焦。

谷气，是食物之气，来自中焦的"粮食"能量。

清气，是气流、呼吸、燃烧、助燃的能量，来自上焦。

我们呼吸的空气在上呼吸道加热后，来到肺里。就像食物，经过咀嚼和唾液的液化准备工作后，来到胃部。外三焦是内三焦的外围形式，负责空气、食物和祖先之气的预热工作。他们的解剖载体为皮肤和上呼吸道（从鼻到支气管），上消化道（口和食道）与泌尿生殖道：针灸的经脉是外三焦的能量载体，其功能是维护机体的完整性。

至于内三焦，他们是三焦的中心形式，负责将外三焦接收的四大根本能量进行转化的工作。内三焦的解剖与能量载体为呼吸的功能－器官（肺、心），消化的功能－器官（胃、小肠、脾、胆、肝）以及再造的功能－器官（生殖器官、肾）。有一点需要强调：我们此处提到的能量功能，通常远远超过西方提到器官时的范围。

上焦的清气结合了中焦的谷气和下焦的精气，三者因元气而活化。从三焦里产生了：营气（之后变成了我们所称的"血"[①]）与卫气（后续我们只称之为"气"），而且我们可概括地将表面张力的能量区分其性质及活动。[②]

与此同时，奇经八脉以《河图》的生成循环来运作，从孕育到诞生、"从先天到后天的通道"就此打开。奇经八脉在传送血（营气）和气（卫气）两种能量的同时，也决定了脏腑和组成机体第三层的经脉特性。

在宇宙生成的观点上，各大洲的主要文化传统为我们带来了相似的知识，但较适用于大宇宙。我们就拿中国与埃及的传统来作为例子，后者是西方思想的起源。

道家在这方面勾勒出一个明确的蓝图，一切从"道"开始，道是万物的起

---

① 血可说是三种器官液体的能量：血液，淋巴液和脑脊液。

② 对某些学者而言，"中气"是心脏跳动的表现，是四大根本能量与两大能量（营气和卫气）的中间层。

源（图 146，顺序从上往下）。然而，就能量的供给、转化，与其中的产品制造来看，还有另一个观念的存在。我们要讨论的就是这个整体，同时为第一层初始能量的四个形态下定义。在此之前，只有未知的、难以言表的、无边无际的"无"。

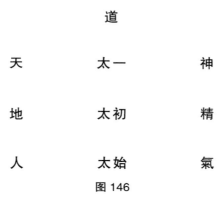

道

天	太一	神
地	太初	精
人	太始	氣

图 146

五千多年以前，天帝伏羲将宇宙起源的知识传下来：（图 147）

- 从"无"到第一种能量的显现：太一
- 接着是"道"、光流、太一的创造思想：道
- 最后是"阴"（黑暗）与"阳"（光明）两大本源。

四大本源、四种形式、四种能量就此潜存于万物中，其关系到宇宙的生成或人类的生存。但一切尚不存在。一个产品从制造到配送，最后被使用，都需要这四种潜在的能量，其结构与转化的框架必须以精确的方式来呈现。中国的

太一

天	阳	精
人	道	形
地	阴	体

图 147

传统说明了这些能量的结构，性质也由此显现。

这四种能量乃根据六大方位来定位：

- 第五个本源为：天（朝上）
- 第六个：地（朝下）
- 第七个：人（南方的属性）
- 第八个：体（北方的属性）
- 第九个：精，充满于实体之中（东方的属性）
- 第十个：形（西方的属性）

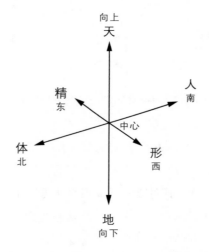

从这个整体、这十个非物质的本源（1 个中心 +3 根轴 +6 大未来活动方向）、这个制造系统以及太冲这个大中心里，出现了阴（离心）、阳（向心）两大能量，同时有八大辅助力量来配送这些能量。有了这十个非物质的本源后，从"先天到后天"的通道得以打开，从非实体到实体、从制造或创造到使用或消灭、从负熵到熵等，此时得以介入。

古埃及传统在这方面有同样的顺序，且加上了诗意与优美的象征符号。

在古老的最初，有四大力量，即四个"能量"的存在：阿图姆（Toum）-拉神的光明本源，是圣灵；Her- 光明的统一者、圣灵的气息；（Rouha）- 光明的黑暗面；Herou– 白昼的光明。而后两者（Rouha）与（Herou）又各有一个多重意义，也就是宇宙里白天与黑夜、带有周期性的能量，是既对立又互补的能量预兆；前两个本源（Toum）与（Her）则永远在一体中，永不分开。

宇宙的生成依然持续进行。而古埃及这些神话人物的寓意令人深深着迷：圣灵阿图姆让**天空之神**努特受孕，生下了上天送来的一个儿子欧西里斯。努特的丈夫盖布（**大地之神**）完成了他阶段性的养育任务，为欧西里斯（**南方之神**）身为未来世界指导者的角色做准备。与此同时，象征着天地结合的盖布和努特生下了另外三个孩子：伊西丝（**东方之神**）、奈芙蒂丝（**西方之神**）与赛特（北方之神）。再一次，我们看到了一个带有六大方位的三维空间，与掌管之神同时存在。

从这十个非物质的功能性本源中，出现了宇宙，且因两条宇宙之蛇（Kem-Atef）和（Ir-Ta）继他们之后介入，而有了两种实质的能量，同时又因他们的八个子女（青蛙与蛇）而出现了八个辅助力量。这**天上八处之神**象征着离心和向心的能量与力量。

正如我们所见，这些数字是信息的关键之钥：无论在中国或是在埃及，4 种能量 +6 个协助制造的次要力量 +8 个配送的辅助力量。这些是我们接下来要进一步讨论的内容。

配送：第二层

为了真正了解分配的过程，我们再回到初始 – 中心，回到中国的传统上。我们还记得：从太一（一切存在的第一个本源）这个中心出现了三种潜在能量的形式 – 道、黑暗（阴）、光明（阳），三者形同一个三维宇宙的三根轴，其中六个方向指出了六大方位；整体就像一个框架，只是这个框架中尚且空无一物。

1 个中心 +3 个轴 +6 个方向的本源，依然只是一个潜在性，一个实现的可能性。

继第一层十种形式（依然潜存于其中）后，出现了第二层，即宇宙万物生成的分配层，从先天到后天之路。（图 148）

这一层的基本能量为离心的（阴）和向心的（阳）能量，以及八个辅助力量：

功能性十大原则：2+8

| 阳气 | 阳气：收缩的能量
天之气，向心的能量 | ▬▬▬ |
| 阴气 | 阴气：扩张的能量
地之气，离心的能量 | ▬▬ ▬▬ |

乾	天–父 创造者	☰
兑	泽–少女	☱
离	火–中女	☲
震	雷–长男	☳
巽	风–长女	☴
坎	水–中男	☵
艮	山–少男	☶
坤	地–母 接收者	☷

图 148

地、山、水、风、雷、火、泽、天，分别代表了坤（服从）、艮（阻止）、坎（陷落）、巽（进入）、震（震动）、离（结合）、兑（交换）、乾（领导）。

首先我们要讨论离心的（阴）和向心的（阳）两大基本能量。第一个来自中心，向四周扩散，会渐渐将空填满，让框架里开始有稠度，并包裹住它。第二个同样也来自中心，它在第一种能量扩张到开始枯竭时介入，因而有返回源泉的企图。因此，第二种能量来自第一种能量，具有向心力，表现的是一种收缩的能量，是表面张力（宇宙表层）的能量，同时也是活动的能量。它在它和离心、对立又互补的能量之间不断寻求平衡点。一个球体就这样产生了：

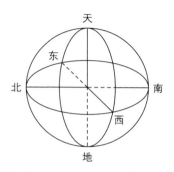

一个横面、两个竖面（北－天－南－地，东－天－西－地）互相垂直，形成了一个三维空间；因此，四个四分之一在下，四个四分之一在上，换句话说，他们直接来自离心和向心的两大能量，是这两者相互作用的结果与体现，是八个带有方向性的次要力量。

在埃及，继十大神性的原始能量后，蛇神（Kem-Atef）是"能完成气息者"。祂是扩张的力量、离心的能量。其子来自祂－为何如此强调？因为其子蛇神 Ir-Ta 是"地的创造者"，是将分散在宇宙中的物质予以集中的力量，是向心的能量。接着八个子女诞生了："八元神"，四者为青蛙，先吸气而过度膨胀后再蛙鸣。四条蛇则缠绕住猎物，并以膨胀、收缩的交替方式使之窒息。尤努城（后来的赫里奥坡里斯城）-"天庭八处的守护城"，就这样保留了神话与信仰，永远存留在人类的记忆中。

如同我们先前所述，中国能量学里的两个根本能量与八个次要力量，在人体上与人体中发挥作用，正如它们在整个宇宙中的作用。（图 149）

人体中先天到后天的通道为：两种能量－离心的阴（营气）和向心的阳（卫气），一经三焦制造完成后，便可供使用，接着透过奇经八脉（四阴四阳）传送出去。后者是能量的储存槽，透过它们的结构而予以调节：

- 冲脉　　　　　　冲刺或生命之脉
- 阴维脉　　　　　阴系列之脉或阴调节之脉
- 阴跷脉　　　　　内侧脚踝下方凹陷之脉，或阴运动机能之脉
- 任脉　　　　　　正面中线之脉
- 督脉　　　　　　背面中线之脉

人体内的两大辅助力量
八个功能

营气
卫气

冲脉 – 带脉

阴维脉 – 阳维脉

阴跷脉 – 阳跷脉

任脉 – 督脉

图 149

- 阳跷脉　　　　　　　外侧脚踝下方凹陷之脉，或阳运动机能之脉
- 阳维脉　　　　　　　阳系列之脉或阳调节之脉
- 带脉　　　　　　　　腰带之脉

　　离心的阴和向心的阳两大根本能量，加上八个辅助力量，是小宇宙层（人）和大宇宙层（宇宙）之间不可或缺的中间者。但他们如何运作？为此，我们继续研究刚刚发现的空间。实际上，一切已展现在我们眼前。

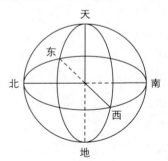

　　从这个橘子中，我们去观察上部的四瓣和下部的四瓣，生命的孕育和诞生由此展开，没有冲突，也无需新的事物介入。

　　首先我们要记住球体表面与三个垂直面之间的三条交叉线（都经过中心）–

北、东、南、西和两个垂直面（一面为北 – 南，另一面为东 – 西）。这意味着如果向心的能量（阳）在离心的能量（阴）之上，则固定在橘皮上的天、地、北、南、东、西六个方位会收缩，就如鼓皮包围住这些交叉点（力线）。

碳原子与八面体 – 宇宙的模型

呈现在我们眼前的，不再是一个球体，而是一个有着相同的数学结构的八面体。我们有了一颗钻石，一颗天然的多面钻石，表面之下是晶化的纯碳原子，而碳元素正是我们生物界的架构基础。[①]

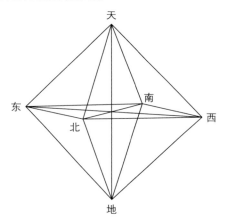

现在，我们把这颗经过抛光的八面钻石投向太空，使之成为太阳的一颗卫星。这颗钻时从此开始自转，同时也像地球一样围绕着太阳公转。这两个旋转活动不停地改变着钻石表面朝向太阳的方向。面向光线的那一面会变热；处于阴暗处的背面则会变冷。

温差会自动造成能量的传递，形成一种能量的流动。然而大家都知道，能源的输送如电力，必须有高压电线。同样的，在八面体中明显的有十二条力线，即十二条高压电线来进行这项工作，那就是钻石的十二条棱边。

我们刚刚得知了最后一项功能，即能量的使用功能。至少，我们可以明显

---

① 我们知道碳原子也有同样的数学公式：两个接近核心 + 四个距离较远！

看到能量使用功能的十二个表面部分，也就是支撑八面体紧绷外皮的十二条力线。事实上，能量使用功能还有另一个部分，其为一个内在功能，包含了十个构件，我们后续会谈到。由于这十个构件处于内部，因此外边看不到。如此一来，制造与配送后的能量将供这 22 个构件使用。

　　八个带有方向的能量结构等于八个小四面体，它们构成了八面体的主体，并将中心与外围联结起来（图 150）。理论上，因为有了离心与向心的阴、阳两大能量，这个八面体才得以成形，并负责能量的分配工作。光芒透过钻石主体、透过八个组成它的四面体而散发出来，就像人体中的营气和卫气是透过奇经八脉来配送，两者是同样的道理。

　　一些文献的记载也支持这个理论：

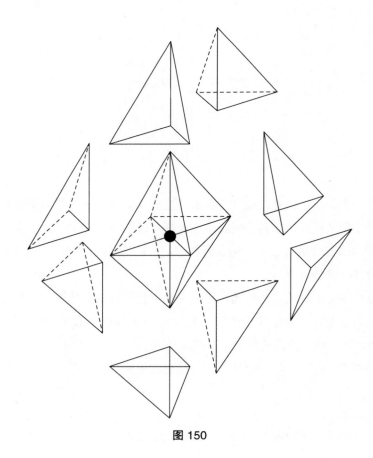

图 150

《灵枢》逆顺肥瘦篇第三十八："岐伯（对黄帝）曰：……夫冲脉者，五藏六府之海也；五藏六府皆禀焉！其上者，出于颃颡，渗诸阳，灌诸精；其下者，注少阴之大络。"

冲脉的根本角色已从这点上获得确认：

- 冲脉一方面直接将来自三焦的营气与卫气传送到五脏六腑之中
- 另一方面，冲脉在控制奇经八脉整体的同时，将能量供阳正经与阴正经。因此整个奇经八脉不过是冲脉本身的化身，而冲脉正是太冲（交通要道）的表征（图151）

十六世纪时，名医李时珍在其著作《奇经八脉考》中说明了奇经八脉并不受制于十二经脉的过剩，而是奇经八脉影响着十二经脉。

数年后，名医杨继洲解释了奇经八脉的功能，要看是从《洛书》或是《河图》的角度来看奇经八脉，才能决定。

在《针灸大成》卷五 106 的"八法歌"与 110 的"八脉配八卦歌"里，杨

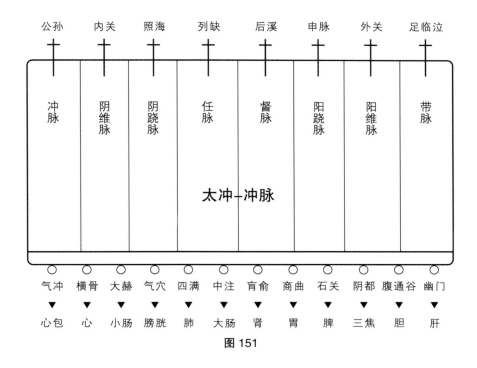

图 151

继洲根据《洛书》而列出了八卦对应的八脉腧穴（图152，小图1）；这些穴位接收来自三焦的能量（106条）或经脉过剩的能量（110条）。

李时珍在《奇经八脉考》一书里提到阳维、阴维是天卦与地卦的表现，也提到任、督是阳火与阴力波动起伏之道，是火与水联结之处（图152，小图2）。

关于此点，杨继洲在《针灸大成》卷五107和108中补充了八脉交会穴的配对关系：

107条（八法交会八脉歌）：公孙二穴，父；内关二穴，母；后溪二穴，夫；申脉二穴，妻；临泣二穴，男；外关二穴，女；列缺二穴，主；照海二穴，客……

108条（八法交会歌）：内关相应是公孙，外关、临泣总相同，列缺交经通照海，后溪、申脉亦相从。

由此，奇经八脉根据彼此的配对关系（107条）与互助关系（108条）将接收自三焦的能量分配给脏腑与经脉。

杨继洲直接将奇经八脉与八卦《河图》的关系告诉了我们，当中也包括了他们配对及对立的关系。

一切开始逐渐就位。首先有一个45度的旋转介入李时珍形容的四条奇经八脉（图153，小图1）。李时珍在《奇经八脉考》里提到冲脉对应北方，因而确认了坤卦－土 ☷，使得我们能根据《河图》来完成奇经八脉的排列（图153，小图2）。

奇经八脉传送营气和卫气的架构于是完成，接着是脏腑的能量加上经脉的能量运作。

使用：第三层

中国传统对于宇宙的认知有十天干和十二地支（图154），与埃及和西方的22个炼金术主要秘诀有异曲同工之妙。炼金术伟大任务三阶段的这22个神秘象征[①]，就如10个星球和看似围着地球转的12个星座。

同样的，传统中医认为人体里有10个内部的能量功能（解剖载体为脏与

---

① 见仁表（Jacques Pialoux）著作：Le 8ème Jour de Ptah - traité des 22 Arcanes de la Science d'Al Kemit, la Terre noire，l'Egypte（埃及的黑土）.

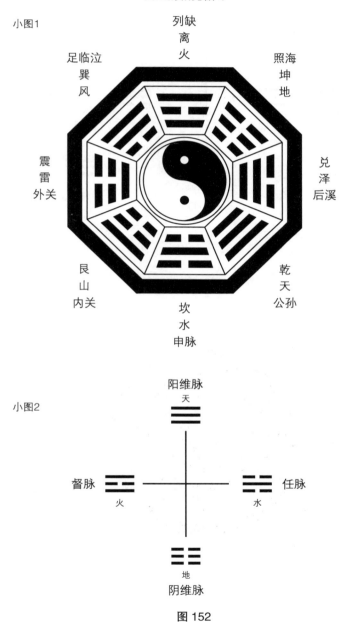

《洛书》
文王的相克循环

小图1

列缺
离
火

足临泣
巽
风

照海
坤
地

震
雷
外关

兑
泽
后溪

艮
山
内关

坎
水
申脉

乾
天
公孙

小图2

阳维脉
天

督脉
火

任脉
水

地
阴维脉

图 152

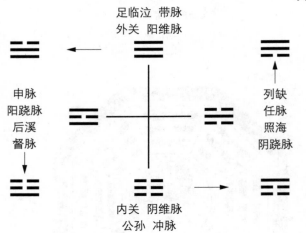

足临泣　带脉
外关　阳维脉

申脉
阳跷脉
后溪
督脉

列缺
任脉
照海
阴跷脉

内关　阴维脉
公孙　冲脉

奇经八脉的配对与对立
杨继洲：《针灸大成》卷五－107－108

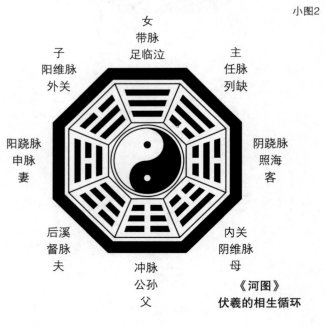

女
带脉
足临泣

子
阳维脉
外关

主
任脉
列缺

阳跷脉
申脉
妻

阴跷脉
照海
客

后溪
督脉
夫

内关
阴维脉
母

冲脉
公孙
父

《河图》
伏羲的相生循环

图 153

宇宙中的42种能量

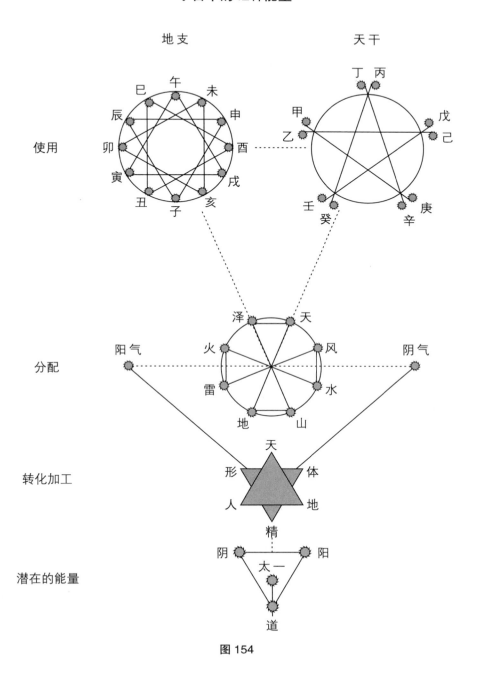

地支   天干

使用

分配

转化加工

潜在的能量

阳气   阴气

午 巳 未 辰 申 卯 酉 寅 戌 丑 子 亥

丁 丙 甲 乙 戊 己 壬 癸 辛 庚

泽 天 火 风 雷 水 地 山

天 体 形 人 地 精

阴 阳 太一 道

图 154

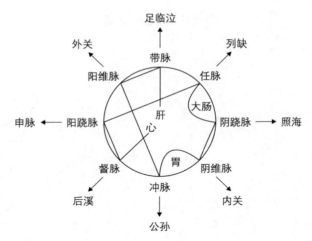

《河图》所示的生成

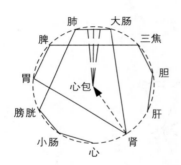

脏腑的架构

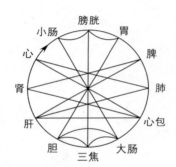

脏腑的功能性

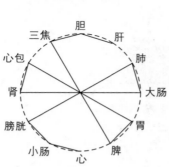

经脉的架构

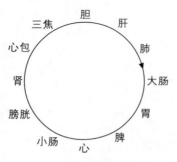

经脉中的循环

图 155

腑），以及 12 个外围的能量流，即灸针里的 12 经脉（图 155）。我们以《河图》①作为根据，在脏腑与经脉的架构下而有了这些更进一步的发现。

能量系统的合成

简言之，人体中的能量组织概略如下：（图 156）

第一层：

- 4 个根本的潜在能量：
  - 生命的、超验的能量：元气
  - 呼吸的、助燃的能量：清气
  - 食物的能量：谷气
  - 祖先的、遗传的能量：精气
- 6 个预热与转化的次要力量，是三焦的外围与中心功能
  - 外上焦、中焦和下焦，能量载体为经脉
  - 内上焦、中焦和下焦，能量载体为功能 – 器官

第二层：

- 要传送的两大能量：
  - 营气 – "血"
  - 卫气 – "气"
- 8 个生成、传递（从先天到后天的通道）的辅助力量：
  - 奇经八脉

第三层：

- 22 个使用能量：
  - 10 个内部功能的能量（脏与腑）
  - 12 个外部功能的能量（经脉）

尽管如此，所有的能量都是同一种能量的化身，也就是生命的能量 – 元气。

---

① 见第十章和第十一章：《河图》与《洛书》

人体中的42种能量

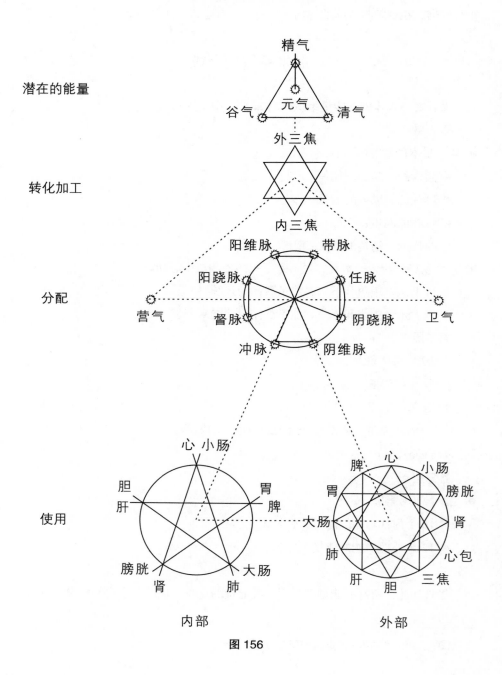

图 156

因为一切都是生命，一切都是神灵，一切都是太一的表现。

当我们深入研究人类的能量系统时，一方面会出现某些补充性的能量；另一方面某些能量有双侧性结构。整体如下：（图 156 和 157）

4 个潜在的能量：（元气、谷气、清气、精气）

外三焦与内三焦，各属于三焦的外围功能与中心功能

- 2 个根本能量：营气与卫气，最后形成"血"与"气"
- 8 条双侧性奇经八脉
- 12 个功能性脏腑
- 12 条经别
- 12 条双侧性经脉
- 12 条经筋
- 12 条双侧性别络
- 16 条纵络，其中 15 条为双侧性
  - 经别在经脉与功能性脏腑之间建立起一个特殊关系
  - 经筋扩大了经脉的涵盖面积
  - 别络负责阴经与阳经之间的联结
  - 纵络有"浇灌"身体某些特定区域的作用，每一条经脉的络穴或某些特定穴位可达到这种功能（长强，鸠尾，大包，虚里）

经脉－脏腑之间的关系

附图（图 157）为经筋、经脉和经别的组织图，当中显示了他们与脏、腑之间的关系，以及与别络（通道）联结配对经脉（阴－阳）的情形。①

---

① 有关针灸的诊断与治疗，请参阅仁表（JacquesPialoux）的著作：《古典针灸入门》。立品图书，2010 年出版。

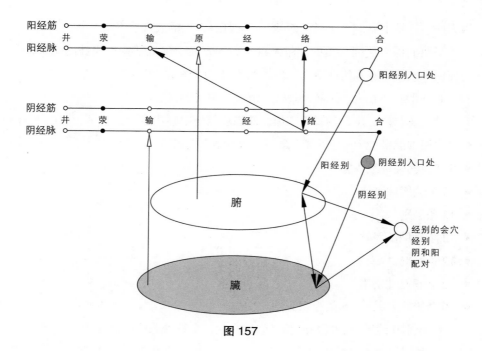

图 157

附件－64 个三联体

密码子	极性	外三焦－内三焦	内分泌腺	奇经八脉	脉轮	编码－氨基酸缩写	氨基酸	器官／经脉	星球／星座
TTT	T' T'	外中焦－外中焦	下丘脑 下丘脑	冲脉 冲脉	脾轮 脾轮	F phe	苯丙氨酸	脾经	巨蟹座
TTG	T' A'	外中焦－外中焦	下丘脑 生殖腺	冲脉 阴维脉	脾轮 生殖轮	L leu	亮氨酸	心经	狮子座
TTC	T' G'	外中焦－外中焦	下丘脑 肾上腺	冲脉 阴跷脉	脾轮 底轮	F phe	苯丙氨酸	脾经	巨蟹座
TTA	T' C'	外中焦－外中焦	下丘脑 胸腺	冲脉 任脉	脾轮 心轮	L leu	亮氨酸	心经	狮子座
TGT	T' G"	外中焦－外下焦	下丘脑 松果体	冲脉 督脉	脾轮 顶轮	C cys	半胱氨酸	心包经	射手座
TGG	T' C"	外中焦－外下焦	下丘脑 松果体	冲脉 阳跷脉	脾轮 额轮	W trp	色氨酸	胃经	双子座
TGC	T' T"	外中焦－外下焦	下丘脑 甲状腺	冲脉 阳维脉	脾轮 喉轮	C cys	半胱氨酸	心包经	射手座
TGA	T' A"	外中焦－外下焦	下丘脑 内分泌胰腺	冲脉 带脉	脾轮 脐轮	Z OPA	无意义 - 蛋白石	无意义	无意义
TCT	A' T'	内中焦－内上焦	生殖腺 下丘脑	阴维脉 冲脉	生殖轮 脾轮	S ser	丝氨酸	脾	月球

...

续表

密码子	极性	外三焦-内三焦	内分泌腺	奇经八脉	脉轮	编码-氨基酸缩写	氨基酸	器官/经脉	星球/星座
TCG	A' A'	内中焦-内上焦	生殖腺 生殖腺	阴维脉 阴维脉	生殖轮 生殖轮	S ser	丝氨酸	脾	月球
TCC	A' G'	内中焦-内上焦	生殖腺 肾上腺	阴维脉 阴跷脉	生殖轮 底轮	S ser	丝氨酸	脾	月球
TCA	A' C'	内中焦-内上焦	生殖腺 胸腺	阴维脉 任脉	生殖轮 心轮	S ser	丝氨酸	脾	月球
TAT	A' G"	外中焦-外中焦	生殖腺 松果体	阴维脉 督脉	生殖轮 顶轮	Y tyr	酪氨酸	肾经	天蝎座
TAG	A' C"	内中焦-内中焦	生殖腺 脑下垂体	阴维脉 阳跷脉	生殖轮 额轮	Z AMB	无意义-琥珀	无意义-心包	无意义 四 小行星
TAC	A' T"	外中焦-外中焦	生殖腺 甲状腺	阴维脉 阳维脉	生殖轮 喉轮	Y tyr	酪氨酸	肾经	天蝎座
TAA	A' A"	内中焦-内中焦	生殖腺 内分泌胰腺	阴维脉 带脉	生殖轮 脐轮	Z OCH	无意义-赭石	无意义-心包	无意义 四 小行星
GTT	G' T'	外下焦-外中焦	肾上腺 下丘脑	阴跷脉 冲脉	底轮 脾轮	V val	缬氨酸	大肠经	金牛座
GTG	G' A'	外下焦-外中焦	肾上腺 生殖腺	阴跷脉 阴维脉	底轮 生殖轮轮	V val	缬氨酸	大肠经	金牛座

...

密码子	极性	外三焦－内三焦	内分泌腺	奇经八脉	脉轮	编码－氨基酸缩写	氨基酸	器官／经脉	星球／星座
GTC	G' G"	外下焦－外中焦	肾上腺 肾上腺	阴跷脉 阴跷脉	底轮 底轮	V val	缬氨酸	大肠经	金牛座
GTA	G' C"	外下焦－外中焦	肾上腺 胸腺	阴跷脉 任脉	底轮 心轮	V val	缬氨酸	大肠经	金牛座
GGT	G' G"	内下焦－内下焦	肾上腺 松果体	阴跷脉 督脉	底轮 顶轮	G gly	甘氨酸	肾	冥王星
GGG	G' C"	内下焦－内下焦	肾上腺 脑下垂体	阴跷脉 阳跷脉	底轮 额轮	G gly	甘氨酸	肾	冥王星
GGC	G' T"	内下焦－内下焦	肾上腺 甲状腺	阴跷脉 阴维脉	底轮 喉轮	G gly	甘氨酸	肾	冥王星
GGA	G' A"	内下焦－内下焦	肾上腺 内分泌胰腺	阴跷脉 带脉	底轮 脐轮	G gly	甘氨酸	肾	冥王星
GCT	C' T"	外下焦－外上焦	胸腺 下丘脑	任脉 冲脉	心轮 脾轮	A ala	丙氨酸	肺经	牡羊座
GCG	C' A'	外下焦－外上焦	胸腺 生殖腺	任脉 阴维脉	心轮 生殖轮	A ala	丙氨酸	肺经	牡羊座
GCC	C' G'	外下焦－外上焦	胸腺 肾上腺	任脉 阴跷脉	心轮 底轮	A ala	丙氨酸	肺经	牡羊座

密码子	极性	外三焦－内三焦	内分泌腺	奇经八脉	脉轮	编码－氨基酸缩写	氨基酸	器官／经脉	星球／星座
GCA	C' C'	外下焦－外上焦	胸腺 胸腺	任脉 任脉	心轮 心轮	A ala	丙氨酸	肺经	牡羊座
GAT	C' G''	内下焦－内中焦	胸腺 松果体	任脉 督脉	心轮 顶轮	D asp	天门冬胺酸	大肠	木星
GAG	C' C''	内下焦－内中焦	胸腺 脑下垂体	任脉 阳跷脉	心轮 额轮	E glu	谷氨酰胺	肺	火星
GAC	C' T''	内下焦－内中焦	胸腺 甲状腺	任脉 阳维脉	心轮 喉轮	D asp	天门冬胺酸	大肠	木星
GAA	C' A''	内下焦－内中焦	胸腺 内分泌胰腺	任脉 带脉	心轮 脐轮	E glu	谷氨酰胺	肺	火星
CTT	G'' T''	外上焦－外中焦	松果体 下丘脑	督脉 冲脉	顶轮 脾轮	L leu	亮氨酸	小肠经	处女座
CTG	G'' A''	外上焦－外中焦	松果体 生殖腺	督脉 阴维脉	顶轮 生殖轮	L leu	亮氨酸	小肠经	处女座
CTC	G'' G''	外上焦－外中焦	松果体 肾上腺	督脉 阴跷脉	顶轮 底轮	L leu	亮氨酸	小肠经	处女座
CTA	G'' C''	外上焦－外中焦	松果体 胸腺	督脉 任脉	顶轮 心轮	L leu	亮氨酸	小肠经	处女座

密码子	极性	外三焦－内三焦	内分泌腺	奇经八脉	脉轮	编码－氨基酸缩写	氨基酸	器官／经脉	星球／星座
CCT	G" G"	内上焦－内下焦	松果体 松果体	督脉 督脉	顶轮 顶轮	R arg	精氨酸	心	太阳
CGG	G" C"	内上焦－内下焦	松果体 脑下垂体	督脉 阳跷脉	顶轮 额轮	R arg	精氨酸	心	太阳
CGC	G" T"	内上焦－内下焦	松果体 甲状腺体	督脉 阳维脉	顶轮 喉轮	R arg	精氨酸	心	太阳
CGA	G" A"	内上焦－内下焦	松果体 内必泌胰腺	督脉 带脉	顶轮 脐轮	R arg	精氨酸	心	太阳
CCT	C" T"	内上焦－内上焦	脑下垂体 下丘脑	阳跷脉 冲脉	额轮 脾轮	P pro	脯氨酸	小肠	水星
CCG	C" A"	内上焦－内上焦	脑下垂体 生殖腺	阳跷脉 阴维脉	额轮 生殖轮	P pro	脯氨酸	小肠	水星
CCC	C" G"	内上焦－内上焦	脑下垂体 肾上腺	阳跷脉 阴跷脉	额轮 底轮	P pro	脯氨酸	小肠	水星
CCA	C" C"	内上焦－内上焦	脑下垂体 胸腺	阳跷脉 任脉	额轮 心轮	P pro	脯氨酸	小肠	水星
CAT	C" G"	外上焦－外中焦	脑下垂体 松果体	阳跷脉 督脉	额轮 顶轮	H his	组氨酸	**膀胱经**	天秤座

密码子	极性	外三焦 - 内三焦	内分泌腺	奇经八脉	脉轮	编码 - 氨基酸缩写	氨基酸	器官 / 经脉	星球 / 星座
CAG	C" C"	内上焦 - 内中焦	脑下垂体 脑下垂体	阳跷脉 阳跷脉	额轮 额轮	Q gln	谷氨酰胺	**膀胱**	金星
CAC	C" T"	外上焦 - 外中焦	脑下垂体 甲状腺	督脉 阳维脉	额轮 喉轮	H his	组氨酸	**膀胱经**	天秤座
CAA	C" A"	内上焦 - 内中焦	脑下垂体 内分泌胰腺	督脉 带脉	额轮 脐轮	Q gln	谷氨酰胺	膀胱	金星
ATT	T" T'	外中焦 - 外中焦	甲状腺 下丘脑	阳维脉 冲脉	喉轮 脾轮	I ile	异亮氨酸	胆经	水瓶座
ATG	T" A'	外中焦 - 外中焦	甲状腺 生殖腺	阳维脉 阴维脉	喉轮 生殖轮	M met	蛋氨酸	三焦经	魔羯座
ATC	T" G'	外中焦 - 外中焦	甲状腺 胸腺	阳维脉 阴跷脉	喉轮 底轮	I ile	异亮氨酸	胆经	水瓶座
ATA	T" C'	外中焦 - 外中焦	甲状腺 胸腺	阳维脉 任脉	喉轮 心轮	I ile	异亮氨酸	**胆经**	水瓶座
AGT	T" G'	内中焦 - 内下焦	甲状腺 松果体	阳维脉 督脉	喉轮 顶轮	S ser	丝氨酸	胃	地球
AGG	T" C"	内中焦 - 内下焦	甲状腺 脑下垂体	阳维脉 阳跷脉	喉轮 额轮	R arg	精氨酸	内三焦	土星
AGC	T" T"	内中焦 - 内下焦	甲状腺 甲状腺	阳维脉 阳维脉	喉轮 喉轮	S ser	丝氨酸	胃	地球

密码子	极性	外三焦－内三焦	内分泌腺	奇经八脉	脉轮	编码－氨基酸缩写	氨基酸	器官／经脉	星球／星座
AGA	T" A"	内中焦－内下焦	甲状腺 内分泌胰腺	阳维脉 带脉	喉轮 脐轮	R arg	精氨酸	内三焦	土星
ACT	A" T"	外中焦－外上焦	脑下垂体 下丘脑	阳跷脉 冲脉	额轮 脾轮	T thr	苏氨酸	肝经	双鱼座
ACG	A" A'	外中焦－外上焦	脑下垂体 生殖腺	阳跷脉 阴跷脉	额轮 生殖轮	T thr	苏氨酸	肝经	双鱼座
ACC	A" G'	外中焦－外上焦	脑下垂体 肾上腺	督脉 阴跷脉	额轮 底轮	T thr	苏氨酸	肝经	双鱼座
ACA	A" C'	外中焦－外上焦	脑下垂体 胸腺	督脉 任脉	额轮 心轮	T thr	苏氨酸	肝经	双鱼座
AAT	A" G"	内中焦－内中焦	内分泌胰腺 松果体	带脉 督脉	脐轮 顶轮	N asn	天冬酰胺	胆	天王星
AAG	A" C"	内中焦－内中焦	内分泌胰腺 脑下垂体	带脉 阳跷脉	脐轮 额轮	K lys	赖氨酸	肝	海王星
AAC	A" T"	内中焦－内中焦	内分泌胰腺 甲状腺	带脉 阳维脉	脐轮 喉轮	N asn	天冬酰胺	胆	天王星
AAA	A" A"	内中焦－内中焦	内分泌胰腺 内分泌胰腺	带脉 带脉	脐轮 脐轮	K lys	赖氨酸	肝	海王星

参考文献

针灸

奥特赫许（B. AUTEROCHE），那瓦意（P. NAVAILH）:《传统中医的诊断》（Le Diagnostic en Médecine Traditionnelle Chinoise），出版社：*Maloine*，巴黎。

尚弗欧（A. CHAMFRAULT）:《中医论述》（Traité de Médecine chinoise），出版社：*Coquermart*，昂古莱姆。

萨朗迪耶骑士（CHEVALIER-SARLANDIERE）:《电针论文——针灸学》（Mémoires sur l'Electro-Puncture, le Moxa et l'Acupuncture），出版社：*La Source d'Or*，63– 马尔萨。

杜宏（A. DURON），拉维乐·梅里（Ch. LAVILLE-Méry），波萨海洛（J. BORSARELLO）:《生物能量学与中医》（Bioénergétique et Médecine chinoise），出版社：*Maisonneuve*，梅斯。

杜宏（A. DURON）:《从本间正博大师的著作，探讨五行腧穴的使用》（Essai sur l'utilisation pratique des points des cinq Eléments d'après l'ouvrage du Maître HON MA SHIOHAKU）– 于法国顺势疗法中心年度大会上发表（1961 年 5 月）。

弗贝（A. FAUBERT）:《传统针灸入门》（Initiation à l'Acupuncture Traditionnelle），出版社：*Belfond*，巴黎。

–《传统针灸教学大纲》（Traité didactique d'Acupuncture Traditionnelle），出版社：*Guy Tredaniel*，巴黎。

于格（C. HUGUET）:《针灸与武术》（Acupuncture et Arts Martiaux），出版社：*Maisonneuve*，梅斯。

于颂（A. HUSSON）:《黄帝内经素问》（Huang Di Nei Jing Su Wen）。法

国针灸师科学协会，（ *Association scientifique des Médecins Acupuncteurs de France* ），巴黎。

凯普西（J.M. KESPI）：《针灸》（Acupuncture）。出版社：*Maisonneuve*，梅斯。

德拉福意（R. de LA FUYE）：《针灸论》（Traité d'Acupuncture），出版社：*Le François*，巴黎。

李时珍（LI SHI ZHEN）：《本草纲目》（Bencao Gangmu – Compendium général de la matière médicale chinoise）。雅克·马丁－哈慈（Jacques Martin–Hartz）未出版译本。

–《奇经八脉考》（Qi jing ba mai tao – Etude sur les 8 vaisseaux extraordinaires des méridiens），合著本：《奇经八脉》（Les Méridiens extraordinaires），出版社：*Tredaniel*，巴黎。

雅克·马丁－哈慈（J. MARTIN–HARTZ）与仁表（J. PIALOUX）：《玉龙针灸图文集》（Le Dragon de Jade, Atlas d'Acupuncture），出版社：*Fondation Cornelius Celsus*，瑞士埃尔德。

西泽道允（MITCHI MESA NISHIZAWA）：《中医学治疗概论》（Traité général de médecine chinoise）。出版社：*Institut de la Médecine sino–japonaise*。安德雷·杜宏（André Duron）未出版译本。

穆萨（J. MUSSAT）：《针灸脉络》（Les réseaux d'acupuncture）。出版社：*Le François*，巴黎。

–《针灸学上的能量运转》（Les Mouvements d'Energie en Acupuncture），出版社：*Maisonneuve*，梅斯。

尼伯叶（J.-E.-H. NIBOYET）：《针灸概论》（Traité d'acupuncture），出版社：*Maisonneuve*，梅斯。

樱泽如一（G. OHSAWA）：《针灸与远东医学》（l'Acupuncture et la Médecine d'Extrême–Orient），出版社：*Vrin*，巴黎。

仁表（J. PIALOUX）：《从龙到蛇》（Du Dragon au Serpent），出版社：C.E.M.，巴黎。

–《古典针灸入门》（Guide d'acupuncture et de moxibustion），出版社：*Fondation Cornelius Celsus*，瑞士埃尔德。

凡・赖克福塞尔（E. van RIJCKEVORSEL）：《无针无灸的针灸术》
（L'Acupuncture sans aiguilles ni moxas），出版社：Vigot，巴黎。

胡思坦（C. ROUSTAN）：《针灸概论》（Traité d'Acupuncture），出版社：
Masson，巴黎。

夏慈（J. SHATZ），拉荷（C. LARRE），侯夏・德・拉瓦雷（E. ROCHAT DE
LA VALLéE）：《传统中医简介（Aperçus de Médecine chinoise traditionnelle），出
版社：*Ed. Maisonneuve*，梅斯。

–《欧洲针灸学院研讨会》（Les Séminaires de l'Ecole Européenne
d'Acupuncture）出版社：*So Wen*，意大利米兰。

乔治・苏利埃・德・莫朗（G. SOULIE DE MORANT）：《中医针灸术》
（L'Acupuncture chinoise），出版社：*Maloine*，巴黎

柳谷素灵（YANAGIYA SOREI）：《针灸概论》（Somme d'Acupuncture et
de Moxibustion），出版社：*Japonaise de Hand–Ya*。译本：安德雷・杜宏（André
Duron），未出版。

杨继洲（YANG JI ZHOU），《针灸大成》（Zhen Jiu Da Cheng – Le Grand
Compendium d'Acupuncture et de Moxibustion），合译本：《奇经八脉》（Les
Méridiens extraordinaires），出版社：*Tredaniel*，巴黎。

张仲景（ZHANG ZHONG JING）：《伤寒论》（Shang Han Lun），译者：凯特
琳・德波（Catherine Despeux），出版社：*de la Tisserande*，巴黎。

西方炼金术

安贝兰（R. AMBELAIN）：《神圣的法术》又名：亚伯拉梅林之书（La
Magie Sacrée ou Livre d'Abramelin），出版社：*Bussière*，巴黎。

弗拉梅乐（N. FLAMEL）：《象形文字图形》（Les Figures Hiéroglyphiques）。
《哲学概论》（Le Sommaire Philosophique）。《洗涤者之书》（Le Livre des
Laveuses）。《祈祷书》（Le Bréviaire）。出版社：*Belfond*，巴黎。

福乐卡内利（FULCANELLI）：《哲学之家》（Les Demeures Philosophales），
J.–J. Pauvert，巴黎。

–《教堂之谜》（Le Mystère des cathédrales），出版社：*J.–J. Pauvert*，巴黎。

克罗索斯基（S. KLOSSOWSKI DE ROLA）：《炼金术——神秘艺术精选》（Alchimie – Florilège de l'Art secret），出版社：Seuil，巴黎。

贝托斯（C. PETROEUS）：《哲学家的森林》（Sylva Philosophorum）（十七世纪手稿）。*Rijkuniversiteit* 图书馆，莱登。

仁表（J. PIALOUX）：《卜塔的第八天——古埃及科学的二十二个奥秘论》（Le 8ème Jour de Ptah – traité des 22 Arcanes de la Science d'Al Kemit），出版社：*Les Deux Océans*，巴黎。

普尔斯（J. PURCE）：《神秘的螺线》（La Spirale Mystique），出版社：*Chêne*，巴黎。

渥尔斯（O. WIRTH））：《中世纪图象里的塔罗牌（Le Tarot des Imagiers du Moyen Age），出版社：*Tchou*，巴黎。渥贤（M. G. WOSIEN）：《圣舞》（La Danse Sacrée），出版社：*Seuil*，巴黎。

星相学

爱丽斯·贝利（A. BAILEY）：《神秘学上的星相学》（Astrologie ésotérique），出版社：*Lucis*，日内瓦。

海因德尔（M. HEINDEL）：《简化的科学星相学》（Astrologie Scientifique simplifiée），出版社：*Association Rosicrucienne*，地址：13, rue Pascal，巴黎13区。

–《星宿的信息》（Le Message des Astres），出版社：*Association Rosicrucienne*，地址：13, rue Pascal，巴黎13区。

琼·米歇尔·德·柯马岱克（J.-M. de KERMADEC）：《关系您命运的八个生肖》（Les huit signes de votre destin），出版社：*L'Asiathèque*，巴黎。

马利（E. MARIE）：医学星相学基本概论》（Traité fondamental d'Astrologie Médicale），出版社：*A.D.S.S.*，南锡。

德·许赫尼（C. B. de SURANY）：《医学星相学手册》（Manuel d'Astrologie Médicale），出版社：*Cahiers Astrologiques*。

仁表（J. PIALOUX）：《龙之灵魂——能量星相学与秘传星相学概论》（L'Ame du Dragon, précis d'astrologie énergétique et ésotérique），出版社：*Fondation*

Cornelius Celsus，瑞士埃尔德。

顺势疗法与催化技术医学

巴班赛（J. BARBANCEY：《精神病理上的顺势疗法》(Pratique homéopathique en psycho–pathologie)，出版社：*Edi– prim*，里昂。

雅克·梅内提耶（J. MENETRIER)：《素质》(Les Diathèses)，出版社：*Le François*，巴黎。

–《功能医学》(La Médecine des Fonctions)，出版社：*Le François*，巴黎。

施密特（P. SCHMIDT)：《顺势疗法诊断 – 问诊的艺术》(La Consultation Homéopathique – L'Art d'interroger)，出版社：*Rapp*，日内瓦。

多明尼克·森（D. SENN)：《回归平衡——医学上的生物证据》(La Balance Tropique. Evidences biologiques de la Médecine)，出 版 社：*Fondation Cornelius Celsus*，瑞士埃尔德。

按摩 – 中国 – 日本 – 印度

波萨海洛（J. BORSARELLO)：《中医按摩》(Le Massage dans la Médecine chinoise)，出版社：*Maisonneuve*，梅斯。

戈里耶（T. GAURIER)：《体疗法与中医传统》(Kinésithérapie et tradition médicale chinoise) 出版社：*Maisonneuve*，梅斯。

雅克·拉维尔（J.A. LAVIER)：《中医微按摩》(Le Micro–Massage chinois)，出版社：*Maloine*，巴黎。

– 中医 Médecine chinoise, médecine totale. *Ed. Grasset*, Paris.

（F. LEBOYER)：Shantala, Un Art traditionnel, le massage des enfants. *Ed. du Seuil*, Paris.

越浪德治郎（T. NAMIKOSHI)：《推拿，日本手疗方法》(Shiatsu. Méthode de Thérapeutique manuelle japonaise)，出版社：*Guy Le Prat*，巴黎。

瑞西（J.B. RISHI)：《按摩的艺术》(Do In. L'art du Massage)，出版社：*Centre européen de Yoga*, 21, rue de Rome，巴黎八区。

素食

櫻泽如一（G. OHSAWA）：《远东科学与哲学的独特原理》（Le Principe Unique de la Science et de la Philosophie d'Extrême-Orient），出版社：*Vrin*，巴黎。

–《远东医学的哲理概念》（La Philosophie de la Médecine d'Extrême-Orient），出版社：*Vrin*，巴黎。

–《远东的原子纪元与哲学》（L'Ere Atomique et la Philosophie d'Extrême-Orient），出版社：*Vrin*，巴黎。

–《蔬食禅》（Le Zen macrobiotique），出版社：*Vrin*，巴黎。

–《中国的四千年历史》（4000 ans d'histoire de la Chine），出版社：*Vrin*，巴黎。

–《蔬食生活》（Le Livre de la Vie Macrobiotique），出版社：*Vrin*，巴黎。

久司道夫（M. KUSHI）：《蔬食之书》（Le Livre de la Macrobiotique），出版社：*Tredaniel*，巴黎。

村本升（N. MURAMOTO）：《自我疗愈》（Healing Ourselves），出版社：*Avon Books*，纽约。

中国思想

赵避尘（Z. BICHEN）：《道家炼丹术与养生功》（Traité d'Alchimie et de Physiologie taoïste），出版社：*Les Deux Océans*，巴黎。

程抱一（F. CHENG）：《中国诗歌文字》（L'écriture poétique chinoise），出版社：*Seuil*，巴黎。

修海因（J. CHOHAIN）：《易经入门》（Introduction au Yi King），出版社：*du Rocher*，摩纳哥。

格拉内（M. GRANET）：《中国文明》（La Civilisation chinoise），出版社：*Albin Michel*，巴黎。

–《中国思想》（La Pensée chinoise），出版社：*Albin Michel*，巴黎。

老子（LAO TSEU）：《道德经》（Tao Te King），出版社：*Médicis*，巴黎。

雅克·拉维尔（J.-A. LAVIER）：《天地之书》（Livre de la Terre et du Ciel）。

《易经的秘密》（Les secrets du Yi King），出版社：*Tchou*，巴黎。

吕祖（LU TSOU）：《太乙金华宗旨》（Le Secret de la Fleur d'Or），出版社：*Médicis*，巴黎。

仁表（J. PIALOUX）：《从老子到柏拉图》（De Lao Tse à Platon），出版社：*C.E.M.*，巴黎。

侯森（Ph. RAWSON）：《道——随着时间与改变的中国哲学》（Tao. La philosophie chinoise du temps et du changement），出版社：*Seuil*，巴黎。

德·索热尔（L. de SAUSSURE）：《中国天文学的起源》（Les Origines de l'Astronomie chinoise），出版社：*Maisonneuve-Frère*，巴黎。

施莱格尔（G. SCHLEGEL）：《中国天体图学》（Uranographie chinoise），出版社：*So Wen*，米兰。

尚贝格（M. SCHÖBERGER）：《隐藏的生命之钥》（Verborgener Schlüssel zum Leben），出版社：*O. W. Barth Verlag*，慕尼黑。

孙子（SUN TSE）：《孙子兵法十三篇》（Les treize articles），出版社：*L'Impense radical*，巴黎。

魏伯阳（WEI PO YANG）：《周易参同契》（*Tsan-tung-chi*）

理查德·威廉/卫礼贤（R. WILHELM）：《易经》（Yi King）《易经——变易之书》（Yi King Le Livre des transformations），出版社：*Médicis*，巴黎。

印中思想

艾瓦隆（A. AVALON）：《蛇的力量》（La Puissance du Serpent），出版社：*Dervy-Livres*，巴黎。

爱丽斯·贝利（A. BAILEY）：《七道光论》（Traité sur les 7 Rayons），共五册，出版社：*Lucis*，日内瓦。

–《神秘学的痊愈法》（La Guérison Esotérique），出版社：*Lucis*，日内瓦。

海伦娜·布拉瓦斯基（H. BLAVATSKY）：《秘密教义》（La Doctrine secrète），出版社：*Adyar*，巴黎。

查尔斯·韦伯斯特·莱比特（C.W. LEADBEATER）：《人类内在的力量中心》（Les Centres de Force dans l'Homme），出版社，：*Adyar*，巴黎。

亚瑟·艾德华·包威尔（A.E. POWELL）：《双以太》（Le Double Ethérique），出版社：*Adyar*，巴黎。

侯森（Ph. RAWSON）：《密教哲学：狂喜的印度宗教信仰》（Tantra. Le Culte indien de l'extase），出版社：*Seuil*，巴黎。查克马堪（P. TCHAKMAKIAN）：《薄伽梵歌》（Bhagavad Gita），出版社：*Club de la Presse*， 92120 蒙鲁日（Montrouge）。

西方思想

卡海乐（A. CARREL）：《人类这个陌生人》（L'Homme cet inconnu），出版社：*Plon*，巴黎。

琼·夏宏（J. CHARON）：《"心灵"这个陌生人》（L'Esprit cet Inconnu），出版社：*Albin Michel*，巴黎。

–《复合相对论》（Théorie de la relativité complexe），出版社：*Albin Michel*，巴黎。

基佑（R.P. GUILLOT）：《里昂菲利普大师》（Le Maître Philippe de Lyon），出版社：*Les 2 Océans*，巴黎。

哈洛德·哈珀（H.A. HARPER）：《生物化学概论》（Précis de Biochimie），出版社：*Les presses de l'Université Laval*，魁北克。

海因德尔（M. HEINDEL）：《玫瑰十字架的宇宙起源说》（La Cosmogonie des Rose–Croix），出版社：*JEP*，巴黎。

凯泽（KAYSER）：《生理学概论》（Traité de physiologie），出版社：*Flammarion*，巴黎。

莫尔（K.L. MOORE，达利（A.F. DALLEY），包提耶（J.P. BEAUTHIER）：《医学解剖》（Anatomie Médicale），出版社：Boeck Université

凯夫宏（L. KERVRAN）：《生物蜕变的发现》（A la découverte des transmutations biologiques），出版社：*Courrier du Livre*，巴黎。德·洛尤拉（I. de LOYOLA）：《灵性的练习》（Exercices spirituels），出版社：*Maisonneuve*，梅斯。

马颂（R. MASSON）：《让大自然来照顾您》（Soignez–vous par la Nature），

出版社：*Albin Michel*，巴黎。

莫诺（J. MONOD）：《偶然性与必然性》（Le Hasard et la Nécessité），出版社：*Seuil*，巴黎。

卢卡·帕丘理（L. PACIOLI）：《神圣比例论》（De la Divine Proportion），出版社：*Librairie du Compagnonnage*，里昂。

丕雄（J.-C. PICHON）：《回归永恒的循环》（Les Cycles du Retour Eternel），出版社：*Laffont*，巴黎。

柏拉图（PLATON）：《对话录》（Le Timée）出版社：*des Belles-Lettres*，巴黎。

胡叶（R. RUYER）：《普林斯顿的玄秘》（La Gnose de Princeton），出版社：*Fayard*，巴黎。

德·苏泽内乐（A. de SOUZENELLE）：《从生命之树到身体的图解》（De l'Arbre de Vie au schéma corporel），出版社：*Dangles*，圣约翰·德·普赖埃（St-Jean de Braye）。

塔维哈（M. TAVERA）：《神圣的使命》（La Mission Sacrée），出版社：*OCIA*，巴黎。

德日进（P. TEILHARD DE CHARDIN）：《人的现象》（Le Phénomène Humain），出版社：*Seuil*，巴黎。

-《神的氛围》（Le Milieu Divin），出版社：*Seuil*，巴黎。

祖卡夫（G. ZUKAV）：《元素之舞》（La danse des éléments），出版社：*Robert Laffont*，巴黎。

其他技术

贝德哈（Th. BERTHERAT）：《身体自有它的理由》（Le Corps a ses raisons），出版社：*Seuil*，巴黎。

克莱克（R. CLERC）：《能量瑜伽》（Yoga de l'Energie），出版社：*Courrier du Livre*，巴黎。

凯特琳·德波（C. DESPEUX）：《太极拳——长寿的技巧、搏击的技巧》（Tai Ki Kiuan, technique de longue vie, technique de combat），出版社：*Collège de France, Institut des Hautes Etudes Chinoises*。